当代中西医结合
不孕不育诊疗

张　斌等◎主编

吉林科学技术出版社

图书在版编目（ＣＩＰ）数据

当代中西医结合不孕不育诊疗 / 张斌等主编. -- 长春：吉林科学技术出版社，2017.5
ISBN 978-7-5578-2617-8

Ⅰ．①当… Ⅱ．①张… Ⅲ．①不孕症－中西医结合－诊疗②男性不育－中西医结合－诊疗 Ⅳ．①R711.6

中国版本图书馆CIP数据核字(2017)第119368号

当代中西医结合不孕不育诊疗

DANGDAI ZHONGXIYI JIEHE BUYUN BUYU ZHENLIAO

主　　编　张　斌等
出 版 人　李　梁
责任编辑　孟　波　潘竞翔　汪雪君
封面设计　长春创意广告图文制作有限责任公司
制　　版　长春创意广告图文制作有限责任公司
开　　本　787mm×1092mm　1/16
字　　数　540千字
印　　张　26.5
印　　数　1—1000册
版　　次　2017年5月第1版
印　　次　2018年3月第1版第2次印刷

出　　版　吉林科学技术出版社
发　　行　吉林科学技术出版社
地　　址　长春市人民大街4646号
邮　　编　130021
发行部电话/传真　　0431-85635177　85651759　85651628
　　　　　　　　　　　　85652585　85635176
储运部电话　0431-86059116
编辑部电话　0431-86037565
网　　址　www.jlstp.net
印　　刷　永清县晔盛亚胶印有限公司

书　　号　ISBN 978-7-5578-2617-8
定　　价　78.00元

编 委 会

主　编：张　斌　魏本翠　赵　玉　刘　强

主编所在单位：

　　张　斌　山东中医药大学第二附属医院

　　魏本翠　日照市岚山区妇幼保健计划生育服务中心

　　赵　玉　山东中医药大学第二附属医院

　　刘　强　聊城市人民医院

前　言

　　生殖健康是人口、计划生育和公共卫生领域的一个新概念，它是人类健康的中心，生殖医学专门研究人类一生中不同时期生殖系统生理和病理变化，是医学界具有特殊性的一门学科。其不仅仅只是生物医学的问题，更是与整个人类社会、经济、环境、健康发展密切联系的问题。随着不孕不育发病率逐年升高，各国对生殖健康问题开始密切关注，并一度成为国际热点话题。近年研究显示：许多生殖健康问题如生殖道感染、子宫内膜异位症、子宫肌瘤等生殖健康疾病、人工流产、节育等均与不孕症有关。

　　近年来，不孕不育的研究，尤其是中西医结合研究发展迅速。在临床诊断、治疗方面的新技术和新手段日新月异，突破性的成果层出不穷，在基础理论研究及应用方面也发展迅速，不断涌现出新进展和新成果，为本学科增添了新内容，对临床的实践产生了巨大影响，更为临床应用提供了理论依据。

　　目前，在我国生殖医学事业的研究也呈现出了一派欣欣向荣的新局面，大多数三级甲等医院都成立了生殖医学科或生殖医学中心，患者及其家属对生殖医学专家的服务要求也越来越高。以往的有关教材和参考书重点介绍生殖医学专业学术界已经公认的基本专业知识。随着时代的发展，学科内一些新的进展未能涵盖，已难以满足广大医务工作者对知识更新的需要，很多医生和护士都渴望有一本介绍不孕不育新理论、新技术和新进展的参考书。有鉴于此，我们四位主编通力合作，本着"中西医结合、不拘一格、创新、实用"的原则，编写了本书。

　　全书 70 余万字，内容新颖、翔实、具有很强的指导性，可作为各级医务人员、医学院校教师和相关科研工作者的专业书籍和参考读物。

　　在繁忙的临床工作之余，编写本书倍感时间紧迫，再加上作者水平所限，错误与疏漏之处在所难免，恳请同行和广大读者不吝指正，以便有机会再版时参考。

　　本书编写过程中，承蒙吉林科学技术出版社的大力支持，在此表示感谢！愿本书能成为不孕不育患者及广大相关专业医学工作者的良师益友。

编委会

2017 年 4 月

目　录

1

第一章 女性生殖系统概述

一、骨盆组成及类型

女性骨盆(pelvis)是躯干和下肢之间的骨性连接,既是支持躯干和保护盆腔脏器的重要器官,又是胎儿娩出时必经的骨性产道,其大小、形状直接影响分娩。通常女性骨盆较男性骨盆宽而浅,有利于胎儿娩出。

(一)骨盆的组成

1.骨盆的骨骼 骨盆由骶骨(sacrum)、尾骨(coccyx)及左右两块髋骨(coxa)组成。每块髋骨又由髂骨(ilium)、坐骨(ischium)及耻骨(pubis)融合而成;骶骨由5～6块骶椎融合而成,其前面呈凹形,上缘向前方突出,形成骶岬(promontory),骶岬为骨盆内测量对角径的重要据点;尾骨由4～5块尾椎合成。

2.骨盆的关节 包括耻骨联合(pubic symphysis)、髋髂关节(sacroiliac joint)和骶尾关节(sacrococcy-geal joint)。在骨盆的前方两耻骨之间由纤维软骨连接,称耻骨联合。骶髂关节位于骶骨和髂骨之间,在骨盆后方。骶尾关节为骶骨与尾骨的联合处,有一定活动度。

3.骨盆的韧带 连接骨盆各部之间的韧带中有两对重要的韧带,一对是骶、尾骨与坐骨结节之间的骶结节韧带(sacrotuberous ligament),另一对是骶、尾骨与坐骨棘之间的骶棘韧带(sacrospinous ligament),骶棘韧带宽度即坐骨切迹宽度,是判断中骨盆是否狭窄的重要指标。妊娠期受性激素影响,韧带较松弛,各关节的活动性略有增加,有利于分娩时胎儿通过骨产道。

(二)骨盆的分界

以耻骨联合上缘、髂耻缘及骶岬上缘的连线为界,将骨盆分为假骨盆和真骨盆两部分。假骨盆又称大骨盆,位于骨盆分界线之上,为腹腔的一部分,其前为腹壁下部,两侧为髂骨翼,其后为第5腰椎。假骨盆与产道无直接关系,但假骨盆某些径线的长短关系到真骨盆的大小,测量假骨盆的这些径线可作为了解真骨盆的参考。真骨盆又称小骨盆,位于骨盆分界线之下,是胎儿娩出的骨产道(bony birth canal)。真骨盆有上、下两口,即骨盆入口(pelvic inlet)与骨盆出口(pelvic outlet)。两口之间为骨盆腔(pelvic cavity)。骨盆腔的后壁是骶骨与尾骨,两侧为坐骨、坐骨棘、骶棘韧带,前壁为耻骨联合。坐骨棘位于真骨盆中部,肛诊或阴道诊可触及,是分娩过程中衡量胎先露部下降程度的重要标志。耻骨两降支的前部相连构成耻骨弓。骨盆腔呈前浅后深的形态,其中轴为骨盆轴,分娩时胎儿循此轴娩出。

(三)骨盆的类型

根据骨盆形状(按 Callwell 与 Moloy 分类)分为4种类型。

1.女型(gynecoid type) 骨盆入口呈横椭圆形,髂骨翼宽而浅,入口横径较前后

1

径稍长，耻骨弓较宽，两侧坐骨棘间径≥10cm。最常见，为女性正常骨盆。我国妇女占52%～58.9%。

2. 扁平型(platypelloid type)　骨盆入口前后径短而横径长，呈扁椭圆形。耻骨弓宽，骶骨失去正常弯度，变直向后翘或深弧型，故骨盆浅。较常见，我国妇女占23.2%～29%。

3. 类人猿型(anthropoid type)　骨盆入口呈长椭圆形，骨盆入口、中骨盆和骨盆出口的横径均较短，前后径稍长。坐骨切迹较宽，两侧壁稍内聚，坐骨棘较突出，耻骨弓较窄，骶骨向后倾斜，故骨盆前部较窄而后部较宽。骶骨往往有6节且较直，故较其他型骨盆深。我国妇女占14.2%～18%。

4. 男型(android type)　骨盆入口略呈三角形，两侧壁内聚，坐骨棘突出，耻骨弓较窄，坐骨切迹窄呈高弓形，骶骨较直而前倾，致出口后矢状径较短。因男型骨盆呈漏斗形，往往造成难产。较少见，我国妇女仅占1%～3.7%。

上述4种基本类型只是理论上的归类，在临床上所见多是混合型骨盆。骨盆的形态、大小除种族差异外，其生长发育还受遗传、营养与性激素的影响。

二、内外生殖器及邻近组织

(一)内生殖器

女性内生殖器(internal genitalia)包括阴道、子宫、输卵管及卵巢，后二者合称子宫附件(uterine aknexa)。

1. 阴道(vagina)　系性交器官，也是月经血排出及胎儿娩出的通道。

(1)位置和形态：位于真骨盆下部中央，呈上宽下窄的管道，前壁长7～9cm，与膀胱和尿道相邻；后壁长10～12cm，与直肠贴近。上端包绕宫颈下端开口于阴道前庭后部。环绕宫颈周围的部分称阴道穹隆(vaginal fornix)。按其位置分为前、后、左、右4部分，其中后穹隆最深，与盆腔最低部位的直肠子宫陷凹紧密相邻，临床上可经此处穿刺或引流。

(2)组织结构：阴道壁由黏膜、肌层和纤维组织膜构成，有很多横纹皱襞，故有较大伸展性。阴道黏膜呈淡红色，由复层扁平上皮细胞覆盖，无腺体，受性激素影响有周期性变化。阴道肌层由外纵及内环形的两层平滑肌构成，肌层外覆纤维组织膜，其弹力纤维成分多于平滑肌纤维。阴道壁有静脉丛，损伤后易出血或形成血肿。

2. 子宫(uterus)　系孕育胚胎、胎儿和产生月经的器官。

(1)形态：子宫是有腔的肌性器官，呈前后略扁的倒置梨形，重约50g，长7～8cm，宽4～5cm，厚2～3cm，容量约5ml。子宫上部较宽称宫体(corpus uteri)，其上端隆突部分称宫底(fundus uteri)，宫底两侧为宫角(cornua uteri)，与输卵管相通。子宫下部较窄呈圆柱状称宫颈(cervix uteri)。宫体与宫颈的比例因年龄而异，婴儿期为1：2，成年妇女为2：1，老人为1：1。

宫腔(uterine cavity)为上宽下窄的三角形，两侧输卵管，尖端朝下通宫颈管。在宫体与宫颈之间形成最狭窄的部分称子宫峡部(isthmus uteri)，在非孕期长约1cm，其上端因解剖上较狭窄，称解剖学内口；其下端因黏膜组织在此处由宫腔内膜转变为宫颈黏膜，称组织学内口。妊娠期子宫峡部逐渐伸展变长，妊娠末期可达7～10cm，形成子宫下段。宫颈内腔呈梭形称宫颈管(cervical canal)，成年妇女长 2.5cm，其下端称宫颈外口，宫颈下端伸入阴道内的部分称宫颈阴道部；在阴道以上的部分称宫颈阴道上部。未产妇的宫颈外口呈圆形；已产妇的宫颈外口受分娩影响形成横裂，而分为前唇和后唇。

(2)组织结构：宫体和宫颈的结构不同：①宫体：宫体壁由 3 层组织构成，由内向外可分为子宫内膜、肌层和浆膜层(脏腹膜)。子宫内膜从青春期开始受卵巢激素影响，其表面 2/3 能发生周期性变化称功能层；靠近子宫肌层的 1/3 内膜无周期性变化为基底层。子宫肌层较厚，非孕时厚度约 0.8cm。肌层由平滑肌束及弹力纤维组成。肌束纵横交错似网状，可分 3 层：外层纵行，内层环行，中层交叉排列。肌层中含有血管，子宫收缩时压迫血管，可有效地制止子宫出血。子宫浆膜层为覆盖子宫体底部及前后面的脏腹膜，与肌层紧贴，但在子宫前面近子宫峡部处，腹膜与子宫壁结合较疏松，向前反折覆盖膀胱，形成膀胱子宫陷凹。在子宫后面，腹膜沿子宫壁向下，至宫颈后方及阴道后穹再折向直肠，形成直肠子宫陷凹(rectouterine-pouch)，亦称道格拉斯陷凹(pouch of Douglas)。②宫颈：主要由结缔组织构成，含少量平滑肌纤维、血管及弹力纤维。宫颈黏膜为单层高柱状上皮，黏膜内腺体能分泌碱性黏液，形成黏液栓，堵塞宫颈管。宫颈阴道部由复层扁平上皮覆盖，表面光滑。宫颈外口柱状上皮与鳞状上皮交接处是宫颈癌的好发部位。宫颈管黏膜也受性激素影响发生周期性变化。

(3)位置：子宫位于盆腔中央，膀胱与直肠之间，下端接阴道，两侧有输卵管和卵巢。当膀胱空虚时，成人子宫的正常位置呈轻度前倾前屈位，主要靠子宫韧带及骨盆底肌和筋膜的支托作用。正常情况下宫颈下端处于坐骨棘水平稍上方。

(4)子宫韧带：共有 4 对：①圆韧带(round ligament)：呈圆索状得名，由结缔组织与平滑肌组成。起于宫角的前面、输卵管近端的下方，在子宫阔韧带前叶的覆盖下向前外侧伸展达两侧骨盆壁，再穿过腹股沟管终于大阴唇前端。有维持子宫呈前倾位置的作用。②阔韧带(broad ligament)：位于子宫两侧的双层腹膜皱襞，呈翼状，由覆盖子宫前后壁的腹膜自子宫侧缘向两侧延伸达盆壁而成，可限制子宫向两侧倾倒。阔韧带分为前后两叶，其上缘游离，内 2/3 部包裹输卵管(伞部无腹膜遮盖)，外 1/3 部移行为骨盆漏斗韧带(infundibulo pelvic ligament)或称卵巢悬韧带(suspensory ligament of ovary)，卵巢动静脉由此穿行。在输卵管以下、卵巢附着处以上的阔韧带称输卵管系膜，其中有结缔组织及中肾管遗迹。卵巢与阔韧带后叶相接处称卵巢系膜。卵巢内侧与宫角之间的阔韧带稍增厚称卵巢固有韧带或卵巢韧带。在宫体两侧的阔韧带中有丰富的血管、神经、淋巴管及大量疏松结缔组织称宫旁组织。子宫动静脉和输尿管均从阔韧带基底部穿过。③主韧带(cardinal ligament)：又称宫颈横韧带。在阔韧带的下部，横行于宫颈两侧和骨盆侧壁之间，为一对坚韧的平滑肌与结缔组织纤维束，是固定宫颈位置、保持子宫不致下垂的主要结构。④宫骶韧带(uterosacral ligament)：从宫颈后面的上侧方(相当于组织学内口水平)，向两侧绕过直肠到达第 2、3 骶椎前面的筋膜。韧带含平滑肌和结缔组织，外有腹膜遮盖，短厚有力，将宫颈向后向上牵引，维持子宫处于前倾位置。

上述韧带、盆底肌和筋膜薄弱或受损伤，可导致子宫脱垂。

3.输卵管(fallopian tube or oviduct)　输卵管是精子与卵子相遇受精的场所，也是向宫腔运送受精卵的通道。为一对细长而弯曲的肌性管道，位于阔韧带的上缘内，内侧与宫角相连通，外端游离，与卵巢接近。全长8～14cm。根据输卵管的形态由内向外分为4部分：①间质部(interstitial portion)：为通入子宫壁内的部分，狭窄而短，长约1cm。②峡部(isthmic portion)：在间质部外侧，管腔较窄，长2～3cm。③壶腹部(ampulla)：在峡部外侧，管腔较大，长5～8cm。④伞部(fimbrial portion)：为输卵管的末端，开口于腹腔，游离端呈漏斗状，有许多细长的指状突起。伞的长度不一，多为1～1.5cm，有"拾卵"作用。

输卵管壁由3层构成：外层为浆膜层，系腹膜的一部分；中层为平滑肌层，常有节律性地收缩，能引起输卵管由远端向近端蠕动；内层为黏膜层，由单层高柱状上皮覆盖。上皮细胞分为纤毛细胞、无纤毛细胞、楔状细胞及未分化细胞4种。纤毛细胞的纤毛摆动有助于运送卵子；无纤毛细胞有分泌作用(又称分泌细胞)；楔状细胞可能为无纤毛细胞的前身；未分化细胞亦称游走细胞，为其他上皮细胞的储备细胞。输卵管肌肉的收缩和黏膜上皮细胞的形态、分泌及纤毛摆动均受性激素的影响而有周期性变化。

4. 卵巢(ovary)　为一对扁椭圆形的性腺，具有生殖和内分泌的功能。卵巢的大小、形状随年龄而有差异。青春期前，卵巢表面光滑；青春期开始排卵后，表面逐渐凹凸不平。成年妇女的卵巢约4cm×3cm×1cm，重5～6g，呈灰白色；绝经后卵巢萎缩变小变硬。卵巢位于输卵管的后下方，卵巢系膜连接于阔韧带后叶的部位有血管与神经出入卵巢称卵巢门。卵巢外侧以骨盆漏斗韧带连于骨盆壁，内侧以卵巢固有韧带与子宫相连。

卵巢表面无腹膜，由单层立方上皮覆盖称生发上皮。上皮的深面有一层致密纤维组织称卵巢白膜。再往内为卵巢实质，又分为皮质与髓质。皮质在外层，内有数以万计的始基卵泡及致密结缔组织；髓质在中央，无卵泡，含有疏松结缔组织及丰富的血管、神经、淋巴管以及少量与卵巢悬韧带相连续，对卵巢运动有作用的平滑肌纤维。

(二) 外生殖器

女性外生殖器(external genitalia)又称外阴(vulva)，指生殖器的外露部分，包括两股内侧从耻骨联合到会阴之间的组织。

1. 阴阜(mons pubis)　即耻骨联合前方的皮肤隆起，皮下富有脂肪。青春期该部皮肤开始生长阴毛，分布呈尖端向下的三角形。阴毛的密度和色泽存在种族和个体差异。

2. 大阴唇(labium maius)　邻近两股内侧的一对纵长隆起的皮肤皱襞，起自阴阜，止于会阴。两侧大阴唇前端为子宫圆韧带终点，后端在会阴体前相融合，分别形成阴唇的前、后联合。大阴唇外侧面与皮肤相同，内有皮脂腺和汗腺，青春期长出阴毛；其内侧面皮肤湿润似黏膜。大阴唇皮下脂肪层含有丰富的血管、淋巴管和神经，受伤后易出血形成血肿。未婚妇女的两侧大阴唇自然合拢；经产后向两侧分开；绝经后呈萎缩状，阴毛稀少。

3. 小阴唇(labium minus)　系位于大阴唇内侧的一对薄皱襞。表面湿润、色褐、无毛，富含神经末梢，故非常敏感。两侧小阴唇在前端相互融合，并分为前后两叶包绕阴蒂，前叶形成阴蒂包皮，后叶形成阴蒂系带。小阴唇后端与大阴唇后端相会合，在正中线形成阴唇系带。

4. 阴蒂(clitoris)　位于两小阴唇顶端的联合处，系与男性阴茎相似的海绵体组织，具有勃起性。它分为三部分，前端为阴蒂头，显露于外阴，富含神经末梢，极敏感；中为阴蒂体；后为两个阴蒂脚，附着于两侧耻骨支。

5.阴道前庭(vaginal vestibule)　为两侧小阴唇之间的菱形区。其前为阴蒂，后为阴唇系带。在此区域内，前方有尿道外口，后方有阴道口，阴道口与阴唇系带之间有一浅窝，称舟状窝(又称阴道前庭窝)。在此区域内尚有以下各部：

(1)前庭球(vestibular bulb)：又称球海绵体，位于前庭两侧，由具有勃起性的静脉丛构成，其前部与阴蒂相接，后部与前庭大腺相邻，表面被球海绵体肌覆盖。

(2)前庭大腺(major vestibular gland)：又称巴多林腺(Bartholin gland)，位于大阴唇后部，被球海绵体肌覆盖，如黄豆大，左右各一。腺管细长(1~2cm)，向内侧开口于前庭后方小阴唇与处女膜之间的沟内。性兴奋时分泌黏液起润滑作用。正常情况下不能触及此腺。若因腺管口闭塞，可形成囊肿。

(3)尿道口(urethral orifice)：位于阴蒂头后下方的前庭前部，略呈圆形。其后壁上有一对并列腺体称为尿道旁腺(paraurethral gland)，其分泌物有润滑尿道口作用。此腺常有细菌潜伏。

(4)阴道口(vaginal orifice)及处女膜(hymen)：阴道口位于尿道口后方的前庭后部。其周缘覆有一层较薄的黏膜，称为处女膜。膜的两面均为鳞状上皮所覆盖，其间含有结缔组织、血管与神经末梢，有一孔，多在中央，孔的形状、大小及膜的厚薄因人而异。处女膜可因性交或剧烈运动而破裂，并受分娩影响，产后仅留有处女膜痕。

(三)邻近器官

女性生殖器官与盆腔其他脏器互相邻接，其血管、淋巴及神经有密切联系。某一器官病变时，可累及其邻近器官。

1.尿道(urethra)　为一肌性管道，从膀胱三角尖端开始，穿过泌尿生殖膈，终于阴道前庭部的尿道外口。长4~5cm，直径约0.6cm。尿道内括约肌为不随意肌，尿道外括约肌为随意肌，与会阴深横肌紧密相连。由于女性尿道短而直，又接近阴道，易引起泌尿系统感染。

2.膀胱(urinary bladder)　为一囊状肌性器官，排空的膀胱为锥体形，位于耻骨联合之后、子宫之前。其大小、形状可因其充盈状态及邻近器官的情况而变化。空虚时膀胱全部位于盆腔内，膀胱充盈时可凸向盆腔甚至腹腔。膀胱分为顶、底、体和颈4部分。前腹壁下部膜覆盖膀胱顶，向后移行达子宫前壁，两者之间形成膀胱子宫陷凹。膀胱底部黏膜形成一三角区称膀胱三角，三角的尖向下为尿道内口，三角底的两侧为输尿管口，两口相距约2.5cm。此部与宫颈及阴道前壁相邻，其间组织较疏松。膀胱壁由浆膜、肌层及黏膜3层构成，肌层由平滑肌纤维组成，外层和内层多为纵行，中层主要为环行，三层相互交织，对排尿起重要作用。

3.输尿管(ureter)　为一对肌性圆索状长管，起自肾盂，开口于膀胱，长约30cm，粗细不一，最细部分内径仅3~4mm，最粗可达7~8mm。女性输尿管自肾盂起始后在腹膜后沿腰大肌前面偏中线侧下行(腰段)，在骶髂关节处跨越髂外动脉起点的前方进入骨盆腔(盆段)，并继续在腹膜后沿髂内动脉下行，达阔韧带基底部向前内方行，在宫颈外侧约2cm处，在子宫动脉下方与之交叉，再经阴道侧穹隆顶端绕向前内方，穿越主韧带前方的输尿管隧道，进入膀胱底，在膀胱肌壁内斜行1.5~2.0cm(壁内段)开口于膀胱三角底的外侧角。在施行子宫切除结扎子宫动脉时，应避免损伤输尿管。

输尿管壁厚约1mm，分黏膜、肌层及外膜3层，由肾、卵巢、髂、子宫及膀胱的血管分支在相应段输尿管周围吻合成丰富的血管丛，而进入输尿管壁。

4.直肠(rectum) 位于盆腔后部，上接乙状结肠，下接肛管。从左侧骶髂关节至肛门，全长15～20cm。前为子宫及阴道，后为骶骨。直肠1/3段为腹膜间位器官，腹膜覆盖直肠前面及两侧面；中1/3段为腹膜外器官，仅前面被腹膜覆盖；直肠下1/3段全部位于腹膜外。直肠中段腹膜折向前上方，覆于宫颈及子宫后颈，形成直肠子宫陷凹。肛管长2～3cm，在其周围有肛门内外括约肌及肛提肌，而肛门外括约肌为骨盆底浅层肌的一部分。妇科手术及分娩处理时应注意避免损伤肛管、直肠。

5.阑尾(vermiform appendix) 阑尾根部开口于盲肠游离端的后内侧壁，远端游离，长7～9cm，通常位于右髂窝内。其位置、长短、粗细变化较大，有的下端可达右侧输卵管及卵巢部位。因此，妇女患阑尾炎时有可能累及子宫附件，应注意鉴别诊断。妊娠期阑尾位置可随妊娠月份增加而逐渐向上外方移位。

三、血管、淋巴、神经、骨盆底

(一)血管

1.动脉 女性内外生殖器官的血液供应主要来自卵巢动脉、子宫动脉、阴道动脉及阴部内动脉。

(1)卵巢动脉：自腹主动脉分出。在腹膜后沿腰大肌前下行至骨盆腔，跨过输尿管与髂总动脉下段，经骨盆漏斗韧带向内横行，再经卵巢系膜进入卵巢门。卵巢动脉在输卵管系膜内进入卵巢门前分出若干支供应输卵管，其末梢在宫角附近与子宫动脉上行的卵巢支相吻合。

(2)子宫动脉：为髂内动脉前干分支，在腹膜后沿骨盆侧壁向下向前行，经阔韧带基底部、宫旁组织到达子宫外侧(相当于宫颈内口水平)约2 cm处横跨输尿管至子宫侧缘，此后分为上、下两支：上支较粗，沿子宫侧缘纡曲上行称宫体支，至宫角处又分为宫底支(分布于宫底)、卵巢支(与卵巢动脉末梢吻合)及输卵管支(分布于输卵管)；下支较细，分布于宫颈及阴道上段称宫颈-阴道支。

(3)阴道动脉：为髂内动脉前干分支，有许多小分支分布于阴道中下段的前后面及膀胱顶、膀胱颈。阴道动脉与子宫动脉阴道支和阴部内动脉分支相吻合。阴道上段由子宫动脉宫颈-阴道支供应，中段由阴道动脉供应，下段主要由阴部内动脉和痔中动脉供应。

(4)阴部内动脉：为髂内动脉前干终支，经坐骨大孔的梨状肌下孔穿出骨盆腔，绕过坐骨棘背面，再经坐骨小孔到达坐骨肛门窝，并分出4支。①痔下动脉：分布于直肠下段及肛门部；②会阴动脉：分布于会阴浅部；③阴唇动脉：分布于大、小阴唇；④阴蒂动脉：分布于阴蒂及前庭球。

2.静脉盆腔 静脉均与同名动脉伴行，并在相应器官及其周围形成静脉丛，且互相吻合，故盆腔静脉感染容易蔓延。卵巢静脉出卵巢门后形成静脉丛，与同名动脉伴行，右侧汇入下腔静脉，左侧汇入左肾静脉，故左侧盆腔静脉曲张较多见。

(二)淋巴

女性生殖器官和盆腔具有丰富的淋巴系统，淋巴结一般沿相应的血管排列，其数目、大小和位置均不恒定。分为外生殖器淋巴与盆腔淋巴两组。

1. 外生殖器淋巴　分为深浅两部分。

(1)腹股沟浅淋巴结：分上、下两组，上组沿腹股沟韧带排列，收纳外生殖器、会阴、阴道下段及肛门部的淋巴；下组位于大隐静脉末端周围，收纳会阴及下肢的淋巴。其输出管大部分汇入腹股沟深淋巴结，少部分汇入髂外淋巴结。

(2)腹股沟深淋巴结：位于股管内、股静脉内侧，收纳阴蒂、股静脉区及腹股沟浅淋巴，汇入闭孔、髂内等淋巴结。

2. 盆腔淋巴　分为3组：①髂淋巴组由髂内、髂外及髂总淋巴结组成；②骶前淋巴组位于骶骨前面；③腰淋巴组位于腹主动脉旁。

阴道下段淋巴主要汇入腹股沟浅淋巴结。阴道上段淋巴回流基本与宫颈淋巴回流相同，大部汇入闭孔淋巴结与髂内淋巴结；小部汇入髂外淋巴结，并经宫骶韧带汇入骶前淋巴结。宫体、宫底、输卵管、卵巢淋巴均汇入腰淋巴结。宫体两侧淋巴沿圆韧带汇入腹股沟浅淋巴结。当内、外生殖器官发生感染或癌瘤时，往往沿各部回流的淋巴管扩散，引起相应淋巴结肿大。

(三)神经

1. 外生殖器的神经支配　外阴部主要由阴部神经支配。由第Ⅱ、Ⅲ、Ⅳ骶神经分支组成，含感觉和运动神经纤维，与阴部内动脉取相同途径，在坐骨结节内侧下方分成会阴神经、阴蒂背神经及肛门神经(又称痔下神经)3支，分布于会阴、阴唇、阴蒂、肛门周围。

2. 内生殖器的神经支配　主要由交感神经与副交感神经所支配。交感神经纤维自腹主动脉前神经丛分出，进入盆腔后分为两部分。①卵巢神经丛：分布于卵巢和输卵管；②骶前神经丛：大部分在宫颈旁形成骨盆神经丛，分布于宫体、宫颈、膀胱上部等。骨盆神经丛中有来自第Ⅱ、Ⅲ、Ⅳ骶神经的副交感神经纤维，并含有向心传导的感觉神经纤维。子宫平滑肌有自律活动，完全切除其神经后仍能有节律性收缩，还能完成分娩活动。临床上可见下半身截瘫的产妇仍能自然分娩。

(四)骨盆底

骨盆底(pelvic floor)由多层肌肉和筋膜组成，封闭骨盆出口，承托盆腔脏器。若骨盆底结构和功能发生异常，可影响盆腔脏器位置与功能，甚至引起分娩障碍；分娩处理不当，也可损伤骨盆底。

骨盆底的前方为耻骨联合下缘，后方为尾骨尖，两侧为耻骨降支、坐骨升支及坐骨结节。两侧坐骨结节前缘的连线将骨盆底分为前、后两部：前部为尿生殖三角，有尿道和阴道通过。后部为肛门三角，有肛管通过。骨盆底由外向内分为3层。

1. 外层　即浅层筋膜与肌肉。在外生殖器、会阴皮肤及皮下组织的下面有会阴浅筋膜，其深面由3对肌肉及一括约肌组成浅肌肉层。此层肌肉的肌腱会合于阴道外口与肛门之间，形成中心腱。

(1)球海绵体肌：位于阴道两侧，覆盖前庭球及前庭大腺，向后与肛门外括约肌互相交织。此肌收缩时能紧缩阴道又称阴道括约肌。

(2)坐骨海绵体肌：从坐骨结节内侧沿坐骨升支内侧与耻骨降支向上，最终集合于阴蒂海绵体(阴蒂脚处)。

(3)会阴浅横肌：自两侧坐骨结节内侧面中线会合于中心腱。

(4)肛门外括约肌：为围绕肛门的环形肌束，前端会合于中心腱。

2. 中层 即泌尿生殖膈。由上下两层坚韧筋膜及一层薄肌肉组成，覆盖于由耻骨弓与两坐骨结节所形成的骨盆出口前部三角形平面上，又称三角韧带。其中有尿道与阴道穿过。在两层筋膜间有一对由两侧坐骨结节至中心腱的会阴深横肌及位于尿道周围的尿道括约肌。

3. 内层 即盆膈(pelvic diaphragm)。为骨盆底最内层的坚韧层，由肛提肌及其内、外面各覆一层筋膜组成，由前向后有尿道、阴道及直肠穿过。

肛提肌(levatorani muscle)是位于骨盆底的成对扁肌，向下向内合成漏斗形。每侧肛提肌从前内向后外由 3 部分组成。①耻尾肌：为肛提肌的主要部分，位于最内侧，肌纤维从耻骨降支内面沿阴道、直肠后，终止于尾骨，其中有小部分肌纤维终止于阴道和直肠周围，此层组织受损伤可导致膀胱、直肠膨出；②髂尾肌：为居中部分，从腱弓（即闭孔内肌表面筋膜的增厚部分）后部开始，向中间及向后走行，与耻尾肌会合，再经肛门两侧至尾骨；③坐尾肌：为靠外后方的肌束，自两侧坐骨棘至尾骨与骶骨。肛提肌有加强盆底托力的作用。

又因部分肌纤维在阴道及直肠周围密切交织，还有加强肛门与阴道括约肌的作用。

会阴(perineum)：广义的会阴是指封闭骨盆出口的所有软组织，前为耻骨联合下缘，后为尾骨尖，两侧为耻骨降支、坐骨支、坐骨结节和骶结节韧带。狭义的会阴是指阴道口与肛门之间的软组织，厚 3～4cm，由外向内逐渐变窄呈楔形，表面为皮肤及皮下脂肪，内层为会阴中心腱，又称会阴体(perineal body)。妊娠期会阴组织变软有利于分娩。分娩时保护会阴，可防止裂伤。

四、子宫内膜及生殖器其他部位的周期性变化

卵巢周期使女性生殖器发生一系列周期性变化，尤以子宫内膜的周期性变化最为显著。

(一)子宫内膜的周期性变化

1. 子宫内膜的组织学变化 子宫内膜分为基底层和功能层。基底层不受月经周期中卵巢激素变化的影响，在月经期不发生脱落；功能层受卵巢激素的影响呈现周期性变化，月经期坏死脱落。正常一个月经周期以 28 日为例，其组织形态的周期性改变可分为 3 期。

(1)增生期：月经周期的第 5～14 日，相当于卵泡发育成熟阶段。在卵泡期雌激素作用下，子宫内膜腺体和间质细胞呈增生状态。增生期又分早、中、晚期 3 期：①增生期早期：月经周期第 5～7 日。内膜的增生与修复在月经期即已开始。此期内膜较薄，仅 1～2mm。腺上皮细胞呈立方形或低柱状。间质较致密，细胞呈星形。间质中的小动脉较直，壁薄。②增生期中期：月经周期第 8～10 日。此期特征是间质水肿明显；腺体数增多、增长，呈弯曲形；腺上皮细胞增生活跃，细胞呈柱状，且有分裂象。③增生期晚期：月经周期第 11～14 日。此期内膜增厚至 3～5mm，表面高低不平，略呈波浪形，细胞呈高柱状，腺上皮仍继续生长，核分裂象增多，腺体更长，形成弯曲状。间质细胞相互结合成网状；组织水肿明显，小动脉略呈弯曲状，管腔增大。

(2)分泌期：黄体形成后，在孕激素作用下，子宫内膜呈分泌反应。分泌期分早、中、晚期 3 期：①分泌期早期：月经周期第 15～19 日。此期内膜腺体更长，屈曲更明显。腺上皮细胞的核下开始出现含糖原的小泡，称核下空泡，为分泌早期的组织学特征。②分泌期中期：月经周期第 20～23 日。内膜较前更厚并呈锯齿状。腺体内的分泌上皮细胞顶端胞膜破裂，细胞内的糖原排入腺腔称顶浆分泌。此期间质高度水肿、疏松、螺旋小动脉增生、卷曲。③分泌期晚期：月经周期第 24～28 日。此期为月经来潮前期。子宫内膜增厚呈海绵状。内膜腺体开口面向管腔，有糖原等分泌物溢出，间质更疏松、水肿，表面上皮细胞下的间质分化为肥大的蜕膜样细胞。此期螺旋小动脉迅速增长超过内膜厚度，也更弯曲，血管管腔也扩张。

（3）月经期：月经周期第 1～4 日。此时雌、孕激素水平下降，使内膜中前列腺素的合成活化。前列腺素能刺激子宫肌层收缩而引起内膜功能层的螺旋小动脉持续痉挛，内膜血流减少。受损缺血的坏死组织面积逐渐扩大。组织变性、坏死，血管壁通透性增加，使血管破裂导致内膜底部血肿形成，促使组织坏死剥脱。变性、坏死的内膜与血液相混而排出，形成月经血。

2. 子宫内膜的生物化学变化　排卵前在雌激素作用下子宫内膜间质细胞产生酸性黏多糖(acidic mucopolysaccharide, AMPS)。AMPS 在间质中浓缩聚合，成为内膜间质的基础物质，对增生期子宫内膜及其血管壁起支架作用。排卵后孕激素抑制 AMPS 的生成和聚合，并促使其降解，致使子宫内膜黏稠的基质减少，血管壁的通透性增加，有利于营养及代谢产物的交换，有利于孕卵的着床及发育。

在子宫内膜溶酶体中含有各种水解酶如酸性磷酸酶、β-葡萄糖醛酸酶等，能使蛋白、核酸和黏多糖分解。雌、孕激素能促进这些水解酶的合成。由于孕酮具有稳定溶酶体膜的作用，这些水解酶平时储存在溶酶体内，不具活性。排卵后若卵子未受精，黄体经一定时间后萎缩，此时雌、孕激素水平下降，溶酶体膜的通透性增加，水解酶进入组织，影响子宫内膜的代谢，对组织有破坏作用，因而造成内膜的剥脱和出血。

月经来潮前，子宫内膜组织缺血、坏死、释放前列腺素 F2a 和内皮素-1 等血管收缩因子，使子宫血管和肌层节律性收缩，进而导致内膜功能层迅速缺血坏死、崩解脱落。

（二）生殖器其他部位的周期性变化

1. 阴道黏膜的周期性变化　在月经周期中，阴道黏膜呈现周期性改变，这种改变在阴道上段最明显。排卵前，阴道上皮在雌激素的作用下，底层细胞增生，逐渐演变为中层与表层细胞，使阴道上皮增厚；表层细胞出现角化，其程度在排卵期最明显。细胞内富有糖原，糖原经寄生在阴道内的阴道杆菌分解而成乳酸，使阴道内保持一定酸度，可以防止致病菌的繁殖。排卵后在孕激素的作用下，主要为表层细胞脱落。临床上常借助阴道脱落细胞的变化了解体内雌激素水平和有无排卵。

2. 宫颈黏液的周期性变化　在卵巢性激素的影响下，宫颈腺细胞分泌黏液，其物理、化学性质及其分泌量均有明显的周期性改变。月经净后，体内雌激素水平降低，宫颈管分泌的黏液量很少。雌激素可刺激分泌细胞的分泌功能，随着雌激素水平不断提高，至排卵期黏液分泌量增加，黏液稀薄、透明，拉丝度可达 10cm 以上。若将黏液行涂片检查，干燥后可见羊齿植物叶状结晶，这种结晶在月经周期第 6～7 日开始出现，到排卵期最为清晰而典型。排卵后受孕激素影响，黏液分泌量逐渐减少，质地变黏稠而浑浊，拉丝度差，易断裂。

涂片检查时结晶逐步模糊，至月经周期第 22 日左右完全消失，而代之以排列成行的椭圆体。临床上根据宫颈黏液检查，可了解卵巢功能。

宫颈黏液是含有糖蛋白、血浆蛋白、氯化钠和水分的水凝胶。宫颈黏液中的氯化钠含量在月经前后，仅占黏液干重的2%～20%；而在排卵期则为黏液干重的40%～70%。由于黏液是等渗的，氯化钠比例的增加势必导致水分亦相应增加，故排卵期的宫颈黏液稀薄而量多。宫颈黏液中的糖蛋白排列成网状。近排卵时，在雌激素影响下网眼变大。

根据上述变化，可见排卵期宫颈黏液最适宜精子通过。雌、孕激素的作用使宫颈在月经周期中对精子穿透发挥着生物阀作用。

3.输卵管的周期性变化　输卵管的周期性变化包括形态和功能两方面。在雌激素的作用下，输卵管黏膜上皮纤毛细胞生长，体积增大；非纤毛细胞分泌增加，为卵子提供运输和种植前的营养物质。雌激素还促进输卵管发育及输卵管肌层的节律性收缩。孕激素则能增加输卵管的收缩速度，减少输卵管的收缩频率。

孕激素与雌激素间有许多制约的作用，孕激素可抑制输卵管黏膜上皮纤毛细胞的生长，减低分泌细胞分泌黏液的功能。雌、孕激素的协同作用，保证受精卵在输卵管内的正常运行。

五、下丘脑-垂体-卵巢及其他内分泌器官的影响

下丘脑-垂体-卵巢轴(HPOA)也受其他内分泌腺功能的影响，如甲状腺、肾上腺及胰腺的功能异常，均可导致月经失调，甚至闭经。

(一)甲状腺

甲状腺分泌甲状腺素(thyroxine, T_4)和三碘甲状腺原氨酸(triiodothyroxine, T_3)不仅参与机体各种物质的新陈代谢，还对性腺的发育成熟、维持正常月经和生殖功能具有重要影响。青春期以前发生甲状腺功能减退者可有性发育障碍，使青春期延迟。青春期则出现月经失调，表现为月经过少、稀发，甚至闭经。患者多合并不孕，自然流产和畸胎发生率增加。甲状腺素功能轻度亢进时甲状腺素分泌与释放增加，子宫内膜过度增生，临床表现月经过多、过频，甚至能发生功能失调性子宫出血。当甲状腺功能亢进进一步加重时，甾体激素的分泌、释放及代谢等过程受到抑制，临床表现为月经稀发、月经减少，甚至闭经。

(二)肾上腺

肾上腺不仅具有合成和分泌糖皮质激素、盐皮质激素的功能，还能合成和分泌少量雄激素和极微量雌激素、孕激素。肾上腺皮质是女性雄激素的主要来源。少量雄激素是正常妇女的阴毛、腋毛、肌肉和全身发育所必需的。若雄激素分泌过多，可抑制下丘脑分泌 GnRH，并对抗雌激素，使卵巢功能受到抑制而出现闭经，甚至男性化表现。先天性肾上腺皮质增生症(congenital adrenal cortical hyperplasia, CAH)患者由于存在 21-羟化酶缺陷，导致皮质激素合成不足，引起促肾上腺皮质激素(ACTH)代偿性增加，促使肾上腺皮质网状带雄激素分泌过多，临床导致女性假两性畸形或女性男性化的表现。

(三)胰腺

胰岛分泌的胰岛素不仅参与糖代谢，而且对维持正常的卵巢功能有重要影响。胰岛素依赖型糖尿病患者常伴有卵巢功能低下。在胰岛素拮抗的高胰岛素血症患者，过多的

胰岛素将促进卵巢产生过多雄激素，从而发生高雄激素血症，导致月经失调，甚至闭经。

（刘强）

11

第二章 卵 巢

第一节 卵巢组织结构与生理行为

一、卵巢上皮与卵泡复合物结构

卵巢表面由单层立方上皮覆盖，是卵细胞的生发处，称生发上皮。上皮的深面有一层致密纤维组织称卵巢白膜，再往内为卵巢实质，分为皮质和髓质；浅层的皮质内有数以万计的始基卵泡，深层的髓质，无卵泡，含有疏松结缔组织及丰富的血管、神经、淋巴管等。

二、卵泡的生长发育与调整

(一)始基卵泡

1.始基卵泡的结构　由一个停留于减数分裂双线期的初级卵母细胞及环绕其周围的单层梭形前颗粒细胞层组成。位于卵巢皮质周围，直径≥40μm。初级卵母细胞胞体大，胞质嗜酸性，胞核大而圆，浅染，核仁大而清。

妊娠第 16 周，当生殖泡直径≥20μm，始基卵泡开始形成，其平均直径≥40μm，卵母细胞直径为 9～25μm，围绕其周围的单层梭形前颗粒细胞数量为 15 个。

2.始基卵泡的调控　始基卵泡自形成后即进入自主发育和闭锁的过程中，此过程不依赖促性腺激素的刺激。具体机制目前尚不清楚。

(二)初级卵泡

1.初级卵泡的结构与形态　①卵母细胞增大，胞质内细胞器增多。②单层立方状颗粒细胞。③卵母细胞和颗粒细胞之间形成一层均质状、嗜酸性的膜，称为透明带。④外围的间质细胞包绕形成卵泡膜的内泡膜层和外泡膜层。⑤颗粒细胞层和卵泡膜层之间出现基底膜层。直径 100μm 左右，这些卵泡即称初级卵泡。

妊娠第 5～6 个月，始基卵泡发育为初级卵泡。初级卵泡中卵母细胞体积和卵泡直径增大。妊娠 5 个月后，胎儿垂体开始分泌促性腺激素。FSH 促进初级卵泡内颗粒细胞分泌黏多糖，围绕卵母细胞形成透明带并包绕增大的卵母细胞形成初级卵泡，又称窦前卵泡，直径为 110～120μm，卵母细胞直径为 26～27μm，颗粒细胞数量达 600 个并形成复层结构。

2.初级卵泡的功能变化的表现　此阶段卵泡的发育依赖于促性腺激素，出现卵泡生长发育所必备的 3 种特异性受体，卵泡雌激素、雌二醇和睾酮受体。

(三)次级卵泡

1.次级卵泡的结构与形态　初级卵母细胞增大,颗粒细胞不断增生和分裂,成为 2～6 层细胞，期间间出现一些半月形小腔即卵泡腔，紧靠透明带的一层柱状颗粒细胞，呈放射状排列，称放射冠；卵母细胞、卵透明带、放射冠形成卵冠丘复合物，这样由多层立方形颗粒细胞包绕初级卵母细胞构成次级卵泡。

次级卵泡的直径可达 10~20mm，含卵泡液。

当初级卵泡颗粒细胞增生至多层时，其与周同间质细胞之间形成基底膜。基底膜内侧间质细胞分化为卵泡内膜，卵泡内膜细胞呈纤维细胞样环绕基底膜分布。外侧间质细胞分化为卵泡外膜，与周围间质细胞融合在一起，从而形成完整的卵泡膜层。

卵泡膜细胞层形成的同时.靠近基底膜的毛细血管网和淋巴管开始出现，卵泡膜间质细胞开始分化，出现 LH 受体和合成甾体激素的活性。初级卵泡发育成为次级卵泡后迁徙进入卵巢髓质内以获得更多的血运供应。

2. 次级卵泡的功能变化的表现　初级卵泡继续发育形成次级卵泡，其显著变化是颗粒细胞中出现 FSH 受体(可达 1500 个)、雌激素受体(ER)、孕激素受体(PR)和雄激素受体(AR)。在雌激素和 FSH 持续影响下产生卵泡液，形成卵泡腔，即形成次级卵泡，又称窦卵泡。

(四)成熟卵泡

1. 成熟卵泡的结构形态与表现　卵泡发育的最后阶段，卵泡液急剧增加，卵泡腔增大，卵泡体积显著增大，直径可达 15~20mm，卵泡向卵巢表面突出，其结构有外向内依次为。

细胞外膜：为致密的卵巢间质组织，与卵巢间质无明显界限。

细胞内膜：从卵巢皮质层间质细胞衍化而来，细胞呈多边形，较颗粒细胞大。此层含丰富血管。

颗粒细胞：细胞呈立方形，细胞间无血管存在，营养来自外周的卵泡内膜。

卵泡腔：腔内充满大量的卵泡液。

卵丘：呈丘状突出于卵泡腔，卵细胞深藏其中。

放射冠：直接围绕卵细胞的一层颗粒细胞，呈放射状排列。

2. 成熟卵泡胞浆的特点　卵泡液的形成和卵泡呈囊状是卵泡发育成熟的重要标志。卵泡液由血浆渗出物和卵巢局部的分泌物如氨基多糖和甾体激素等组成。

(1)卵泡液的理化特性：卵泡液呈淡黄色，黏稠，pH 值低于血浆或血清，渗透压接近或低于血浆，电解质如钠、镁、铜、氯等浓度与血浆相似，钾浓度比血清高。

(2)卵泡液的成分及功能：①蛋白质：卵泡液的蛋白质含量较血浆低，主要来源于卵泡细胞的分泌和血浆成分。②蛋白多糖和氨基多糖：蛋白多糖是一糖蛋白，其糖链多为长链氨基多糖。许多长链氨基多糖连接在一个蛋白核心上，因此其含糖量比蛋白质多得多，故称其为糖蛋白。氨基多糖的作用是使组织具有弹性和液体黏稠性，并稳定细胞基质。氨基多糖比例的变化可能影响卵泡液的黏稠性。接近排卵期，卵泡液的黏稠性是增加的。

(3)促性腺激素和催乳素：卵泡液中的促性腺激素随卵泡的大小、发育阶段和月经周期而变化，卵泡液中促性腺激素可以反映血液循环中的激素水平。随着卵泡的生长，其中 FSH 和 LH 的水平不断增高；在各个发育阶段的卵泡液中均可测出催乳素的存在，一般在小卵泡中含量较高，随卵泡的发育，其含量会降低。

(4)甾体激素：卵泡液中的激素主要包括孕激素、雄激素和雌激素，其中雄激素/雌激素比值是检测卵泡活力和预示排卵的重要指标之一。大多数卵泡中雄激素含量高于雌激素，仅少数几个卵泡(优势卵泡)的卵泡液中雌激素水平高于雄激素，而且也只有这些卵泡才能继续发育成熟。

3.成熟卵泡发育的动态状况　卵泡液急剧增加，卵泡腔增大，卵泡体积显著增大，直径可达 15～20mm,；卵泡向卵巢表面突出。

三、卵泡的循环周期

（一）卵泡的募集与调节

初级卵泡发育从募集开始。成熟初级卵泡池是 FSH 募集卵泡的来源。血浆 FSH 阈值浓度直接影响被募集的成熟初级卵泡数量。月经周期的黄体卵泡转化期，对 FSH 敏感 1～3 个成熟初级卵泡(直径 2～5mm)优先被募集形成发育卵泡簇，后经选择和优势化过程，每个月经周期仅有一个优势卵泡成熟发育并排卵。从窦前卵泡被募集到排卵需要 85d。

（二）优势化卵泡的选择

优势卵泡一般于月经周期第 5～7 天开始出现，且一般每个月经周期仅有一个优势卵泡形成。FSH 和雌激素促进优势卵泡发育的作用表现为：①优势卵泡颗粒细胞存在较多的 FSH 受体，对 FSH 反应性较强，生成较多的雌激素，形成卵泡内高雌激素微环境，雌激素增强 FSH 作用；②雌激素抑制垂体 FSH 分泌，间接抑制 FSH 对未成熟卵泡的芳香化酶和雌激素生成的作用，诱导卵泡向雄激素微环境转化，促进卵泡闭锁；③雌二醇分泌高峰和优势卵泡 形成同步出现。优势卵泡选择的同时，未成熟卵泡开始闭锁，新一周期的卵泡开始募集。

（三）卵泡的闭锁

卵泡闭锁是一种细胞凋亡过程。卵泡闭锁贯穿于妇女一生全过程和月经周期的每一时期。从妊娠期到绝经前期，伴随着卵泡的募集、选择、优势化和成熟卵泡的形成，大量的非成熟发育的卵泡归于闭锁，其中窦前卵泡闭锁最多，且不留痕迹。

卵泡闭锁可能与下列因素相关，卵母细胞遗传学因素(染色体畸变和基因突变)、卵泡对促性腺激素的敏感性(FSH 受体、LH 受体、前列腺素受体、雌激素受体和孕激素受体异常)、颗粒细胞和卵泡膜细胞甾体激素代谢酶系统缺陷(芳香化酶、3，3-羟基类固醇脱氢酶、17a 羟基脱氢酶、21a 羟化酶等)、细胞因子和生长因子功能异常、环境因素(化学药物和放射线)等。总体来说，卵泡闭锁的细胞分子生物学机制尚不十分明确，卵泡闭锁的速率和数量直接影响妇女的生殖内分泌功能和生育力。

（四）卵泡周期中的激素调控

1.促性腺激素的调控

（1）卵泡刺激素：前一周期黄体的萎缩，雌激素对垂体的负反馈得以解除，垂体释放的卵泡刺激素(FSH)增加是触发新的卵泡发育的主要因素。FSH 直接刺激颗粒细胞增生和分化；诱导颗粒细胞 FSH 和 LH 受体合成，提高颗粒细胞对 LH 的反应性，以保持排卵前卵泡的甾体合成和排卵后黄体的形成；FSH 可与颗粒细胞表面的受体结合，使更多的雄激素转化为雌激素；FSH 还能刺激抑制素、激活素和胰岛素样生长因子-1 等的合成，这些多肽类物质在调节优势卵泡的选择和闭锁方面起重要作用。

（2）黄体生成素：在卵泡发育的后半期，垂体释放 FSH 减少，但其释放黄体生成素(LH)的脉冲频率增加，卵泡颗粒细胞 LH 受体合成也增加，因此卵泡分泌的雌激素增加。

卵泡膜细胞和间质细胞也有 LH 受体，在整个月经周期中 LH 直接作用于这些细胞调节其合成甾体激素，排卵期垂体释放的 LH，通过一系列的连锁反应，诱发卵泡破裂和黄体形成。故 LH 在排卵前卵泡的甾体激素合成中起着关键作用。

2. 类固醇调节因子的调控 甾体激素属于类固醇激素。

(1) 雌激素：在卵泡发育过程中起重要作用。卵泡开始发育时，雌激素分泌量很少，至月经第 7 日左右卵泡分泌雌激素量迅速增加，至排卵前达高峰。此时高水平的雌激素，主要是雌二醇可抑制促性腺激素的释放，使血浆 FSH 水平降低，这时低水平的 FSH 是选择优势卵泡的重要决定因素之一。排卵后由于卵泡液中雌激素释放至腹腔使循环中雌激素水平暂时下降，排卵后 1～2 日，黄体开始分泌雌激素，使循环中雌激素又逐渐上升，约在排卵后 7～8 日黄体成熟时，循环中雌激素形成又一高峰。雌二醇能使颗粒细胞增生，其上的 FSH 和雌二醇受体增加，从而增加卵泡对促性腺激素的反应性。

(2) 孕激素：排卵前成熟卵泡的颗粒细胞在 LH 排卵峰的作用下黄素化，开始分泌少量孕酮，排卵后黄体分泌孕酮逐渐增加至排卵后 7～8 日黄体成熟时，分泌量达最高峰，后逐渐下降，至月经来潮时降到卵泡期水平。

(3) 雄激素：在 LH 的刺激下，卵泡膜细胞可产生雄激素，其中以睾酮最为重要。这种雄激素前体可以穿过卵泡膜细胞的细胞膜到达颗粒细胞，并在 FSH 作用下转化为雌二醇。在 FSH 供给不足的情况下，睾酮不能全部转化为雌激素，剩余的睾酮就被转化为高活性的双氢睾酮，可抑制雌激素对颗粒细胞的促增生作用，导致卵泡的闭锁。此外，还有提高性欲的作用。

四、卵母细胞的成熟与排卵

排卵前 10～15d，即前 1 周期的黄体晚期第 25～28 天，经过选择形成的优势窦卵泡进入快速生长期，成为排卵前卵泡。排卵前卵泡中颗粒细胞体积增大、富含脂质，而卵泡膜细胞空泡化并富含血管，卵母细胞完成减数分裂。排卵前 24～36h，成熟卵泡颗粒细胞雌激素生成达到高峰，可正反馈激发 GnRH-LH 高峰，引起排卵。LH 高峰通过增加雄激素浓度抑制未成熟卵泡发育，并保证优势卵泡的最后成熟和排卵。

即将排卵的卵泡从卵巢深层向卵巢表面移动，并从含有丰富纤溶酶原抑制因子系统的细胞中摆脱出来。排卵是卵泡顶点即卵泡斑被蛋白溶酶消化的结果。

(一) 卵母细胞的成熟与 E_2、FSH、LH 的相关性

1. 雌二醇高峰 月经中期优势卵泡雌激素分泌增加形成的雌二醇高峰是促进下丘脑-垂体 GnRH-LH 高峰的出现。月经中期，雌二醇高峰促进 FSH 和 LH 高峰取决于两个重要因素：①血浆 E_2 浓度必须 ≥200 pg/ml，只有当优势卵泡直径 ≥15mm 才会引起雌二醇高峰；②E_2 高峰持续的时间必须 ≥50h，才能发挥正反馈作用。

2. FSH、LH 高峰 FSH 是促卵泡成熟激素，而 LH 和 hCG 是排卵激素。LH 高峰是雌二醇正反馈作用和下丘脑 GnRH 和垂体 FSH、LH 脉冲性释放频率和振幅同步性增强的结果，也是促进优势卵泡最后成熟、破裂和排卵的重要因素。

月经中期雌二醇高峰促进垂体分泌具有高生物活性的碱性、高糖基化 FSH 和 LH 分子。LH 高峰则促进卵母细胞重新开始第一次成熟分裂、卵丘复合物伸展、颗粒细胞黄素化；促进卵泡破裂需要的前列腺素和纤溶酶原激活因子生成。

排卵时，血清 LH 高峰持续 48～50h，排卵多发生于 LH 高峰后 10～12h，或雌二醇高峰后 24～36h，卵泡破裂出现于 LH 高峰后 34～36h(28～32h)，排卵过程持续 6～8h。LH 高峰浓度必须维持 14～27h 才能确保排卵前卵泡最后完全成熟,LH 高峰必须维持 48～50h，才能确保排卵。排卵后血浆雌二醇浓度急剧下降与 LH 对自身受体功能降调和排卵期孕酮高峰抑制卵泡细胞增生相关。两侧卵巢排卵多交替进行。

(二)自然排卵的发生

1.排卵的前提条件：LH 峰的出现　月经中期，雌激素水平急剧升高，随后出现 LH 峰和 FSH 峰，触发优势卵泡排卵，可能的原理如下：LH 与细胞表面受体结合后，导致腺苷环化酶活性的明显增加，使 cAMP 浓度增高，后者与某些蛋白的调节亚单位结合，导致某些酶的激活或产生从而引起一系列变化，继而激活导致排卵发生的机制；LH 高峰促进卵泡内孕酮升高和组胺释放，引起孕酮高峰，促进卵泡壁解离和卵泡壁弹性变化。卵子排出前卵泡壁胶原降解，卵泡壁张力增加，变得菲薄而脆弱。LH 与 FSH、孕酮的协同作用增强蛋白溶酶活性，促进卵泡壁胶原消化和膨胀性。故多种内分泌激素可调节促性腺激素峰值，参与排卵的过程。

在排卵前的数小时，充分发育的卵母细胞恢复减数分裂的过程，从第一次成熟分裂的双线期继续进行并完成此次分裂，接着开始第二次成熟分裂直至其中期。它使一个初级卵母细胞转变为次级卵母细胞，这一过程通常被称为卵母细胞的成熟。

2.排卵动态过程　排卵是成熟的卵细胞从卵泡逸出的过程。在排卵发生前，卵泡迅速增大，逐渐向卵巢皮质表面突出，放射冠与卵丘基底部之间逐渐脱离，然后卵巢表面突出一个丘状隆起，排卵时，卵泡破裂、卵-冠-丘复合物与卵泡液一起排出，进入腹腔。人类的排卵过程从 LH 峰出现前 5～6 天开始，卵泡突出标志着卵泡期的结束，36 小时后卵泡破裂。

(魏本翠)

第二节　卵子的发生

一、卵子的发育过程

妊娠第 5～6 周，来自胚胎卵黄囊、尿囊和后肠内胚层的原始生殖细胞沿后肠背部系膜迁徙到生殖嵴。妊娠第 6～8 周卵原细胞通过有丝分裂，数目增加至 60 万个。妊娠第 16～20 周，两个卵巢内卵原细胞数目达到高峰，为 600 万～700 万个。此后，卵原细胞数量开始减少，减少速率与卵原细胞总数量、有丝分裂和细胞凋亡活性相关。新生儿出生时，卵巢内生殖细胞数量为 200 万个，青春期仅存 30 万个。妇女一生仅有 400～500 个始基卵泡发育成熟并排卵，剩余部分始基卵泡则归于闭锁。

妊娠第 8～13 周,卵原细胞开始第 1 次成熟分裂(减数分裂)，转化为初级卵母细胞。初级卵母细胞进入第 1 次成熟分裂后，停滞于分裂前期双线期直到排卵。排卵时，在 LH 高峰作用下，初级卵母细胞排出第 1 极体，完成第 1 次成熟分裂，转化为次级卵母细胞。次级卵母细胞进入输卵管内，当精卵结合后，排出第 2 极体，最后完成第 2 次成熟分裂。

二、卵子成熟的形态变化及调控

(一) LH 峰与卵细胞的成熟和排卵

LH 与细胞表面受体结合后，导致腺苷环化酶活性的明显增加，使 cAMP 浓度增高，后者与某些蛋白的调节亚单位结合，导致某些酶的激活或产生从而引起一系列变化，继而激活导致排卵发生的机制，促进卵丘的膨胀和与卵泡颗粒细胞层的分离，刺激孕酮的分泌，因而导致排卵期孕酮水平的升高，孕酮的分泌又可加强 E_2 对 LH 释放的正反馈作用。在排卵前的数小时，充分发育的卵恢复减数分裂的过程，从第一次成熟分裂的核网期继续进行并完成此次分裂，接着开始第二次成熟分裂直至其中期。它使一个初级卵母细胞转变为次级卵母细胞，这一过程通常被称为卵母细胞的成熟 (oocyte maturation)。

以下几种因素可能与排卵的发生有关。

1. 血管的变化 排卵前的卵泡周围血管扩张，血管通道性增加，卵泡壁水肿，卵泡顶端变得薄弱。前列腺素，组织胺等可能与此有关。

2. 卵泡壁的蛋白分解 LH 峰导致卵泡液和颗粒细胞的纤维蛋白溶酶原含量升高，它使卵泡内的纤维蛋白溶酶和其他丝氨酸酶相应增高，后者使卵泡变得更为薄弱或者导致胶原酶的激活。

3. 其他中介因子 前列腺素肯定参与了卵泡的破裂和排卵过程。推测卵泡的前列腺素诱导的血管变化参与卵泡的破裂过程；前列腺素也可能刺激肌肉成分，激活蛋白溶解酶从而参与排卵过程；组织胺和缓激肽也与排卵过程有关。

4. 黏液化作用 在围绕卵细胞的放射冠的透明质酸的积累，可以分散卵丘并使卵丘复合体从颗粒细胞膜分离，从而有利于卵泡破裂时卵的排出。

5. 卵巢平滑肌的作用 在人的卵泡壁可见平滑肌，它的活动可能对维持卵泡的一定张力发挥作用，并有助于卵泡的破裂、卵细胞的排出和卵泡的塌陷。

卵子的发生和卵泡的成熟继而排卵及伴随这一过程的激素生成是女性生殖腺——卵巢的二大重要功能，它是一个复杂的生理过程。其本身又在复杂的调节机制的控制下精确地运行。

(二) 卵细胞的生命过程

原始生殖细胞于胚胎第四周在卵黄囊近尿囊处的壁上最先出现。胚胎 6 周时，以变形虫运动迁移至已形成的生殖嵴上皮内。2 个月的胚胎卵巢中约有 60 万个卵原细胞。从 8 周起，卵原细胞有三种同时持续存在的走向：有丝分裂、减数分裂和闭锁。胚胎发育到 5 个月时，卵巢中约有 200 万个卵原细胞和 500 万个初级卵母细胞，此时是生殖细胞最多的时期，以后许多卵原细胞和初级卵母细胞开始闭锁。至胎儿 7 月，大多数卵原细胞已退化。此时所有存留的初级卵母细胞已进入第一次成熟分裂。出生时，初级卵母细胞已经过减数分裂的前期，而处于前期和中期之间的静止期——核网期，并长期停留于此阶段，直至青春期后才开始分批分期完成其减数分裂。出生时，初级卵母细胞估计有 70～200 万。于儿童期，大多数初级卵母细胞闭锁，至青春期，只剩 40 万左右。自此，每一卵巢周期有一批原始滤泡生长发育，直至更年期。因此，女性卵巢内有一部分初级卵母细胞停留在核网期 40 多年之久，其易损性因而增加，大部分则于不同阶段走向闭锁。

停留在核网期的初级卵母细胞在适当的激素环境下，特别是一个较强的黄体生成素(LH)峰，引发原来静止的减数分裂重新恢复，并继续进行和完成第一次成熟分裂，正常的第一次成熟分裂的恢复应在排卵前，而这次成熟分裂形成的两个细胞中各含有 22 个常染色体和一个 X 染色体，但只有其中的一个保留大部分的细胞浆从而成为次级卵母细胞，另一细胞只含很少的胞浆，成为第一极体并被排斥到次级卵母细胞与透明带之间。第一次成熟分裂完成后，次级卵母细胞接着开始第二次成熟分裂，它进行至分裂中期即停留于此，如最终没有发生受精过程，卵子的命运是死亡、溶解和被母体吸收，然而一旦受精发生，它通过复杂的机制，启动第二次成熟分裂继续进行并完成。受精完成后，合子诞生，新的生命开始。

三、卵巢功能的调节和排卵

卵巢功能的正常发挥依赖于由下丘脑-垂体-卵巢构成的神经-内分泌轴的调节。

中枢神经系统通过多种神经递质影响下丘脑的分泌细胞，其中去甲肾上腺素有促进作用，5-羟色胺有抑制作用，多巴胺在不同的生理情况下两种作用可以互相转化，阿片类物质和前列腺素 PGE_2 对性腺轴的活动分别有抑制和促进分泌的作用。

在中枢神经系统的影响下，下丘脑通过多肽类的物质调节生殖内分泌轴的活动。促性腺激素释放激素(GnRH)以脉冲方式由下丘脑释放，通过门脉系统到达垂体。催乳素抑制因子(有的认为该因子就是多巴胺)也由下丘脑产生，抑制垂体催乳素的分泌。

垂体中与生殖内分泌调节有关的激素包括促性腺激素——卵泡刺激素 FSH 和黄体生成素 LH 以及催乳素 PRL。FSH 和 LH 由腺垂体的细胞产生后通过血液循环与卵巢细胞的相应受体结合，调控卵泡的生长、发育和排卵以及激素的生成。

卵巢的卵细胞及其周围的颗粒细胞、卵泡膜细胞以及卵巢的间质细胞在卵子的生成和激素功能中有重要的作用。前已描述的双细胞双促性腺激素学说已对此作出简单的解释。

必须强调，周期性是卵巢功能的最重要的特征，下丘脑-垂体-卵巢轴的相互调节活动是这种特性的基础，反馈调节则是其中的最重要的调节方式。它们之间的协调活动形成了卵泡的生长、发育和排卵和与之相应的激素生成过程的周而复始的循环。

(1)月经初潮反映下丘脑的脉冲活动和下丘脑-垂体-卵巢轴功能的启动以及月经周期性活动的开始。

(2)控制人类月经周期的神经内分泌系统以由下丘脑的GnRH的脉冲式分泌引起的促性腺激素的脉冲式分泌为特征。

(3)GnRH的脉冲频率和幅度由中枢神经系统和外周的负反馈信号所控制。

(4)卵泡的开始生长和发育有赖于 FSH 的作用，而在卵泡期激素由高频低幅的 GnRH/促性腺激素所调节。

(5)E_2 随着卵泡的发育而逐渐上升，在排卵前达高峰。随着卵泡 E_2 渐升，通过负反馈作用而使 FSH 下降。

(6)排卵前的 E_2 高峰通过正反馈触发周期中枢形成关键的排卵前的促性腺激素高峰。略增高的黄体酮水平可加强这一过程。

(7)在促性腺激素高峰的作用下，排卵发生，形成卵泡期向黄体期的转变。

(8)排卵后 FSH、LH 明显下降，E$_2$ 略有下降。

(9)黄体期由低频高幅的 LH 所控制。黄体酮与 E$_2$ 以及 Inhibin A 对 FSH 形成负反馈，FSH、LH 稳定在一定水平。黄体分泌 P 和 E$_2$。E$_2$ 再次上升，P 明显增加。

(10)黄体期晚期随着黄体功能的减退，P、E$_2$ 和 Inhibin A 下降，对垂体的负反馈减弱，FSH 渐升，下一生殖周期的卵泡生长启动，形成黄体-卵泡期的转变。

四、排卵障碍的表现形式

从排卵周期的内分泌变化及其调控的角度看，其最显著的特征是激素永远处于一种动态的变化过程中。因此，任何因素使这种连续的动态变化过程被中断或者任何因素导致建立起一种激素的稳态时，均可使卵巢的周期功能受影响，其结果之一是排卵的障碍。正常的排卵需要完整的下丘脑-垂体-卵巢轴的正常功能，其中任何一个环节的功能失调或器质性病变，都可以造成暂时的或长期的无排卵。临床上最多见的无排卵的表现是闭经，但也可以是不规则出血、无排卵月经、月经稀发、闭经泌乳、多毛合并月经失调等等。

（一）中枢神经系统性无排卵

精神因素、外界或体内环境的改变可以通过中枢神经系统经大脑皮层、丘脑与下丘脑的神经内分泌途径，或经大脑边缘系统而出现无排卵与继发闭经，甚至盼子过切也可导致内分泌的障碍；全身严重的消耗性疾病或营养不良也可致无排卵和闭经。

（二）下丘脑性无排卵

1.原发的器质性因素　Kallman 综合征：由于缺乏下丘脑侧结节核，嗅脑未形成，所以除性腺发育不良、闭经外，尚出现嗅觉的障碍。

Frohlich 综合征：由颅咽鼓管瘤引起。表现为极度肥胖、性腺发育不良、原发或继发闭经。生长激素、肾上腺素、甲状腺素均不足。

Laurence-Moon Biedl 综合征：常有染色体异常、卵巢不发育、肥胖、智力发育不良、视网膜色素变性、多指等。

2.原发的功能性因素　青春期初潮后一段时间内无排卵：多因分泌不足，可能与促性腺激素释放激素脉冲式分泌功能失调有关。促性腺激素释放激素缺乏性月经失调。

3.继发的器质性因素　如脑外伤、脑炎、脑膜炎、下丘脑肿瘤等。

4.继发的功能性因素　神经性厌食：多见于年轻、25 岁以下女性，纯由精神因素引起。表现为体形消瘦、体重下降至少 25% 以上、闭经、畏寒、血压低、便秘等。甲状腺功能低下，FSH 和 LH 值低下，下丘脑和垂体功能受到抑制，脑脊液中阿片肽、多巴胺和儿茶酚雌激素增高。

精神过度紧张：受强烈刺激后，下丘脑的促性腺激素释放激素脉冲式分泌受影响，可引起闭经和无排卵。

闭经泌乳综合征：临床上较为多见。由于下丘脑催乳素抑制素分泌不足，不能抑制垂体分泌催乳素，或垂体发生催乳素腺瘤，分泌过多的催乳素，从而产生高催乳素血症。表现为月经稀发、闭经、无排卵、溢乳等，对一般诱导排卵药物不起反应。

药物性高催乳素血症：长期服用氯丙嗪、避孕药、西米替丁等药后，会引起月经失调和闭经，同时血清催乳素值升高。

(三) 垂体性无排卵

1. **器质性因素**　垂体肿瘤：垂体肿瘤以催乳素腺瘤最为多见，分泌过多的催乳素，可引起高催乳素血症及泌乳，而高催乳素水平可抑制排卵。其机制可能是由于雌激素对下丘脑的正反馈作用发生障碍，从而抑制了 LH 峰；亦可能直接干扰卵巢内激素的生物合成。垂体生长激素腺瘤可分泌过多的生长激素，若发生在成年期骨骺已融合时可表现为肢端肥大症，此类肿瘤相对的影响生殖功能较少。促肾上腺皮质激素(ACTH)腺瘤分泌过多的肾上腺皮质激素，临床表现为 Cushsing 综合征，有时亦可影响内分泌出现闭经。垂体瘤放射治疗后由于腺体组织的破坏可继发有闭经。

空泡蝶鞍：正常垂体充满蝶鞍腔，通过隔孔以垂体柄和下丘脑相连。空泡蝶鞍是由于隔孔过大而蛛网膜下腔进入蝶鞍，压迫垂体使之变形。隔孔过大可由于先天缺陷，或多次妊娠期垂体增大使蝶鞍扩大，或因手术或放疗后鞍隔破坏，或因颅内压增高而使蛛网膜挤入鞍内等。临床上多见于肥胖妇女，除闭经外常伴头痛、视力障碍。75%患者内分泌功能正常，少数促性腺激素和生长激素值低下。多以 CT、MRI 和气脑造影来确诊。

Sheehan 综合征：由于产后大出血合并休克导致垂体前叶缺血或栓塞造成缺血性坏死，影响垂体前叶功能。临床表现取决于被破坏的程度与累及的促激素种类。破坏约 50%以上者始有临床症状，破坏 75%时症状较明显，若坏死达 90%则垂体功能完全衰竭。本病最多见的是影响肾上腺皮质激素、促性腺激素及催乳素，对促甲状腺激素的影响次于前二者。

2. **功能性因素**　垂体促性腺激素功能低下性闭经：表现为闭经、体态发育正常，卵巢大小如常。催乳素水平正常，FSH 和 LH 值低于正常，雌二醇值低下。功能性高催乳素血症：未证实有催乳素肿瘤的存在，但催乳素细胞增生。临床表现似轻型的脑垂体催乳素瘤。

(四) 卵巢性无排卵

1. **器质性因素**　卵巢先天性疾病及卵巢肿瘤此处不再赘述。

2. **功能性因素**

(1) 多囊卵巢综合征(Polycystic Ovary Syndrome，PCOS)：是女性不孕症中的常见病。多见于青年女性，特点为肥胖、多毛、月经失调和不孕，双侧卵巢呈对称性增大。血清催乳素、FSH 正常，LH 升高，雄激素过高。PCOS 的发病机制及病理生理目前尚为完全阐明，有认为由于不了解的原因，刺激了肾上腺功能初潮时的异常增大，产生过多的雄激素，引起腺外雄激素转化为雌激素而雌激素过多，主要表现为雌三醇增高，雌二醇与雌三醇比例倒置。这种无周期性的从雄激素产生雌激素或不恰当的雌激素环境，经反馈作用使垂体对 LH-RH 刺激反应增强而分泌过多的 LH，同时 FSH 对 LHRH 的刺激作用相对不敏感，造成了 LH 升高，FSH 相对不足，LH/FSH 比值升高。升高的 LH 持续刺激卵巢间质细胞，合成过多的雄激素，而 FSH 相对不足，未能将之转化为雌二醇而经外周组织转化为雌三醇。如此相互作用，循环往复导了了持续性无排卵，也就是由于不恰当的反馈系统造成了持续性无排卵。PCOS 常伴随其他疾病，如 Cushsing 综合征、先天性肾上腺增生、甲状腺疾病、卵巢或肾上腺产生雄激素的肿瘤、高催乳素血症等，故有主张称这类并发情况称为 PCO 样综合征。有人报道 PCOS 患者有家族史，从某些 PCO 患者家谱的分析也可看到有性连锁显性遗传。关于遗传因素在 PCOS 发病中的作用有待进一步研究。

(2)黄素化未破裂卵泡综合征(Lutenized Unruptured Follicle Syndrome, LUFS)：1975 年 Jewelewiez 报道首例后，才引起临床重视。本征因卵泡颗粒细胞黄素化，成熟的卵细胞不能逸出，亦即不能排卵。诊断依据是在腹腔镜检查下，在应有的排卵期后 4~10 日，卵巢表面看不到排卵孔，基础体温上升后 B 超检查见卵泡直径仍不缩小，月经周期中腹腔液量特别是腹腔液中雌激素和孕激素水平无突发性增高。作卵泡穿刺术和采用 hCG 治疗，可诱发排卵。

(3)卵巢早衰(Premature Ovarian Failure, POF)：指妇女在 40 岁之前出现绝经。初潮及早期月经正常，甚至有生育史，但随后月经稀发，直至完全闭经。病因尚不清楚。可能和自身免疫、病毒感染有关。血 FSH 和 LH 均高于 40IU/L。腹腔镜下观察卵巢皱缩，活检卵巢皮质薄无卵子，类似绝经后卵巢。

(4)卵巢促性腺激素不敏感综合征(Resistant Ovary Syndrome, ROS)：较为少见。病因不明，临床表现和实验室检查与 POF 相似，这类患者必须剖腹探查作适当的卵巢组织切片才能确诊。卵巢组织可见到卵泡。患者需极大量外源性促性腺激素才能促使卵泡发育与分泌雌激素，但妊娠机会仍很小。POF 和 ROS 均属于高促性腺激素、性腺功能低下性闭经。

(五)其他内分泌腺病变引起的排卵障碍

肾上腺与甲状腺激素对身体其他组织包括大脑均能产生十分重要的生物作用。肾上腺与甲状腺功能失调、亢进或不足，亦可影响下丘脑-垂体-卵巢系统而出现无排卵，临床表现有闭经或功能性子宫出血。

1.肾上腺皮质功能失调

(1)肾上腺功能亢进：Cushing's 综合征：由肾上腺过度分泌皮质素引起。临床表现为肥胖、多毛、粉刺、多血质、月经失调、背痛(骨质疏松)、高血压等，部分表现为雄激素过多现象。发生原因可因垂体 ACTH 腺瘤、肾上腺皮质增生或肿瘤。

21 羟化酶缺乏症：由于 21 羟化酶缺乏，肾上腺类固醇合成受阻，引起 11-去氧皮质素、皮质素、11-去氧皮质酮、肾上腺皮质酮等缺乏。负反馈作用刺激 ACTH 分泌，结果肾上腺前驱物质--雄激素分泌过度，垂体促性腺激素分泌减少。本症以男性化和无排卵为特征。肾上腺皮质功能自胚胎 12 周后开始，而女婴内生殖器在胚胎第 10 周已分化，所以本症不影响女性内生殖器的发育。但女性外阴至胚胎 17 周时尚未完全发育，在过多雄激素作用下变成两性畸形。本症以先天性最为多见，可直接威胁新生儿生命。于青春期后才发病的多属轻型，实验室检查血中 17-羟孕酮增加，尿中孕二醇、17 酮增加。

11 羟化酶缺乏症：同样机制导致皮质素、皮质酮、11-b 羟雄烯二酮缺乏，临床出现男性化和无排卵。

3-b 羟固醇脱氢酶缺乏症：肾上腺类固醇早期合成受阻，雄激素和脱氢表雄酮形成过多，因而也引起男性化和无排卵。

肾上腺皮质肿瘤(腺瘤或癌)：常因雄激素过多抑制下丘脑和垂体，使促性腺激素减少，导致男性化和无排卵。

(2)肾上腺功能减退：Addison 病是由于肾上腺皮质功能减退，分泌皮质激素不足。发病原因可因结核、出血、栓塞及肿瘤等，使肾上腺皮质功能受损或萎缩而功能低下。临床表现为消瘦、体重明显下降、色素沉着。多见于生育期妇女，有卵巢早衰和闭经，伴高促性腺激素和低雌激素血症。

2. 甲状腺功能失调

(1)甲状腺功能亢进：临床表现为心悸、出汗、怕热、腹泻、体重减轻、手指震颤，血清 T_3 及 T_4 升高，促性腺激素由于性激素结合球蛋白的增加而增多，血清睾酮升高和类固醇代谢清除率下降。睾酮转化为雄烯二酮增加，后者在性腺外转化成雌二醇和雌酮，使其量较正常人增加 2～3 倍。由于雌激素的正反馈作用，使 LH 上升 2～3 倍，但缺乏峰值，不能排卵进而闭经。轻度并不影响月经周期，或仅有周期缩短月经过多。中度患者可有无排卵功能性子宫出血。重度患者可有月经稀发、经量减少，甚至闭经。

(2)甲状腺功能减退：相对少见。多因用药过量或甲状腺手术切除过多引起。由于甲状腺低浓度的负反馈作用，引起促甲状腺素释放激素分泌亢进。TRH 可刺激催乳素分泌，导致高催乳素血症，因而解释了多数病例的月经过多和无排卵。轻型患者仍能受孕，但易流产和发生死胎。

（魏本翠）

第三节　细胞因子在排卵中的作用

一、细胞因子对卵泡发育的影响

在卵泡发育早期，卵巢分泌的 TNF-α 和 IL-1β 可作用于颗粒细胞和膜 间质细胞，调节甾体激素分泌并刺激细胞分化，这两种细胞因子均能抑制颗粒细胞孕酮和雌激素的分泌。卵泡发育过程中，卵细胞分泌的 TNF-α 对颗粒细胞甾体激素的调节特点是：靠近卵丘周围的颗粒细胞甾体激素生成受到高浓度 TNF-α 的明显抑制；距离卵细胞越远的颗粒细胞受 TNF-α 的影响越小。卵丘细胞具有低芳香化酶活性、低 hCG/LH 结合力及低甾体激素生成力的特点，这些特点有利于防止卵丘细胞分泌高浓度的甾体激素(尤其是雌激素)而对卵细胞产生不利影响。IL-1β 还可能与卵细胞成熟过程有关，因为在含有成熟卵细胞的卵泡液中 IL-1β 浓度明显高于含未成熟卵细胞的卵泡液。IL-6 能抑制 FSH 刺激的颗粒细胞分化功能(如降低芳香化酶活性、LH 受体表达和孕酮分泌等)。但 IL-6 并不能抑制 hCG 诱导的孕酮分泌，也不能阻止 hCG 和 LH 受体的结合。IL-6 的分泌可能受 FSH 和 IFN-γ 的调节，FSH 能刺激培养颗粒细胞 IL-6 的分泌，而 IFN-γ 可抑制基础和 FSH 刺激的 IL-6 释放。Tamura 等近期的实验表明，大鼠卵巢巨噬细胞、肥大细胞和膜 间质细胞等在卵巢周期中均能合成并释放 GM-CSF。在卵泡发育阶段，GM-CSF 的分泌量增加，它主要在膜 间质细胞中表达，特别是卵巢血管周围的细胞，其具体作用还不清楚。

二、细胞因子与排卵

排卵是一个极其复杂的过程，该过程可涉及多种卵巢细胞(如颗粒细胞、膜细胞、基质细胞、卵巢表皮细胞等)、多种信息传递途径和多种特定基因的控制性表达。在大鼠排卵前膜细胞/间质细胞中 IL-1β mRNA 的表达增加，排卵前卵泡液抽取物中 IL-1β 和 TNF-α 的出现也支持细胞因子在排卵中的作用。大鼠卵巢灌注实验表明外源性 TNF-α 和 IL-1β 可显著增加 LH 诱导的排卵率，IL-1ra 可抑制排卵过程，这提示 IL-1 促进排卵并不仅仅是药理学作用。IL-1β 对排卵的作用机制可能是通过诱导 PG 生成，PG 生成可能与环氧化酶 2(COX-2)或前列腺素 G/H 合酶 2(PGHS-2)的合成有关。PG 在排卵中具有重要作用，实验表明，COX-2 基因缺失的小鼠可出现无排卵。IL-1 对排卵的作用机制还可能与下列途径有关：刺激卵巢透明质酸的合成；激活一氧化氮合酶(NOS)；增加明胶酶活性等。其确切机制尚待进一步阐明。

近年来，纤溶酶原激活系统(PAS)在排卵中的作用越来越受到研究者们的重视。PAS 包括组织纤溶酶原激活物(t-PA)、尿纤溶酶原激活物(u-PA)及纤溶酶原抑制物 PAI-1、PAI-2。PAS 的激活可导致胶原酶激活，分解卵泡壁胶原，从而促进排卵。PAI-1 是 t-PA 主要的抑制物，某些细胞因子(如 TNF-α 和 IL-1β)能促进发育过程中大鼠离体培养的颗粒细胞 PAI-1 活性，PAI-1 活性的增强可削弱 t-PA 的作用，从而使胶原分解受到限制。这种调节可能对维持排卵前卵泡壁的稳定性具有重要作用。在排卵前，卵泡液中中性粒细胞的趋化活性增高。

近年来发现，IL-8 在排卵中具有重要作用。用抗 IL-8 的抗血清处理兔可导致卵巢中性粒细胞减少，同时排卵率降低。进一步的研究发现，排卵前卵泡液中 IL-8 浓度增高，离体培养的颗粒黄体素细胞和卵巢基质细胞可表达 IL-8 mRNA 和蛋白。hCG、LH、IL-1α 和 TNF-α 均可提高 IL-8 的表达水平，但孕酮却能抑制这两种细胞基础及 IL-1α 刺激的 IL-8 表达。提示 IL-8 在生理性排卵过程中可能扮演重要角色。此外，IL-6 也可在排卵前卵泡颗粒细胞中表达。Buscher 等认为，炎症性细胞因子 IL-6、IL-8 等可能通过激发"炎症性反应"而促使排卵，排卵后"抗炎症"细胞因子 IL-1ra 则起到抑制"炎症反应"，促进排卵后"炎症"消退的作用。

近来发现排卵卵泡中生长调节癌基因 α(GROα)也可能作为一种趋化信号引起特定类型白细胞的聚集和激活。Brannstrom 等(1994)的实验显示，大鼠排卵过程中卵巢可产生大量 GM-CSF，提示 GM-CSF 在调节排卵方面可能具有潜在的作用。

三、细胞因子对黄体功能的调节

近年来的研究表明，免疫系统可能在黄体功能的调节中发挥作用，细胞因子可参与黄体功能的一些关键性调节过程。人黄体细胞表面能表达人白细胞抗原 DR 和淋巴细胞功能性抗原 3，表明在黄体细胞和免疫细胞(如 T 淋巴细胞)之间可能存在相互作用。研究发现，排卵后新生黄体的颗粒黄体细胞便开始表达 IL-1 基因系统。Petroff 等首次在牛黄体中检测到 TNF-α、IFN-γ 和 IL-1β mRNA 的表达。以上事实表明，细胞因子可参与黄体功能的调节。其作用可因黄体发展的不同时期而异，如在黄体发展的早期，TNF-α 和 IL-1 可通过促进 hCG 诱导的孕酮分泌和颗粒黄体细胞增殖而促进黄体生成；在黄体发育晚期 TNFα 和 IL-1 通过抑制孕酮分泌、刺激黄体前列腺素(尤其是 PGF2α)的生成参与黄体退化。黄体退化阶段 TNF-α 释放量或 TNF-α 受体数的剧增还可抑制 LH 的促黄体生成作用。IL-4、IL-10 也可参与黄体功能调节，二者具有促进早孕期黄体细胞孕酮分泌的作用。IFN-γ 可能通过抑制黄体细胞甾体激素的分泌促进黄体功能性退化。TNF-α、IFN-γ 和 IL-1β 尚可能通过诱导热休克蛋白 HSP70 而参与黄体退化过程(Kim 等 1996)。此外，在黄体中可检测到 GM-CSF 受体 mRNA 的表达，提示 GM-CSF 可能与黄体功能的调节有关。有实验显示，TNF-α 可增加促进黄体细胞 DNA 片段化，提示诱导细胞凋亡可能是细胞因子参与黄体退化过程的途径之一，其具体机制还有待于进一步阐明。

（魏本翠）

第三章　子宫和子宫内膜

第一节　子宫的解剖学特点

一、子宫的位置

子宫是中空的肌性器官，子宫是孕育胎儿和产生月经的地方。呈倒置扁梨形，长 7~8cm，厚 2~3cm，宽 4~5cm，宫腔深 7cm。可分为底、体、峡和颈四部，中央稍扁而大的是体，体的上端隆起部为底，子宫底两侧为子宫角，与输卵管相通。下部狭窄呈圆柱形为子宫颈，子宫颈下部 1/3 伸入阴道内。

子宫体和子宫颈的比例有年龄性差异，成人子宫体与子宫颈的比例为 2：1，婴幼儿为 1：2，老人为 1：1。

子宫内腔可分为上部的子宫腔和下部的子宫颈管两部分。子宫腔呈上宽下窄的三角形裂隙，底朝上，两侧通输卵管，尖端朝下通子宫颈管。子宫颈管呈棱形，其外口与阴道相通，未产妇子宫颈外口呈圆形，边缘光滑整齐。经产妇子宫颈外口变为横裂状，子宫颈外口的前、后缘分别称前唇和后唇。子宫颈以阴道附着部为界，可分为子宫颈阴道上部和阴道部。在子宫体与子宫颈之间有一狭窄部分称子宫峡部，妊娠时峡部可伸长扩展成为子宫下段。峡部上端称解剖学内口，峡部的下端称组织学内口。

子宫位于骨盆中央，一般呈前倾前屈位，子宫长轴与阴道长轴之间的关系称"倾"，一般向前形似直角。子宫体轴与子宫颈轴之间的关系称"屈"，一般向前呈钝角。子宫颈管下端朝向后下，子宫颈外口接近坐骨棘水平。

二、子宫的韧带

(一)圆韧带

由平滑肌和结缔组织组成，呈圆素状，起于子宫前面两侧的上部，在子宫阔韧带两层腹膜中，向前向下到达盆腔侧壁，通过腹股沟管，终于二侧大阴唇前端。它是维持子宫前倾的主要结构。

(二)阔韧带

是子宫两侧的双层腹膜皱襞，呈翼状，由子宫前、后面的腹膜向盆腔侧壁延伸并相贴而成。上缘游离，内面包有输卵管，在输卵管以下，卵巢附着处以上的阔韧带称输卵管系膜，阔韧带与卵巢相接处称卵巢系膜，阔韧带外侧从输卵管伞端向骨盆侧壁延伸称骨盆漏斗韧带或卵巢悬韧带，内有卵巢血管通过。阔韧带双层腹膜内还包有子宫圆韧带、血管、淋巴管和神经等组织。

(三)子宫颈主韧带

又称子宫颈横韧带，位于阔韧带底部，由子宫颈阴道上部的侧面向外达骨盆侧壁，有固定子宫颈水平位置的作用，子宫动、静脉和输尿管经过此处。

（四）子宫骶骨韧带

起于子宫颈阴道上部的后面，向后绕过直肠的两侧止于骶骨前面。作用是牵引子宫颈向后上方，与子宫圆韧带协同维持子宫于前倾位置。

三、子宫内膜的血液循环

子宫的血液供应来自子宫动脉，为髂内动脉的分支，从阔韧带底部向内行走、于子宫颈旁 2cm 处跨过输尿管上方与阴道动脉升支吻合，称下行支，供应子宫颈阴道都及阴道上部。子宫动脉的上行支在阔韧带内沿子宫外侧迂回上行达子宫角处。子宫静脉在子宫下部两侧组成子宫静脉丛，与阴道静脉丛相连。子宫静脉与子宫动脉相伴行，注入髂内静脉。子宫阴道静脉丛一般没有瓣膜，子宫体绒毛膜上皮癌可沿静脉丛向下转移到阴道壁。

（刘强）

第二节　子宫的组织学特点

一、子宫体

子宫体壁厚，由内向外可分内膜、肌层和外膜。

（一）内膜

即黏膜，软而光滑，呈粉红色，表面有柱状上皮细胞，上皮向内凹入其下方的结缔组织形成子宫腺体。内膜可分两层，上 2/3 为功能层，随月经周期而改变，妊娠时孕卵埋入功能层并在内生长发育。下 1/3 为基底层，与肌层相连，有修复内膜的功能。

（二）肌层

最厚，主要是大量交错排列的平滑肌束，肌束间夹有结缔组织和丰富的血管。

（三）外膜

即浆膜，覆盖在子宫底部及子宫体的前面和后面。于子宫前面近子宫峡部处，浆膜与肌层结合疏松，并由此反折向前覆盖膀胱，形成膀胱子宫陷凹，在子宫后面腹膜覆盖至子宫颈及阴道后弯窿，然后反折向直肠，形成子宫宜肠陷凹。后者是腹腔的最低处，为临床上诊断或手术治疗疾病的重要部位。

二、子宫颈

子宫颈黏膜形成斜行的棕榈叶状皱襞，黏膜上皮细胞呈高柱状，皱襞间上皮陷入襞内，形成腺体，腺体分泌的黏液，形成子宫颈管的黏液栓；这些黏液栓将子宫颈管与外界隔开有防止感染的作用。子宫颈的上皮在子宫颈外口处由单层柱状转变为复层鳞状上皮。子宫颈癌常发生于此。

子宫颈与阴道上端同源于苗勒管，其黏膜上皮均来自泌尿生殖窦的系统组织。妊娠 6～8 周时两侧苗勒管相互合并构成一实体性管状物，然后管化，苗勒管覆盖颈管部分是分泌型柱状上皮，阴道部分宫颈上覆盖的上皮来源于泌尿生殖窦，故为扁平上皮。宫颈腺体分布在子宫颈的全部，主要集中于黏膜下间质组织的内 1/3，腺体由单管状与复杂的葡萄状腺体排列。腺体开口覆盖着高柱状黏膜上皮细胞，腺腔内含有黏液。卵巢分泌的性激素对子宫颈黏膜有一定的影响；月经周期中子宫颈的周期性变化在增生后期，雌激素水平升高，子宫颈黏膜柱状上皮分泌黏液增多，细胞变大、增高。排卵后柱状上皮细胞顶浆分泌活动加强，以后细胞逐渐变小、晚期黄体期时腺体更萎缩变矮。宫颈黏液在月经周期中性状有明显的变化，排卵期黏液分泌增多、稀薄、无色，黏性降低，不合其他成分，干燥后出现羊齿植物叶状结晶。排卵后黏液分泌减少、性状晦暗、黏稠常含有其他细胞成分。宫颈黏液中的主要成分有：①胶体状的黏蛋白由糖蛋白的大分子聚集成的胶粒构成，它们呈单纤维状排列；②蛋白质、盐和水组成的浆液，位于胶粒纤维的间隙中。胶粒的排列方式和浆液黏稠度将影响精子的通过，排卵前与排卵期雌激素均升高，子宫颈外口逐渐扩大到 3mm，且松软，宫颈黏液中胶粒纤维呈平行排列，纤维间的液体通道是容许精子穿过的，此时浆液中的盐和水的含量最高。黄体期激素的上升，使胶体纤维排列呈交错的网格，浆液量少而黏稠，子宫颈外口也缩小为 1mm，紧张度高，均妨碍精子顺利通过。

三、更年期子宫的变化

(一)子宫肌层

近绝经期及绝经后子宫肌层逐渐呈纤维样变化，胶原物质与弹性硬蛋白均减少，子宫体逐渐缩小，即使子宫壁内有肌瘤，也于绝经后逐渐缩小。

(二)子宫内膜

子宫内膜的变化有下列几种：单纯萎缩，表现为子宫内膜薄，腺体少，腺腔小，腺体上皮细胞呈扁平形、立方形或低柱形，间质细胞梭形，较致密，功能层与基底层界限不清，是老年人中最常见的子宫内膜。腺囊性增生过长，常出现在无排卵型不规则阴道出血的更年期妇女，绝经后则可维持多年，腺体大小不一，上皮细胞及间质细胞退化，不活跃，称为囊性老年性内膜。还有一种为内膜局限性增生过长，可发生在更年期间不同年龄的妇女，伴有阴道出血。分泌期子宫内膜在绝经后虽很少见，但有时在绝经后不久也会出现。

(刘强)

第三节　子宫血管系统的调节

子宫是孕育生命的场所，其血液供应在女性整个生命历程尤其是月经周期以及妊娠过程中起着重要作用，并且还与产后出血、子痫等疾病密切相关。所以，子宫血管系统调节的研究显得极为重要。

一、子宫血管系统的激素调节

女性生殖系统在其周期性活动以及妊娠活动中，最明显的变化是血中类固醇激素水平。这些激素，尤其是雌激素水平与子宫血供的变化、调节密切相关。

（一）雌激素和孕激素对血管的调节

雌激素对子宫血管具有扩张作用，能增加其血流。有人曾认为这一作用是雌激素的代谢产物与去甲肾上腺素竞争肾上腺素受体的结果。但 Bergqvist 却发现血管壁上存在雌激素的特异性受体，Veille、Kawano 通过实验认为雌激素由受体介导增强了一氧化氮合成酶(NOS)的活性，进而通过 NO/cGMP 途径引起子宫血管扩张。此外，雌激素和孕激素对于卵泡期与黄体期的子宫内膜血管以及基质变化也有重要关系。例如，雌激素和孕激素可通过血管内皮生长因子/血管通透因子来调控血管的增生和血管通透性的改变。

（二）其他激素的作用

除雌激素外，对于子宫血管调节较为重要的还有胎盘释放的人绒毛膜促性腺激素(hCG)和促皮质激素释放因子(CRF)等。Toth 认为 hCG 与血浆活性因子的表达有重要联系，且能减少血管阻力。Crigoriadis 则证实了 CRF 通过位于血管壁上的特异性受体引起血管扩张。由于妊娠时子宫胎盘局部的 CRF 水平较高(远大于其他部位)，表明了 CRF 对保证子宫胎盘的血供有重要意义。

二、子宫血管系统的神经调节

同其他血管一样，子宫血管的神经调节可包括肾上腺素能、胆碱能、一氧化氮能和肽能等几大类。彼此间相互协调、相互制约，同时受到激素的影响。

（一）肾上腺素能和胆碱能神经对子宫血管的调节

肾上腺素能和胆碱能神经对血管的调节是最早引起人们注意的血管收缩与舒张的神经调节方式，在子宫动脉也是如此。通过免疫组化的方法，可看到大量存在于子宫动脉管壁的肾上腺素能和胆碱能神经纤维。与别的血管一样，实验证明肾上腺素能神经通过释放去甲肾上腺素作用于 α 受体，继而通过第二信使 cAMP 引起子宫血管平滑肌细胞收缩。胆碱能神经则是释放乙酰胆碱作用于 M 受体，继而通过 NO/cGMP 途径引起子宫血管舒张。

（二）一氧化氮能神经对子宫血管的调节

一氧化氮(NO)作为局部扩血管介质的同时，也作为一种扩血管神经介质而存在。利用组化方法可以证实子宫动脉上存在着 NO 能神经纤维。这些神经纤维通过释放的 NO 引起子宫动脉平滑肌细胞内 cGMP 水平升高，扩张子宫动脉。Toda 还认为子宫动脉的神经性扩血管机制与别的动脉不同：主要由 NO 介导，而非乙酰胆碱。由此可见，NO 能神经对子宫动脉的扩张起着重要作用。

（三）肽能神经对子宫血管的调节

肽能神经是以多种神经肽：血管活性肠肽(VIP)，神经肽 Y(NPY)，降钙素基因相关肽(CGRP)，垂体腺苷酸环化酶激活肽(PACAP)和利钠肽(NP)等作为介质的一类神经。这类神经对血管尤其是脑血管的调节作用受到了极大的重视，关于它对子宫血管调节的研究也有着一定的进展。

1. 神经肽对子宫血管的调节　　神经肽通过其受体产生缩血管或舒血管效应。其中，NPY 被认为是引起子宫血管系统收缩的主要物质。NPY 与去甲肾上腺素 NE 产生协同的缩血管效应。但是 Ekesbo 认为 NPY 主要是作为营养因子存在，而非 NE 的协同神经递质。

其余的神经肽则多被认为是子宫动脉的扩血管物。Mor ris 证实 VIP 能引起子宫动脉扩张。Steenstrup 通过实验认为与 VIP 具有同源性的 PACAP 通过 PACAP 1 及 VIP/PACAP 2 受体介导了子宫动脉的扩血管效应。此外,CGRP 神经对子宫血管的支配也显得非常重要。Nelson 就曾通过对子宫动脉的研究认为 CGRP 仅由血管上的受体介导而产生扩血管效应,产生效应的过程与其他因素如前列腺活性物质、增高的 cGMP 和 NO 等无关。

2. 肽能神经对子宫-胎盘血供的影响　　妊娠时,神经肽对于保证子宫-胎盘血流有显著意义。Itoh 认为在妊娠时,通过增加颗粒型鸟苷酸环化酶(particulate guanylate cyclase,PGL)和减少 NP 的清除受体,NP 浓度增高,其扩血管效应也随之增强。Nelson 则认为妊娠时神经肽(CGRP)增多是引起子宫胎盘血管扩张,保证其血供的主要原因。

(四)激素对神经调节的影响

与其他器官的血管相比,子宫动脉的神经调节更明显地受到激素的影响。Stones 认为激素对交感神经的影响可能是干预了儿茶酚胺和 ATP 的合成、贮存、释放、降解与重摄取等过程。例如在黄体期,去甲肾上腺素水平就与雌二醇的水平正相关。在妊娠期,由于激素的作用,肾上腺素能神经受到刺激时释放去甲肾上腺素减少。而激素对于胆碱能神经的影响却是与受体相关的。Azuma 认为雌二醇水平升高引起乙酰胆碱的扩血管作用增强的原因是雌二醇及其代谢产物增强了毒蕈碱受体(M 受体)的表达。这些研究都说明了肾上腺素能神经和胆碱能神经在支配子宫血管时,很大程度上受到了激素的影响。

(刘强)

第四章 子宫内膜的受体和分布

第一节 雌、孕激素受体在子宫内膜的分布

一、雌激素受体(ER)和孕激素受体

ERβ于1995年末从小鼠前列腺cDNA文库克隆，1996年克隆了ERβ。ERβ基因定位于14号染色体，编码530个氨基酸组成的蛋白质。John等研究发现ERα基因敲除后其ERβ基因的表达模式无明显变化。近年来，研究发现在细胞核中存在分子量不同的人雌激素受体(hER)和人孕激素受体(hPR)亚型，分别是hER-α、hER-β和hPR-A、hPR-B激素受体，亚型在靶器官的分布比例、转录后活化强度及结构上存在差异，其上调、下调可导致靶器官产生一系列生理及病理变化。虽然ERα和ERβ有55%同源性，但由于它们分布不同，导致作用的发挥具有选择性。另外ERα和ERβ具有不同的生理作用。

(一)雌、孕激素受体的生化特性及作用机制

ER是一种酸性蛋白质，不溶于30%的硫酸铵溶液，对热极不稳定，未结合的受体比激素受体复合物更敏感。ER的分子量为20万，沉降系数为9.5s。它不仅存在于细胞胞浆内，也存在于胞核内。PR的基本特性与ER相似，但比ER更娇弱，对温度更敏感。受不同温度的影响，可以8s或4s的形式存在。

它们均能识别并与E、P及其类似物结合，进而产生一定的效应。受体在结构上分为DNA结合区(C区)、激素结合区(E区)和抗体结合区(N端区)，功能上具有高亲和力、特异性、竞争性及低容量并存的特点。受体对酸碱度、湿度和电解质敏感，易被热效应破坏。随着ER、PR单克隆抗体的研制成功及免疫组化研究的进展，目前已证实ER、PR定位于细胞核内，经mRNA编码后引发生理效应。

(二)正常子宫雌、孕激素受体的含量及分布

正常子宫内膜中同时存在ER、PR，且呈周期性变化。受体含量于增殖期达到峰值，进入分泌期后开始下降，在分泌晚期含量最低，主要分布于内膜功能层，以宫底部含量最高，沿宫颈走向逐渐下降。在雌、孕激素的调控下，ER、PR发生相应周期变化，特别应注意的是雌激素可刺激ER、PR合成，而孕激素则直接抑制ER合成，间接抑制PR合成。

(三)ER调节因子

ER同甾体激素受体超家族的其他成员一样，需要与辅助蛋白结合，增强(辅活化物)或减弱(辅阻遏物)其活性。辅活化物包括P160、SRC-1类和CBP、P300，通过与ER AF2区特异性结合，参与其转录激活，呈雌激素依赖性。辅阻遏物如NCOR和SMRT与E区结合，抑制其转录，呈雌激素非依赖性，一旦配体与ER结合，辅阻遏物即被活化的复合物所取代。

近年研究表明除了与雌激素反应元件(ERE)直接结合的经典途径外，ER还可激活其他通路，如AP-1效应元件，或与其他生长因子信号通路相互影响，如酪氨酸激酶受体

的上皮生长因子家族成员、胰岛素样生长因子等。AP-1 来自 Jun/Fos 家族的蛋白结合位点，最近报道 ER 与 AP-1 蛋白直接作用或利用 AP-1DNA 反应元件使 Tamoxifen 在不同组织来源的细胞系表现雌激素样作用（乳腺组织除外）。Paech 等报道雌二醇与 ERα 结合后活化 AP-1，而与 ERβ 结合可减少 AP-1 的转录；Raloxifene 与 ERα AP-1 结合后只表现部分的雌激素样作用，与 ERβ AP-1 结合就表现完全的雌激素样作用。Raloxifene 反应元件（RRE）已被认同。

（四）生物效应与作用机制

由卵巢分泌的雌孕激素随血液循环自由扩散到组织细胞里。通常情况下，组织内的激素浓度与外用血液浓度相似，但一些靶组织由于含有能与之结合的 ER、PR，其激素浓度就大大高于外周血的浓度。虽然目前仍未完全了解作用的全部环节，但已经肯定激素分子在细胞中是通过与受体分子以非共价键相当稳定地结合，来实现其生物效应的。传统的"二步机制"认为激素分子进入靶组织后与胞浆中的受体蛋白结合，这种结合物通过变构从而能够进入核内。进入核内的这种激素受体复合物再与染色质结台，影响 DNA 转录，产生新的 mRNA，接着翻译产生新的蛋白质。这种由激素诱导产生的蛋白质中有一部分对组织细胞的再生、生长发育、蛋白质合成及 DNA 复制都起着重要作用，对肿瘤细胞的生长也可能起着促进或抑制作用，近年来用纯化受体制备的单克隆抗体，结合离体细胞培养技术，有学者证实受体只存在于核内，于是提出"核模型学说"，对"二步机制"作了修正。但不管怎样，两者均说明是在基因水平起调节作用。

二、雌、孕激素受体亚型研究

（一）PR

PR 是一种结构复杂的蛋白质，至少存在两种不同的亚型（A、B 亚型），它由多个结构功能域组成。A、B 亚型的氨基端分别由不同的氨基酸序列组成，称为 A/B 区，存在不同的一级结构而造成 A、B 亚型功能差异。在与孕激素或其类似物结合时，PR-B 比 PR-A 转录活化作用强；PR-A 抑制 PR-B 及雌激素受体、雄激素受体、糖皮质激素受体、盐皮质激素受体介导的转录作用；PR-B 无此作用。临床常见在部分 EM 患者治疗中，孕激素药物无效。Attia 等用免疫沉淀、Western 杂交法检测 PR-A 和 PR-B 蛋白，在 18 例 EM 患者的异位及同期在位内膜中发现，在位内膜中有 17 例表达 PR B 蛋白，且于排卵前期表达增强；而 PR-A 蛋白在所有在位内膜均有表达，但相比较弱，无周期性变化。在异位内膜中，PR-A 全部表达，无 1 例 PR-B 蛋白表达，与在位内膜相比较，PR-A 表达强度较弱，且也无周期变化。另用 RNA 酶保护测定法检测 8 例患者在位及异位内膜 PR 转录子表达，结果证实全部在位内膜均有 PR-A、PR-B 转录子表达，而异位内膜仅表达 PR-A 转录子，分析可能在异位内膜中无 PR-B 转录子，因为 EM 内膜仅有 PR 的抑制型亚型 PR-A，而无活动型亚型 PR-B，故孕激素治疗作用可能通过与 PR-B 蛋白结合而作用于异位内膜，致使临床显示部分患者孕激素治疗无效。

Misao 等研究 14 例异位内膜 PR 亚型表达状况，发现其中 8 例 PR BmRNA 与 PR-A、B（PR-A+PR-B）mRNA 的比率增高，与在位内膜相比较，差异有统计学意义（$P < 0.01$）；无论增殖期或分泌期，异位内膜均高于在位内膜，因而证实，异位内膜 PR-B 高表达导致其特异性激素亲和力下降，呈现受体下调。

（二）ER

长期以来，人们一直认为雌激素是通过单一 ER 起作用，1996 年 Gustafsson 首次发现小鼠、大鼠和人均存在另一个 ER，将其命名为 ER-β，原来受体改称为 ER-α。ER-β 的 DNA 和配体的结合区与 ER-α 有 97％和 60％的同源性，但二者在染色体位置、组织分布及与雌激素类化合物亲和力的功能上差异较大，在子宫内膜发病机制的研究中有重要意义。Fujimoto 等检测发现 ER-α 与 ER-β 的比例在在位内膜中明显高于异位内膜，二者 mRNA 表达在月经周期中变化规律相似。在异位内膜中 ER-β mRNA 表达增强，而 ER-α 表达较弱，说明在内膜异位种植后，雌激素进入细胞与 ER-α 结合途径受阻，继而作用减弱，而 ER-β 之上升则增强雌激素对受体的作用，促进了 EM 生长及发展。Matsuzaki 等用 RT-PCR 及原位杂交方法亦证实，在位及异位内膜腺上皮和间质细胞均有 ER-α 及 ER-β mRNA 表达，异位内膜中 ER-α 与 ER-β 的表达率均低于在位内膜，若长期使用 GnRH-α 诱导低雌激素状态，可明显降低 EM 内膜中 ER-α 表达。对于在位和异位内膜，雌激素对它们的调节作用主要通过 ER-α 完成，故而 ER-α 在 EM 形成、发展中比 ER-β 居于更重要地位。Mizumoto 等检测了 ER-α 基因的表达与基质金属蛋白酶(MMPs)的相关性，证实 ER-α 在肿瘤生长和侵袭过程中通过促进 MMPs 而发挥作用，因而提示 ER-α 可能在 EM 侵袭、种植及转移过程中起到重要作用。

（张斌）

第二节 表皮生长因子和受体在子宫内膜的分布

一、EGF-R 及其基因结构

人 EGF 基因(hEGF)位于 4 号染色体的 q25-q27 区，全长 120kb，包括 24 个外显子和 23 个内含子。外显子大小相似，多数在 150kb 左右。24 个外显子实际上编码的是 EGF 前体，而成熟的 EGF 只由两个外显子编码。成熟 EGF 序列位于前体的 C 末端附近(971～1023 残基)，由外显子 20 和 21 编码。成熟 EGF 序列的 C 端和 N 端分别由 Arg/Asp 和 Arg/His 邻接，因而成熟的 53 残基 EGF 分子可由 Arg 专一的内肽酶作用从前体释放。另外，hEGF 前体分子还有：①具有跨膜糖蛋白结构特征；②具有多个 EGF 样单位；③部分序列同其他蛋白的相似性等特征。EGF 前体分子的功能除了产生成熟 EGF 外，其他还不清楚。有报道指出，EGF 前体也具有生物活性，包括受体结合以及刺激细胞增殖，另外，根据前体的结构特点和组织分布，有人推测它可能是作为一种膜蛋白在离子转运及细胞识别中起作用。

EGF-R 是 170KD 的单跨膜糖蛋白，含有对 EGF 专一的胞外结合部位，以及结合 ATP 的胞内部位，它的活化与 Tyr 专一的蛋白激酶(TK)活性密切相关，事实上，EGF-R 本身即含有 TK 活性，同时它可作为 TK 底物发生自磷酸化。EGF-R 被中间的跨膜区(622～644G 残基)隔断为两部分：N 端的胞外配体结合区(644-1186 残基)。EGF-R 的 C 端的部分含编码 TK 的序列，并存在多个磷酸化位点，也存在依赖 EGF 的 Tyr 自身磷酸部位。hEGF-R 基因位于人的 7 号染色体的 p14-p2 区。大约为 110kb，含 26 个外显子。EGF 与 EGF-R

结合后产生的主要反应是活化 TK。其底物是磷脂酶 C(PLC)。PLC 是介导多种胞外信号转导的关键酶，它可以水解磷脂酰肌醇二磷酸(PIP2)，产生肌醇三磷酸(IP3)和二酰基甘油(DG)，再分别引起胞内 Ca^{2+} 释放和 PKC 活化。EGF 可能刺激 PLC 的 Tyr 磷酸化。PLC 同工酶也是体外 EGF 受体激酶的有效底物。EGF-R 激酶底物有磷脂酰肌醇-3 激酶(PI-3 激酶)和 GTPase 活化蛋白。EGF 作用细胞后还可活化一些 Ser/Thr 专一的蛋白激酶，包括微管相关蛋白激酶(MAP 激酶、核糖体蛋白 S6 激酶、原癌基因产物 raf 以及洛蛋白激酶 2 等)，表明生长因子可以引起磷酸化级联反应。MAP 激酶被认为是受体 TK 的直接底物。

二、EGF 的生物学作用

EGF 对多种组织来源的上皮细胞都有很强的促分裂活性，并且还刺激间质细胞增殖。EGF 能促进角膜损伤的修复；促进皮肤创伤的愈合；预防胃肠道溃疡的形成；调节内分泌等功能。EGF 及 EGF-R 在子宫内膜上的表达：雌激素诱导的子宫内膜的生长一部分由多肽的生长因子介导，该多肽生长因子以自分泌或旁分泌形式发挥作用。EGF 介导 E2 对子宫内膜的作用。EGF 及 EGF-R 在小鼠子宫内膜上的表达研究得最多，最近，研究该因子及受体存在人子宫内膜上皮细胞中，用雌激素处理能使子宫内膜上皮细胞中 EGF 及 EGF-RmRNA 及蛋白表达增加，有作者报道 E2 促进 EGF 前体裂解为成熟 EGF，EGF 在体外促进子宫内膜上皮生长并能代替 E2 刺激女性生殖道生长及分化。在人子宫内膜，EGF 免疫活性首先在组织匀浆中检测到，继之，应用 RT-PCR 只测出低拷贝的 EGFmRNA。Murphy 等应用定量分析发现在月经周期中 EGFmRNA 含量无变化。应用免疫组化发现 EGF 免疫活性定位于子宫腺腔、腺上皮及间质细胞，但在月经周期中无明显变化，然而，Hofmann 等应用两种抗体发现 EGF 在增殖期的间质细胞上中等量表达。而在腺上皮上有少量表达，分泌期，EGF 在间质细胞上着色很深，特别是螺旋动脉周围着色更明显，分泌耗竭的馅腔上皮呈中度阳性，与此相反，在妊娠的蜕膜，腺上皮着色呈强阳性，而间质细胞仅轻度着色。雌孕激素在体外诱导间质细胞 EGF-R 表达增加 150%～170%，认为，各家报道 EGF 在子宫内膜上的表达不同可能与所用抗体有关，对于 EGF 基因的精确定位有赖于原位杂交检测。

三、EGF-R 在子宫内膜的表达

关于 EGF-R 在子宫内膜的表达有两种研究方法，一是免疫组化法，另一种是受体结合法。多数应用免疫组化法研究报道 EGF-R 存在于子宫内膜腺上皮、间质细胞，在月经周期无明显变化。受体结合方法较免疫组化法敏感，Bonaccorsi 及其同事报道 EGF-R 在增殖期内膜及分泌期内膜含量高 Taketani 等及 Troche 等研究显示 EGF-R 在增殖期内膜升高，在排卵期间达到高峰，然后迅速下降，在月经前达最低，在月经周期中分子量大小不发生变化。Taketani 等应用体外研究 EGF-R 在子宫内膜上表达的调节，发现孕酮使其表达提高 2 倍，但分子量无变化，而 E2 对其无作用，体外培养子宫内膜腺体细胞发现 E2 使 EGF-R 表达降低 40%，而孕酮则使其表达明显升高。培养子宫内膜间质细胞，虽然不如腺体明显，但 E2 抑制 EGF-R 表达。EGF 对 EGF-R 起降调节作用，这些研究表明，性激素及 EGF 可能在调节 EGF-R 的表达上起重要作用。

（张斌）

第三节　瘦素及其受体在子宫内膜中的分布

瘦素（leptin）是肥胖基因（OB）编码的一种多肽激素，主要功能是与下丘脑的瘦素受体（OB R）结合，调节食欲和能量代谢以控制体重。目前的研究表明，瘦素在生殖、妊娠及新生儿早期发挥重要作用。瘦素受体（Ob R）是一组较大的跨膜蛋白质，缺乏内在的酪氨酸激酶活性。其中瘦素长受体（Ob Rb）是惟一的有完整的胞内区并具有细胞内酪氨酸残基的 Ob R 形式，具有信号传导功能。研究表明，其信号传导途径与 JAKs/STATs 家族的活性相关。瘦素及其受体在女性性腺及子宫内膜的研究受到关注。

一、瘦素在正常月经周期子宫内膜的表达

目前，对于瘦素在子宫内膜的表达各家报道不一。Gonzalez 等应用逆转录聚合酶链反应（RT-PCR）、Westernblot 和免疫组化方法检测到分泌中期子宫内膜瘦素的表达。然而，Kitawaki 等应用 RT-PCR、Northern 和 Western blot 方法并未检测到月经周期子宫内膜瘦素的表达。Alfer 等虽然应用免疫组化分析检测到子宫内膜瘦素蛋白的表达，但是应用 RT-PCR 却未检测到瘦素 mRNA 的表达。他们认为免疫组化中检测到的瘦素蛋白可能来自脂肪组织分泌的外源性瘦素。免疫组化分析显示瘦素在正常月经周期子宫内膜的腺体和间质呈阳性或强阳性表达。用原位杂交技术，检测到瘦素 mRNA 在子宫内膜腺体和间质均有表达。提示子宫内膜不仅是瘦素产生的位点，而且是循环瘦素作用的靶器官。

二、瘦素长受体（OB-RL）在正常月经周期子宫内膜的表达

研究表明，瘦素与细胞膜上的瘦素受体结合，通过激活 STAT3 参与信号传导和转录激活。目前，在已发现 4 种人瘦素受体中，只有 OB-RL 含有完整的信号传导的胞内区，激活 STAT3 参与信号传导，其余 3 种受体则由于不同程度的缺少胞内区而不能参与信号传导。

Kitawaki 等应用 RT PCR 定量分析表明，月经周期子宫内膜瘦素受体的表达呈周期性变化，从增殖早期开始逐渐升高，分泌早期达高峰，后又逐渐下降。应用免疫组化半定量分析未发现这一变化规律，但发现 OB RL 在分泌期子宫内膜腺体中的表达明显高于增殖期。提示瘦素和瘦素受体系统可能在孕卵着床过程中起一定作用。另外，孕卵着床种植是孕卵和分泌期子宫内膜间相互作用的复杂生理过程。在人卵母细胞中瘦素和 STAT3 蛋白呈极性分布，受精后极性分布于胚泡的内细胞团和滋养细胞层中。鼠胚胎组织已发现瘦素受体的表达。因此，瘦素和瘦素受体在孕卵着床过程中可能起分子应答作用。

研究表明瘦素有促进血管生成的作用，瘦素可以刺激滋养细胞合成基质金属蛋白酶（MMPs），促进对细胞外基质的溶解，促进滋养细胞对子宫内膜的浸润，有利于着床。研究发现分泌期子宫内膜腺体 OB-RL 的表达显著高于增殖期，提示分泌期子宫内膜 OB-RL

表达的增高可能参与分泌期螺旋小动脉的迂曲形成，为孕卵着床准备条件。因此，瘦素和瘦素受体系统在孕卵着床过程中可能发挥作用。

三、瘦素及 Ob-Rb 在子宫颈、阴道及输卵管的表达及意义

瘦素及 Ob-Rb 蛋白质在子宫颈的腺体和鳞状上皮、阴道鳞状上皮均有强阳性表达，在间质呈弱阳性表达，提示瘦素参与生殖道上皮的功能活动，并可能在鳞状上皮的分化成熟过程中起作用。宫颈腺体的分泌是随卵巢的周期性变化而变化，并影响精子的穿透及获能。瘦素及 Ob-Rb 在子宫颈腺上皮及腺体表达，提示其可能与这一功能活动有关。瘦素、Ob-Rb 的 mRNA 及蛋白质在输卵管的纤毛上皮均呈阳性表达，提示输卵管的纤毛上皮具有分泌瘦素的功能，并可能与纤毛上皮的功能活动密切相关，通过影响纤毛上皮的功能而影响生殖。

四、瘦素及 Ob-Rb 在女性生殖器官的信号传导

动物实验表明，瘦素在下丘脑的信号传导主要涉及的是 JAK2/STAT3。配体与 Ob-Rb 结合使 Ob-Rb 细胞内的酪氨酸残基磷酸化，并通过转磷酸作用活化 JAK2。磷酸化的 Ob-Rb 形成了一个与 STAT3 单体连接的位点，使 STAT3 形成同型或异型二聚体，并转移定位到细胞核，与特定基因启动子区域的 DNA 元件或其他的转录因子或附属的蛋白质相互作用，调节靶基因的转录。在此过程中亦涉及两个抑制因子 SOCS3 和 PIAS3。有作者检测了信号传导相关蛋白质 SOCS3 和 PIAS3 在子宫、宫颈的腺体、输卵管上皮有阳性表达，子宫颈及阴道的复层鳞状上皮表达较弱，p-STAT3 仅在宫颈腺上皮、输卵管上皮表达较弱或不表达。提示，SOCS3、PIAS3 作为信号传导中介蛋白质在子宫及输卵管的上皮系统发挥作用，是否是瘦素在生殖器官的信号传导中介蛋白质，需进一步的实验证明。还有结果提示：瘦素可能是女性生殖功能重要的调节因子，其对生殖功能的调节是通过广泛、全面影响性腺轴和生殖器官而实现的。

（张斌）

第四节　内皮素及其受体在子宫内膜的分布

月经出血、止血和异常子宫出血的机理，迄今尚未完全阐明。卵巢激素和激素受体虽与这些过程有关，但不能解决这些过程中的所有问题。已知螺旋动脉的强烈收缩与内膜腔上皮的再生和修复在月经出血与止血中发挥重要作用。然而，卵巢激素在体外并无直接的缩血管作用，提示内膜局部产生的血管活性物质在这一过程中发挥作用。内皮素（ET）是近年来发现的一种作用极强的缩血管活性肽。除内皮细胞外，某些上皮细胞也可产生 ET，并具有广泛的生物学效应。例如，ET 作为一种促有丝分裂剂，还可以促进平滑肌细胞和成纤维细胞增殖。因此，ET 与内膜生理功能调节，特别是与月经出血与止血的关系，引起了研究者的关注。

免疫组化和聚合酶链反应研究证实，子宫内膜表达 ET 肽、ET-1 和 ET 受体 mRNA。

但对其在子宫内膜的准确来源和作用部位尚有争议。Casey 等研究表明，培养的腺上皮和基质细胞均分泌免疫活性 ET，基质产生的 ET 可能以旁分泌方式从血管的外膜面作用于血管发挥作用。但 Marsh 等发现，原代培养的腺上皮细胞和培养液中可检测出免疫活性 ET 1，但培养的基质细胞和其培养液 ET 阴性，认为内膜 ET 来源于上皮细胞。

研究表明，ET 和 ET 受体在子宫内膜的分布具有广泛性、不均一性和周期性的特点。但无论是 ET 还是 ET 受体均以腺上皮表达最高。提示，腺上皮是内膜 ET 的主要生成和作用部位。尽管 ET 的两种受体亚型在内膜的作用还不清楚，但 ETaR/ET bR 比值的周期性改变很可能与靶细胞的生物学效应有关。因此推测，内膜腺上皮细胞产生的 ET 可能作为一种丝裂原，通过自分泌的方式作用于自身，在月经剥脱后内膜腔上皮和腺上皮的再生修复中发挥作用。增殖期内膜腺上皮高水平的 ETaR 很可能与腺上皮细胞的增殖有关，而分泌高水平的 ETbR 很可能与腺上皮细胞的分化有关。如果此假设成立，那么，任何原因(如使用避孕药等)导致内膜腺上皮 ET 生成的减少，就可能损害内膜的再生修复功能，内膜再生修复不良、结构脆弱很可能与异常子宫出血的发生有关。有必要进一步观察 ET 对培养的腺上皮和基质细胞增殖和分化的影响，以证实其在内膜生殖生理中的准确作用。研究还表明，子宫内膜 ET 免疫活性物质的表达定位和周期性变化，与 ET 1mRNA 的表达定位和周期性变化基本一致。内膜腺上皮 ET 免疫活性物质和 mRNA 的表达均在分泌期高于增殖期，以经前期表达最高。基质 ET 免疫活性物质的表达周期性变化虽不明显，但其 mRNA 的表达分泌期高于增殖期。表明内膜 ET 生成的周期性变化特点恰与子宫血流量的周期性变化规律一致。分泌期内膜腺体和基质较高水平的 ET，很可能以旁分泌方式作用于内膜小血管，参与内膜局部血流量的调节。但经前期子宫内膜的高 ET 环境是否与月经始动、经血量控制和经期止血有关，还有待进一步研究。

（张斌）

第五章　输卵管解剖

一、输卵管的解剖与超微结构

输卵管是女性生殖系统的主要组成部分之一，具有输送精子、卵子和受精卵以及提供精子贮存、获能、顶体反应和受精场所等生理功能。输卵管长为6～15cm，由黏膜和环状平滑肌浆膜构成。分伞部、壶腹部、峡部和间质部，壶腹部与峡之间称壶腹-峡连接(AIJ)，峡部与间质部之间称子宫-输卵管连接(UTJ)。这些连接部位管壁较厚，管腔变化大。

(一)输卵管伞部

输卵管伞部由浆膜、平滑肌和黏膜组成，位于壶腹部的远端，覆盖于卵巢的表面。伞部肌纤维稀少,但黏膜皱折丰富。黏膜上皮由纤毛细胞、分泌细胞和钉形细胞(peg cell或 stiftchenzellen)组成。钉形细胞核浓密而无胞浆位于黏膜皱壁的基底层靠近分泌细胞。正常情况下，黏膜上皮细胞的纤毛细胞占60%以上，纤毛的运动朝向宫腔，有助于卵子的输送。

(二)输卵管壶腹部

输卵管壶腹部是指输卵管腹腔端开口至壶腹部-峡部连接之间的一段,长约5～10cm，在 AIJ 处管腔直径仅 1～2mm，而靠近伞部直径可达 1cm。管腔冲满了复杂的黏膜皱折，由纤毛细胞、分泌细胞和钉形细胞组成。其中纤毛细胞占40%～60%，含有丰富的微纤毛，纤毛的摆动朝向宫腔。黏膜层外有内环和外纵两层平滑肌。壶腹部是精子和卵子受精的场所。

(三)输卵管峡部

输卵管峡部肌层较厚，由内向外由纵、环和纵三层平滑肌组成。管腔狭窄，黏膜皱折甚少，纤毛细胞仅占上皮细胞总数的20%～30%。峡部是精子获能、发生顶体反应和贮存的主要部位。排卵发生时，贮存于峡部的精子便缓慢地释放至壶腹部受精。

(四)输卵管间质部

输卵管间质部是穿透子宫肌壁的一段输卵管，是管腔最细的一段。黏膜的纤毛细胞在靠近子宫侧显著减少。

(五)输卵管黏膜的超微结构

纤毛细胞大量存在于黏膜皱壁顶部，从伞部到间质部逐渐减少，分泌细胞顶部有大量微绒毛覆盖，细胞的高度和分泌功能在临近排卵期时达高峰。卵泡期细胞内的分泌颗粒集聚，到分泌期释放出来，此时细胞变矮，分泌细胞的功能和颗粒的量受卵巢的调节，卵泡期细胞的变化可预示其分泌活性。此种颗粒常出现在卵细胞和发育中胚胎的表面，说明输卵管上皮在生殖和胚胎发育中的重要性。

利用常规电镜和外源凝集素金组化(lectin-gold)观察分泌颗粒，发现有两种不同的颗粒，一种为均匀的电子浓缩基质(homogeneous electron-dense matrix)，一种为电子透明基质(electron-lucent matrix)，颗粒内含有丰富的碳水化合物、氨基酸和各种营养物质。电镜下可见细胞内质网溢出，线粒体膨胀，基质内充满颗粒物质，高尔基体充分发育。分泌期出现大量分泌小滴，细胞内质网扩张，线粒体减少，高尔基体进一步膨胀。超微结构示胞浆内充满细小颗粒，内含小空泡状细胞内质网和大的线粒体，并可见约800nm直径大小的胞浆小滴。人类的纤毛细胞不随月经周期而变化。但纤毛的摆动却受卵巢激素的影响，在排卵期和排卵后摆动最大，此时伞部的纤毛朝向开口处摆动，此种与排卵期的同步摆动有利于卵子的捡拾。

（六）输卵管液的营养作用

卵细胞进入输卵管后悬浮于由输卵管上皮分泌细胞所分泌的液体内，这种液体也是精子获能和桑椹胚成熟的介质。输卵管液体为浆液性的漏出液含有优质蛋白质，其含量和质量受卵巢激素平衡的调节。输卵管上皮组织学及组化的周期性变化提供配子受精前和受精时以及桑椹胚的营养，发育中的胚胎与其相接近的输卵管上皮相互作用。绝大多数的输卵管液由壶腹部流向腹腔，但当受精卵进入子宫时液体容量减少并向相反方向流动而进入子宫，这是由于峡部和子宫输卵管交界处肌肉和黏膜的缩窄所致。输卵管液体帮助受精卵由峡部向子宫运输的机制尚未完全清楚，其流动动力学可能受下列因素的影响：①周期中液体在质和量上面的变化。②纤毛的摆动。③受肌肉的收缩和黏膜皱壁方向的不同使不同输卵管节段的管腔直径大小不一的影响。

二、输卵管的生理

（一）卵子的捡拾

排卵时，卵细胞周围被颗粒细胞围绕形成卵丘，并由一层非细胞成分（糖蛋白）形成的透明带包绕，将卵子与卵丘分开。颗粒细胞与卵细胞通过卵细胞膜与卵丘之间的空隙连接（gap junction）进行代谢交换。LH（黄体生成激素）峰时卵细胞进行第二次成熟分裂，排卵前卵丘细胞与卵细胞脱离接触，以利于排卵。卵子捡拾的机制主要靠输卵管肌肉的收缩使伞向卵巢排卵部位移动，通过输卵管肌肉的收缩及输卵管伞端的摆动产生负压将卵子吸入输卵管，加上刚排出的卵子表面的黏性较强，可黏附于伞端纤毛上，随纤毛的摆动移向输卵管口。摄像分析发现，这一运动速度主要靠输卵管黏膜纤毛活动及输卵管蠕动和节断性收缩。多数学者认为在纤毛运动和肌肉收缩中，以后者的作用为主，如切除一侧输卵管和对侧卵巢的妇女仍然得以妊娠，说明输卵管肌肉的收缩，使伞部可从陶氏腔或腹腔内捕获卵子，同时临床患纤毛不动综合征（immobile cilia syndrome）的妇女卵子仍可进入输卵管。但输卵管伞端造口术复通后的妇女也可妊娠，说明伞端在捡拾卵子过程中起着重要的作用，但不是唯一的因素。如将动物输卵管部分行反向吻合后，卵子的运输受阻，表明纤毛对卵子的正向运动的重要性。

（二）卵子的运输

卵子在输卵管内的运动速度因动物的种属不同而异，人卵巢在LH峰后28～36小时即可发生排卵，96～120小时之间便可在子宫内发现卵子，提示卵子在输卵管中的运输可达80小时之久。排卵后30小时卵子到达AIJ，在此停留30小时后迅速到达宫腔。卵子在输卵管内的停留对卵子的发育有重要的作用，但卵巢子宫角部移植获得妊娠以及近年来配子子宫内移植妊娠的事实又证明输卵管内的停留并非必不可少的过程。卵子的运输受激素的调节，并存在较大的种属差异。如猴和人的卵子在输卵管中的运输，发生在孕激素水平持续上升时，而兔卵子在输卵管中的运输开始于孕激素水平很低时；相同剂量的雌二醇能阻断小鼠的卵子在输卵管的运输而加速大鼠卵子的运输，但对人卵的运输则无影响。除种属差异外，激素给予的时间也很重要。如在排卵前3天给兔注射雌二醇和孕酮，卵子的运输可加速；但在排卵时和排卵后给予相同剂量的雌孕激素，则延缓卵子的运输。此外，α-受体阻断剂可阻止兔卵子的运输，但对人和其他动物无效。PGF2α和PGE1可刺激输卵管收缩，使兔卵子运输显著加快，但PGE2能显著抑制输卵管的收缩，而不能阻止卵子的运输。在人类，PGE2虽有收缩输卵管的作用，但对卵子运输无影响。

(三) 精子的运输和激活

精子进入阴道后经过宫颈黏液、宫腔和输卵管间质部，最后到达输卵管峡部，大部分停留在输卵管峡部的近端获能并发生顶体反应，等待排卵和受精。少部分在数分钟内便被运送到输卵管伞部，这可能与生殖道贮存部位发生饱和有关。一旦发生排卵，精子即从峡部达到壶腹部受精。

输卵管峡部控制精子释放和促进精子获能的机制尚不清楚，可能与下列因素有关：①排卵期输卵管近端血中孕酮、雄烯二酮和雌二醇以及PGF2α浓度升高，可调节峡部平滑肌的收缩和通透性；②排卵期峡部分泌细胞的分泌功能也最活跃，可分泌多种蛋白质如33.8%的白蛋白，44.4%的球蛋白，1.8%的γ球蛋白以及各种各样的酶，如淀粉酶和乳酸脱氢酶等。这些酶能使糖原分解为丙酮酸和葡萄糖，丙酮酸是受精卵分裂和生长必需的底物，而葡萄糖则是精子和受精卵的主要能源；③子宫输卵管连接处和峡部分泌细胞膜上的碳酸酐酶，通过调节管腔的酸碱平衡，使碳酸根离子增加，输卵管pH值由$7.1 \sim 7.3$升高到$7.5 \sim 7.8$，有利于精子的活动；④峡部的钾离子抑制和刺激丙酮酸盐的合成也对精子的活动力有作用；⑤排卵期峡部管腔内儿茶酚胺，如多巴胺、去甲肾上腺素和肾上腺素的含量比壶腹部高，从而调节峡部平滑肌的张力以控制贮存精子的释放。

（张斌）

第六章　正常月经周期的生理

月经周期是以月经来潮为标志的一次卵泡发育、成熟、排出的过程，正常月经周期分为 3 个阶段：卵泡期、排卵期、黄体期。直接调控月经周期的是下丘脑-垂体-卵巢轴，三者之间通过促性腺激素与卵巢甾体激素对下丘脑、垂体产生的反馈机制产生生理性周期变化。此外，卵巢局部产生众多的肽类因子参与垂体促性腺激素性腺内作用机制的调控。这些因子通过分泌细胞本身及/或邻细胞发挥作用，形成卵巢内自分泌/旁分泌调节系统。这些因素作用于卵泡决定了卵泡的募集、选择、优势卵泡的发生，使一个始基卵泡经过窦前卵泡，窦状卵泡，发育为成熟卵泡，排卵后形成黄体。

一、卵母细胞的成熟

女性卵母细胞均在胚胎期形成，峰值出现在胎龄 20 周，为有丝分裂活跃的初级卵母细胞。至此，有丝分裂停止，减数分裂开始。此状态持续至青春期后，卵泡成熟排卵时才完成第一次减数分裂，成为具有 23 条染色体的次级卵母细胞。排卵后第二次减数分裂开始，这次停止于中期，若精子进入则完成第二次减数分裂，形成受精卵。

二、卵泡期

(一)始基卵泡

卵泡的募集发生在月经周期前几天。由于黄体后期雌孕激素水平下降，对下丘脑-垂体的负反馈作用解除，促性腺激素释放激素(GnRH)脉冲式释放增加，使卵泡刺激素(FSH)合成、释放增加。同时抑制素水平下降，解除了对垂体分泌 FSH 的抑制作用。FSH 从月经周期第二天开始增加，FSH 的升高促使优势卵泡开始其发育历程。也有观点认为卵泡早期的生长将跨越几个月经周期，约 85 天左右，其生长并不依赖于促性腺激素的刺激，而排卵的卵泡则是黄体晚期募集的一个。

始基卵泡被募集后，卵母细胞内 DNA 及蛋白质合成增加，卵母细胞明显增大，颗粒细胞和卵母细胞间桥粒形成。

(二)窦前卵泡

窦前卵泡形成过程中，卵泡基底膜外的间质细胞分化为卵泡内膜细胞和卵泡外膜细胞两种，并在促性腺激素作用下合成雄激素，前者分泌功能较强。颗粒细胞亦增生并具备合成甾体激素的能力，细胞内 FSH 受体、甾体激素受体形成，芳香化酶活化，可将雄激素转化为雌激素。这个过程中 FSH 起重要作用，FSH 受生长因子调控来调节自身受体的数目，FSH 与其受体结合，激活 G 蛋白和腺苷酸环化酶系统，使编码细胞增殖分化的蛋白的多种 mRNA 表达。FSH 可诱导黄体生成素(LH)受体、催乳素((PRL)受体及甾体激素合成，并促进颗粒细胞生长。LH 与其受体结合发挥作用机制与此相同。

卵泡甾体激素合成主要靠促性腺激素调节，其次还有如离子通道、酪氨酸激酶系统、第二信使磷脂酶系统等。这些途径又受多因素调节，如生长因子、前列腺素、血管紧张素Ⅱ、组织坏死因子、血管肠肽等肽类因子。

卵泡内存在信息交流系统，并不是所有细胞都存在促性腺激素受体，有受体的细胞通过桥粒激活无受体细胞的蛋白激酶，激素的诱导作用仍能传遍整个卵泡。

雄激素在卵泡早期的作用很复杂，颗粒细胞存在特异性雄激素受体。雄激素不仅是FSH诱导的芳香化作用的底物，而且小剂量的雄激素还能提高芳香化酶活性。但在高雄激素环境下，窦前卵泡将雄激素优先转化为5α-还原型雄激素，而不能转化为雌激素，事实上抑制了芳香化酶活性。高雄激素还将抑制FSH诱导的LH受体的形成，促进颗粒细胞凋亡，从而抑制卵泡的发育，卵泡逐渐闭锁。

(三)窦状卵胞雌激素和FSH协同作用

使颗粒细胞及其分泌的卵泡液不断增加，卵泡液腔形成。卵泡液内激素水平决定了其发展结局。在FSH作用下，雌激素成为卵泡液的主要成分，促进卵泡发育，抑制颗粒细胞凋亡；在缺乏FSH作用下，雄激素成为卵泡液的主要成分，促进颗粒细胞凋亡，抑制卵泡的发育。卵泡是否能顺利发育有赖于其将雄激素微环境转化为雌激素微环境的能力。

卵泡液中FSH的含量相对稳定，大卵泡中FSH的含量较高。LH的含量随卵泡大小有波动。当窦状卵泡的直径小于7mm时，卵泡液中未测出LH，当大于8mm时，LH开始积聚，当卵泡直径最大时，LH突然增加达峰值。PRL水平与此相反，在小卵泡液中较高，随卵泡发育逐渐下降，颗粒细胞的PRL受体数也随卵泡发育逐渐下降。雌二醇(E_2)在小卵泡液中浓度低于100ng/ml，当卵泡直径大于8mm时逐渐增加，在排卵前达高峰1.5～2.0μg/ml。FSH较高的卵泡液中E_2也高，两者呈正相关。孕激素在卵泡晚期增加。

尽管颗粒细胞和卵泡膜细胞都有并具备合成甾体激素的能力，但颗粒细胞芳香化酶活性远强于卵泡膜细胞，在人窦状卵泡和窦前卵泡，LH受体只出现在卵泡膜细胞，FSH受体只出现在颗粒细胞。LH诱导卵泡膜细胞产生雄激素，经FSH诱导的颗粒细胞芳香化作用下转化为雌激素。卵巢甾体激素的合成是有LH依赖性的，但卵泡早期的发育依赖于FSH而不依赖LH。

优势卵泡的选择：每周期只有一个卵泡成熟排卵，优势卵泡的选择与卵巢内部自身调节机制有关，卵泡早期激活素含量高的卵泡，对FSH最敏感，卵泡中期对FSH最敏感的颗粒细胞内芳香化酶活性、抑制素产量、LH受体的增加，都达最佳水平，形成优势卵泡。循环中的抑制素来自优势卵泡，通过抑制垂体FSH的合成和分泌降低循环中的FSH，促成FSH作用在其他卵泡的撤退和逐渐闭锁。优势卵泡的选择过程亦可能与雌激素与FSH的相互作用有关，一方面成熟卵泡液中雌激素含量高对FSH起正反馈作用，而在未充分发育的卵泡内起负反馈作用，FSH水平下降，卵泡逐渐闭锁，卵泡闭锁首先表现为FSH受体缺失。也有人认为这一选择与卵泡液中卵泡成熟因子未下降至正常有关。

(四)排卵前卵泡(成熟卵泡)

排卵前卵泡产生大量雌激素，在排卵前24～48h达高峰，雌激素峰值后10～14h LH达高峰。LH促使优势卵泡排卵，同时抑制FSH和雌激素较低的卵泡生长，产生大量雄激素。LH可诱导排卵前卵泡颗粒细胞孕激素受体的表达，小量孕激素可增强雌激素的正反馈作用。

三、排卵期

LH 峰刺激卵母细胞的减数分裂重新开始，颗粒细胞黄素化，并在卵泡内合成孕酮和前列腺素，孕酮促进 FSH 增高，并增加蛋白水解酶的反应活性，和前列腺素协同消化卵泡壁使之破裂，发生排卵。卵泡通过反馈系统调节自身微环境。卵巢既接受下丘脑和垂体激素的正调节，它分泌的性激素又对下丘脑和垂体产生反馈调节。性激素是在负反馈基础上产生正反馈的。小剂量雌激素抑制垂体促性腺激素分泌，也抑制下丘脑 GnRH 分泌，促进中枢神经系统阿片类物质合成，又通过阿片类物质抑制 GnRH 脉冲幅度，从而抑制垂体促性腺激素释放。孕酮协同雌激素抑制作用。雌激素对垂体正反馈作用机制在于增加了 GnRH 受体的量，使垂体促性腺激素分泌细胞对 GnRH 更敏感，当血中 E_2 随卵泡发育逐渐升高达 734pmol/L 以上持续 2 天时，能导致 GnRH 作用骤然增强，出现 LH 和 FSH 峰，导致排卵。

除反馈系统外，还存在卵巢内自分泌/旁分泌调节系统。卵巢局部产生众多的肽类因子，通过分泌细胞本身及/或邻细胞发挥作用，参与垂体促性腺激素性腺内作用机制的调控。

（一）卵巢生长因子

胰岛素样生长子（(IGF) 依性能差异分为 IGF-1，IGF-2 2 种。卵泡膜细胞内合成的 IGF-1，通过自分泌作用加强了 LH 诱导的 P450scc，P450c17，3b-HSD 的活性，产生雄激素，并协同 FSH 促进颗粒细胞增殖和分化。IGF-1 通过自身受体和胰岛素受体在颗粒细胞产生旁分泌作用，促进颗粒细胞增殖和雌孕激素、抑制素的合成抑制颗粒细胞凋亡。IGF-2 由颗粒细胞产生，促进颗粒细胞增殖和分化及孕酮的合成。

表皮生长因子(EGF)与转移生长因子-α（TGF-α）两者结构和作用相似，所结合受体相同。卵泡液 EGF 浓度与卵泡发育程度及卵子成熟度有关，它促进颗粒细胞增殖和分化，并启动卵子成熟发育。近来研究发现，EGF，TGF-α 可抑制小鼠卵巢颗粒细胞凋亡。EGF 可抑制雌激素分泌，促进孕激素分泌。

TGF-β 由颗粒细胞和卵泡膜细胞分泌，可促进颗粒细胞增殖和分化，抑制卵泡膜细胞雄激素分泌，增强 LH 诱导的孕酮的分泌。

成纤维细胞生长因子(FGF)颗粒细胞分泌的 FGF 可促进颗粒细胞增殖，抑制其凋亡，促血管生成，抑制 FSH 自身受体上的调节，抑制 FSH 诱导 LH 受体，抑制雌激素合成。

血管内皮生长因子(VEGF)促卵泡和黄体血管生成。

血小板源性生长因子(PDGF)调节颗粒细胞 LH 受体形成，调节卵泡前列腺素的合成，促颗粒细胞分化和产生孕酮。

（二）抑制素/激活素/卵泡抑制素

均为颗粒细胞分泌的肽类激素，抑制素抑制 FSH 的合成、释放及功能，促进卵泡膜细胞雄激素的合成。激活素可促进垂体 FSH 的释放，增加颗粒细胞 FSH 受体的量。抑制素可完全阻断激活素的作用。卵泡抑制素通过和激活素结合而抑制 FSH 的作用。卵泡发育早期激活素含量最高，随着卵泡生长，出现抑制素后，激活素含量逐渐下降，而抑制素含量增高，并继续至排卵后。

四、黄体期

排卵后卵泡内的颗粒细胞积聚脂类，形成黄体、分泌孕酮和雌激素。孕酮水平急骤升高，LH 峰后 8 天达峰值。孕酮抑制新卵泡生长。卵泡内膜细胞也形成黄体泡膜细胞，继续产生雄激素。随着黄体的发育，雌孕激素分泌显著增加，作用于子宫内膜，为胚囊的植入作准备。抑制素源于黄素化的颗粒细胞，在黄体早期渐升高，中期达高峰，使 FSH 的分泌处于低点，黄体晚期抑制素下降，使 FSH 的分泌渐增加，激活素在黄体期无周期性变化。若无胚泡着床，垂体的促性腺激素受雌孕激素负反馈调节进一步下降，黄体渐退化为白体。随黄体功能的减退，黄体晚期雌孕激素、抑制素下降，使 GnRH 脉冲式释放增加，并减弱了对垂体的抑制作用，月经第二天开始，FSH 的分泌渐增加，促进新一批卵泡发育。

正常的黄体功能需要排卵前卵泡的适宜发育和持续小量 LH 的支持，卵泡期积累的 LH 受体量将决定黄体期的长短和黄体的功能。

五、月经周期子宫内膜的变化

卵泡期由于雌激素作用为主，子宫内膜处于增生期，上皮和间质细胞增生，腺体数量增多，小动脉增生。黄体期雌孕激素共同作用，子宫内膜处于分泌期，黄体早期，内膜上皮细胞出现分泌小泡；中期出现顶浆分泌现象，腺体扩张，间质疏松；晚期黄体萎缩，雌孕激素水平下降，子宫内膜尤其间质水肿减退、组织变薄，内膜中的螺旋小动脉卷曲收缩，血流滞缓，管壁痉挛，使血管远端及其供血组织缺氧变性坏死。内膜细胞内溶酶体膜稳定性被破坏，多种水解酶活性增强，导致细胞内自身消化、破坏，子宫内膜剥脱，月经来潮。

（张斌）

第七章 细胞因子、干细胞与生殖

第一节 细胞因子与生殖概论

人类的生殖活动受内分泌调节和免疫调节。细胞因子由免疫系统合成和分泌，调节免疫机能。近年来发现人类的生殖系统也合成这些细胞因子，对生殖活动起重要的调节作用。

一、细胞因子

细胞因子是一组相关的糖蛋白，分子量 6～60kD，由激活的免疫细胞及间质细胞分泌。自 1972 年首先发现淋巴细胞激活因子至今共有 30 多种，与生殖活动有关的细胞因子如表 7-1。

表 7-1 与生殖有关的细胞因子特征

细胞因子	细胞来源	功能
IL-1	激活的巨噬细胞	免疫增强自然杀伤细胞(NK)
IL-2	激活的 T 淋巴细胞	T 和 B 细胞生长因子，激活 T 和 NK 细胞
IL-6	单核细胞	B 细胞生长因子，Ig 合成，增强免疫
IFN-γ	激活的 T 淋巴细胞，NK 细胞	抗病毒，抗增殖，诱导细胞抗原形成(如组织相容性抗原)
TNF-α	激活的巨噬细胞	炎症，免疫增强及肿瘤杀伤
GM-CSF	激活的 T 淋巴细胞	单核、粒细胞生长因子
CSF-1	激活的巨噬细胞	刺激单核细胞生长
TGF-β	激活的巨噬细胞	免疫抑制激活的 T 淋巴细胞

T 淋巴细胞激活后主要分泌白介素-2(interleukin，IL)、干扰素 γ (interferon，IFN)、粒细胞-巨噬细胞克隆刺激因子(granulocyte-macrophagecolony stimulating factors，GM-CSF)和转移生长因子-β (transforming growth factor，TGF)；巨噬细胞及单核细胞激活后分泌 IL-1，IL-6、肿瘤坏死因子-α (tumor necrosis factor，TNF)，CSF-1 和 TGF-β 等。细胞因子在功能上作为免疫细胞之间进行信息传递的信号，一般以局部的内分泌和旁分泌方式调节为主，而非以全身的内分泌方式。它们有如下特征：①一种细胞因子作用于不同谱系的细胞，介导不同的生物学效应；②多种细胞因子对同一靶细胞的作用可迭加，但程度各自不同，这与其相对特异性有关；③一种细胞因子可诱导另一种细胞因子的合成。细胞因子数量大、功能多，免疫细胞进行免疫防御的机制复杂而多样。

二、细胞因子与下丘脑-垂体轴

生殖活动的神经内分泌调节来源于下丘脑-垂体轴，细胞因子对生殖活动的影响首先表现在下丘脑-垂体激素影响细胞因子的合成及其功能。垂体前叶的促肾上腺皮质激素(ACTH)对体外体液免疫的抗体形成有强大的抑制作用，并抑制淋巴细胞 INF-γ 的合成；但垂体间叶的 α-黑细胞刺激素和促肾上腺皮质样多肽对 INF-γ 无影响；垂体后叶的加压素及催产素可替代大鼠脾细胞培养液中 IL-2 促 T 淋巴细胞合成 IFN-γ 作用；β-EP 可增强中性粒细胞游走性，但抑制单核细胞激活后的淋巴细胞趋化因子的合成。

细胞因子对生殖活动的影响还表现在细胞因子调节下丘脑-垂体轴的神经内分泌。TNF-α 和 IL-1β 对 ACTH 有强大抑制作用，这两种因子的作用方式有互补性。TNF 的靶器官主要在外周，而 IL-1β 的靶器官是中枢内下丘脑的正中隆起，引起其皮质激素释放因子(CRF)的分泌。IL-1 对大鼠下丘脑 LHRH 和卵巢激素诱导的 LH 峰的形成有直接抑制作用，TNF-α 可增加 LH，PRL 和 ACTH 的合成。垂体前叶的细胞合成 IL-6，IL-1 和 IL-6 协同增加大鼠垂体的 FSH，LH，PRL 的基础水平。IL-1 还可增加垂体外前阿黑皮素(proopiomelancortin, POMC)相关肽，如胎盘的 CRF 和 ACTH，这个作用与细胞内环核苷酸浓度升高有关，可部分地被前列腺素抑制物阻断。此外，免疫系统在免疫应答后本身还可合成 ACTH 及 β-EP，而在卵巢、睾丸、胎盘、胃肠道及大脑内已发现有这些 POMC 相关肽及其受体。

三、细胞因子与卵巢

细胞因子与卵巢的相互作用表现在细胞因子的分泌接受卵巢甾体激素的调节。高浓度的甾体激素如孕酮，可抑制妊娠后对胎儿的免疫排异反应。低浓度的甾体激素刺激 IL-1 的分泌，高浓度的甾体激素却能阻断单核细胞 IL-1 和 TNF-α 的释放。巨噬细胞分泌的 PG，TNF，CSF-1 也在甾体激素调节之列。

细胞因子也是卵巢功能的重要调节物。TNF-α 通过干扰孕酮合成的关键步骤来抑制促性腺激素诱导的猪颗粒细胞或黄体细胞合成孕酮，还可抑制大鼠 FSH 诱导的芳香化酶活性，由此可见，TNF-α 有损害下丘脑-垂体-卵巢轴的中枢部分对卵巢功能的调节作用。进一步研究表明，家兔黄体萎缩过程中有大量的巨噬细胞及高浓度的 TNF-α，而新生黄体的巨噬细胞和 TNF-α 量极少。由于卵巢内的 TNF-α 损害了促性腺激素在卵巢内的作用，加上本身有细胞毒性，因此，黄体中巨噬细胞及其分泌的 TNF-α 可能与黄体萎缩的启动有关。

在卵泡期，卵泡液中的 TNF-α 来源于颗粒细胞及巨噬细胞，受 FSH 的调节。FSH 或 RCG 加 CSF-1 使人颗粒细胞合成 TNF-α 增加；巨噬细胞合成的 TNF-α 受 PGE_2 的负反馈调节，FSH 有抑制巨噬细胞内 PGE_2 的合成作用，从而导致巨噬细胞 TNF-α 合成增加。牛在排卵前卵泡液中 TNF-α 浓度最高，而 TNF-α 进一步促进排卵前牛颗粒细胞及卵泡膜细胞合成 PG，排卵前卵泡中高浓度的 PG 与排卵有关。因此，TNF-α 参与排卵的发生。

IL-1 可降低猪培养的颗粒细胞中基础孕酮及 LH 诱导的孕酮分泌，还可抑制大鼠培养的颗粒细胞中 LH 受体的形成，使孕酮合成下降。由于孕酮促进颗粒细胞的分化，因此，IL-1 可抑制颗粒细胞的分化。IL-1 能刺激未成熟卵泡内颗粒细胞的增殖，卵泡成熟并分化为黄体细胞后，IL-1 便失去此功能，IL-1 促颗粒细胞增殖作用与其分化程度有关。IL-1 的这些作用对于促进卵泡的发育及防止其过早的黄素化有重要意义。

四、细胞因子与子宫

宫内膜是子宫功能最活跃的部位，细胞因子对宫内膜有调节作用。已发现人的宫内膜上皮、内皮、淋巴及基质的细胞均有 IL-1α，IL-1β 及其受体，分泌期宫内膜分泌大量 IL-1β，使血中 IL-1β 浓度有周期性变化，在分泌期达最高浓度。IL-1 影响月经的途径有直接刺激宫内膜上皮或内皮合成 PGE$_2$，或诱导基质细胞合成 IL-6，协同 IL-1 促细胞的增殖及 T 细胞的激活。免疫组化研究表明：CSF-1 定位于宫内膜腺上皮及内皮细胞上，分泌期宫内膜 CSF-1 浓度高于增生期，妊娠后浓度升高 1000 倍。CSF-1 受体基因表达位于腺上皮细胞，月经周期无明显变化，妊娠早期 CSF-1 受体浓度上升。IL-1β 可刺激胎盘绒毛间质细胞合成 CSF-1，蜕膜可通过 IL-1 影响胎盘 CSF-1 的合成。CSF 的作用为：①调节宫内膜巨噬细胞数量；②2 以自分泌调节方式参与宫内膜上皮的周期性增殖及分化；③CSF-1 促进滋养细胞的有丝分裂及 hPL 和 hCG 的分泌，介导了妊娠早期蜕膜-绒毛的相互作用。INF-γ 由激活的 T 淋巴细胞合成，宫内膜体外培养可分泌 INF，本身也有 INF 受体，在月经周期无变化。INF 可诱导宫内膜上皮的人类白细胞抗原 DR 的表达，其浓度在淋巴细胞聚集部位最高，INF 的作用在于诱导淋巴-上皮细胞的相互作用。此外，INF-γ 还抑制宫内膜上皮的增殖，由于淋巴细胞主要聚集在宫内膜的基底层，并分泌 INF-γ，因此 INF-γ 与宫内膜基底层的低增殖活性有关。人类宫内膜中还有 TNF-α 存在及其受体，月经周期中宫内膜 TNF-α 有周期性变化，以分泌早期浓度最低。TNF-α 的作用包括作为粒细胞及巨噬细胞的趋化因子以及月经期生理性止血，还与感染诱发早产有关。

TGF-β mRNA 均匀地分布于宫内膜的腺体及基质中，其含量呈周期性变化，分泌期浓度约为增生期 2 倍，妊娠早期时蜕膜内含量上升 5 倍，TGF-β 增加人宫内膜基质细胞的 IGFBP-3 的合成，IGF-1 刺激基质细胞的增殖，而 IGFBP-3 可抑制 IGF-1 的这种作用。因此，TGF-β 有诱导宫内膜细胞的分化而抑制其增殖的作用。此外，TGF-β 刺激基质细胞合成蛋白，形成宫内膜蜕膜样变，并且刺激基质细胞合成甲状旁腺素相关蛋白，促进胎盘钙的运输。TGF-β 诱导人的细胞滋养细胞分化为无浸润性的合体滋养细胞，并诱导某些浸润细胞合成金属蛋白酶的组织抑制因子以及纤溶酶原激活抑制因子，使金属蛋白酶与纤溶酶处于无活性状态，通过上述两种机制使着床时滋养层细胞的浸润受到限制。

五、细胞因子与胚胎及其发育

体外受精前 24h 的卵子有 IL-1，IL-6 和 CSF，去除放射冠及卵丘后 IL-1 水平明显下降，但卵子受精、卵裂至 8 细胞阶段的胚胎后，IL-1，IL-6 和 CSF-1 明显增加，这些因子来源于胚胎而与残留在胚胎上少量的放射冠细胞无关。

胚胎的吸收与胚胎附着处的 NK 细胞数量相关，TNF-α 因增强 NK 细胞功能，可提高流产率。卵泡液、卵丘及 1～8 细胞的胚胎都含有 TNF，表明胚胎着床处有炎症反应，不过这种炎症反应由胚胎产生的 TNF 介导。向妊娠小鼠的腹腔内注入 GM-CSF 可阻止胚胎的自发吸收，导致胎儿及胎盘体积增大。

细胞因子对胎儿的发育有营养及保护作用,胎儿滋养层刺激其周围母体的免疫细胞释放细胞因子,而细胞因子又促进滋养层细胞的功能及生长,因而细胞因子有营养胎儿的作用。此外,妊娠后蜕膜中 IL-1 和人类白细胞抗原 DRα 增加,有利于着床胚胎的免疫逃避,TGF-β 的增加又抑制了着床部位的免疫反应,从而阻止了母体对胚胎的免疫排异。Mixuno 和 Soma 等把发生在发育胚胎周围的炎症反应描述为"个体发育炎症(ontogenic inflammation)"。这种"炎症"由免疫细胞或胚胎合成的细胞因子介导,而细胞因子又作用于着床前的胚胎,从而影响胚胎发育程序,以及胚胎的质量。

六、细胞因子与胎盘

胎盘是一个重要的免疫器官,内含有大量的单核细胞,可合成许多细胞因子如 IL-1,IL-2,IL-6,INF-α 和 β 及 TNF-α 影响母儿的免疫应答。

鼠的滋养细胞侵入母体子宫以后,其蜕膜层释放 GM-CSF,人类胎盘中已克隆出 GM-CSF 的受体,而 GM-CSF 又能诱导小鼠滋养细胞的增殖,在人足月妊娠胎盘的培养液中加入 GM-CSF 可促使细胞滋养细胞向合体滋养细胞的转化,并释放 hPL 和 hCG,体外研究还证实 GM-CSF 可促进胚胎向宫内膜的种植。CSF-1 对滋养细胞作用与 GM-CSF 相似,但高浓度的 CSF-1 能干扰小鼠胚胎着床,导致胚胎吸收和流产。因此,外界感染性因素可通过细胞因子作用于胚胎的胎盘及胎儿部分,最终影响妊娠的结局。

总之,母体生殖系统内的细胞因子及其受体影响了生殖系统的生长及分化,母体妊娠后胚胎产生的细胞因子,也有助于胚胎的生长、分化及母体的识别。认识细胞因子对生殖活动的调节作用对增进人类的生殖健康有重要意义。

(张斌)

第二节　血管内皮生长因子与生殖

血管内皮生长因子(Vascular endothelial growth factor, VEGF)是 1989 年初由 Ferrara 等在牛脑垂体滤泡星状细胞体外培养液中首先纯化出来的一种高效多功能肽。VEGF 作为血管内皮细胞特异性有丝分裂原,是一种极强的血管生成促进剂。VEGF 主要作用于处于增殖状态下的血管内皮细胞,能介导多种内皮及非内皮效应,如促进有丝分裂和趋化作用,在体外促进血管内皮细胞生长,体内诱导血管的发生,提高血管的通透性,引起蛋白渗出血管;介导钙离子内流,引起细胞内暂性钙离子聚集;改善细胞外基质,以利血管生长等。女性生殖器官周期性的生长与退化与生殖功能的调节密切相关。研究表明卵巢和子宫均产生促血管生成因子和抗血管生成因子,在卵巢、子宫内膜等部位有丰富的 VEGF 及其受体的表达,对女性生殖功能发挥重要的调控作用。

一、VEGF 的结构与功能

(一)VEGF 的结构
VEGF 是一种蛋白质结构具有高度保守性的糖蛋白,通过对 VEGFmRNA 选择性剪切,产生至少 5 种 VEGF 成员：VEGF121、VEGF145、VEGF165、VEGF189、VEGF206 等。VEGF-B、VEGF-C、VEGF-D、VEGF-E、VEGF-F 家族新发现的成员。VEGF-B 有 44% 氨基酸序列与 VEGF-A 组成相同，基因转录的 mRNA 以不同的方式剪切形成两种 VEGF-B 异构体，基氨基酸数目分别为 167 和 186。VEGF-C 有 30% 的氨基酸序列与 VEGF-A 相同。PLGF 碱基序列与 VEGF 基因有高度的同源性，53% 的蛋白质氨基酸组成与 VEGF 相同，分子量为 46Kd~50Kd，生物学活性也与 VEGF 相似。VEGF-D、VEGF-E 是发现较晚的成员，其结构与功能正在研究之中。

（二）VEGF 的生物学功能

VEGF 是内皮细胞特异性有丝分裂原，其主要生物学功能是促进内皮细胞分化、增生、迁移、浸润，调控血管发生和维持血管内皮细胞功能。VEGF 通过与血管内皮细胞表面特异性受体结合发挥生物学效应。现已证明，VEGF 与受体结合可迅速增加细胞内钙离子水平，通过磷酸肌醇特异性踏脂酶 C 途径，使细胞内 1，4，5 三磷酸肌醇（IP₃）水平升高，传导细胞内信号，最终完成生物学效应。VEGFR-1(Flt-1)、VEGFR-2(KDR)、VEGFR-3(Flt-4) 是目前所知的 3 种特异性的 VEGF 受体，均为三型酪氨酸激酶受体。VEGF 及家族成员与不同的受体亲和力不同，生物学效应也有所差异。VLGF 的某些生物学效应可能通过一氧化氮(NO)介导。Morbideui 等研究了从冠脉毛细血管静脉丛中分离出的微血管内皮细胞，发现 NO 介导 VEGF 对冠状静脉内皮的促有丝分型效应。

二、VEGF 与卵巢功能

卵巢作为女性的性腺，其主要功能为排卵和分泌女性激素。从青春期开始到绝经前，其在形态和功能上发生周期性变化，VEGF 在这一过程中起重要作用。VEGF 是一种多功能的细胞因子，其主要生物学功能是促进血管内皮细胞增殖和血管生成，增加血管通透性。正常育龄妇女卵巢 VEGF 呈周期性的表达。

（一）VEGF 在卵泡生长发育中的作用

女性生殖生理功能的周期性变化与血管生成密切相关，血管生成在卵泡的生长发育、排卵、闭锁及内膜的生长分化与剥脱过程中发挥重要作用。VEGF 在女性生殖系统中，受到体内多种激素的调节，呈现周期性、时相性变化，并参与卵泡的生长发育过程。早在 20 世纪 80 年代就有人提出各卵泡间不同的血管通透性可能参与或者介导了卵泡的生长发育和优势化。日本的山本等利用免疫组织化学定位证实在人类卵巢中原始卵泡、初级卵泡无 VEGF 表达，卵母细胞进入第二次减数分裂，即月经周期中的卵泡期，VEGF 开始有弱表达，并随卵子成熟表达增强，定位于颗粒细胞及卵泡膜细胞，从排卵到黄体形成直至植入表达最强，定位于由颗粒细胞转化而来的黄体细胞，当受孕失败黄体萎缩期 VEGF 表达渐弱。在闭锁卵泡中未发现表达。刑福祺、梁卫华等收集人正常卵巢标本 20 例，采用免疫组织化学方法检测 VEGF 的表达，发现卵巢 VEGF 的表达定位于颗粒细胞浆及胞膜，卵泡膜细胞也有少量分泌，卵泡液呈阳性表达，原始卵泡、初级卵泡、次级卵泡表达依次增强，三者之间表达强度有显著性差异(P<0.01)，认为 VEGF 随卵泡生长表达逐渐增强，与卵母细胞成熟同步，提示 VEGF 可能通过旁分泌作用促进卵泡的生长发育。Yamamoto 发现 VEGF 表达不存在于窦前卵泡中而是早期窦状卵泡中，因此推测 VEGF 是这些早期窦状卵泡开始继续发育的因素之一。Otani 等研究发现，VEGF 表达随卵泡发

育而增强，在排卵前 VEGF 呈强表达，黄体早中期在卵泡膜细胞及颗粒细胞均呈强表达，黄体中晚期逐渐减弱，萎缩黄体无表达。

(二)VEGF 与卵巢血流的关系

VEGF 是一种多功能的生长因子，其主要功能是促进血管内皮有丝分裂，促进新生血管形成，提高血管通透性。VEGF 与卵巢内周期性血管形成、血流变化密切相关。季慧玲、邵敬於等研究发现，育龄妇女正常卵巢生理状态下优势卵泡侧卵巢内颗粒细胞 VEGF 的表达强度与该侧卵巢 PI(血流搏动指数)、RI(血流阻力指数)呈负相关。表明 VEGF 可通过促进卵泡周围和黄体内毛细血管生成，并提高其通透性而降低卵巢内血流阻力，确保卵泡或黄体的最佳发育。

(三)VEGF 与妊娠

闻姬、孙伟等为探讨卵泡液 VEGF 与妊娠结局的相关性，对 50 例首次接受体外受精治疗的不育妇女，按其定量酶联免疫法测定卵泡液 VEGF 水平，发现卵泡液 VEGF 水平过低或过高均会导致卵母细胞质量、受精率、卵裂率及优质胚胎比例下降，导致临床妊娠率降低，卵泡液 VEGF 水平在 510~760ng/L 妊娠结局最好。本研究结果表明，卵泡液 VEGF 水平成熟度有相关性($r=0.58, P<0.05$)。VEGF 水平增高，卵母细胞成熟程度随之增高。卵泡液 VEGF 过高水平又是卵母细胞退化的标志。Barroso 等认为 VEGF 水平过高是卵母细胞内缺氧、低糖的表现。同时发现缺氧会导致卵母细胞质量显著降低。卵泡内缺氧一方面使卵母细胞质量下降，另一方面使 VEGF 反应性升高。

(四)VEGF 与卵巢激素

Fujimoto 等发现孕激素可抑制 VEGF 的表达，Haggstrom 等发现睾丸酮可以刺激 VEGF 的合成，黄体形成过程中，VEGF 会周期性过量表达，提示雌孕激素可以调节 VEGF 的表达。季慧玲、邵敬於等为探讨育龄妇女卵巢 VEGF 表达与 E_2、P 分泌的关系，选择 19 例卵巢功能正常的子宫肌瘤育龄妇女患者，用放射免疫双抗法测定血清 E_2、P 水平，结果显示，整个月经期内优势卵泡或黄体 VEGF 表达与血清 E_2 的浓度呈显著的正相关，黄体期黄体 VEGF 表达与血清 P 浓度也呈显著正相关，表明 VEGF 与卵巢内分泌功能关系密切。

总之，VEGF 在女性生殖系统中受到体内多种激素的调控，呈现周期性、时相性变化，并参与卵泡的生长发育过程，VEGF 的合成分泌障碍是否就是临床上无排卵型和不孕症的病因或病因之一?有待进一步研究。

三、VEGF 与卵巢相关疾病

(一)VEGF 与卵巢肿瘤

研究证实，VEGF 及其受体在动物和人的许多恶性肿瘤中均有表达。VEGF 见于肿瘤及非肿瘤的病理生理过程中，肿瘤组织的 VEGF 表达水平与其微血管密度及恶性程度呈正相关，并明显高于非肿瘤组织。研究发现，随着肿瘤 VEGF 的过表达及肿瘤微血管密度的增加，患者的预后较差。同时也有研究显示，并非所有的肿瘤中都有 VEGF 及 mRNA 的过度表达。Plate KH 等用原位杂交的方法检测乳腺小叶癌和肾乳头癌中，未有探测到 VEGFmRNA 的过度表达。VEGF 表达主要受缺氧环境的调节，其中缺氧是一个有效的诱导 VEGF 表达的有效因素。Fujimoto 等的研究发现，VEGF 在卵巢恶性肿瘤中异常高表达，显著高于卵巢良性肿瘤和正常卵巢组织。血管新生是肿瘤的生长、侵袭、及转移扩散中的一个关键环节，大量实验研究显示，抑制 VEGF 及其受体的表达或干扰其信号的转导等可以有效地抑制肿瘤生长、转移及复发，这是目前肿瘤治疗研究中的一个热点，有些产品已经进入临床试验阶段。

(二) VEGF 与多囊卵巢综合征(PCOS)

研究证实，PCOS 妇女的卵巢组织中有强的 VEGF 免疫组织化学染色，血清 VEGF 浓度升高，而且其间质血流速度比正常卵巢妇女要快。PCOS 患者在整个体外受精周期中血清 VEGF 水平均高于非 PCOS 者。这些研究提示，VEGF 在卵巢内的异常表达、分泌并释放入血，可能是 PCOS 的发病机制之一。

(三) VEGF 与卵巢过度刺激综合征(OHSS)

OHSS 是药物促排卵中一种严重的医源性并发症，近年来许多研究发现 VEGF 在 OHSS 的发病机制中发挥一定的作用。多数专家认为，VEGF 与促排卵时 hCG 用量相关，并可以预测 OHSS 的发病及预后，Lee 等体外培养卵巢颗粒细胞，发现当加入 hCG 后，VEGF 合成明显增加，并不受促性腺激素、孕酮调控。周灿权等采用酶联免疫吸附法对 OHSS 组患者和对照组取卵日卵泡液、hCG 注射日、胚胎移植(ET)日血清 VEGF 水平进行测定，结果发现，OHSS 组患者在注射 hCG 后其卵巢分泌 VEGF 功能显著增强，VEGF 的升高与 hCG 的使用有密切的联系。Artini 等从实验中得出：VEGF 直接作用于血管内皮细胞引起血管增生、内皮通透性增高，其血清和卵泡液中含量增高可以预测 OHSS 的发生。

(张斌)

第三节　白血病抑制因子与生殖

白血病抑制因子(leukemia inhibitory factor，LIF)是 60 年代末发现的能诱导小鼠髓样白血病细胞 M1 向正常 MΦ 样细胞分化的诱导因子。1987 年被克隆后，根据其氨基酸序列发现其与一些早已发现的如肝细胞刺激因子-Ⅰ(HSF-Ⅰ)、人白介素分化因子(hILDA)和胆碱能神经生长因子(CNGF)等为同一物质。

一、白血病抑制因子概况

LIF 分布广泛，在人类主要分布于多种 T 细胞克隆、诸多肿瘤细胞株、成骨细胞、角质形成细胞、胸腺上皮细胞、骨髓干细胞等中。多种因素如感染、抗原、丝裂原等均可刺激 LIF 的产生，一些细胞因子如 IL-2、TNF、IL-6 也可促进 LIF 的合成和分泌。成熟 LIF 是一种高度糖基化的分泌型蛋白，核心蛋白分子量为 20kd，由 180 个氨基酸残基构成，因糖基化程度不同，分子量从 38~67kd 不等。LIF 体外生物活性与其糖基化程度无关。根据 LIF 基因转录起始位点不同产生两类蛋白，即从远端转录起始位置编码的可分泌到细胞外液中的可溶性 LIF(diffusible LIF，D-LIF)，和从近端起始位置转录产生的锚定于细胞外基质的基质性 LIF(matrix-associated LIF，M-LIF)。体外培养发现，后者为基质内可溶性 LIF 结合蛋白所介导，附着于细胞外基质，前者是可溶的，两型均

为 α 螺旋结构并形成 A、B、C、D4 个环，两型间区别在于 N'端的若干信号残基和 C、D 环结构的差异，而 C、D 环正是与 α 链结合形成高亲和力受体的部位，反映了两种受体作用的不同。LIFmRNA 由单一基因转录而来，无多态现象，在人类位于 22q12，基因片断长度为 6.0kb，含有 3 个外显子，2 个内含子及 5'端和 3'端侧翼非编码区。比较人、小鼠、羊和猪 4 种不同哺乳动物的 LIF 基因结构,外显子区序列同源性达 78%～94%,而内含子和两侧的侧翼区保守性较弱。LIF 受体(LIFR)是分子量约 250kd 的糖蛋白，由一条 α 链和 gp130 组成异源二聚体,α 链是 LIF 的连接亚单位，可与 LIF 特异性结合，gp130 是一种亲和力"转换器"分子，该分子与 LIF 受体上的连接亚单位相互作用产生一个二聚体，该二聚体形成后 gp130 随之磷酸化，激活 Janus 激酶，磷酸化下游 STAT(signal transducer and activator of transcription)蛋白，从而进入核内激活下游转录因子途径。连接亚单位和转换器分子间比例的变化导致 LIFR 存在高亲和力和低亲和力两种受体。

二、白血病抑制因子系统在女性生殖系统中的定位和表达

(一)白血病抑制因子在卵泡液中的表达

卵泡液的微环境对于卵母细胞的募集、发育、成熟及排卵至关重要，并进而影响卵细胞的受精及早期胚胎发育。卵巢的颗粒细胞、卵泡膜和卵巢间质细胞产生的多种细胞因子和激素，在局部通过旁分泌和(或)自分泌的方式形成复杂的网络调节卵细胞的发育。Arici(1997 年)和 Coskun 等(1998 年)的研究均发现人卵泡液中有 LIF 的存在，而在同期外周血中则难以测出。Jean 等(1997 年)的研究进一步证实排卵前卵泡液中的 LIF 呈现爆发性升高，而在闭锁卵泡的卵泡液中 LIF 水平则明显低下。在体外受精-胚胎移植(IVF-ET)周期中，患者注射 hCG34h 后，卵泡液内 LIF 的平均水平明显高于注射前水平，且 LIF 水平和卵母细胞的平均分级、胚胎质量呈正相关。多囊卵巢综合征妇女(PCOS)卵泡液中 LIF 及孕激素浓度明显低于月经周期规律的不孕患者;LH FSH 与 LIF 浓度呈反比，且 PCOS 患者的着床率明显低于月经规律的不孕妇女，故认为 LIF 在卵泡液中作为"胚胎营养素"而存在。

(二)白血病抑制因子系统在输卵管组织中的定位和表达

输卵管是卵细胞受精和早期胚泡发育的生理部位，同时也是常见的胚泡异位植入部位。Keltz 等(1996 年)对人输卵管组织加以体外培养、检测，发现其上皮和基质细胞中均有 LIF 基因的表达，以上皮细胞的表达较高;输卵管上皮细胞较基质细胞及子宫内膜基质细胞表达、分泌 LIFmRNA、LIF 蛋白均高得多。以上研究结果表明人输卵管组织中 LIF 的表达可能对早期胚胎发育起到重要作用。一般认为，输卵管的黏膜层和子宫内膜一样，受性激素影响，存在周期性变化。早期的研究发现雌激素(17β 雌二醇)可以诱导人和牛输卵管细胞 LIF 的生物合成，而雌激素受体拮抗剂能够阻断这种作用，故认为 LIF 的表达受雌激素受体介导调控。人输卵管上皮细胞和血管内皮细胞的胞浆中均存在 LIFmRNA 及 LIF 和 LIFR 蛋白的表达，且 LIF 系统在月经周期的增殖期中表达较弱，而在分泌期增强。女性输卵管组织中有 LIF 和 LIFR 表达，且 LIF 基因表达与卵巢激素的周期性活动有关。体外培养的输卵管上皮细胞在经过生长因子和炎症细胞因子处理后,LIF 的表达在基质细胞内明显增强，提示 LIF 在促进胚泡着床的过程中，还有其他细胞因子

的参与，共同形成调节网络；同时表明，输卵管组织 LIF 系统表达的增加可能与炎症引起的输卵管异位妊娠有关。

(三)白血病抑制因子系统在子宫内膜、蜕膜组织中的定位和表达

LIF 在子宫内膜中的表达已在不同哺乳动物的试验中得到了证明。而且表达规律、表达模式在不同种属间存在着差异。在人类，LIF 在子宫内膜腔上皮和腺上皮表达呈月经周期依赖性，且 LIF 基因的转录和翻译主要在子宫内膜腺上皮细胞中完成，随后将合成的蛋白产物分泌到宫腔中发挥作用。应用 Western blotting 分析方法发现在子宫内膜中 LIF 蛋白以两种形式(45KD、40KD)表达。产生这两种形式蛋白的分子基础尚不清楚，可能对应于两种不同剪切形式或是由于己在小鼠中发现的糖基化程度不同而造成。Tsai等的研究发现，子宫内膜腺上皮 LIF 表达在滤泡期最低，围排卵期开始升高，黄体期表达最高；基质细胞在整个月经周期内的微量表达无周期性变化，仅存在个体差异。正常妇女的子宫内膜中，增殖期 LIFmRNA 的表达很低，几乎测不到；在月经周期第 19～25天表达达到峰值，而此期也恰好是胚胎着床的窗口期。测定 LH 峰值出现后第 10 天，正常妇女和不明原因不孕妇女宫腔冲洗液中 LIF 浓度，发现前者明显高于后者，而且于月经周期的分泌中晚期表达增高。

Hambartsoumian 等的研究发现正常可孕妇女子宫内膜在分泌期 LIF 的表达是增生期的 2.2 倍，不明原因不孕妇女在分泌期 LIF 的表达未见升高，而在 IVF-ET 治疗中，多次胚胎着床失败妇女在分泌期 LIF 水平反呈下降趋势。但 Francois 等的研究却有不同看法，其对 IVF-ET 治疗妇女宫腔冲洗液中的 LIF 水平加以测定，结果认为 LIF 水平和 IVF-ET 治疗妊娠率之间无明显相关性。早期的研究认为不孕妇女的 LIF 基因出现了 3个点突变，导致 LIF 蛋白与 LIFR 结合力下降，同时 LIF 蛋白的生物学活性也降低，从而导致着床失败，但 LIF 分泌数量未见明显减少。近期国内有学者应用逆转录聚合酶链反应(RT-PCR)技术，检测原发不孕症患者子宫内膜 LIFmRNA 的表达，发现 LIF 的表达在分泌中晚期明显少于正常对照组，甚至有表达缺失的情况存在。

对于 LIFR 系统来说，LIFRα 表达于子宫内膜腔上皮，同时 gp130 表达于腔上皮和腺上皮，其表达峰值出现在分泌期，这二种受体在基质细胞内均无表达。LIF 及其受体表达的位点和模式表明 LIF 并不直接影响基质，而是作用于子宫内膜的腔上皮细胞，随后可能通过自分泌和(或)旁分泌的方式作用于 LIF 受体，从而诱导腔上皮与基质间进行"信息交流"，最终导致基质发生蜕膜样变，使子宫内膜容受性增加，有利于胚胎着床。随着胚泡的植入，子宫内膜将发生蜕膜样变。在蜕膜细胞中免疫细胞占到 40%～50%，它们分泌丰富的细胞因子，起到保护胎儿免受母体免疫排斥的重要作用。应用 Northerm blotting 分析显示，LIFmRNA 在整个妊娠期子宫蜕膜中均有表达，但低于分泌期水平。在蜕膜中，CD45$^+$白细胞及 CD56$^+$细胞有 LIFmRNA 的强表达，而蜕膜腺上皮细胞内无或仅有少量 LIFmRNA 表达(尽管其邻近的 CD45$^+$细胞内有强表达)。而在植入前的黄体期，非妊娠子宫内膜腺上皮有丰富的 LIFmRNA 及 LIF 蛋白表达，且分泌期子宫内膜白细胞 LIF表达量很少，说明在胚泡植入后腺上皮细胞 LIF 表达相对下调，但蜕膜中主要的免疫细胞 NKCLIF 的表达则相对上调。而正常早孕及先兆流产妇女子宫蜕膜组织中 LIFmRNA 的表达明显高于在难免流产妇女蜕膜组织中的表达。人类早孕蜕膜组织中有大量 LIF 基因的表达，表达量与子宫内膜分泌中、晚期相近，且不随妊娠的进展而增加，推测 LIF 可

能在妊娠维持中起一定作用，但并不似在胚泡着床中那样起决定性作用，因此认为 LIFmRNA 在早期妊娠蜕膜组织中表达量的降低，可能是导致 hCG 及孕酮分泌下降，最终造成难免流产的原因之一。

三、LIF 促进胚泡发育

LIF 在哺乳动物妊娠早期可能具有双重作用，即促进胚泡发育和启动胚泡着床，Murry 等应用 PCR 技术和其他分子遗传学技术，在受孕 3.5 天的小鼠胚胎中检测到 LIFmRNA 转录子，Conquet 等也检测到 3.5～12.5 天发育的小鼠胚胎外胚层细胞中 LIF 基因的表达，结果与 Murry 基本一致。受孕后 3.5 天正是胚泡不断分裂、分化、发育的时期，此时 LIFmRNA 在胚泡上的出现有力的说明了 LIF 能促进胚泡的早期发育。人的胚胎从桑堪胚到胚泡的各个阶段均可发现 gp130mRNA 的不同剪切形式。对卵母细胞和受精卵极早期生长有重要作用卵泡液中也检测到 LIF 的表达并且在排卵前成熟卵泡液 LIF 蛋白浓度极高。胚胎质量与 LIF 浓度呈正相关。Ledee Bataille 等认为 LIF 是胚胎的营养代理，他们用 ELASE 法检测卵泡液中的 LIF 水平，发现 LIF 在未妊娠的 PCOS 患者卵泡液中的浓度较对照组明显降低。此外基因敲除试验也证实虽然胚源性 LIF 对胚胎发育不是绝对必须，但 LIF 缺陷的胚胎比杂合胚胎及正常胚胎小。以上研究表明 LIF 可能是胚胎发育的营养因子，与胚胎干(embryostem, ES)细胞有支持作用并促进胚胎早期发育。

在体外培养系统中也观察一些 LIF 有利于胚胎发育的结果，经 LIF 处理的胚胎孵育加速，成活率提高，滋养层细胞和内细胞群的增殖也加速。将 LIF 处理的胚泡植入假孕鼠子宫，其成活率和发育过程也加快；LIF 能提高牛胚胎体外培养的存活率、绵羊的胚泡孵化率以及人体外受精(IVF)胚胎的发育均已得到证实。研究 LIF 对体外培养胚胎的营养调节作用将有助于我们调控 IVF 胚胎质量，LIF 将来有可能作为体外培养受精卵的促生长因子增加胚胎移植的成功率。

四、LIF 启动胚胎着床

哺乳动物受孕过程中一个关键步骤是胚泡着床。胚泡成功的植入有赖于发育中胚泡和子宫内膜的相互作用，尽管植入的机制尚未详细阐明，但越来越多的证据证明 LIF 在早期妊娠中的母胎界面发挥重要作用。动物试验中观察到：LIFmRNA 在受孕第 4 天的小鼠子宫的腺上皮细胞中大量转录，当着床延迟时，LIFmRNA 转录的峰值也随着延迟，与着床时间保持高度一致。Cai 等用免疫荧光法发现 LIF 在妊娠 4 天的小鼠的子宫腔上皮中大量表达，如果在妊娠第 8 天向子宫角注入 LIF 抗体，妊娠率明显降低，这进一步说明了 LIF 是胚胎种植的关键因子。LIF 基因缺失的纯合雌鼠能正常排卵，受精卵也可发育到胚泡阶段，但胚泡不会着床，野生型小鼠胚泡在缺乏 LIF 基因活性的子宫也不能着床，但如果向子宫内注入外源型 LIF 蛋白，则有部分胚胎能着床。推测 LIF 的基因表达受母体调控，而并不依赖子宫腔中的胚泡，在兔子宫中 LIFmRNA 转录高峰期是在受孕后 5～6 天，即胚泡着床前，在猪的子宫腔液中测得胚泡植入前 1～2 天 LIF 蛋白活性最高，羊 LIFmRNA 在受孕早期转录，并在受孕后第 16～20 天(即胚泡着床期)达最高值。尽管不同动物 LIF 表达时间并不完全相同，可能存在物种间差别，但以上动物实验支持这一点：母体子宫内膜 LIF 基因的表达对胚泡着床起致关重要的作用。

有学者利用特异的RNA酶保护法观察到在人胚泡着床的时间即分泌中期子宫内膜的腺上皮细胞大量表达LIF，至分泌晚期达高峰；Laird等在临床中也观察到不名原因不孕和反复流产的妇女分泌期子宫内膜LIF的表达较正常生育妇女低，这些都进一步证实母体LIF是胚泡着床的前提条件，而胚泡着床期LIF表达的下调可能是早期妊娠失败的原因。对LIF基因突变DNA测序有助于检测出这些患者，如果在分泌中晚期向这些患者注入外源性LIF蛋白有望增加胚泡成功着床的机会，从而达到治疗目的，为不明原因不孕症提供病因学和治疗学基础。另一方面，由于LIF能启动胚泡着床，阻断其生物活性或基因表达可能为抗生育提供免疫或基因治疗途径。

（张斌）

第四节　胰岛素样生长因子与生殖

胰岛素样生长因子(insulin like growth factor，IGF)是一类多功能细胞增殖调控因子，通过与靶细胞膜上特异性IGF受体(insulin like growth factor receptor，IGFR)结合而发挥效应。IGF主要通过自分泌及旁分泌方式起作用。近年来发现，人类的生殖系统也合成IGF，并对参与生殖活动的各个器官均有功能调节作用，因此，IGF成为研究的热点。

一、IGF系统成员的分子生物学

(一)IGF蛋白及基因表达

IGF蛋白由两种相关多肽组成：IGF-1和IGF-II，分别为70、67个氨基酸的小型单链多肽，其中45个氨基酸是相同的，分子量分别为7646和7471 U。人IGF-1和IGF-II与人胰岛素原(proinsulin)的同源性分别为49%和47%，IGF与胰岛素原的空间结构也十分相似，尤其是亲水表面部分的相似性导致IGF有胰岛素样活性，能与胰岛素竞争胰岛素受体结合部位。与胰岛素相比，IGF无细胞内储存形式，但有多种合成形式，并能通过自分泌或旁分泌方式在组织局部发挥作用。IGF-II是IGF-1的功能抑制剂，出生后人血浆的IGF-II与IGF-1浓度呈负相关。哺乳动物IGF-1基因组DNA全长80kb，由6个外显子组成。人类IGF-1基因定位于12号染色体q22→q24.1区，IGF-1mRNA长度在0.8~8.0kb之间变动；人类IGF-II基因定位于11号染色体P15带，全长30kb，由9个外显子组成。

(二)IGF受体

IGF受体共有两种，其结构和功能差异很大。IGF-1受体(insulin like growth factor Ireceptor，IGF-1R)化学结构与胰岛素受体相似，由 α 和 β 两种亚基构成 $\alpha_2\beta_2$ 四聚体，α 亚基在膜外，为结合亚基，各有一个半胱氨酸富含区；β 亚基含跨膜区和胞内蛋白激酶区，具有内在酪氨酸激酶活性，配体与半胱氨酸富含区结合引起 β 链酪氨酸残基自身磷酸化，在细胞内引起一系列次级反应。IGF-II受体(insulin like growth factor II receptor，IGF-IIR)是由一条多肽链组成，不具有酪氨酸激酶活性。

它与甘露糖 6 磷酸(mannose 6 phosphate，M 6 P)受体完全相同，但 IGF-Ⅱ和 M 6 P 与受体结合部位不同，可能通过 G 蛋白传递信息。有实验证明，表皮生长因子(epidermal growth factor，EGF)与血小板源性生长因子(platelet derived growth factor，PDGF)能够促进 IGF-Ⅱ/受体复合物激活 G 蛋白，通过 G 蛋白与 Ca^{2+} 通道偶联，引起 Ca^{2+} 内流。由此可见，IGF-ⅡR 可能为 IGF-Ⅱ和其他生长因子联合控制细胞增殖分化提供新的信号传导途径。IGF 及胰岛素(insulin，Ins)对 IGF 受体及 Ins 受体亲合力的大小顺序如下。Ins 受体：Ins＞IGF-1＞IGR Ⅱ；IGF-1 受体：IGF-1＞IGF-Ⅱ＞Ins；IGF-Ⅱ受体：IGF-Ⅱ＞IGF-1，本受体与 Ins 无交叉反应。

IGF-1 和 IGF-Ⅱ对 IGF-1R 有下调作用。近年来，一些杂合受体引起人们广泛注意。它们是由两个 IGF-1R 的亚单位和两个胰岛素受体的亚单位组成。这些突变的受体表现出与典型受体不同的生物活性，为 IGF 调节细胞功能开辟新途径。

(三)IGF 结合蛋白(insulin like growth factor binding protein，IGFBP)

在血循环中 IGF 以游离和结合两种形式存在，前者被认为是其具有生物活性的形式。现已分离出 6 种功能不同的 IGFBP，它们的结构约 50％相似，均为低分子肽类。IGFBP 主要有以下 4 种功能：①协助 IGF 在血管内及跨管壁运输；②将 IGF 定位到特定的组织细胞；③调整 IGF 与其受体的结合；④调控 IGF 的生物学功能。不同的 IGFBP 具有组织特异性定位。IGFBP 1、2 主要存在于胚胎组织中，IGFBP 3、4、5 在出生后血液及组织器官中显著增高，特别是 IGFBP 3，在血液及组织液中含量最高，循环中大约 80％以上的 IGF 与 IGFBP 3 结合。IGFBP 2、5、6 与 IGF-Ⅱ有较高的亲和力，IGFBP 1、3、4 与 IGF-1 和 IGFⅡ的亲和力相似。

二、IGF 作用的分泌调节

IGF 生成受以下因素调节。

(1)生长激素(growth hormone，GH)。IGF 具有 GH 依赖性，许多组织在 GH 作用下能自身产生 IGF，但体内 IGF 的主要生成场所是肝脏。在健康儿童和成人，血液中 IGF-1 和 IGF-Ⅱ水平由 GH 控制和调节。

(2)胰岛素。胎儿胰岛素缺乏会导致组织细胞无 IGF 释放。胰岛素的基本生理作用可能是直接刺激营养的摄入和利用，创造一个适宜 IGF 发挥作用和细胞增殖的合成代谢环境。

(3)非激素的因素如营养状况。肥胖合并高胰岛素血症，IGF-1 升高。禁食时间超过 24h，IGF-1 下降。

(4)雌二醇(estradiol，E_2)。更年期 E_2 生理性下降导致 IGF-1 的下降，雌激素替代治疗可使 IGF-1 恢复至绝经前水平。

(5)生长激素释放激素。可能对孕晚期 IGF 分泌有调节作用，给孕鼠自妊娠第 7～9 天腹腔注射生长激素释放激素抗血清，发现抗体组与对照组胎盘重量无明显差异，但胎鼠重量及胎盘 IGF-1、IGF-Ⅱ水平，胎肝 IGF-1、IGF-Ⅱ水平，胎鼠血清 IGF-Ⅱ水平、IGF-ⅡR 浓度及胎肝 IGF-Ⅱ mRNA 浓度均高于对照组。

三、IGF 在生殖中的作用

（一）IGFs与卵泡发育及黄体退化

在人卵巢颗粒细胞中，排卵前主要表达IGF-Ⅱ，而人卵巢能否表达IGF-1mRNA仍不清楚。卵巢的IGF来自血液循环，而非局部产生。黄体生成素(LH)峰后优势卵泡的颗粒细胞和黄体表达IGFBP-1。人卵泡膜细胞从小腔卵泡到优势卵泡，均能表达IGFBP-2、-3、-4和5。IGFBP能抑制颗粒细胞产生甾类激素，因而推测IGFBP可能与卵泡发育停滞有关。与健康的卵泡相比，闭锁卵泡内IGFBP-2和-4处于高水平，优势卵泡存在大量低分子量IGFBP-2、-3和-4。这是由于在优势卵泡内存有特异的IGFBP蛋白酶，通过水解IGFBP增加活性IGF多肽的含量，与促性腺激素协调一致，促进甾类激素合成和卵泡发育。

人卵泡液中IGFBP-3含量丰富，在发育到排卵前的优势卵泡过程中逐渐减少。在培养的人颗粒黄体细胞中，生长激素刺激IGFBP-3的合成，而卵泡刺激素(FSH)抑制IGFBP-3的合成，反之，IGFBP-3则通过阻止IGF-1与膜受体的结合抑制FSH对颗粒细胞的刺激作用。在黄体期，前列腺素(PG)F2α刺激人颗粒黄体细胞产生IGFBP-3，并且抑制IGF-1诱导的孕酮产生，这说明PGF2α可能通过IGFs影响黄体溶解，即IGF与IGFBP参与了孕酮的合成和黄体的自然退化。

（二）IGFs在子宫中的作用

小鼠、大鼠和人类着床前胚胎均表达IGF-Ⅱ、IGF-1R及IGF-ⅡR，但不表达IGF-1。在牛和羊胚胎中，从受精卵到黏附的胚泡期，通过聚合酶链反应(PCR)均检测到IGF-1、IGF-Ⅱ、IGF-1R和IGF-ⅡRmRNA。IGF-1和IGF-Ⅱ能促进着床前胚胎细胞的增殖和分化。在反刍类动物生殖道局部IGF-1的产生受E2调节，直接或间接增加子宫分泌物，促进精子和胚胎存活。这表明IGF在着床中可能起着重要作用。

在人月经周期中，子宫内膜中IGFs的成分发生了特有的周期性变化。人子宫内膜表达IGF-1和IGF-Ⅱ，IGF-1主要于基质中表达，在增殖期强于分泌期；而IGF-Ⅱ与之相反，分泌中后期子宫内膜和妊娠早期蜕膜大量的表达IGF-Ⅱ。在分泌期和妊娠早期，IGF-1R及IGF-ⅡR表达强于增殖期，而且IGF-1R主要于腺上皮表达。

在人类，IGFs调节子宫内膜的增殖和分化。在子宫内膜增殖期，IGF-1mRNA周期性的改变与血清雌激素浓度一致，卵巢雌激素通过局部产生IGF-1加速增殖期子宫内膜生长。IGFBP-1是人分泌期子宫内膜和妊娠蜕膜的一个主要产物，其产生受孕酮的调节。在排卵后，孕酮显著增高，刺激子宫内膜基质细胞分泌IGFBP-1，后者与IGF-1结合后，使其减少与IGF-1R的结合。此外，人子宫内膜基质细胞中IGF受体受孕酮下调，进一步抑制IGF-1的生长促进作用。在分泌期，这两种作用最终导致抑制子宫内膜基质细胞生长和加速细胞分化。体外实验表明，在孕酮和表皮生长因子存在时，低浓度IGF促进人子宫内膜IGFBP-1和泌乳素的产生，高浓度时则抑制。另外，加强局部子宫内膜IGFBP-1的产生可以抑制胚胎着床和减少妊娠率。这表明在着床前期，孕酮诱导子宫内膜局部产生IGFBP-1，进而促进子宫内膜的分化和分泌功能。着床后，来源于蜕膜的IGFBP-1抑制IGF-1的生物活性，保护子宫内膜免受滋养层的进一步侵入。

（三）IGFs在胎盘中的作用

IGF-Ⅱ基因敲除小鼠胎盘生长不足，而IGF-1基因敲除小鼠的胎盘生长不受影响，这表明IGFs能够控制胎盘生长。IGFs在人和不同动物胎盘中表达差别很大。人胎盘中，

IGF-IImRNA 在绒毛膜中胚层和妊娠前 3 个月的绒毛细胞滋养层中表达,合体滋养层中不表达。

(四)IGFs 在雄性生殖系统中的作用

IGFs 参与了雄性生殖的各个方面。在人类,男性缺乏 IGF-1 这样重要的生长激素调节因子,可能导致原发不育症。给生长激素缺乏的大鼠和人补充生长激素,可使精子体积、精液浓度以及精子运动功能均有增加。精子运动功能增加常伴随精液 IGF-1 的增加。精液 IGF-1 浓度与精子数呈正相关,但在免疫不育的情况下这种相关性会受到影响。因此,精液中 IGF 浓度可作为衡量精子质量的一个辅助指标。在中青年男性中,IGFBP-1 浓度与睾酮浓度明显相关,但其机制尚不清楚。在前列腺中,IGF 和 IGFBP 在导致良性前列腺增生和前列腺癌的过程中可能起重要作用。前列腺基质细胞产生的 IGFBP-3 一方面可能与 IGF-II 结合,阻止其与 IGF-1R 结合,进而影响细胞的生长和存活;另一方面,IGFBP-3 与自身受体或相关蛋白结合,直接介导细胞周期的停止和细胞凋亡。

(张斌)

第五节　生殖细胞核因子、转录因子与生殖

一、生殖细胞核因子

随着对干细胞的不断深入研究,美国科学家们发现了一个对限制胚胎干细胞多能性起关键作用的受体——生殖细胞核因子(germ cell nuclear factor, GCNF)。这项研究首次揭示了哺乳动物胚胎干细胞如何失去多能性的机制。通过研究证实,GCNF 是现知第一个对多能胚胎干细胞中表达的关键基因 Oct-4 有抑制作用的因子。虽然 GCNF 可能只是指挥胚胎细胞多能性的复杂细胞机器上的一个小齿轮,但 GCNF 仍然是至关重要的因子:没有 GCNF,对多能性的限制就不会正常发生,胚胎因而最终会死亡,生殖干细胞也将失去自身的功能。因此对 GCNF 的深入研究对未来干细胞的应用会产生深远的影响。

(一)GCNF 的结构

生殖细胞核因子(GCNF),又称 RTR(retinoid receplor-related testis associated recepotor 或 NR6A1)是核受体超家族成员之一,由于其配体未知,因而也称为孤儿核受体(orphan nuclear receptor)。GCNF 最早在上世纪 90 年代从小鼠中克隆出来,后来陆续在人、斑马鱼和非洲爪蟾等物种中被克隆出来。在人类,该基因定位于人类 9 号染色体的 q33~q34.1。GCNF 在不同物种间同源性很高,其中人和小鼠的 GCNF 基因序列的同源性高达 98.7%,因而在功能上很可能具高度保守性。做为核受体超家族的成员,GCNF 与其家族成员一样具有共同的组件结构特点,包括 DNA 结合域(DBD)、配体结合域(LBD)以及铰链区。其蛋白编码区包含 11 个外显子。其中 1~4 外显子编码 N-末端的 75 个氨基酸残基,同时外显子 4 又编码 DNA 结合域的核心结构。DBD 包含两个锌指结构,在大多数脊椎动物的核受体基因中,DBD 内的两个锌指结构被特定的外显子所编码。DBD C-末端延长区的 56bp 由外显子 5 编码。外显子 6 和 7 编码铰链区;7~11 外显子编码 LBD。

(二)GCNF 的表达

在正常的胚胎发育以及配子发生中 GCNF 是一个基本要素。GCNF 基因在发育中的神经系统、胎盘以及发育中的生殖细胞中是高度表达的。在成年动物的前列腺、肝、脾、小肠、直肠以及脑等器官中低表达。此外在一些肿瘤细胞如畸胎瘤中也能检测到。有研究表明，GCNF 在成年人及动物睾丸和卵巢中高度表达。在睾丸中发现 GCNF 的 mRNA 有两种，大小分别为 7.4kb 和 2.3kb，值得注意的是 7.4kb 的 mRNA 在组织器官中广泛分布，2.3kb 的 mRNA 仅限于睾丸中，且主要定位于粗线期精母细胞和部分圆形精子细胞，提示 GCNF 在精子分化的过程中发挥重要调节作用。在卵巢，GCNF 只表达在成长卵泡的卵母细胞质中，即 GCNF 表达在成熟卵泡第一次减数分裂前，在卵泡开始成长前的原始卵泡中不表达。最近研究发现，GCNF mRNA 也表达于成年小鼠附睾中，除了 7.4kb 的 mRNA 外，还发现了 3.1kb 的 mRNA，且其表达水平可被雄激素下调，也有报道的结论与之相反，因此要确定两者的关系，还需要进一步的试验研究。

（三）GCNF 的功能

GCNF 做为转录因子超家族的一员，它的主要功能是调节基因的转录。GCNF 在体外研究中被证实是一个转录抑制因子，它的抑制基因转录功能是通过 DBD 完成的。GCNF 可以特异性的结合任一 DRO 元件。DRO 是正向重复的雌激素受体半位点(AGGTCA)，而且两个半位点是直接相连的，中间无任何碱基。Peili 等研究发现，GCNF 对胚胎多潜能性基因的抑制作用在维甲酸诱导胚胎干细胞分化过程中是必需的。他们认为胚胎干细胞是自我更新增殖还是定向分化与 GCNF 是否表达有极其密切的关系。Oct-4 是胚胎干细胞维持其多潜能性的一个关键基因，它的表达与沉默决定了胚胎干细胞是自我更新还是定向分化。而 GCNF 是现知第一个对 Oct-4 有抑制作用的因子，它可以促进 Oct-4 基因的甲基化，使 Oct-4 发生基因沉默抑制其表达，从而使干细胞失去多潜能性。

1.GCNF 与胚胎发生　GCNF 在胚胎的早期发育起着重要的作用。GCNF 基因敲除后，胚胎在 10.5 天死亡，胚胎的神经管不能闭合以及胚胎后部发育缺陷等说明 GCNF 参与了神经上皮的发生与分化以及体节和中胚层的发育等。还有研究表明，GCNF 的功能低下可使前脑发育以及 Isthmic 组织者形成中断(Isthmic 组织者是一个组织中心，位于前脑和后脑的边界线，由 Otx2 和 Gbx2 表达域之间的边界区域组成)。

2.GCNF 与配子形成　GCNF 在小鼠睾丸表达具有时空性，GCNF 在小鼠睾丸生后发育的第 8 天开始出现，定位于精原细胞，而第 17 天后的精原细胞却表现为阴性，此时的 GCNF 定位于圆形精子细胞和粗线期精母细胞，提示 GCNF 在精子发生的启动中可能起到一个关键作用。最近研究表明，在动物附睾生后发育中 GCNF 表达的时空规律以及区域特异性，提示 GCNF 可能在附睾上皮的发育分化和附睾中精子成熟中起重要作用。

二、转录因子 FOXP3 与生殖

正常妊娠时，胎儿作为一种半同种异体移植物植入母体内并不被母体免疫系统排斥，而是产生免疫耐受。这种免疫耐受状态如果被打破，就可能导致流产的发生，尤其是反复自然流产(recurrent spontaneous abortion, RSA)。FOX 转录因子家族是一个以具有叉头螺旋结构(forkhead/winged helix, FKH)为特征，功能各异的转录因子大家族，该家族成员在细胞发育与分化过程中发挥重要作用。FOXP3 属于 FOX 转录因子家族的一员，与调节性 T 细胞(regulatory Tcells, Treg)的发育关系密切，具有下调免疫应答的功能。Aluvihare 等研究发现，孕小鼠子宫内膜组织 FOXP3 mRNA 的表达为同龄未孕鼠的 1000 倍，提示 FOXP3 的高表达可能与妊娠免疫耐受有关。

（一）FOXP3 的结构、功能与表达调控

1.FOXP3 的结构　人 FOXP3 基因定位于染色体 Xp11.23，含有 11 个外显子，cDNA 全长为 1 869 bp，其编码的蛋白 FOXP3（亦称 Surfin）由 431 个氨基酸组成。FOXP3 蛋白除了具有含 84 个氨基酸的特征性 FKH 结构域外，还有一个含 C2H2 的锌指结构域和一个亮氨酸拉链结构域。FOXP3 蛋白的核定位及其免疫抑制功能均依赖于 FKH 区域序列的完整性。人 FOXP3 基因突变会导致 X 连锁自身免疫及过敏调节紊乱综合征（IPEX），IPEX 患者 FOXP3 基因突变主要发生于 FKH 结构域、亮氨酸拉链结构域和富含脯氨酸的 N 末端，提示这 3 个结构域对 FOXP3 发挥生物学功能具有重要作用。

2.FOXP3 的功能　转录因子 FOXP3 特异表达于 $CD4^+CD25^+Treg$，在调控 Treg 的发育和免疫抑制功能中具有重要作用，$CD4^+CD25^+FOXP3^+$可作为 Treg 的特异性标志。Treg 是一种具有免疫调节功能的 T 细胞亚群，可通过抑制自身反应性 T 细胞的免疫反应、抑制传统 T 细胞的活化以及促进一些抑制性细胞因子的分泌等，在维持机体内环境稳定、诱导免疫耐受中发挥重要作用，是机体内以主动方式获得和维持自身耐受的一种重要方式。Treg 群体可分为"天然的"和"诱导的"两类，天然的 Treg 抑制机制主要是细胞接触依赖性及细胞因子非依赖性，而诱导的 Treg 主要为细胞接触非依赖性及细胞因子依赖性，这两类 Treg 均特异表达 FOXP3。FOXP3 基因敲除小鼠活化的 $CD4^+T$ 细胞增多，但缺乏有功能的 $CD4^+CD25^+Treg$，因而导致自身免疫性疾病的发生，提示 FOXP3 是 Treg 发生、发育以及发挥生物学活性的关键转录因子，在诱导和维持免疫耐受机制中具有决定性作用。

3.FOXP3 基因表达的调控　研究表明，T 细胞抗原受体（TCR）、CD28/B7-1/B7-2/CTLA-4、IL-2 和 TGF-β 等信号转导途径均与 FOXP3 基因表达调控机制相关。其中，研究最多的是 TGF-β，如在移植手术患者，TGF-β 使 FOXP3 基因表达上调可诱导机体对移植物的耐受。到目前为止，妊娠期增高的雌二醇（E_2）如何调控免疫的分子机制尚不明确。Chan 等研究表明，E_2 可能通过上调 Th2 型细胞因子的分泌而维持妊娠期免疫耐受。Polanczyk 等发现，在体内或体外，给予一定量 E_2 不仅能够诱导 $CD4^+CD25^+Treg$ 增多，而且能够使其表达 FOXP3 增多，提示 E_2 能够增强 Treg 的免疫抑制功能，可能是诱导外周免疫耐受的另一个机制。

（二）转录因子 FOXP3 与生殖

1.FOXP3 与妊娠免疫耐受　现代免疫学观点认为，正常妊娠时携带有外来抗原的胚胎之所以能够获得"免疫逃逸"，是由于母体免疫系统对胚胎之父系抗原识别所产生的反应是免疫营养和免疫防护而非免疫攻击，表现为一种特殊类型的外周免疫耐受即妊娠免疫耐受。产生免疫豁免的机制，除了生理屏障外，主动性的免疫调节因素亦起重要作用，许多证据显示 Treg 在维持自身耐受中起重要作用。免疫学上根据分泌细胞因子和功能的不同，将 $CD4^+T$ 细胞分为 Th1、Th2、Treg、Th17 等亚群。Th1 细胞介导细胞免疫，分泌 IL-2、IFN-γ 及 TNF-α 等，具免疫杀伤作用，抑制胚胎着床、滋养细胞生长和胚胎发育，不利于妊娠。Th2 细胞介导体液免疫，分泌 IL-4、IL-5、IL-10 等，介导 B 细胞增殖、抗体产生和同种异体排斥反应的免疫耐受，有利于妊娠。体内 Th1/Th2 比值处

于一种动态平衡之中，当这一比值向 Th1 型细胞因子偏离时，则可能损伤胎盘滋养细胞和胎儿，导致流产，当这一平衡向 Th2 偏移则促使母胎免疫耐受形成，有利于妊娠维持。研究发现，FOXP3 是初始型 T 细胞向 Th1 细胞和 Th2 细胞转化的总开关，通过调节 Th1 细胞和 Th2 细胞平衡，使妊娠成为一种特殊的"Th2 现象"，维持母体对胚胎的免疫耐受。

2. FOXP3 与反复自然流产(RSA)　RSA 是指与同一性伴侣连续发生 3 次或 3 次以上自然流产，常见病因包括遗传因素、子宫解剖异常、感染因素、内分泌异常、血栓前状态、免疫紊乱等。除此之外，仍有少数病因不明，称为不明原因反复自然流产(unexplained recurrent spontaneous abortion，URSA)。已证实人类妊娠蜕膜中含有大量 Treg，通过抗 CD3 刺激介导对 T 细胞增殖有强大的抑制作用，而且呈剂量依赖性。Yang 等研究表明，RSA 患者蜕膜中 Treg 的比例显著低于正常早孕组。我们的研究亦发现，URSA 的发生可能与患者外周血中 $CD4^+CD25^+FOXP3^+Treg$ 数量减少有关。

3. FOXP3 与反复植入失败(RIF)　目前，人类辅助生殖技术(ART)正迅猛发展，但平均每个周期的临床妊娠率却始终徘徊在 30%～40%。部分患者经多次移植高质量的胚胎仍未妊娠，称为 RIF，约占 ART 的 10%。一般认为，RIF 指经过 2～6 个体外受精-胚胎移植(IVF-ET)周期，由不同的临床医师移植 10 个以上高质量胚胎仍未妊娠。胚胎植入及胎盘形成过程受一系列细胞因子、核转录因子和分泌蛋白调控，其表达失衡或作用异常均可造成胚胎植入失败。研究认为，FOXP3 表达下降导致的机体免疫功能异常可能是 IVF-ET 中胚胎 RIF 的原因，提示 FOXP3 是胚胎植入和妊娠维持的重要转录因子。

4. FOXP3 与不明原因不孕症　转录因子 FOXP3 可能与一些不明原因不孕症的发生有关。Jasper 等应用 RT-PCR 方法检测分泌期子宫内膜 FOXP3 mRNA，结果表明不明原因不孕症患者 FOXP3 mRNA 含量显著低于正常生育组，而调控 Th1 细胞和 Th2 细胞分化的转录因子 T-bet 和 GATA3 含量无显著性差异。提示子宫内膜 T 细胞分化为 $CD4^+CD25^+FOXP3^+Treg$ 是正常妊娠的重要环节之一。Robertson 等最近发现，长期与雄性精液接触，可使雌性小鼠 $CD4^+CD25^+FOXP3^+Treg$ 富集，促进 Treg 活化和增殖，有助于诱导妊娠免疫耐受，而"低精子暴露率"可能是 RSA、不明原因不孕症和子痫前期的高危因素之一。

5. FOXP3 与免疫治疗　FOXP3 的临床应用主要有两个方面：一方面可增强 Treg 的活性，应用于自身免疫性疾病和同种异体移植排斥的治疗；另一方面可降低 Treg，应用于肿瘤免疫治疗和特异性疫苗接种。体外转染 FOXP3 基因诱导非天然 Treg 细胞向 Treg 细胞的转化，为临床自身免疫性疾病和移植排斥反应的治疗提供了新方法。自 20 世纪 80 年代起人们开始应用输注丈夫外周血淋巴细胞等免疫治疗成功妊娠。Clark 等发现，在 RSA 小鼠模型研究中，经阴道依次给予 TGF-β 和 $CD4^+CD25^+FOXP3^+Treg$ 可预防小鼠 RSA，且随着 Treg 的增多，蜕膜组织中 Th1 细胞因子并未减少，提示 Treg 治疗并不能防止 T 细胞迁移或 Th1 细胞高水平状态，但能有效诱导母胎免疫耐受。尽管目前临床上仅有自身免疫病和肿瘤领域 Treg 免疫治疗的报告，相信不久的将来会有 $CD4^+CD25^+FOXP3^+Treg$ 应用于妊娠免疫治疗的报告。

（张斌）

第六节 精原干细胞

在哺乳动物成体中存在几套自我更新系统，包括造血系统、精子发生系统、肠上皮和皮肤等，就物种延续而言最重要的莫过于精子发生(sperm atogenesis)。因为它承担着雄性配子的产生和进化所必需的基因传递。青春期启动后，精子发生的过程持续于整个雄性生命，其通过有序而又严格调控的细胞增殖和分化步骤而产生大量的精子，这一系统的基础便是精原干细胞(sperm atogonial stem cell)。成体中特定组织干细胞应具备的特点：长期增殖、自我更新和多分化潜能，并对于损伤仍能维持更新的潜能和重新增殖的能力。同样，精原干细胞有着上述的生物学特性。

一、精原干细胞的富集

精子发生是起源于精原干细胞而最终导致成熟精子形成的复杂而具生产性的过程。这些干细胞终身具有自我更新的能力，但由于它们在睾丸中的数量极少($2 \sim 3/10^4$)和由于它们只有通过功能来鉴定，使得生物学特性的研究变得非常困难。尽管精原干细胞移植技术的发展提供了一个干细胞分析系统，但有效的干细胞富集方法并未获得。Shinohara 等运用多参数选择策略(multiparameter selection strategy)结合体内患隐睾病的动物睾丸模型和体外荧光激活细胞分选技术进行精原干细胞的富集。将表达 lacZ 的供者睾丸细胞移植入用白消安(一种烷化剂)处理过的 4～6 周鼠龄的受者精曲小管内，两个月后用解剖显微镜人工数出受体内供体细胞的集落数和用计算机成像系统测量集落面积，最终结果显示得到精原干细胞 25 倍的富集倍数。应用患隐睾病的动物睾丸模型是基于隐睾环境并不影响干细胞的活动而又消灭了受体睾丸内几乎所有的已分化细胞，相对于极少量富集干细胞的野生型对照组而言，其富集倍数可达 25 倍，从而为精原干细胞的纯化和特性研究提供了新的重要手段。根据患隐睾病的小鼠睾丸细胞散射光特性和其分子表面表达 α6、αv 整合素以及 c-kit 受体用流式细胞仪荧光激活细胞分选技术对其进行分级分离，结果发现患隐睾病的成鼠睾丸中的精原干细胞没有或很少表达 c-kit，同时利用低侧向散射光特性发现精原干细胞没有或很少表达 αv 整合素却强表达 α6 整合素。在表达 α6 整合素的患隐睾病的小鼠睾丸细胞的第二级区域($\alpha 6^{hi}SSC^{lo}$)显示最大的干细胞活性，该区域中平均集落数可达到 41 个，其集落面积为 $27mm^2$。$\alpha 6^{hi}SSC^{lo}$ 区域的细胞因为不表达 c-kit 和 αv 整合素而大大有利于其富集过程及其结果。由于流式细胞仪荧光激活细胞分选技术其分析量有限且仪器价格昂贵，对于精原干细胞的分选就提出了另一分析系统，即采用免疫磁珠细胞分选系统(magnetic cell sorting system)。有研究用该系统分选精原干细胞，收集到的细胞经在含有多克隆抗兔 c-kit IgGs 的培养液中孵育而标上此多克隆抗体，此后还进行荧光标记，最后通过流式细胞仪分析表明精原干细胞大量的富集且无任何单倍体细胞滞留在磁珠部位，有着极高的分离纯度，回收率也高，与传统的分选方法相比免疫磁珠细胞分选方法是分离精原干细胞的一快速有效的方法。

当然这一过程需要我们首先能识别精原干细胞。Shinohara 等利用干细胞与基膜相互关联的相关知识以及他们所构建的精原干细胞移植分析系统来研究它们的表面标志物，结果表明 c-kit 在胎儿干细胞发展过程中持续表达且极为重要；β1 和 α6 整合素是鉴定精原干细胞的表面标志物并提示此两者在精原干细胞表面形成一二聚体。抑制素 B 是抑制素家族中主要的成员之一，它由 1 个 α 亚单位和 1 个 β 亚单位组成，Krause 等研究结果表明抑制素 B 在精原干细胞、精母细胞以及早期精子细胞中均有表达，提示抑制素 B 可能是精原干细胞的标志物之一。Aubry 等在胚胎期(8 周)生殖腺以及胎儿不同时间点的(15、17 和 28 周)生殖腺中检测到单克隆抗体 57B(抗 MAGE A4)，该结果提示 MAGE A4 可能是生殖干细胞潜在的表面标志物，同时他们的研究结果还提示 MAGE A4 可能也是生殖细胞肿瘤潜在的表面标志物。Satie 等运用免疫组织化学方法分析健康的胎儿期和成人的睾丸以及 59 例不同类型的人类睾丸肿瘤的睾丸中 NY ESO 1 的表达情况，结果发现 NY ESO 1 在从 18 周到出生为止的胎儿睾丸中，成人睾丸的精原干细胞和初级精母细胞以及睾丸肿瘤的最早期阶段中均有较强的表达，而在其他相关基质细胞中未见表达，从而提示 NY ESO 1 可能为精原干细胞的表面标志物之一。

二、精原干细胞的增殖

(一)GDNF/FSH 通路自我调控作用

间质细胞能够分泌许多因子，维持干细胞的增殖，分化和存活。Tadokoro 等利用没有生育能力的睾丸模型来研究生殖干细胞自我更新机制，由于缺乏分化能力可消除在自我更新的同时干细胞产生分化成熟的子细胞的干扰，结果发现未分化精原细胞的增殖过程在支持细胞所产生的高浓度胶质细胞衍生的神经营养因子(glial cell line derived neurotrophic factor, GDNF)作用下加速进行。同时还发现 GDNF 浓度的一主要调控子为卵泡刺激素(follicle stimulating hormone, FSH)，这些结果表明在哺乳动物睾丸中 GDNF/FSH 通路自我调控生殖干细胞的增殖。

(二)干细胞因子和集落刺激因子的调控作用

Dirami 等采用富含钾的培养基(apotassium rich medium derived by the simplex optimization method, KSOM)培养精原干细胞来研究干细胞因子(stem cell factor, SCF)和巨噬细胞集落刺激因子(granulo cytemacrophage colony stimulating factor, GM-CSF)对其增殖的作用，用电极板聚集并纯化精原干细胞，即剔除肌细胞和支持细胞的污染，并用免疫组化进行 c-kit 受体标记。在 34℃条件下使用 KSOM 培养基进行培养 120h，期间用 MTT 比色分析仪每隔 24h 观察精原干细胞的活力。结果表明在培养基中分别加入 rhSCF(浓度不低于 100ng/ml)和 rhGM-CSF(浓度低于 10ng/ml，因为高于此浓度 rhGM-CSF 的毒副作用会非常明显)均可明显提高干细胞的生存百分比，而两者同时加入培养基并不能进一步提高干细胞的活力，说明两者参与精原干细胞增殖调控过程。SCF 的加入引起一系列细胞外信号调控激酶(extracelluar signal regulated kinases, ERK)的短暂激活，从而导致细胞周期素 D3 的重新分布以及激活其相关激酶的活性、细胞周期素 E 的聚集以及激活其相关组蛋白 H1 激酶的活性而发挥其调控作用，与其受体 c-kit 相互作用而诱发精原干细胞进入有丝分裂周期，抑制它们的凋亡。GM-CSF 的生物学作用是通过细胞活素受体超家族中的 GM-CSF 受体来实现的。

(三)促性腺激素释放激素激动剂的作用

随着男性年龄的增长，睾丸逐渐萎缩而致生殖细胞慢慢消亡。Schoenfeld 等构建一年老的棕色挪威鼠动物模型来研究人类老化所致的问题。用促性腺激素释放激素的激动剂(GnRH Agonist)加以处理，能部分地恢复其睾丸内精子发生过程以及部分地逆转和表达干细胞因子 mRNA，即使对同一个体的左右睾丸进行单侧处理，该侧睾丸也会出现如期的结果。提示 GnRH 的激动剂的应用可刺激精原干细胞的增殖。

（四）Notch 信号传导通路的调控作用

Notch 信号传导途径在无脊椎动物和脊椎动物中广泛存在且高度保守，此途径介导由局部细胞间相互作用而产生的对多种不成熟细胞分化的抑制信号在胚胎发育中起重要作用。近来在哺乳动物中克隆了一系列 Notch 同源分子，各种 Notch 同源分子的表达均很广泛，遍及胚胎发育中的各种组织和各种成熟组织中具有增殖能力的细胞层。这些分子编码的是跨膜蛋白分子，胞膜外区含数量不等的表皮生长因子(epidermal growth factor,EGF)样重复序列。已知至少有 3 种 Notch 受体家族成员：Tan1(Notch1)，Notch2，和 Int3(Notch4)，它们的胞膜外区都已缺失，可直接进入细胞核内，在无配体存在的情况下持续传递分化抑制信号。Notch 信号传导通道的激活调控 String6.4kb 增强子区域而抑制有丝分裂期高度表达的促动子 String，从而使细胞周期由有丝分裂进入核内复制周期，最终抑制细胞分化和促进细胞增殖。

（五）细胞因子的调控作用

精原干细胞自身有许多调控和诱导因子可对外界信号起反应从而调节它们的增殖和分化，包括调节细胞不对称分裂的蛋白、控制基因表达的核因子等。另外，它们还受到周围组织及细胞外基质等外源性因素的影响。这里列举 3 种因子来阐述它们对精原干细胞增殖的调控作用。Foresta 等选用血浆 FSH 和抑制素 B 水平正常表达的 15 例患自发性精子缺乏的患者，每隔 1d 给予 100IU 的 rhFSH 治疗 3 个月，结果显示在其中精原干细胞以及精子的数量均有显著的增加，提示 rhFSH 对精原干细胞的增殖有一定的促进作用。在超过 2 周岁的隐睾患儿中手术行睾丸固定术同时取活体组织检查，结果显示这些病例中有 10%～40% 的患儿缺乏生殖细胞，缺乏生殖细胞的患者有 30%～100% 可能导致不育。Cortes 等应用促红细胞生成素(erythropoietin, EPO)治疗 2 例隐睾患儿，最后取活体组织检查，结果显示每单位精曲小管横截面精原干细胞的数量显著增加，由此可知，EPO 在患隐睾患者生殖细胞增殖过程中可能起促进作用。Abe 等将 rhSCF 加入含蟾蜍睾丸碎片的组织培养物中，结果显示 rhSCF 刺激精原干细胞的增殖，并且启动精子发生过程但并不分化为初级精母细胞而是导致凋亡，提示 rhSCF 促动精原干细胞的增殖但不启动减数分裂过程。另外，Possi 等研究表明，在体外，精原干细胞培养中加入 SCF 可刺激精原干细胞 DNA 的合成，并且在体内注入抗 c-kit 抗体阻止了精原干细胞的增殖，说明 SCF/c-kit 在精原干细胞的增殖过程中起关键作用。

（六）运用荧光技术观察精原干细胞增殖过程

Ohta 等采用标记上增强绿色荧光蛋白(enhanced green fluorescent protein, eGFP)的睾丸生殖细胞作为供者移植入受体精曲小管内来阐明睾丸生殖细胞的增殖、分化机制。移植后 1 周荧光细胞团呈点状散布在受体精曲小管内，4 周后可观察到弱和中等强度的荧光充满受体精曲小管。在生殖细胞开始增殖和分化后，即移植后 8 周，可观察到精曲小管中部出现强荧光而两端仍是弱荧光，同时出现荧光的范围变得更广。通过此实验观察结果可得出：精原干细胞在移植后 1 周首先以点状形成集落，然后沿着精曲小管基膜增殖，接着进入分化过程。

三、精原干细胞移植技术

1994 年 Brinster 和 Avarbock 首先报道了小鼠中睾丸细胞的移植技术，其具体方法是将含有 LacZ 基因的异体睾丸细胞悬液在解剖镜下通过玻璃针注入受体小鼠的曲精细管中，结果发现在受体小鼠的睾丸中有含 LacZ 基因的供体小鼠睾丸细胞的增殖和分化。随后，又发现被移植细胞中作为标记的 LacZ 基因通过精子可进入子代当中。《Nature》发表了该科研小组的另一成果：他们将大鼠精巢中精原细胞干细胞取出，并在试管中使这些干细胞大量繁殖，然后将它们植入 10 只使其免疫力丧失的小鼠精巢中，结果一段时间后这些小鼠产生了成熟的大鼠精子。随后在不同种属间包括小鼠间、大鼠、豚鼠、猩猩甚至人的精原干细胞在免疫缺陷小鼠睾丸中亦可成功移植，并发现随着物种差别的增大，精原干细胞分化、成熟的程度亦有不同。物种差异大的供体精原干细胞可定位在受体小鼠曲细精管基底，但往往并不向成熟细胞分化。由于可操作性等原因，对精原干细胞转基因研究目前尚主要在小鼠、大鼠和兔中进行，通过对睾丸网进行注射包括使用超声波定位技术，对于大型动物如牛以及灵长类如猴和人的工作已经展开，并取得了一些重要成果。

四、精原干细胞在建立转基因动物模型中的应用

自 20 世纪 80 年代初 Gordon 等通过显微注射方法建立第一批转基因小鼠模型以来，相继发展的胚胎干细胞转染、反转录病毒侵染以及精子载体等各种方法都被应用于这一领域。其中显微注射依旧是最为成熟和常用的方法，但是其效率较低、成本高，且需要昂贵、特殊的仪器和设备及熟练的操作人员。通过生殖腺或生殖细胞，如精子载体途径是长期以来人们认为最有前途的方法。理论上应该具备简单、高效的特点。早在 1971 年 Brackett 等报道，兔精子与 ^{3}H-胸腺嘧啶标记的 SV40 病毒 DNA 共温浴，在精子的头部的顶体后区可以检测到放射活性。将精子于 CV-1 肾细胞融合后可以分离到有感染活性的 SV40 病毒。从而提出精子有吸附外源 DNA 的能力，并且可能携带外源 DNA 进入卵细胞内。1989 年 Lavitrano 等利用小鼠精子与 DNA 温浴的方法得到了转基因小鼠，其效率高达 30%，外源基因稳定的整合到生殖细胞中。但是通过精子载体方法得到的转基因动物中嵌合体的比例很高，其具体的机制尚不清楚。精原干细胞转移方法的建立，使得人们在活体中可以对精原干细胞进行操作。从理论上讲，通过这种方法得到的转基因动物应该是单倍体，且操作简单、效率高。结合单精子受精技术，在子代中的转基因效率在理论上为 100%。作为遗传信息的传递载体，成熟的精子在成熟的过程中，通过各种手段最大限度的对其自身的遗传信息进行保护，所以直接对成熟的精子进行转染等操作效率极低，往往是外源 DNA 附着在精子上进入卵细胞，所以子代中嵌合体很高。在精子成熟之前，对精原干细胞进行基因转染和筛选，从理论上应该比胚胎干细胞更容易、适用范围更广泛。同时应该指出：目前背景清楚、稳定的胚胎干细胞系仅来自小鼠，相比之下精原干细胞途径更有应用前景。尽管现在还没有通过这一途径建立转基因动物的报道，但是随着一些技术的应用，有理由相信，离实现这一目标已指日可待。如在活体中通过电击可大幅的提高对精原干细胞的转染效率，通过脂质体亦能在离体和活体有效转

染。已经证明在体和离体情况下，反转录病毒可以有效感染精原干细胞，感染效率在2%～20%左右。2001年，Nagano等用反转录病毒离体感染供体睾丸细胞，并将其移植入受体小鼠睾丸中，在子代中4.5%为稳定的转基因小鼠。我们也已开展这方面的工作：利用电击和脂质体均可在体内感染小鼠精原干细胞，并可在异体中移植。

（张斌）

第七节　人类胚胎干细胞

胚胎干细胞(embryonic stem cell，ES细胞)是从哺乳动物的囊胚内细胞群(inner cell mass，ICM)和原始生殖细胞(PGCs)经体外分化、抑制培养并分离克隆出来的一种原始、高度未分化细胞。ES细胞是一种具有自我复制、更新和发育全能性并能产生后代能力的早期胚胎细胞。在特定条件下可分化为人体200多种细胞类型，并可构建成心、肝、肾等各种组织和器官，最后能发展成一个完整的个体。自1998年Thomson等分离并克隆了人的ES细胞后，国内外掀起了ES细胞研究的高潮，打开了体外生产可供移植治疗的所有类型的人体细胞、组织乃至器官的大门。美国《Science》杂志及《Times》周刊将这一成就列为20世纪末十大科技进展之首，并预计ES细胞和人类基因组同时成为21世纪最具发展和应用前景的领域。结合现代生物医学和工程技术，ES细胞的研究在生命科学的各个领域，尤其在人类疑难疾病治疗、组织和器官修补或替代、克隆动物、转基因动物生产、药物发现与筛选、组织细胞分化、基因表达调控等发育生物学等基础研究以及组织工程、临床医学研究中展示着极其诱人的前景。

一、ES细胞研究概况

ES细胞研究，首先源于畸胎瘤细胞(teratocarcinoma stem cell)，最早是从129品系小鼠早期胚泡的ICM中分离得到的。随后，胚胎肿瘤细胞(embryonal carcinoma cell，EC细胞)常被用于哺乳类动物发育、遗传以及细胞诱导分化的实验模型。1974年，Brinster把EC细胞注入胚泡腔内，EC细胞参与受体胚泡的发育，从而得到了嵌合体。1981年，Evans和Kaufman在EC细胞研究的基础上，用延缓着床的胚泡进行体外培养，首次分离了小鼠的ES细胞，并建立了ES细胞系。随后人们相继建立了其他物种的类ES细胞系，如鱼类、鸟类、仓鼠等哺乳动物类类ES细胞系。可喜的是Bongjo于1994年分离了人的ES细胞系。1998年，Thomson等建立了人的类ES细胞并进行了鉴定，并成功地进行冷冻和解冻，体内外均证明该细胞系具有多能性。同年，Shamblott研究小组却用不同的方法成功培养了人的ES细胞。近年来，干细胞研究的三项发现又给干细胞研究注入了新的活力，展现出它们在生命科学领域中潜在的应用价值。第一，在一些以往认为缺乏干细胞和再生潜力的器官如脑和肌肉中也发现了干细胞；第二，器官特异成熟干细胞显示出比最初认为的更有可塑性(plasticity)；第三，可以从早期胎儿身上分离出人体胚胎干细胞，使其在体外分化成各种类型的细胞。

二、ES细胞的生物学特性

（一）形态学特征

培养的 ES 细胞与其他细胞一样，为正常的二倍体核型。人类 ES 细胞具备各种 ES 细胞所具有的形态结构特征，其细胞体积小、核大、有一个或多个核仁，核质比较高，ES 细胞集落呈扁平状，形似鸟巢，细胞呈棕红色，而周围的细胞则呈淡黄色。超微结构、组织化学、Forssman 抗原及蛋白质合成等方面的研究表明，ES 细胞与卵圆柱期胚胎外胚层和胎儿生殖嵴的原始生殖细胞类似。细胞中多为常染色质，胞质结构简单，散布着大量核糖体和线粒体，核形正常，保留了整倍体性质。正常 ES 细胞染色质正常，如果异常，则很难发育成个体。

（二）ES 细胞基本特性

ES 细胞它具有几个重要特性：①在适当的条件诱导下，ES 细胞可发育成各种组织的细胞（全能性或多能性）；②ES 在适宜的条件下保持未分化状态并能无限扩增，为运用研究提供无限的细胞来源；③遗传上的可操作性，即导入外源基因、诱导基因突变、基因打靶，利用这种特性可体外复制动物模型以进行分子水平的操作，实现基因功能或基因相关的研究。

（三）ES 细胞的标志物及种属差异性

ES 细胞为未分化的多能干细胞，它表达早期胚胎细胞及胚胎肿瘤细胞（EC 细胞）的表面抗原。在鼠和人的 ES 细胞之间存在种属差异性，人类 ES 细胞在未分化时表达 SSEA-3（Stage-specific embryonic antigen-3）、SSEA-4 阳性，分化后表达 SSEA-1 阳性。这与小鼠 ES 恰恰相反，小鼠 ICM 细胞、ES 细胞和 EC 细胞均表达 SSEA-1，但不表达 SSEA-3、SSEA-4。应用免疫细胞化学技术显示 hES 细胞和恒河猴 ES 细胞均呈 SSEA-1 阴性，而从人 PGCs 分离的 ES 细胞 SSEA-1、SSEA-3、SSEA-4、TRA-1-60 和 TRA-1-81 均表现为阴性。hES 细胞表面抗原与小鼠和其他哺乳动物 ES 细胞表面抗原有所不同，表明人胚胎早期基因表达调控和细胞分化等特性与其他哺乳动物存在一定差异。

（四）ES 细胞的分化

在特定的体外培养条件下，ES 细胞可分化成各种细胞系。早在 1985 年，就有关于体外培养的 ES 细胞系向内脏卵黄囊、血岛及心肌层定向分化的报道，目前的研究主要集中在试图阐明 ES 细胞如何定向诱导分化、诱导分化的信号传导通路、决定细胞进入分化程序的作用机制和寻找其关键的调节因子等方面。ES 细胞在体内外的分化途径和机制不完全相同，但在分子水平上仍有许多相似之处，因而可将体外分化的 ES 细胞作为研究各种类型体细胞决定与分化机制等发育生物学问题的实验模型。体外培养时，人类 ES 细胞象小鼠的 ES、EG 细胞一样，均需小鼠纤维母细胞作滋养层，无滋养层时会发生分化。不同的是小鼠需添加 LIF 生长因子，而 LIF 对人类 EC、ES 细胞无作用。相反，人类 EG 细胞对 LIF、bFGF 具有某种程度的依赖性。因物种的差异，各种 ES 细胞体外培养条件存在一些差异，但一直以来均采用小鼠纤维母细胞作滋养层，其确切的细胞分子机制尚不明了。用鼠纤维母细胞的上清或单层培养猴的细胞外基质代替鼠纤维母细胞培养灵长类 ES 细胞，不能产生相同的作用。表明这种作用要求分泌因子和基质协同作用；或者重要因子是膜结合的，通过缝的连接传递；或者重要因子高度不稳定，但这些因子对人 ES 细胞的生存和生长是至关重要的。要了解人 ES 细胞生长的机制还需要进一步研究。早在二十世纪六、七十年代，人们就发现胚胎的组织发生是一系列连串的诱导连锁过程，这是自身基因和外来信号调控的结果。关于信号调控，一种观点认为外来信号在干细胞分化过程中起选择性作用(selective action)即这些外来信号只能调控干细胞及其后代的存活而影响其分化。另一种观点则认为外来信号以指导性机制(instructive mechanism)调控干细胞的分化，即外来信号能特异性地调控分化，指导干细胞沿着某一谱系分化。外来信号是由基因表达的，不同的转录因子的表达可导致不同谱系的分化，亦是目前 ES 细胞分化研究的热点。在体外, ES 细胞在某些物质诱导下可发生定向分化，如用视黄酸作诱导剂，辅以双丁酸环腺苷单磷酸对单层培养的 ES 细胞进行诱导分化，90％以上的 ES 细胞分化为神经胶质细胞，对聚集培养的 ES 细胞诱导分化则可分化为有节律性收缩的心肌细胞。但至今尚无诱导 ES 细胞发育为纯一的分化细胞群的报道。

三、人类胚胎干细胞的来源

主要有：①从人类胚胎的囊胚期内细胞群中直接分离多能干细胞；②从终止妊娠的胎儿组织中分离出多能干细胞；③体细胞核转移(somatic cell nuclear transplantation, SCNT)。

四、人类胚胎干细胞的应用前景

(一)人类医学方面

①细胞、组织修复和移植治疗：这里胚胎干细胞的定向分化是关键，还要解决有关免疫学障碍问题或直接应用核移植工程来制备带有患者自己基因组的 ES 细胞；②基因治疗：这将涉及干细胞的转基因操作和适当分化载体细胞的选择，通过基因打靶、突变和转基因等技术制作各种实验模型，研究发育、肿瘤、免疫以及人类遗传病的有关问题；③药物毒理试验 ES/EBs(embryonic bodys，类胚体)及其分化细胞都可作为有关药物的针对性筛选系统。

(二)基础医学方面

①发育分析方面：胚胎干细胞的首要用途是研究细胞谱系分化，寻找胚胎细胞在决定和定型分化等生物学过程中的关键因子，这在小鼠中已有开展并取得一定成绩；②利用 ES 细胞作基因打靶可分化基因的发育功能：许多细胞谱系分化中的调控因子就是通过这种手段证明的，如 scl 基因的缺失就可引起整个造血系统的谱系发育完全受阻；③ES 细胞体系还可通过新近发展的基因捕捉技术(gene trapping)寻找发育调控基因。胚胎干细胞的潜在应用是修复甚至替换丧失功能的组织和器官，因为它具有发育分化为所有类型组织细胞的能力。任何涉及丧失正常细胞的疾病都可通过移植由胚胎干细胞分化而来的特异组织细胞治疗，如用神经细胞治疗神经变性疾病(帕金森氏综合征、亨廷顿舞蹈症、阿尔茨海默氏病等)，用造血干细胞重建造血功能，用胰岛细胞治疗糖尿病，用心肌细胞修复坏死的心肌等。尤其是后两项移植胚胎干细胞可能有特别疗效，因为成年人的心脏和胰岛几乎没有干细胞，仅靠自身是无法得到修复的。

克服移植免疫排斥的途径：①结合克隆技术创建患者特异性的胚胎干细胞，用这种胚胎干细胞培养获得的细胞、组织或器官，其基因和细胞膜表面的主要组织相容性复合体与提供体细胞的患者完全一致，不会导致免疫排斥反应；②改变胚胎干细胞的某些基因，创建"万能供者细胞"，即破坏细胞中表达组织相容性复合物的基因，躲避受者免疫系统的监视，从而达到预防免疫排斥效应发生的目的。但这种方法需要破坏和改变细胞中许多基因，而且这种细胞发育成的组织、器官有无生理缺陷如免疫能力降低尚不得知。如果这一设想能够变为现实，将是人类医学中一项划时代的成就，它将使器官培养工业化，解决供体器官来源不足的问题；器官供应专一化，提供患者特异性器官。人体的任何器官和组织一旦出现故障，将像汽车零件损坏一样可以随意更换和修理。总之，胚胎干细胞的研究及应用，将会使我们更加深入了解"我们"形成的过程，给人类带来全新的医疗手段。

五、人胚胎干细胞研究存在的伦理道德问题

尽管人胚胎干细胞有着巨大的医学应用潜力，但是，由于人胚胎干细胞来自具有发育成一个个体潜力的人胚胎，围绕该研究的伦理道德问题也随之出现。这些问题主要包括人胚胎干细胞的来源是否合乎法律及道德，应用潜力是否会引起伦理及法律问题。但不论如何，认同的观点是植入前的胚胎应得到一定程度的尊重而不能把它们仅仅当作一堆细胞的聚积。对可能产生 ES 细胞的胚胎，有如下要点值得注意：应禁止仅为获得 ES 细胞而制造胚胎，或为获取 ES 细胞而必须对胚胎进行致死性解剖与操作；获取 ES 细胞的胚胎必须是临床体外受精工作中剩余的且是无偿捐赠的，不能带有任何牟利的性质，决不能有任何暗示捐赠者的行为；所有的这类研究必须提出申请并置于严格监督之下；采用体细胞核移植技术获得的胚胎与传统意义上的胚胎有本质的不同，从这种胚胎获取 ES 细胞用于治疗即为治疗性克隆技术，但这种胚胎仍然有发育成一个个体的可能，尽管克隆人不被允许且根据动物克隆结果来看，克隆人可能存在着极大的生存风险。此外，这种体细胞核移植胚胎可能带有后天形成异常(epigenetic abnormalities)，来源于这种胚胎的 ES 细胞是否能稳定分化、正常发挥功能仍有待证实。此外，需要大量的捐赠卵子也是个问题。在当前，制造体细胞核移植胚胎可能尚为时过早或时机还不成熟，理由是对源于剩余胚胎的 ES 细胞及源于胎儿与成熟组织中的干细胞，还有大量的研究工作要做。最有可能消除有关 ES 细胞研究与应用中伦理学争论的就是来源于成熟组织中的干细胞的研究及应用。有证据显示，成熟组织中干细胞的发育可塑性远远超过以前的想象。如鼠的神经干细胞植入到经亚致死量照射的鼠体内，它可分化为淋巴细胞系和骨髓细胞系。虽然这些来源于成熟组织中的干细胞某种程度上在生物医学中可能发挥重要作用，但不能说明它们就高于 ES 细胞。

总之，应充分认识到 ES 细胞应用的巨大潜力与优势。人类干细胞技术能挽救许多生命并改善生命质量。应当有组织支持这种研究并鼓励最优秀的研究者进入这一领域。也只有这样才能更好的对干细胞的研究进行监控，给予各类胚胎必要的道德意义上的尊重。在伦理上，应消除人们对研究人 ES 细胞目的的猜疑和对研究内容的排斥；在法律上，应争取政府的支持和资助，以便使研究能顺利有序的进行。

（张斌）

第八节　胚胎干细胞向生殖细胞的分化

近年来，人们探索如何在体外诱导胚胎干细胞获得配子，以了解性别决定的基因调控和环境影响。这些研究都是用胚胎干细胞(embryonic stem cell，ES)建立 1 个类原始生殖细胞(primordial germ cell like cells)的细胞群体，然后移植到睾丸或继续培养从而获得雄性或雌性配子。原始生殖细胞的迁移和向生殖干细胞的分化依赖于自身基因表达以及与周围细胞的相互作用。

一、生殖细胞的体内分化

许多研究认为，原始生殖细胞(primordial germ cell，PGC)是生殖细胞的起始细胞，随着 PGC 分化，细胞类型的定义就比较复杂。小鼠 PGC 与 3 个胚层同时出现，PGC 从原条开始迁移到尿囊然后进入邻近的内胚层。在受精后 7d，PGC 可以在胚外中胚层中观察到，被称作迁移前 PGC；在受精后 8d 它们从尿囊迁移到后肠，这时被称作迁移中 PGC；受精后 9.5～11.5d 它们从后肠迁移到生殖嵴，在这个位置上被称作迁移后 PGC。当 PGC 增殖并分化成生殖母细胞时，睾丸的结构建立起来，生殖母细胞在小鼠出生后 2d 内处于分裂静止状态。生殖母细胞到达生精小管基底膜或留在管腔中退化，存活下来的分化成生殖干细胞(germ stem cell，GSC)即雄性的 A 型精原细胞。A 型精原细胞经过从 A1～A4 精原细胞的多次细胞分裂分化成精母细胞，精母细胞继续分裂成精子细胞，精子细胞分化成精子，完成分化过程。雌性在成年后不能保留 GSC 来进行卵子发生和卵泡生成，而雄性能保留 GSC 来进行精子发生，这是以前的一个假说，现在的研究证实这个假说是不正确的。未成年小鼠、成年小鼠和人的卵巢中都有有丝分裂活跃的生殖细胞，从而使成体卵巢的滤泡池不断更新。因此，可以推测雄性和雌性生殖细胞的分化过程类似。

二、原始生殖细胞和生殖干细胞的标志物

PGC 的分化需要骨形态发生蛋白(bone morphogenetic protein，BMP)和转化生长因子 β(TGF-β)超家族成员的协同作用。这些分子与受体结合后，转录因子被激活并启动特异性基因发挥功能。BMP 4 由胚外中胚层产生，与 PGC 形成相关，BMP 4 也可以由支持细胞产生，在青春期前下调。BMP 4 通过细胞上的 Alk3 和 R Smad 受体来影响 PGC。因此，把 BMP 4 加到 ES 和 GSC 培养物中可以促进其向生殖细胞分化。另外，干扰素诱导基因家族 fragilis、fragilis2 和 fragilis3 在 BMP 4 刺激后的外胚层细胞中表达，这组基因编码 1 种转膜蛋白，而这种转膜蛋白与外胚层细胞获得生殖细胞能力密切相关。同时，PGC 也表达 c-Kit。在 PGC 和造血干细胞中，c-Kit 有 1 个对脱氧核糖核酸酶抑制剂高敏感的位点，这一位点的活性与其表达水平的高低密切相关。c-Kit 原癌基因通过 2 种产物起作用，第 1 个是 c-Kit，c-Kit 是干细胞因子跨膜酪氨酸激酶受体，在生后睾丸的分化的精原细胞中表达和起作用；第 2 个是 tr-kit，tr-kit 是 1 种细胞内蛋白，在精子发生过程中特异性堆积，把它注射到成熟中期 II 的卵母细胞中能够激发卵细胞激活反应。在减数分裂开始时，c-Kit 表达停止，tr-Kit 在精子发生的减数分裂后期表达，主要在早期和后期精子细胞阶段。

另外，Fragilis 在迁移中 PGC 中表达增加，诱导其他生殖细胞特异性基因如 stella 和 VASA 同源体(Mvh)的表达。VASA 是 1 种胞质蛋白，在减数分裂后生殖细胞形成后产生，是生殖嵴体细胞诱导下 Mvh 基因的产物。Mvh 基因的突变导致 PGC 增殖和分化的缺陷。其他基因有 miwi 和 mili，属于 piwi 家族，可以调控 PGC 产生和精子发生。还有 mil1 和 mil2 与人干扰素诱导转膜蛋白基因(Ifitm)相似，也可以在 PGC 中检测到。在受精后 6.5～7.5dmil1 开始在分化的 PGC 中连续表达，在受精后 9.5d～13.5dmil2 在性腺的 PGC 中表达。无精子症(DAZ)基因也可以用作生殖细胞鉴定的标志物，在生殖细胞中专一表达。DAZL(DAZL)基因的 1 种蛋白产物在生殖细胞的每个阶段都表达，是生殖细胞发生和 PGC 之前的生殖细胞分化和成熟所必需的。人们还发现，PGC 有高水平的组织非特异性碱性磷酸酶活性，然而这种活性是否是细胞生存所必需还不确定。PGC 的其他标志物包括阶段特异性胚胎抗原(SSEA1)，转录因子 Oct3/4。PGC 是原肠胚形成后表达 Oct3/4 的唯一细胞，这在细胞的全能性表型上起作用。PGC 分化成 GSC 会导致标志物的明显改变，包括碱性磷酸酶活性降低和 c-Kit、SSEA 1 表达降低。GSC 会有表面标志物如 β1 和 α6 整合素的表达，在分化的 A 型精原细胞中 c-Kit 又重新表达。

三、胚胎干细胞在体外分化成配子

在培养物中维持 1 个完整的精子发生过程是很重要的，可以了解与细胞增殖和细胞分化相关的生物学过程，更为重要的是为不育患者提供新的治疗方法。生殖细胞与支持细胞共培养有助于一定量的细胞进行减数分裂，生成圆形的精子细胞，精子细胞可以直接注入卵母细胞中产生胚胎。然而，在体外成功地生成精子，关键是长时间维持生殖细胞活性，这就对精子发生有了很大的局限性。为了检测 PGC 分化成精子的能力，研究者们致力于探讨体内和体外扩增这种细胞群体的方法。即使与泌尿生殖复合体共培养，小鼠 PGC 在体外也很难维持超过 1 周的时间。复合体的长期维持和 PGC 数量的增加是通过用啮齿类血清代替牛和马血清来完成的，另外，从起源于雄性小鼠的性腺可以获得更多的 PGC。实验表明 17β 雌二醇或 ZEA 可以剂量依赖性地大量增加与性腺体细胞共同培养在 STO 上的 PGC 的数量。研究者们探索了把 GSC 从睾丸中分离并在体外长时培养的方法，GSC 是睾丸中数量较少的细胞群体，所以对这种细胞的扩增和鉴定很重要。纯的 A 型精原细胞与能产生干细胞因子的支持细胞单层共培养，可以存活较长的时间。在体外把干细胞因子加到青春期前小鼠的 A1～A4 精原细胞中，或加到永生型 A 型精原细胞中，可以刺激细胞生长到有丝分裂期并大大降低细胞凋亡。在移植研究中用 PGC 和 GSC 来改善生育已经取得了不同程度的成功，促使研究者们把研究深度进一步加深，用 ES 细胞作为生殖细胞分化的起始点。来自 ESC 的类胚体包含早期胚胎典型的组织系统，近来，研究者们发现鼠和人的 ESC 起源的 EB 包含能够表达生殖细胞特异性标志物的细胞。在两个独立的实验中，研究者们成功地分离了自发分化的细胞并使它们在体内或体外进一步生成精子。

Toyooka 等从雄性的基因整合的胚胎干细胞(在邻近 Mvh 的基因位点插入 GFP 或 LacZ)中分离出原始生殖细胞，既表达 GFP 或 LacZ 又表达 Mvh 的细胞是已经分化形成的 GSC。这些细胞可以在 5～7d 的类胚体中检测到，与产生 BMP 4 的滋养外胚层细胞共培养，细胞的量增多。当把这些细胞分离出来并移植到睾丸生精小管以后，这些细胞就能向精子

发生的方向分化并产生高度分化的精子。Geijsen 等在类胚体中加入维甲酸，形成 SSEA
1 阳性表达、碱性磷酸酶染色阳性的细胞群体，表明形成了类原始生殖细胞的细胞群体。
生殖细胞体外分化的鉴定是通过 Oct3/4，Piwil2 和 DAZL 的阳性表达来证实的，雄性生
殖细胞特异性基因 Sry 也在一些细胞中得到表达，向雄性生殖细胞系分化还可以通过在
高度分化的细胞中精子顶体蛋白和肝磷脂表达上调来证实。已分化的细胞进行减数分裂
并产生少量的单倍体细胞，这些细胞通过胞质内注射使卵母细胞受精，20% 的受精卵可
以在体外发育成囊胚。Hubner 等在体外从雄性或雌性 ES 中获得卵母细胞，而未在培养
体系中加特殊物质，表明胚胎干细胞向生殖细胞分化是一个自发的过程。可以推测这项
研究所观察到的结果只是由于延长培养时间到 26d，这么长的天数是以前的研究者从未
用过的。ES 细胞在一个共同的 ES 培养基中培养。4d 后，生殖细胞特异性 Oct3/4 在一
些细胞中检测到，7d 时大约 40% 的细胞表达 Oct3/4，把这些细胞分离出来，检测 c-Kit
和 VASA 的表达，从而把细胞分成 3 类。3 种生殖细胞类型为：①Oct3/4 和 c-Kit 表达
阳性、VASA 少量表达的细胞，类似于 PGC；②表达 Oct3/4 和 VASA，不表达 c-Kit 的细
胞，类似于 PGC 和生殖母细胞；③Oct3/4 和 c-Kit 表达阴性、VASA 表达阳性的细胞，
类似于迁移后 PGC。尽管在这个实验中，ES 未能形成类胚体，但在继续培养时局限的聚
合体形成并接种到新的培养皿中。随着细胞继续生长，形成的结构类似可产生卵母细胞
的卵泡。Hubner 等提出雄性和雌性胚胎干细胞由于缺少 Sry 的表达可形成具有雌性表型
的生殖细胞，Sry 表达缺失可能是因为未受到产生雄性生殖细胞所需的适当的刺激因子
的影响。与前两项研究相联系，这个刺激因子可能是 BMP 4 和或维甲酸。

　　上述研究证实配子可以在体外培养时获得，有助于了解性别决定的基因调控和环境
影响，并为不育患者提供了新的治疗方法，但是仍有许多问题需要解决。要成为有价值
的研究方法，需要在多个实验室重复验证；需要进一步证实细胞是否进行适当的减数分
裂，从而继续研究生殖细胞分化的分子机制；需要充分验证来源于 ES 的生殖细胞的能
力和特点；需要进一步研究提高生殖细胞数量的办法；特别注意生殖细胞生长的微环境，
以便了解微环境对生殖细胞增殖分化的影响。另外，虽然在上述实验中并未获得可生存
的胚胎，但是体外分离的生殖细胞与相应的配子结合后能否发育成健康的个体还需进一
步证实。

（张斌）

第八章　生殖毒性研究

第一节　环境化学物的生殖毒性

人类在 20 世纪经历了工业的迅速发展，每年有约 500 种新化学物被推向市场，而今已有大约 5 万～6 万种化合物进入我们的日常生活。越来越多的证据表明，对其中许多种化学物的职业性或环境性接触会影响人类的生殖功能，使人类的生育能力特别是精子的质量和数量发生显著改变，男性不育和生殖系统发育异常明显增加。据估计，目前美国有近 1/5 的夫妇发生非自愿性不育；1/3 以上的胚胎在发育早期死亡；大约 15% 的已知妊娠出现自发流产；出生时大约有 3% 的存活胎儿有各种发育缺陷，1 岁时增加到 6%～7%，学龄期则高达 12%～14%。

近年来对环境化学物生殖毒性的研究越来越受到关注和重视。迄今为止，研究已发现至少有 50 种广泛使用的化学物质对实验动物造成生殖毒性，其中包括铅、镉、汞、环氧乙烷、乙二醇醚、有机溶剂(如苯、甲苯、二甲苯、二硫化碳)以及抗癌化疗药物等。

一、内分泌干扰物

环境中持续存在的可干扰人类内分泌系统结构和功能、影响激素代谢并产生不良效应的化学物，称为内分泌干扰物(endocrine disrupters，EDs)。近年许多资料表明，人类暴露于内分泌干扰物可导致下述情况的发生：①睾丸癌和妇女乳房癌发病率增多；②精子数目与质量下降；③隐睾和尿道下裂发病率上升；④妇女多囊卵巢发病率增加；⑤儿童身体与精神发育改变。目前，关于内分泌干扰物和环境雌激素对生殖系统的影响研究已成为国际性热点问题。在众多的内分泌干扰物中，研究报道比较多的是邻苯二甲酸酯类和双酚 A。

(一)邻苯二甲酸酯类(phthalicacidesters，PAEs)

PAEs 是一类脂溶性化合物，包括邻苯二甲酸二(2-乙基己基)酯(DEHP)、邻苯二甲酸二丁酯(DBP)、邻苯二甲酸丁基苄基酯(BBP)、邻苯二甲酸二己基酯(DnHP)和邻苯二甲酸二乙酯(DEP)等几十种。PAEs 曾被认为是无毒物质。作为一种常用的塑料制品增塑剂，PAEs 广泛存在于各种塑料制品中，如医疗器具(输液管、血袋、透析用品等)、儿童玩具、食品包装袋等，其他还包括化妆品、清洁剂、室内装潢材料等。目前 PAEs 已被列为主要的环境雌激素，成为世界上最广泛存在的污染物之一。邻苯二甲酸酯可选择性地诱导精母细胞凋亡，引起睾丸萎缩，导致生物(包括人类)繁殖能力下降和生殖器官畸形。动物实验表明，PAEs 引起雄性动物生殖腺损害，精子减少，睾丸组织锌含量与酶活力改变，且对胚胎发育有一定毒作用。PAEs 对雌性生殖内分泌的影响主要表现在对卵巢功能的毒作用，作用位点主要是卵巢颗粒细胞。经口给予 SD 大鼠 DEHP 可显著抑制排卵前期颗粒细胞产生雌二醇(E_2)、引起自然排卵周期改变。另外 PAEs 增塑剂还具有抗雄激素活性，可能与女性乳房提前发育有关。围生期暴露是 PAEs 影响生殖系统分化和发育的最敏感的时期。雄性大鼠在围生期暴露于 PAEs 可影响性分化，主要表现为生殖器与肛门距离（AGD）减小、乳头保留、尿道下裂、隐睾、睾丸 Leyding 细胞增生或出现腺瘤和附睾发育不全等。

（二）双酚 A

双酚 A 是一种作为合成树脂原料使用的物质，具有与雌激素相类似的化学结构。Susan 等报道双酚 A 具有内分泌干扰物作用，对雄性生殖系统有一定的损害；由于其具有某些雌激素特性，与雌激素受体具有一定亲和力，能诱导人类乳腺癌细胞 MCF 7 的孕酮受体表达并刺激 MCF 7 细胞增殖。动物试验显示双酚 A 可使雄性 CD 1 小鼠精囊重量降低 19%，使精子的运动能力降低 39%，对大鼠和小鼠具有生殖发育毒性。用浓度分别为 0.01、0.10、1.00mmol/L 的双酚 A 染毒大鼠睾丸 Leyding 细胞，可见随双酚 A 浓度的增加，细胞存活率及睾酮分泌量逐渐减少；浓度达 1.00mmol/L 时，睾酮分泌量与对照组比较有显著性差异。人群流行病学调查发现，长期接触高浓度双酚 A 的男性工人尿中睾酮含量存在降低趋势。Hardin 等研究还发现 SD 大鼠第 1~15 天腹腔注射 85mg/kg 双酚 A 能引起胎仔骨化不全，腹腔注射 125mg/kg 能引起胎仔的肛门闭锁、脑室扩大等畸形。目前，对酚类的生殖影响研究多为动物实验和体外试验，职业人群的调查很少，国外已有流行病学资料研究证明双酚 A 具有潜在的遗传毒性和胚胎毒性，但是否具有致畸性的体内实验结果不一，尚需进一步深入研究。

二、农药

最近 50 年，随着农药使用的增加，人类接触农药的机会也愈来愈多，农药对人类生殖功能的毒性危害也日益受到广泛的重视。当前对其生殖毒理研究较多的农药是有机磷类农药和有机氯农药。

（一）有机磷类农药

研究表明，有机磷类农药可对性腺和附睾产生影响，如磷胺可导致睾丸萎缩，精子数目降低，可观察到曲细精管管腔内有脱落的生精细胞和残余精子，细胞核皱缩，胞质消失，精子的能量代谢障碍。Akbarsha 等新近报道 35mg/kg 磷胺染毒 30d 后可使附睾头部主要细胞凋亡增加，附睾尾管腔内精子消失。Ray 等报道大鼠每日腹腔注射喹硫磷 250μg/kg 连续 13d 可明显抑制生精过程，还观察到喹硫磷可降低睾丸甾体激素合成酶 3 羟基类固醇脱氢酶和 17 羟基类固醇脱氢酶的活性，其原因可能是影响了垂体促性腺激素释放水平。Afifi 等发现经口连续给予大鼠乐果 65d，可对睾丸产生直接细胞毒作用而影响到睾酮的生成，降低血浆睾酮水平。有机磷类农药对雄性生育力和子代生长发育也产生影响。据报道以 1.5 和 3.0mg/kg 二嗪磷处理大鼠 65d 发现雄性大鼠附睾精子数、精子活力下降，精子畸形率增加，从而导致雌鼠受孕率降低。Atef 等经口给予雄性大鼠高剂量辛硫磷时，F1 代仔鼠体重减轻，额臀长度减少，胎仔畸形主要有脊柱畸形、前后肢畸形、腭裂、性腺发育畸形等，显示辛硫磷对子代的胚胎毒性。

（二）有机氯

农药有机氯农药的化学结构多为氯代多环芳烃（PAH），研究认为 PAH 具有拟雌激素样作用，可影响下丘脑-垂体-睾丸性腺轴的正常调节作用，造成雄性生殖系统的发育和功能障碍。Prasad 等证实大鼠连续经皮给予六六六（HCH）120d，会引起睾丸特异细胞标志酶活性的改变，同时血浆睾酮水平下降，精子数减少，活力降低及精子异常率增高。Dalsenter 报道大鼠经口染毒丙体六六六后，睾丸精子细胞和精子数减少，电镜检查发现睾丸支持细胞明显受损，如出现空泡形成、染色体断裂和细胞器完全消失等。Maness 等通过研究发现滴滴涕(DDT)的异构体，在浓度 $>1\times10^{-6}$mol/L 是雄激素受体的拮抗剂。You 等也报道了雄性大鼠在子宫内和哺乳期接触 DDT 会导致生殖器官的发育异常、乳头发育及雄激素受体表达改变等，并且对不同品系的大鼠作用相似。虽然目前绝大多数国家已逐渐停止使用有机氯类杀虫剂，但由于其化学性质稳定，可长期残留在土壤和生物体内达数十年，因此有机氯农药的雄性生殖毒性仍应高度重视。

三、有机溶剂

有机溶剂广泛使用于工农业生产中，如制鞋、油漆、涂料等行业。关于有机溶剂的生殖毒性研究资料较多，且许多已得到了证实。王志萍等对 257 例二硫化碳(CS_2)接触女工妊娠影响的前瞻性研究显示，月经周期妊娠率显著低于 366 例对照组；受孕时间则随接触 CS_2 浓度的升高($r=0.1198$，$P=0.024$)及接触时间的增加($r=0.2799$，$P<0.001$)而延长，从而认为受孕时间可作为标志人类生殖损伤简单而灵敏的初筛指标。杨世娴等对从事苯系物作业 1 年以上的 3248 名女工和 7247 名对照组女工的研究发现，在苯系物超标条件下，接触组女工月经异常、痛经、妊娠恶阻、先兆流产、自然流产、妊娠贫血、早产、死产、过期产的发生率明显高于对照组($P<0.05$)，低体重儿(8.4%)、先天畸形儿(4.0%)、智力低下(7.1%)和新生儿死亡(5.7%)的发生率大于对照组(分别为 3.0%、2.6%、0.6%和 2.0%)，除先天畸形外，差异均有显著性($P<0.05$)。苯系物对雄性生殖功能的影响主要表现在以下两个方面：①对睾丸生殖功能的影响。苯对染毒小鼠可致性腺毒作用，诱发小鼠生殖细胞突变，表现为精子畸形率增加，初级精母细胞畸变、精原细胞 SCE 增加。Srivastava 等实验报道，雄性大鼠的生殖系统对苯乙烯很敏感，大鼠短期内用高剂量苯乙烯染毒可引起睾丸生化和组织形态的改变，表现为某些酶活性的增加或降低，精子数减少，输精管变性及管腔内精子稀少。人群流行病学调查发现接触苯乙烯男工的精子异常，出现性功能障碍，其妻子的妊娠并发症增多等，从而证实了动物实验的结果，表明苯乙烯具有明显的睾丸毒性。然而，对轻质油的研究则表明染毒小鼠其精子数目、精子活率、精子活动度、精子畸形率以及精子乳酸脱氢酶同工酶(LDH X)、溶酶体酶活性等与对照组相比均无明显变化，提示轻质油对动物的生殖影响不明显；②对雄性内分泌的影响。Svensson 等调查职业接触甲苯的男性印刷工人，发现随甲苯浓度时间加权平均值(TWA)增高，血浆黄体生成素(LH)和睾酮(T)水平随之下降，但累计接触甲苯浓度与血浆激素水平无关，表明低水平甲苯可通过对垂体促性腺激素分泌的影响而影响睾酮的分泌。接触苯乙烯男工血清睾酮和促卵泡生成素(FSH)明显降低($P<0.05$)。Savitz 等报道在母亲怀孕前几个月父亲职业接触苯导致胎儿不足月产危险性增高，而 Taskinen 也报道男工接触包括苯乙烯在内的有机溶剂，其妻子自然流产率也明显增加。

四、金属

研究发现生殖系统对金属及其化合物的作用非常敏感，往往在其他系统尚无反应时，即出现了生殖功能障碍。由于被损害的生殖过程所处阶段不同，其后果亦各异，表现为不育、死胎、后代发育迟缓、结构异常、功能障碍以及儿童期肿瘤等。金属及其化合物的生殖毒作用不仅涉及接触者，而且还会影响后代。金属的生殖毒性已引起学者们的广泛关注并进行了大量的研究，目前研究报道比较集中的是铅、镉、汞、锰。

（一）铅

目前研究证实铅不但具有生殖毒性，而且还有妊娠毒性。铅对睾丸有直接的毒作用，使生精系统代谢障碍，精子生成减少，形态发生改变。铅可穿越胎盘屏障，对胚胎产生毒作用，使自然流产和早产率增高，异常妊娠增多。对铅冶炼厂男工的横断面研究发现，男工的血铅水平与其精子浓度几何均数和精子总数几何均数成负相关；工人近期血铅水平、精子浓度、精子总数和活动精子总数与长期铅暴露呈负相关。Bellinger 的流行病学调查显示，血铅水平持续升高达 5 年以上的男工，生育低体重儿(RR＝3.85)或早产儿(RR＝2.45)的危险性比对照组高，并随接触铅时间的增加而升高。

（二）镉

国内外研究结果已证实，镉对哺乳动物生殖系统产生毒性。镉能明显损害睾丸，使精子数、精子密度及其精子活动率下降，以至影响生殖能力；镉对卵巢影响虽不如睾丸敏感，但可引起卵巢病理组织学改变，造成卵泡发育障碍；可干扰排卵、转运和受精过程，引起暂时性不育。关于镉的胚胎毒性，大多数报道胎盘对镉有一定的屏障作用，大部分镉可被阻留而沉积于胎盘中，蓄积在胎盘的镉对胎盘有较强的毒性，主要损害血管，使小血管容积减小，进而产生胚胎毒作用。

（三）汞

动物实验证实汞及其化合物可影响生精过程，使精子数量减少、活力降低、畸形率增高。不论是有机汞还是无机汞，均能影响雄性动物的生育力。有机汞对睾丸损害较大，影响早期精细胞，并可导致不育；无机汞主要影响精原细胞和精细胞，使生育力降低。然而，汞对男性接触者妻子的妊娠结局未见明显异常，这可能与剂量、接触途径、时间的不同有关。但有关人群流行病学调查资料显示汞可导致女性月经周期紊乱；无排卵期延长，并影响卵巢功能(排卵、黄体生存)等；同时认为汞可干扰神经内分泌调节功能。汞及其化合物亦可通过胎盘屏障对胎儿产生影响。在各种汞化合物中以甲基汞通过胎盘屏障能力最大，其次为金属汞，再次为无机汞化合物。杨建明等的研究证实胎盘有很强的蓄积汞的能力，并可穿越胎盘屏障，而发育中胎儿的中枢神经系统对汞特别敏感，对胎儿发育有不良影响。汞对子代生长发育的影响表现为先天性婴儿甲基汞中毒可使婴儿中枢神经系统发育迟缓、脑畸形或精神异常、淡漠、运动迟缓、吸吮及吞咽障碍等，严重的有痉挛麻痹，共济失调，言语、听力障碍及行为、智力缺陷等。

（四）锰

锰对男性性腺及内分泌均有影响，它使睾酮分泌减少，重度中毒患者还可导致甲状腺、肾上腺、脑垂体和睾丸萎缩。形态学观察可见睾丸间质水肿、充血，曲细精管损害，生精上皮细胞解离、脱落等变化；锰还影响睾丸组织中丙氨酸、胱氨酸等多种氨基酸，导致琥珀酸脱氢酶、乳酸脱氢酶、胆固醇、糖原明显降低]。锰可使雄性动物性欲降低，射精次数减少，精子活动率降低，分析其原因可能是锰对下丘脑-垂体-睾丸轴的作用。吴卫平(1991)报道锰作业男工与不接触锰的妻子所生婴儿畸形率(11.95%)明显高于对照组。锰对女性生殖功能的影响主要表现在对卵巢功能的影响，并可通过胎盘屏障进入胎体影响子代。有关研究显示 40.2% 锰作业女工月经异常率高，性欲减退，性生活持续时间缩短等；其子代先天畸形率高，为 13.85%，而对照组仅为 4.07%(P<0.05)。总之，金属不论对男性还是对女性的生殖功能均能产生生殖毒性，有的还有致睾丸肿瘤的作用(镉)，它们对生殖系统的毒性存在剂量 效应关系，剂量越大生殖毒性即越大。评价化学物的生殖毒性需要四方面的资料：①环境流行病学资料；②控制下的临床研究；③动物毒性试验；④体外试验。其中许多化学物难于进行必要的临床研究，而许多新的化学物也缺乏流行病学资料，所以动物毒性试验和体外试验就成为主要的生殖毒性评价与预测方法。

目前环境化学物对人类生殖系统的毒性评价研究，尤其是生殖毒性毒理学研究已经取得一定的成绩，但由于人群流行病学研究资料相对较少，且在许多方面尚无肯定的结论，仍存在不少亟待解决的问题。建议对环境化学物的人类生殖毒性研究和评价宜注意下列几个问题：①加强现场流行病学调查力度，积累更有关主要环境化学物的生殖毒性的人群资料；②关注环境化学物对非职业接触人群生殖健康状况的影响；③进一步研究、探讨并建立环境化学物生殖毒性评价的模型。

（刘强）

第二节　环境雌激素与生殖

近年来，有关环境化学物质影响人类健康、动物生殖功能的报道日益增多，它们进入人和动物体内后能干扰体内自然激素的合成、分泌、转运、结合作用和消除等过程，这类环境化学物质称为环境内分泌干扰物(environmental endocrine distuptors，EEDs)。根据生物学效应不同，EEDs 主要可分为：环境雌激素、环境抗雄激素和拟甲状腺激素。具有雌激素活性或抗雄激素效应的一类化学物质称之为"环境雌激素"，大量实验表明，环境雌激素可以导致生殖障碍、出生缺陷、发育异常和代谢紊乱，并可引发恶性肿瘤。最近几年，环境雌激素对人类和野生动物的影响，已经成为生殖医学界研究的热点。

一、环境雌激素分类

环境雌激素种类繁多，广泛存在于自然界中。目前已报道的环境雌激素主要有：

(一)人工合成的药用雌激素

包括与雌二醇结构相似的类固醇衍生物，也有些是结构简单的同型物，即非甾体雌激素。己烯雌酚(DES)是后者的代表，此外还有己烷雌酚、炔雌醇、炔雌醚。

(二)植物性雌激素(PES)

广泛分布于包括豆类植物、茶叶、三叶草等 400 多种植物中，如异类黄酮、香豆雌酚等；能与雌激素受体结合，调节雌激素相关的各种生理生化过程。PEs 能促进靶细胞的生长，同雌二醇竞争性地结合雌激素受体，增加子宫鲜重，调节发情周期，PEs 还能诱导催乳素合成。

(三)真菌性雌激素

代表性的真菌雌激素为玉米赤霉烯酮,其合成的衍生物玉米赤霉醇被用作家畜促进生长激素。

(四)农药

主要为有机氯化合物,如 DDT、DDE 等;过去的几十年中,世界各国广泛地使用残效期很长的有机氯杀虫剂,包括狄氏剂、毒杀芬、林丹、十氯酮等。

(五)工业化学物质

包括多氯联苯、二噁英、烷基酚类括壬基酚、辛基酚等,被广泛地用作塑料增塑剂、农药乳化剂、纺织行业的整理剂等。不仅污染广泛,而且其雌激素活性也很高。

二、环境雌激素检测方法

近年来,由于环境雌激素与野生动物及人类的生殖发育障碍及某些癌症有关,美国 EPA1996 年立法要求探索环境雌激素鉴别方案,以评价环境雌激素对野生动物和人类的影响。以下从整体水平、细胞水平、受体水平和分子水平概述环境雌激素活性物质的各种检测方法。

(一)在体子宫试验

1. 子宫生长试验 子宫生长试验(uterus growth test)是最早建立的检测雌激素活性的经典方法,目前仍被广泛应用。子宫含有丰富的雌激素受体(ERs),当外来化合物与 ERs 结合后,可使子宫的雌激素诱导蛋白(IPs)含量增加,刺激子宫生长。因此测定动物子宫重量或计算其脏器系数,可评价受试物的雌激素活性及其强度。

2. 子宫血管渗透性实验 小鼠行双侧卵巢切除术,恢复 16～20d 后,皮下注射不同浓度的受试物。注射后 3.5h 给动物静脉注射 ^{125}I 标记的人血清白蛋白,30min 后,处死动物,取血浆和子宫,分别测定二者的放射性,以子宫组织放射活性与血浆的放射活性之比来表示子宫血管对受试物的渗透性,该渗透性大小与物质雌激素活性呈正相关。

(二)细胞培养

1. 大鼠子宫腺癌细胞培养 子宫腺癌细胞是一种来源于 RUCA-1 型大鼠子宫的肿瘤细胞模型,含有丰富的 ERs,体外培养时仍可保持对雌激素的应答。雌激素或具有雌激素活性的物质可与细胞 ERs 结合,诱导雌激素特异蛋白补体 3(C3)的合成。因此培养液中 C3 的含量可作为受试物是否具有雌激素活性及其活性强度的判断指标。

2. 肝细胞卵黄素生成实验 卵黄素(VTG)是由卵生脊椎动物肝细胞合成的一种复杂大分子蛋白,其合成依赖于雌激素对肝细胞的刺激作用,因此 VTG 的含量与雌激素作用有密切关系,其含量可以反映外界物质的雌激素活性强度。

(三)受体竞争性结合测定

1. 子宫 ER 法 取雌性小鼠子宫,剪碎后置 10 倍体积的冰冷 TEGM 缓冲液中匀浆,匀浆液经 100～125mm 细筛过滤后,以 180000g 离心 1h。上清液(细胞液)中含 Ers,即可进行受体竞争性结合测定。

2. 细胞培养法 细胞株选用 ER+的 MCF-7 或 T47D 细胞,细胞在经葡聚糖-活性炭吸附处理的培养液中预培养 3d,消化后转移至 1%活性炭处理的培养液中,然后接种于 96 孔培养板。每孔中预先加入 50μl 受试物和 50μl ^{3}H-E$_2$。共同培养 45h 后,冰浴 5min,

在4℃下以3000rpm离心,去除上清液,细胞沉淀用冰冷的TPSG缓冲液洗1次,离心取细胞沉淀;加入闪烁液悬浮,测定其放射活性。数据分析同子宫ER法。

(四)分子生物学方法

1. ERs重组酵母实验 将hERs基因、雌激素应答表达子(ERE)质粒和编码β-半乳糖苷酶的LacZ基因转染入酵母中。前两者组成ERU,具有调节LacZ基因表达的作用。当外界物质与ERs结合时,可激活ERU,进而使LacZ基因表达,生成β-半乳糖苷酶,该酶可使β-D-吡喃半乳糖苷氯酚红生色。

2. 荧光偏振实验 当在外界偏振光源激发下,荧光分子有两种状态,小分子发生快速翻转,分子的发射光无明显偏振性;大分子保持静态,分子的发射光有很强的偏振性。测定荧光分子的偏振性可反映出分子的翻转速度,从而推测出分子的大小。荧光性雌激素(FES1)与ERs结合后,分子体积增加,翻转速度减慢,因次,具有较高的偏振性和各向异性。当加入可与ERs竞争性结合的化合物时,FES1被替换呈游离态,翻转速度快,偏振性下降,根据偏振值可判断加入受试物与ERs结合力的大小及其雌激素活性。

三、环境雌激素对生殖系统的影响

(一)对雌性生殖的影响

环境雌激素能引起内分泌功能紊乱,可作用于丘脑-垂体-卵巢轴来影响卵巢功能,它对雌性动物的影响主要是引起早熟、月经周期的改变、不良的妊娠结局和肿瘤等。Xu等研究发现低剂量的双酚A可增加Bax的表达,抑制Bcl-2的转录和表达,诱导凋亡,同时细胞被阻滞在G2到M期。如果长期低剂量摄入含植物雌激素的食物其对生殖系统也会产生明显的作用和影响。

(二)对雄性生殖的影响

1992年,丹麦Carlsen等研究发现,正常男性精子数量和质量下降了,男性生殖道发育障碍发生率增加了1倍。我国张树成等也发现,我国男性精液质量也有明显下降。法国、美国、日本等国的研究均证明,人类生殖能力下降的主要原因是环境污染物的增多,环境雌激素还可引起动物种群性别比的改变。

四、雌激素受体

在雄性生殖系统的分布雌激素受体(estrogen receptor,ER)广泛存在于两性动物体内,正常雄性动物体内内源性雌激素在血液中的浓度很低,但其在睾丸网中的浓度比女性血清中含量还高。有实验证实,雌二醇可以防止体外培养的睾丸生殖细胞发生凋亡。Couse在研究ERαβKO雄性小鼠时发现,精子生成量减少,而且影响精子的活动,这说明雌激素对男性生殖系统起重要的作用。对于人和啮齿类动物的研究表明,雌激素受体ERα、ERβ,广泛存在于生殖系统和全身其他部位,但其在不同种属、同一种属不同的动物,以及同一动物的不同发育阶段,生殖系统的不同器官,其ERα、ERβ的分布、数量和生理功能是有差别的。Nielse等在研究时发现,ERα分布在睾丸间质细胞、睾丸网上。小鼠精母细胞有ERβ表达,但其表达量随着出生时间的增加有逐渐下降的趋势,另外,小鼠睾丸几乎所有的间质细胞和20%的肌样细胞也有ER的存在。张远强等采用免疫组织化学和免疫荧光组织化学染色方法,观察到ERβ主要分布在大鼠间质细胞，且随出生天数增加而呈上升趋势，成年大鼠睾丸间质细胞中 ERβ 分布较幼年大鼠密度增加。另外，在附睾、输精管、输出小管等处也分别有 ERα、ERβ 的存在。Nielsen 等研究发现，ERα 在胚胎期及出生后的啮齿类动物输出小管及附睾上均有表达，且 ERα 在输出小管的免疫组化染色明显强于睾丸，输精管和附睾与 ERα 相比，ERβ 分布广泛，在大鼠输出小管和附睾的上皮细胞及管周细胞均有 ERβ mRNA 及蛋白的表达。Zhou 等发现小鼠 ER 分布与大鼠略有不同，除输出小管上皮细胞外，附睾起始段顶部细胞，部分基底细胞，附睾头部主细胞及头部至尾部亮细胞和基底细胞都表达 ERα，输精管上皮细胞无 ERα 表达，但在上皮下的平滑肌细胞中有表达，而 ERβ 在输出小管、附睾及输精管的上皮细胞及基质细胞均有表达，而人及灵长类的 ERβ 分布在整个男性生殖系统，包括输出小管、附睾、输精管和精囊。对于人类来讲，ERα 在睾丸组织中的分布与啮齿类动物有明显的不同，近年来多数研究表明，人类睾丸组织生精细胞和间质细胞都无 ERα 表达，而 ERβ 在人类生精细胞的表达随发育阶段不同而不同。这一点与啮齿类动物相似。

五、环境雌激素对雄性生殖影响的可能机制

(一)环境雌激素可通过"下丘脑-垂体-性腺轴"影响神经内分泌系统

对于雄性动物来讲，下丘脑-垂体-睾丸轴的平衡是精子发生起始和维持所必须的。环境雌激素能引起雄性生长激素释放激素(GnRH)减少和垂体对 GnRH 反应降低，抑制循环 FSH、LH 和睾酮(T)的分泌。影响的机制可能是通过负反馈作用来干扰雄性激素的分泌，影响 LH 与间质细胞 LH 受体间的相互作用，降低由 LH 所刺激的间质细胞睾酮的分泌，影响 FSH 的重要调节子抑制素 B 的生产而影响 FSH。Nikula 等研究发现，双酚 A 和辛基酚可通过阻止 LH 受体和腺苷酸环化酶的偶联，抑制 hCG 刺激的小鼠间质细胞的 cAMP 和孕酮的合成。CAMP 是细胞内第二信使，可激活蛋白激酶 A，进而使得胆固醇侧链氧化断裂的酶体不磷酸化发挥生理效应，孕酮是 T 合成的前体物质，cAMP 生成减少导致 T 合成下降。另外，对于雄性胎鼠来讲，外源性雌激素可能负反馈性抑制胚胎的垂体，减少 FSH 的释放，而 FHS 与间质细胞和支持细胞的增殖密切相关，因此，外源性雌激素可以负反馈性抑制间质细胞和支持细胞的分裂和成熟，减少细胞的数量。对生殖细胞的影响主要表现在细胞凋亡率增加，精子数量减少，活力降低等。支持细胞在精子发生过程中起着非常重要的作用，其数目与精子生成的数量密切相关，一定数目的支持细胞只能维持一定数目的生精细胞，因此，支持细胞数量越少，产生精子的上限越低。同时，幼年期支持细胞的改变，能影响成年后睾丸的大小和精子生理，并可能影响精子的质量。由于生精细胞、支持细胞、间质细胞含有 ER，因此，除间接影响外，外源性雌激素能直接作用于这些细胞而导致细胞数量和质量异常，并可能引起某些靶基因表达的改变。

(二)与雌激素受体(ER)的结合

环境雌激素作为配体与 ER 结合，形成配体受体复合物，复合物再结合到细胞核内 DNA 结合域的雌激素反应元件(estrogen response element，ERE)上，诱导或抑制有关调节细胞生长和发育的靶基因的转录，启动一系列激素依赖性生理过程。有机氯农药 O,P-DDT 具有雌激素样活性，体外实验证明，它能引起 ER 阳性的 MCF-7 曾被增殖反应，而对于 ER 阳性的 MDA-MB-231 细胞无明显作用，并且这种作用可以被 ER 拮抗剂 ICI182,

780 所阻断。胰岛素样生长因子 1(IGF-1)在介导雌二醇的促有丝分裂效应及调控子宫肿瘤生长中起重要作用，大豆异黄酮等可增加去除卵巢的成年雌性大鼠子宫中 IGF-1mRNA 水平，诱导 IGF-1 受体酪氨酸磷酸化，刺激 IGF-1 受体信号复合物形成，以及增加子宫上皮细胞中增殖细胞核抗原(PCNA)的表达和有丝分裂细胞的数目。对已经进行 ERα 基因敲除的小鼠给予环境雌激素，不会激活 IGF-1 受体，这表明某些环境雌激素所表现的雌激素效应，与雌二醇激活子宫 IGF-1 信号通路是相同的。

(三) 与雄激素受体(AR)结合

环境雌激素直接与 AR 结合，它们进入体内后一般与 AR 有着低到中等的亲和力。与雄激素竞争结合 AR 充当 型拮抗剂，通过不稳定的受体构象而在蛋白酶的作用下降解 AR 或不释放受体关联蛋白，影响 AR 与 DNA 的结合，或干扰 AR 的二聚体化，即与雄激素结合的同时作为配体和 AR 结合形成不与雄激素反应元件(ARE)结合的混合配体二聚体(mixed-ligand dimer)，从而抑制了雄激素反应基因的转录活性，导致一系列的生殖紊乱。此外，环境雌激素可抑制体内雄激素与雄激素受体的正常机结合。体外实验表明，它们是 AR 调节基因的潜在抑制剂，能抑制 AR 与雄激素的结合，并抑制雄激素依赖的基因表达，而另一些环境雌激素，却能影响体内天然雄激素与血浆雄激素结合球蛋白的结合。

(四) 死亡受体-细胞配体凋亡途径

死亡配体 Fas ligand(FasL)与靶细胞表面死亡受体 Fas receptor(FasR)结合后或启动形成受体，与含死亡结构域的 Fas 相关蛋白(FADD)结合，经一系列的反应最终破坏 DNA 的完整性，干扰细胞周期的正常运行，破坏细胞结构，最终导致细胞凋亡。FasR 存在于成年啮齿类动物生殖细胞上，FasL 存在于支持细胞，FasR 和 FasL 的表达对细胞凋亡的调节起着重要作用。环境雌激素结合 ER 后能干扰睾丸 FasL 的表达，因此，影响睾丸的发育和功能。环境雌激素可以诱导二型生精细胞 Fas-FasL 表达的增加，启动 Fas-FasL 细胞凋亡途径，导致二型生精细胞的凋亡。

(五) 影响与受体无关的细胞信号传递途径发挥作用

环境雌激素也可通过影响与受体无关的细胞信号传递途径发挥作用。如高水平的滴滴滴(DDD)可以增加细胞内的游离钙浓度。某些多氯联苯可以影响钙稳态的维持和蛋白激酶 C 的活化。过氧化小体增生剂以及有机氯农药可以激活有丝分裂剂活化的蛋白激酶(MAPK)。β-六六六并不与雌激素受体结合，却具有某些雌激素样作用，说明与受体无关。因此，环境雌激素可以不通过受体而直接通过细胞信号传导通路发挥作用。

(六) 环境雌激素的致癌机制

可能在于：①对细胞核及 DNA 的影响；②抑制微管聚合；③干扰细胞周期。

随着工业化的进程，环境雌激素的污染有进一步扩大的趋势，成为人类健康很大的潜在威胁因素，关系着人类的生存繁衍。预防环境雌激素对生殖功能的影响，当务之急应制订接触水平，但目前尚无这方面的资料。其次，要减少环境雌激素的污染，特别是有机氯化合物和二噁英。但是环境雌激素种类繁多，作用机制复杂多样且不同环境雌激素之间可能还存在协同作用，这就增加了其对机体作用的复杂性和研究难度。就目前而言，首先必须建立一套科学灵敏的检测环境雌激素的方法，进一步研究环境雌激素对机体的作用机制，从而对环境雌激素对机体的影响作出科学的、综合的评价，以保护人类健康，预防环境雌激素对人类的损害。

（刘强）

第三节　邻苯二甲酸酯的雌性生殖毒性作用

邻苯二甲酸酯(phthalate esters，PAEs)是一类人工合成的有机化合物在工业生产中的应用非常广泛，主要用做塑料增塑剂(polyvinyl chloride，PVC)以及某些特定行业所使用的溶剂等，PAEs可不断地向周围环境中释放出来进而作为环境污染物对人类健康产生危害，有学者将其描述为产量最大的人类制造的环境污染物之一。有关的调查显示，PAEs的暴露与女性不良生殖结局具有相关性。从毒理学的角度来说，在相同的生活条件下，女性尤其是孕妇更容易受到某些毒物的危害，因此有人提出应把这些人群看作是高危亚群(high risk subgroup)加以重点保护。可能是由于女性比男性更多的使用护肤品、指甲油和香波等化妆品而增加了她们对PAEs的暴露机会，因而引起了人们对PAEs与女性生殖健康关系的关注。

一、人群流行病学调查

一些可以产生PAEs的工厂比如塑料加工制造厂作为PAEs的污染源可以对工厂的女工或居住在附近的女性居民的生殖健康产生不良影响。早在1975年的时候，Aldyreva等人就发现了在一家工厂工作的女工由于长期职业接触DEHP而使受孕率下降、流产率升高，这项调查也同时发现，同对照组相比，19名被调查的30至40岁的妇女由于7至9年的职业接触DEHP后，有10名出现伴随雌激素水平降低和不排卵的妇科病变。Tabacova等的调查发现一家塑料厂附近居住的孕妇尿样中的PAEs含量与怀孕的并发症具有相关性，具有怀孕不良结局如贫血、毒血症和先兆子痫等的孕妇尿液中平均PAEs浓度为$2.17 \mu g/ml$尿，而无并发症者只有$0.8 \mu g/ml$尿(P=0.02)。虽然这种与大规模污染源有关的暴露在整个人群中所占的比例有限，但女性人群对这类化合物医源性的接触机会却很多，比如孕妇在怀孕及生产的过程中，母亲及胎儿都可能由于输血等因素而暴露于PAEs的污染之中。用PVC袋储藏血液，由于PAEs的污染，对于输血患者来说，短期暴露于DEHP的水平就可以达到很高的剂量。另外由于使用了PVC材料制成的透析袋，肾脏透析患者也具有较高水平PAEs的暴露量。女性作为一个群体，对PAEs的高暴露量也不仅限于此类领域。一项比较有创新性的研究是意大利的Cobellis等采用高效液相色谱法(HPLC)对患有子宫内膜异位症(endometriosis)的妇女体内DEHP的调查显示，其血浆中DEHP的浓度(均值为$0.57 \mu g/ml$)远较对照组(均值为$0.18 \mu g/ml$)高，这项调查证实了血浆中高浓度的DEHP与子宫内膜异位症的相关性，并首次提出了PAEs作为子宫内膜异位症发病原因的可能性。近年来关于PAEs与女性生殖健康关系的一个比较典型的事例是乳腺过早发育(thelarche)的Puerto Rican女孩，其血液中的PAEs的水平较其他女孩高，提示了PAEs的暴露可对雌性生殖产生毒性。以上的调查揭示了PAEs对女性生殖健康的危害。在该领域的研究中，一方面需要更多的流行病学调查证据，同时也需要建立合适的动物模型来进行深入研究。

二、动物及细胞实验

有关 PAEs 雌性生殖毒性的动物及细胞模型建立比较早、而且比较成功和系统的是美国北加利福尼亚州立大学环境和分子毒理学系的 Tara Lovekamp Swan 和他的同事 Davis 等人，他们从 20 世纪 90 年代即开始了此项工作的研究。他们将 2g/kg 的 DEHP 通过玉米油对具有正常排卵周期的雌性 SD 大鼠进行灌胃，结果发现受试大鼠自然排卵周期改变，动情周期延长，并且出现不排卵的现象，他们用显微镜观察发现，受试组大鼠卵泡的体积减小和出现多囊卵巢，而卵泡的体积减小是由于卵泡颗粒细胞变小的结果，DEHP 的雌性生殖毒性作用主要是通过其代谢产物单-(2-乙基己基) 邻苯二甲酸酯(MEHP) 影响卵巢功能的，作用位点主要是卵巢颗粒细胞。Lasky 等人发现，DEHP 染毒后的大鼠的卵巢经过培养后甾体激素的分泌出现异常。卵巢是女性的生殖性腺，它一方面产生生殖细胞，另一方面分泌雌、孕激素，颗粒细胞、黄体细胞和卵泡膜是构成卵巢不同月经周期时的重要功能单位，有机物对卵巢的损害可能通过这些细胞的形态与功能的改变表现出来或检测出来，基于这种思路，Davis 等人着重对颗粒细胞的功能进行检测。DEHP 可显著抑制排卵前期颗粒细胞产生雌二醇(estradiol)，由于血中雌激素水平的降低，反馈性促使卵泡刺激素(follicle stimulating hormone，FSH)水平的再升高，由于不能刺激黄体生成素(luteinizing hormone，LH)峰的出现而产生无排卵性周期或排卵延迟。孕酮的分泌量也可以作为卵巢颗粒细胞功能变化的检测指标之一，MEHP 与大鼠颗粒细胞共同培养 24 小时后在降低孕酮分泌量的同时，也可以降低 FSH 诱导的 cAMP 蓄积量的 40%，孕酮的分泌量的下降与 MEHP 存在剂量-效应关系。在颗粒细胞分泌甾体激素的过程中，cAMP 起重要的第二信使作用，它启动细胞内类固醇激素的生成机制，在孕激素产生的过程中，MEHP 的主要作用位点是胆固醇侧链裂解酶(P450scc)，P450scc 把胆固醇转变成孕烯醇酮。MEHP 影响颗粒细胞分泌的两种重要激素——雌激素和孕激素是通过不同的路径来实现的，在大鼠卵巢颗粒细胞培养时，无论培养物中是否加有 FSH 和 8br cAMP，DEHP 的代谢活化产物 MEHP 均按照剂量-效应关系降低雌激素水平，但孕酮分泌受 MEHP 所抑制的现象却因 cAMP 刺激物的加入而得到纠正，因而雌激素水平的下降是不依赖于 FSH cAMP 途径的。雌性生殖毒性的焦点之一是雌激素水平的降低，Lovekamp 等人还发现，在几种结构上有联系的 PAEs 中，仅有 DEHP 能导致颗粒细胞雌激素分泌水平的下降，它也可以导致颗粒细胞中作为雄激素向雌激素转化的限速酶——芳香化酶 mRNA 水平的下降，并且芳香化酶 mRNA 水平的下降同芳香化酶蛋白水平的下降具有很好的一致性，而相同的过程也可被过氧化物增殖体 Wy 14643 所重现，提示了 MEHP 与 Wy 14643 具有某种内在的联系。

三、胚胎及发育毒性

女性的生殖系统担负着孕育与繁衍后代的重任，PAEs 可以透过胎盘屏障进而可能对发育中的胚胎产生毒性。Latini 所做的一项针对新生儿的调查表明，调查样本中 88.1% 的新生儿的脐带血中可以检测到 DEHP 和/或 MEHP，而两者可以同时检测到的占被调查样本数的 77.4%，并且 MEHP 检测阳性的新生儿的母亲，其怀孕周期比 MEHP 检测阴性母亲的怀孕周期短(P＝0.043)，这提示了 PAEs 在子宫内即可对胎儿及孕妇产生影响。Hansen 等人用 DEHP 的体外大鼠全胚培养实验发现，在 DEHP 较低剂量 0.5% 可导致大鼠胚胎畸形的发生，提示了低剂量的 DEHP 就有胚胎毒性作用，可能是由于抑制了胚胎细胞的增殖和分化所致。在体外研究中，DBP、BBP 对体外培养的全胚胎中脑和肢芽细胞具有生长和分化的抑制作用，且呈剂量依赖关系。肢芽细胞比中脑细胞对 DBP 和 BBP 更敏感。DBP 对中脑细胞和肢芽细胞分化的半数抑制浓度(IC50)分别为 27.47 μg/ml 和 21.21 μg/ml，BBP 为 412.24 μg/ml 和 40.13 μg/ml。同样地，邻苯二甲酸单丁酯(MbuP)对肢芽细胞的分化也具有抑制作用。IC50 为 142.61 μg/ml。当培养液中加入过氧化氢酶或维生素 E 时，DBP 的抑制作用得到缓解，而对 MBuP 的抑制作用没有影响。

四、毒性机制

女性的生殖系统具有复杂的解剖结构、生理调节和生化组分，雌性生殖毒理的研究还有许多空白点，人们对邻苯二甲酸酯雌性生殖毒性研究也有一个逐步深入的过程，因而有许多理论仍处于探索阶段，通过体内及体外实验，在雌性大鼠的卵巢颗粒细胞内，已经证实了 DEHP 抑制芳香化酶的转录不是依赖于 cAMP 相关途径的，因此，学者们积极探询其他可能的途径，前面已经提到，MEHP 与 Wy.14643 具有某种内在的联系，而最近一项研究表明，MEHP 是作为过氧化物酶体增生物(peroxisome proliferator)而对雌性大鼠的卵巢颗粒细胞发挥毒性作用的。过氧化物增殖体通过过氧化物酶体增生物激活受体(PPARs)这一类核受体超家族的成员来发挥作用，PPARs 是作为同视黄醇受体(retinoid X receptor, RXR)的二聚体来调节转录的，一旦被激活，通过一系列途径，最终导致芳香化酶的活性和 mRNA 水平的下降，有关此过程具体机制的研究仍在进行当中。

美国疾病预防与控制中心最近的一项研究表明，全球范围内 PAEs 对环境的污染程度，人类对其接触的水平以及由此对健康所产生的危害程度比原先想象的要严重的多，在发展中国家的情况更是令人担忧，人们通过职业有关的因素，医疗活动以及日常生活都可以接触到大量的 PAEs。MEHP 在什么样的浓度能引起受试动物或细胞模型的病理及功能改变引出了人类的实际暴露水平同相关健康损害的关系问题，2000 年的时候，Blount 等人对目标人群中 PAEs 的代谢物进行了调查，结果发现，大于 75% 的受检对象体内存在 MEHP 和 MBP，并且生育期的妇女要高于男性和其他年龄段的女性。到目前为止的研究表明，PAEs 可干扰啮齿类动物的生殖功能，但是尚缺乏 PAEs 对人类生殖功能产生损害的直接证据。目前虽然对邻苯二甲酸酯雌性生殖毒性细胞及分子生物学方面的机制有一定的了解，但还没有完全搞清楚，其未来的研究方向是寻找其暴露之后的生物标志物，另一方面，也需要从细胞及分子生物学角度探询邻苯二甲酸酯雌性生殖毒性机制。而且由于以前所研究的都是 PAEs 中某一种单一物质的毒性，而实际上，人群所接触的往往都是 PAEs 的混合物，但有关这方面的资料仍然是空白，因此今后应加强这方面的研究。

（刘强）

第四节　氟康唑的生殖毒性

　　孕妇易受真菌感染的困扰，而且风险性较正常妇女高。据报道，假丝酵母菌性阴道炎孕妇感染率高达 56%，其中早孕期 23.5%，中孕期 22.6%，晚孕期 18.1%，而且较难治疗，又易复发。全身性的严重真菌感染如播散性球孢子菌病也更易在孕妇中传播。临床治疗孕妇真菌感染经常处于两难境地。咪唑类抗真菌药物，动物实验表明大剂量时有胚胎毒性、致畸性和导致过期妊娠，而皮肤和阴道局部应用吸收量小，临床普遍认为孕期经皮肤和阴道局部应用是安全的。但大部分制药商仍建议在妊娠前 3 个月慎用。目前在美国，除特康唑外所有咪唑类外用制剂都是 OTC 药品。由于副作用大，咪唑类全身给药在临床应用非常局限，很多学者甚至简单断言不了解孕期全身应用咪唑类抗真菌药的治疗效果。制霉菌素口服不吸收，静脉给药毒性太大，目前仅局部应用。所有回顾性分析和前瞻性研究均表明此两类药物局部应用是相对安全的。氟康唑有注射和口服剂型，近几年国内不断在研究其局部给药剂型，高剂量氟康唑在大鼠体内被证明有致畸性和胚胎毒性，FDA 定义其妊娠毒性 C 级。鉴于此情况，孕妇全身应用氟康唑，临床医生均持审慎态度，一般药物手册、教科书上也写着"孕妇慎用"。对复发性假丝酵母菌性阴道炎，90% 菌株对咪唑类、制霉菌素等常规药物的敏感性发生改变，疗效欠佳，而氟康唑在改善症状、体征和治疗复发性假丝酵母菌阴道炎方面明显优于其他药物。国内目前很少用氟康唑治疗孕妇真菌感染，国外有少量文献报道用氟康唑治疗孕妇的深部真菌感染和假丝酵母菌性阴道炎。

一、高剂量氟康唑导致先天畸形的个案报道

　　Lee 及其同事 1992 年报道了 1 例孕妇服用氟康唑导致婴儿先天畸形：某 22 岁孕妇因患播散性球孢子菌感染，整个孕期均口服氟康唑治疗(400mg/d)。第 27 周出现胎膜早破，随后进行剖宫产，该婴儿先天畸形与常染色体隐性遗传病 Antley Bixlex 综合征所导致的多种畸形类似：X 线下可见颅缝早闭、胫骨和股骨弯曲、双侧股骨骨裂等，组织学检查可见鼻骨发育不全、腭裂、手足挛缩、拇指发育不全、脚趾头短缺、前颅早闭、颅狭小等畸形。Pursley 和其同事也报道了两个相似个案：某 25 岁妇女口服氟康唑(800mg/d)治疗真菌性脑膜炎，由于在治疗过程中怀孕，第 7 周时建议其终止治疗。该孕妇选择继续治疗，在 38 周时行剖宫产手术，分娩男婴显示与 Lee 报道类似的先天畸形。另外一个案例则是 Lee 曾报道的同一名妇女，该妇女在生育 2 胎后，在第 3 次妊娠期间继续口服剂量为 400mg/d 的氟康唑治疗播散性球孢子菌病，但服药依从性差，并未持续用药，时有间断。其第 3 胎分娩一健康活男婴。在第 4 次妊娠时，服药依从性好，在孕期前 4 个月坚持氟康唑治疗，同时监测血药浓度控制用药剂量，其最终分娩女婴也出现类似的先天畸形。第 4 个案例则为某患球孢子菌脑膜炎孕妇，在孕期前 5 周口服剂量为 400mg/d 的氟康唑治疗，随后剂量增加至 800mg/d。发现怀孕后，停用氟康唑，在第 9 周孕妇开始接受两性霉素 B 治疗，由于无法耐受，在 22 周恢复氟康唑治疗，剂量为 1200mg/d，31 周发生胎膜早破，终止妊娠，分娩男婴出现类似的先天畸形。但 1995 年 KrcmeryS 报道：一孕妇因患院内光滑球拟酵母菌所致菌血症，使用大剂量氟康唑治

疗后成功分娩一健康婴儿。

二、氟康唑生殖毒性的前瞻性研究和回顾性分析

所有这些个案观察以及由 Tiboni 所做的动物实验均表明氟康唑导致的先天畸形均有剂量依赖性。1994 年 Inman 等人报道：通过开展处方事件监测(prescription event monitoring, PEM)研究来评价氟康唑治疗孕妇阴道假丝酵母菌感染的安全性，共计发放了 15015 张问卷给临床医生，对曾经服用氟康唑的孕妇妊娠结果进行跟踪。其中有 289 个妇女在胚胎期均接受过日剂量 150mg 氟康唑单次或多次，没有发现胎儿畸形。1996 年，Mastroiacovo 对妊娠前 3 个月接受氟康唑治疗的妊娠结果进行了前瞻性评价，对 226 例妊娠前 3 个月接受氟康唑治疗的妇女和 452 例未受任何致畸药物影响的妊娠妇女进行了比较，研究组主要用药指征为阴道假丝酵母菌感染，最常用剂量为 150mg/d，单次用 150mg 者 105 例，多次用 150mg 者 81 例；用药剂量为单次 50mg 者 3 人，多次者 23 人；用药剂量为 100mg 单次者 5 人，多次者 9 人。研究组有 22 例流产、1 例死胎和 7 例先天畸形，前 3 个月内共行人工流产 29 例，对其胚胎进行组织学检查无一例有胎儿畸形。对照组与研究组的自然流产率分别为 9.7% 和 7.5%。研究组流产率、死胎例数与胎儿畸形发生率等结果与对照组相比无差异，结果表明妊娠前 3 个月接受氟康唑治疗不会导致流产、先天畸形和低体重儿发生率的增加。JickSS 等人于 1999 年比较了妊娠前 3 个月使用各种唑类抗真菌药的妊娠结果。氟康唑口服 234 例、其他唑类局部使用 492 例、除氟康唑外的其他唑类口服 88 例，1629 例孕妇不接受任何此类药物。氟康唑组、其他唑类口服组和局部应用组的婴儿先天畸形率分别为 1.1(95%可信限 0.4~3.3)，2.1(95%可信限 0.7~6.8)和 0.6(95%可信限 0.2~1.6)。该报道证明氟康唑用于孕期前 3 个月并不增加胎儿畸形发生率。Henrik 等人利用药物处方数据库(pharmacoepidemiological prescription data base)为研究工具，该数据库与丹麦的医学生殖登记中心连接。其统计了 1991 至 1996 年共 6 年时间内 165 例妇女在妊娠前 3 个月和即将受孕前接受 150mg 单次氟康唑治疗的妊娠结果，对照组为 13327 例在即将怀孕的前 30d 和整个孕期无任何药物滥用行为的妇女。婴儿先天畸形发生率氟康唑组为 3.3%，对照组为 5.2%，表明氟康唑并不增加先天畸形率(相对危险率：0.65,95%可信限：0.24~1.77)；早产儿比例方面：氟康唑组为 6.6%，对照组为 5.7%，显示两者没有统计学差异。对于足月分娩的婴儿，氟康唑组低出生体重儿(<2500g，为 2.0%，对照组为 1.6%，也无统计学差异)。值得注意的是，自从 Inman 开展处方事件监测跟踪研究以来，每年都有成千上万的孕妇因为偶然服用日剂量≤150mg 的氟康唑，但未见先天畸形等严重不良反应。其用药剂量远远低于上述畸形婴儿个案中 400~800mg/d 的大剂量。

三、氟康唑导致先天畸形的机制探讨

噬齿类动物实验表明，氟康唑能导致鳃状组织及器官发育不全和相互融合。脊椎动物中，鳃状器官是一复杂而短暂的结构，但对面部骨骼的形成十分重要。而鳃弓间叶细胞主要由轴旁间叶细胞和由神经嵴细胞转运来的外胚层间质细胞两类细胞群组成。Menegola 等人将大鼠晶胚置于 0~500mmol/L 浓度的氟康唑溶液中，分别孵育 24h 和 48h 后，直接观察晶胚的脱噬作用和细胞增殖情况，利用特殊的免疫分析方法分析神经嵴细

胞的转运，用抗内皮缩血管肽及其受体测定鳃组织间叶细胞容量。结果表明，整个孵育期间生理脱噬作用、细胞增殖和间叶细胞感应与对照组相比均未受影响，而神经嵴细胞转运通道发生很大变化。后来 Menegola 又做了进一步研究，利用交配后 9.5d 的大鼠晶胚直接与氟康唑和维生素 A 酸(RA)溶液接触，利用特定的抗体观察其对菱脑原节组织、神经嵴细胞转运以及颅内神经分化等影响。结果表明，特定的菱脑原节标志物 Hox b1和 Krox20 的表达发生了改变，其改变将导致神经嵴细胞转运异常，而且氟康唑和维生素 A 酸有协同效应。此结果显示异常的神经嵴细胞转运导致鳃状组织及器官先天畸形。Kragie 等人从氟康唑等唑类抗真菌制剂干扰人类芳香酶(CYP19)活性的角度来研究其对妊娠结果的影响。CYP19 能使 C19 雄激素转化成 C18 雌激素甾体类，而此甾体对早、中期妊娠的维持和妊娠晚期分娩调节等起关键作用。抑制其活性，将使雌激素甾体合成受到影响，从而影响妊娠结果。结果表明，口服氟康唑、酮康唑以及局部给药的益康唑、联苯苄唑、克霉唑、咪康唑和硫康唑在血浆和组织中药物浓度均超过了半抑制浓度。

氟康唑在育龄妇女中使用广泛，如果常规剂量有致畸性和胚胎毒性，孕期应用氟康唑将是一个严重的社会健康问题。目前的资料表明氟康唑并不增加妊娠的一些主要风险，如先天畸形、流产和低出生体重儿等，孕妇偶然服用氟康唑后，临床医生应具体分析用药剂量、疗程长短、用药时妊娠天数，同时综合考虑人流术后可能导致的继发不孕等风险，慎重推荐是否终止妊娠。绝大多数抗真菌药都已经面市 30 年，但局部和全身应用于孕妇的经验还是非常有限。当给孕妇用药时，对新报道的一些医学进展应持非常审慎态度，因为一个药物的一些特殊毒性往往要经历很多年和成千上万次的使用方能明确。

（刘强）

第五节 环境因素与优生

在人群中先天发育缺陷很多是由于遗传方面的原因所造成，但随着知识的增长和科学的不断进步，发现一些先天发育缺陷的病因，很难确定完全由于遗传因素所造成，而是遗传与环境因素共同影响的结果，环境因素与出生缺陷的关系已越来越受到人们的关注。

一、影响优生的环境因素

(一)外源性环境因素
1.物理因素　如 X 线、γ 射线等放射线、噪声、振动、高温、微波等。
2.化学因素　如各种药物，工业生产中接触的各种毒物如铅、苯、汞及其他工业毒物、农药等。
3.生物学因素　如风疹、单纯疱疹、肝炎、流行性感冒等病毒感染，以及弓形体、梅毒螺旋体的感染等。

(二)母体因素
母体营养状况对胚胎及胎儿发育有影响。母体疾病，如母亲于妊娠时患发热性疾病，以及糖尿病等代谢病时,对胎儿发育也有明显影响。

(三)胎盘因素

胎盆受压可影响胎盘血流量,胎盘出现组织病理学改变,如胎盘梗死、钙化、脐动脉内膜发生病变等,可导致胎盘供血不足,或胎盘功能不良,凡此等等均可影响胎儿发育。

(四)缺氧

胎儿于子宫内本处于乏氧状态,母体疾病、职业中毒、分娩异常或胎盘因素等情况下的胎儿缺氧,均对胚胎或胎儿发育,尤其对中枢神经系统造成不能恢复的损伤。

环境中的有害因素对亲代的生殖过程和子代的发育过程造成不利影响的作用,称为生殖发育毒性。发育毒性的主要表现如下。①发育生物体死亡,即指受精卵未发育即死亡或胚泡未着床即死亡,或着床后生长发育到一定阶段死亡,然后被吸收或自子宫排出,即出现自然流产。②结构异常(即先天畸形),主要指胎儿形态结构上的异常。③生长改变(即发育迟缓),一般以胎儿的生长发育指标比正常对照的平均值低 2 个标准差。例如低体重儿、头小畸形等。④功能缺陷,包括器官系统、生化、免疫等功能的变化,如听力或视力异常以及精神发育迟缓等。

关于母体因素、胎盘因素、缺氧等对胚胎或胎儿发育的影响,将在其他章节中详细介绍,本章仅就外源性环境因素对胚胎及胎儿发育的影响进行讨论。

二、化学因素与优生

(一)铅及其化合物

铅是目前环境中主要的污染物,对人们健康危害最大,影响最广。

全世界每年铅消耗量约 400 万吨,其中 40% 用于制造蓄电池;20% 以烷基铅的形式加入汽油作防爆剂;12% 作建筑材料;6% 作电缆外套;5% 用于制造弹药;17% 为其他用途,如爽身粉、粉饼、口红、油漆、含铅器皿、含铅中药丸、含铅松花蛋等。仅有 1/4 回收利用,其余大部分以各种形式排放在环境中造成污染,并可能经消化道、呼吸道、皮肤等途径进入机体。

食入的铅中 5%～10% 在十二指肠吸收入血,其余以粪便形式排出体外。铅分布全身,95% 在骨组织中,其余在肝、肾、肺、心、脾、脑、肌肉、血液中。血中的铅可影响血红蛋白合成。在组织中的铅抑制细胞内含巯基酶活性,使人体生化和生理功能发生障碍。脑组织是铅毒作用的重要靶器官,铅作用于星形胶质细胞并且影响神经递质的释放过程。

性腺、胚胎毒性致畸作用:精子异常、卵细胞变性坏死造成不孕、流产、死产、早产、骨发育畸形、低体重儿等,孕妇血铅过高,胎盘对铅几乎不起或只起微弱的屏障作用,铅进入胎儿脑组织,损害神经发育,影响婴幼儿体格(身高、体重、胸围)和智力的发育,对儿童感知觉、组织能力、言语理解能力和动手操作能力均有影响,可造成儿童精神行为的异常,还可引发孩子缺锌、缺钙和缺铁等症状。目前认为这种亚临床铅中毒造成的神经病变是永久性的、不可逆的终身性损伤。

(二)汞及其化合物

世界每年汞的消耗量为 1 万吨,其中 30% 为金属状态,70% 为化合物状态,用于各工业和医药部门。汞的存在形式为金属汞、无机汞、有机汞。塑料生产中催化剂，仪表、仪器中填充剂，汞化合物作杀虫剂、防腐剂和选种剂。可能经消化道、呼吸道、皮肤等途径进入机体。

代谢及作用机制：汞经消化道、呼吸道、皮肤吸收入血分布于全身各个器官，以肝、肾、脑、血液为主，由尿、粪便排出体外。金属汞经呼吸道入血，通过血脑屏障入脑，造成小脑、大脑半球的损伤；无机汞化合物在血液中不能通过血脑屏障，主要在肝、肾；有机汞化合物(特别甲基汞)经污染的贝类食入，吸收率可达 95%～100%，入血通过血脑屏障在脑部影响乙酰胆碱合成，抑制神经兴奋传导，引起中枢神经系统功能障碍或大脑发育畸形。对肝、肾影响不大。

性腺、胚胎毒性作用：汞对男性影响报道少，女性导致流产、早产及妊娠高血压综合征发病率增高。汞可通过胎盘进入胎儿血循环。有人总结了各种汞化合物的胎盘通透能力，以苯汞的通透能力为 1 时，无机汞则为 2，金属汞为 10～20，甲基汞为 20。亦即在慢性作用的影响下，汞化合物的胚胎毒性作用以甲基汞最大，金属汞次之，苯汞及无机汞的毒性较低。甲基汞是人类致畸物已经肯定。甲基汞易通过胎盘并蓄积于脑组织，使脑的大小减少、大脑结构紊乱，出生后可见各种畸形，肢体运动障碍，智力低下。

(三)二硫化碳

为易挥发、易燃的无色液体，工业用于橡胶、黏胶纤维、赛璐酚(为一种玻璃纸，无色、透明、有光泽、上色，用于包装)及其他化工生产中，是四氯化碳原料，是油脂、橡胶、树脂、磷、硫的溶剂。污染多由事故引起。主要经呼吸道进入机体，皮肤、消化道亦可吸收。

代谢及作用机制：由呼吸道进入机体，分布于各器官，以肝、肾含量最高，其为脂溶性易进入脑、脊髓。二硫化碳的代谢产物抑制单胺氧化酶等含铜酶类，妨碍维生素 B_6 及氨基酸代谢从而干扰生物胺代谢，对生殖细胞及胚胎产生毒性作用。

生殖、发育毒性：男性性功能障碍，精子数目减少、活动力下降，畸形精子增多。女性月经周期紊乱，流产率高，胎儿畸形。

(四)汽油

作内燃机燃料，炼油工业，在橡胶、人造革、油漆、染料、制药、印刷中作溶剂。主要经呼吸道进入机体，皮肤亦可吸收。

代谢及作用机制：以蒸气形式经呼吸道吸收，大部分由肺呼出，少部分由肾排出，汽油为麻醉毒物，在体内主要作用于神经系统，引起神经细胞内脂类平衡障碍，早期大脑皮层抑制功能失调，以后发生麻痹。

生殖、发育毒性：女性出现月经紊乱，自然流产及早产率增高。汽油可通过胎盘进入胎儿体内，蓄积脑组织产生毒性作用。

(五)多氯联苯

生产润滑油、农药、油漆、油墨、复印纸、黏胶剂、封闭剂中的添加剂、塑料生产中的增塑剂。具有稳定性、绝缘性和耐热性，广泛应用于变压器、电容器等电气设备中，作绝缘油和热载体。工业废水污染河流、湖泊。经消化道进入机体。

代谢及作用机制：经消化道入血后，主要蓄积在脂肪组织及各脏器中，对肝微粒酶有诱导作用，对机体中甾体类化合物，脂肪酸和脂溶性维生素等代谢有促进作用。引起肝肿大，脂肪肝，胸腺、脾萎缩。胎儿毒性：1968 年日本西部 1000 多人食入被多氯联苯(作为热载体漏出)污染的米糠油而中毒，其中中毒的 13 名孕妇，2 例死产，活产的 11 例中，有 10 例表现出体重不足、皮肤色素沉着、眼睑红肿、眼球突出等症状(油症儿)。世界上将多氯联苯列为八大公害之一。

(六)有机溶剂

苯、甲苯和二甲苯作为溶剂和化工原料广泛应用于橡胶、油漆、制药、制笔、染料、涂料、防水材料和合成纤维等行业中。经呼吸道进入机体。

毒性作用：长期吸入苯会出现白细胞减少和血小板减少，严重时可使骨髓造血机能发生障碍，导致再生障碍性贫血，并可引起白血病。

生殖毒性：育龄期妇女长期吸入苯会导致月经异常，主要表现为月经过多或紊乱。孕妇接触甲苯、二甲苯及苯系混合物时，妊娠高血压综合征、妊娠呕吐及妊娠贫血等妊娠并发症的发病率显著增高，甚至会导致流产。在整个妊娠期间吸入大量甲苯的妇女，所生的婴儿出现小头畸形、中枢神经系统功能障碍及生长发育迟缓等缺陷的较多。甲苯还可通过胎盘进入胎儿体内，导致出生婴儿体重下降、骨化延迟等情况。

(七)甲醛

甲醛广泛用于农药、皮革、造纸、橡胶、制药和建筑材料中。汽车尾气、吸烟及含甲醛的建材(主要是人造板)均可造成甲醛对环境的污染。经呼吸道进入机体。

长期接触低剂量甲醛可引起慢性呼吸道疾病，引起鼻咽癌、结肠癌、脑瘤、月经紊乱、妊娠综合征、妊娠期贫血、先兆流产。可引起基因突变，染色体异常，抑制 DNA 损伤的修复，导致白血病，青少年记忆力和智力下降。在所有接触者中，儿童和孕妇对甲醛尤为敏感，危害也就更大。

(八)化学农药

我国农药年用量达数十万吨，除使用过程中，人暴露于农药外，食品中农药残留对机体也产生影响。目前已发现 30 余种农药对动物有胚胎毒性。

1.有机磷农药　大多为磷酸酯或硫代磷酸酯类化合物。常用敌敌畏、敌百虫、1605、1059 等。通过消化道、呼吸道及完整的皮肤和黏膜进入体内，迅速分布到全身各器官与组织。毒性作用为抑制胆碱酯酶活性造成乙酰胆碱积聚引起神经功能紊乱。

生殖胚胎毒性：动物实验证明有机磷可影响精子生成，引起妊娠机能障碍。可通过胎盘，直接作用于胎儿引起死胎、低体重儿或畸胎。

2.有机氯农药　二氯二苯三氯乙烷(DDT)、六六六(六氯环乙烷)，性质稳定，不易分解，可长期残留在土壤和人畜体内，污染环境，危害健康。

生殖胚胎毒性：早产、低体重儿、胎儿窒息(3 倍)及发育缺陷。精子异常。

3.二溴氯丙烷(DBCP)　为土壤熏蒸剂和杀线虫剂。我国花生生产区使用较多。

国内外多次对生产及接触二溴氯丙烷的工人进行调查发现男子精子数目低下，异常精子增多，出现不育症。许多研究证明二溴氯丙烷还有致畸、致突变及致癌作用。

(九)预防和健康教育

(1)降低铅进入环境的浓度。主要由环保、工业、卫生及有关部门依据法规、修订卫生标准及采取具体措施来实现。控制工业铅排放，禁用含铅汽油，开发无铅油漆工业。

(2)孕期尽量避免进入汽车交通频繁的环境。孕妇、乳母禁忌参加工作场所空气中汞及其化合物浓度超过最高容许浓度的劳动。

(3)避免在接触有害有毒化学物质(油漆、农药等)的工作环境中受孕,受孕前3个月应暂时调离不良工作环境。

(4)减少因食品污染摄入铅,不食含铅食品,如酒、松花、爆米花、冰棍、酸性罐头食品等,因这类食品在生产过程中易受铅污染。

(5)注意食品容器、包装的选择,如不使用锡合金水壶、酒壶。不用着色的陶瓷锅具、面盆、碗碟,不使用这类锅具煮或存放酸性食品。不可使塑料袋的着彩色面接触食品。

(6)孕妇及婴幼儿的居室避免用油漆装修墙壁。

三、物理因素与优生

(一)电离辐射

指X线、α射线、β射线、γ射线及电子、中子等粒子的放射线。来源:1945年8月日本广岛和长崎原子弹爆炸;放射性废弃物的排放,如原子能工业和放射性物质应用或运输事故;医源性照射如X线、镭和放射性同位素(钴60、碘131),用于临床检查和治疗。

对生殖机能及胚胎发育的影响:直接照射性腺引起遗传性损伤,一次大剂量照射引起染色体畸变,小剂量长期作用引起生殖细胞基因突变。男性精子畸形,不孕症。孕12周前接受照射,可发生流产、死胎、胎儿严重畸形。最易受损伤的是胎儿的中枢神经系统,产生小头畸形,智力低下,脑积水,脊柱裂,其他有眼的缺陷,腭裂,严重的四肢畸形,泌尿生殖系统及骨骼畸形。12周以后虽然大部分器官已形成,但牙齿、生殖腺及中枢神经系统还在继续发育中,此时也应尽量避免做X线检查。

(二)超声波

从前人们一直认为超声波是绝对安全的。20世纪70年代以后,人们对超声波绝对安全的想法产生怀疑。纽约爱因斯坦医学院的研究证明,诊断剂量的超声检查会产生温热、机械和空化作用。这些生物效应可使组织细胞的免疫功能降低、染色体改变、细胞死亡或增加畸变率。南斯拉夫与美国的研究结果表明,孕妇在孕期较频繁接受诊断剂量超声辐射,分娩后新生儿体重与未经超声辐射的正常婴儿体重比较,呈下降趋势。

(三)噪声

物体的冲撞、机器的转动,高压气流的运动产生噪声。近年来由于工业和交通事业迅猛发展,居民区环境受到了噪声的污染。

对胚胎的影响:动物实验已证实,噪声是畸形的诱发因子,其机制是由于噪声刺激母体的丘脑下部-垂体-卵巢轴,使母体体内激素发生变化,影响性周期和卵巢成熟过程,进而影响受精卵的发育;噪声能对机体细胞分裂和DNA合成造成不良影响,使染色体结构畸变率增高;长期的噪声刺激诱发出先天缺陷及低体重儿,并可造成死胎;85～95dB可使所生子女高频听力丧失增加3倍;而长期处于噪声环境中女工流产、死产、早产、低体重儿、畸形儿、婴儿死亡率及脐带绕颈发生率明显增高。

(四)振动

风铲、风钻、电动捣固机工人,驾驶拖拉机、汽车人员,机械加工车间的锻工、磨工、纺纱工、缝纫工等。

对生殖机能及胚胎的影响：振动使骨盆内血管紧张度下降，静脉瘀血，影响子宫的营养状况及胎盘的血液供给，从而影响胚胎和胎儿的发育。女工自然流产率、早产率、胎儿窒息发生率及围生期死亡率均增高，婴儿出生体重低。

(五)射频辐射

指高频电磁场和微波。如金属热处理、熔炼、焊接等；木材、棉纱、塑料的加热等；雷达导航；无线电通讯；电视及无线电广播；医用理疗等。微波对生殖机能及胚胎发育的影响：其热效应可使机体内温度升高，损害生精上皮而抑制精子的发生，精子总数、正常精子及活动精子数显著减少，其子代先天愚型的发生率较高。妇女暴露于微波环境中，可引起自然流产及乳汁分泌减少。

(六)视屏显示终端(VDT)

计算机和电视机的视屏显示终端(VDT)可产生多种低强度电磁辐射。这种电磁辐射包括电离辐射。虽然这些辐射的强度极微，但长时间接触可能对人们健康，特别是对胎儿造成一定影响。动物实验证实各种不同的电磁辐射均可引起哺乳动物生殖细胞染色体畸变和基因调控失衡。

世界卫生组织的研究指出，孕妇每周使用20h以上电脑，其流产发生率增加80%以上，同时，也可能导致胎儿畸形。此外，长期从事电脑作业，精神紧张，心理压力大，易全身疲劳，加上视屏显示终端的电磁辐射，女电脑操作者的乳腺癌的发病率比一般人要高出30%左右。

(七)预防和健康教育

(1)对育龄期妇女的X线检查应持慎重态度，尽量避免一切不必要的X线检查，特别是腹部和骨盆的X线检查。

(2)避免在接触放射线、噪声、振动、射频辐射等不利的工作环境中受孕，受孕前3个月应暂时脱离不良工作环境。

(3)孕期需严格遵守超声检查的适应证，尽量避免孕早期不必要的超声波检查。如必须检查应尽量利用小频率和低强度，缩短辐照时间。

(4)对孕妇的X线检查，应严格掌握临床适应证，应仅限于紧急的必要的病例；孕妇的X线检查应尽量限制在妊娠最后3个月进行；对孕妇进行X线检查时，放射科医师应采取各种技术措施，最大限度地减少对胎儿的照射。

(5)孕早期应尽量最大限度地减少或避免电磁辐射，最好不要参加视屏显示终端作业。

四、孕期不良嗜好与优生

大量不良妊娠结局的发生都与人们生活方式中的种种不良嗜好有关，如吸烟、酗酒、吸毒等。

(一)酗酒

酒的主要成分为乙醇。现已公认，乙醇及其代谢产物(乙醛)为致畸物，对全身各个系统及生殖都有一定的危害作用。

1.对生殖细胞的影响 乙醇及其代谢产物对男性睾丸有直接损伤作用进而影响精

子的生成。导致精子数目减少、精子畸形、精子活动力下降。乙醇对卵子的生成和成熟也有直接和间接影响而致受精卵发育不全。

2.对胚胎和胎儿的影响 乙醇能自由通过胎盘，引起胎盘和胎儿血循环损害，导致胎儿酒精综合征(FAS)。其特点：发育迟缓，身长、体重比均值低两个标准差；中枢神经系统机能障碍，脑发育落后，80％为小头、智力低下，精神疾患发生率高；颅面形态异常，有眼裂短、小眼、斜视、上睑下垂、鼻梁塌陷、低位耳等；其他缺陷如心血管、泌尿生殖系统畸形；皮肤多毛症、血管瘤；漏斗胸、脊柱侧凸。

(二)吸烟

1.吸烟毒性作用机制 烟流中CO抑制碳酸酐酶的活性，使组织缺氧，影响胎儿的发育；尼古丁使体内儿茶酚胺的释放增加引起子宫、胎盘血管痉挛，加重胎儿的缺氧；也可直接抑制胎儿组织生长；氰化物解毒需维生素B_{12}、氨基酸、锌等，后者减少抑制蛋白合成。氰化物还降低细胞内氧的利用，引起神经疾病；镉有致突变、致畸、致癌和胚胎毒性作用；铅对神经系统敏感，可伤害胎儿脑组织，影响智力发育。可引起死胎或畸胎。

2.对生殖细胞的影响 烟中含有致畸物质，可引起生殖细胞的遗传物质突变，导致精子异常、活动能力降低、精子畸变。

3.对胎儿的影响 胎儿生长发育迟缓，孕期吸烟越多，出生儿体重越低；围生儿死亡率增高；流产、早产率增高；先天畸形，主要有无脑儿、腭裂及心脏畸形；免疫力低下，有报道，随着接触吸烟的程度越深，免疫球蛋白IgA、IgG、IgM含量随之减少，提示孕妇被动吸烟对胎儿的免疫功能可能有一定的影响；影响儿童体格和智力发育，其不利影响要持续到11岁；吸烟有致子代癌症的危险，John(1991年)提出，儿童急性白血病增高与其母吸烟有联系。美国S.Maltz(1996年)报告，发现有三种致癌物质在孕期随吸烟(包括被动吸烟)进入胎儿体内，是致肺癌和皮肤癌的苯并芘，致膀胱癌的4-氨基联苯和致肝癌的丙烯腈。据资料报告，日本、中国及欧美各国的烟草在生长过程中均受到二噁英污染，它使人患肺癌和肝癌的可能性比多氯联苯大一万倍。

(三)吸毒

吸毒是指非医疗滥用一些具有成瘾性的药物，这些药物对人体会造成不同程度的损害，不仅危害吸毒者的身心健康，还贻误后代，特别是孕妇吸毒，毒品可经胎盘进入胎儿体内，一般1h后即可在胎儿体内测出毒品。孕妇使用阿片类毒品，分娩的新生儿60％～90％会出现不同程度的戒断症状，美沙酮成瘾的母亲分娩婴儿出现戒断症状的比率高达94％。这种婴儿在吸毒母体中受到损害，致使脑损伤、内脏残缺、发育迟缓、生殖器畸形等。

(四)预防和健康教育

(1)大力宣传酗酒、吸烟、吸毒对胎儿的危害，特别是被动吸烟的危害。

(2)提高育龄夫妇的自我保护意识，建立健康的生活方式，改变不良嗜好。

(3)夫妇需戒烟、戒酒后3个月再怀孕。

(4)孕妇在整个妊娠期均应戒烟、戒酒。

(5)吸毒未戒者最好不要怀孕。

(6)对饮酒孕妇的胎儿应密切进行胎儿发育监测，孕妇应补充蛋白质、B族维生素、叶酸等。

(7)如果产前监测发现胎儿明显畸形者应考虑终止妊娠。

五、孕期 TORCH 感染与优生

孕期被某些病原体感染，可造成胎儿畸形或流产、死产。专家将主要病原体的英文名称的第一个字母组合成新词，称为 TORCH 感染。T 指弓形虫(TOX)，O 指其他(主要指梅毒螺旋体，TP)，R 指风疹病毒(RV)，C 指巨细胞病毒(CMV)，H 指单纯疱疹病毒(HSV)。

TORCH 感染后绝大多数孕妇无明显临床症状或症状很轻微，但孕早期受感染可使部分胎儿流产，或造成死胎、死产，可使大部分新生儿表现出严重的症状和体征，远期遗留中枢神经系统损害。

(一)弓形虫病

弓形虫病是一种人畜共患疾病，几乎所有的哺乳动物和一些鸟类，均可有弓形虫的寄生，并在它们之间相互传播，是人类的传染源。感染途径主要有 4 种：①直接食用了感染病原体的未煮熟的肉类；②母婴垂直传播；③血液传播；④接触性传播，如接吻、性交等。

不同孕期感染弓形虫后，胎儿患病的严重程度不同，孕早期可引起胚胎死亡、流产或发育缺陷，多不能生存，幸存者智力发育受到严重影响；孕中晚期感染者可发生死胎、早产、中枢神经系统严重损害。典型的先天性弓形体病"三联征"包括视网膜脉络膜炎、脑内钙化、脑积水。其他畸形如脊椎裂、唇颚裂、并指、多指、黄疸或肝脾肿大等。资料报道，我国感染弓形虫的孕妇比未感染弓形虫的孕妇产生畸形儿的危险性大 4.5 倍左右。

(二)风疹病毒感染

风疹在世界各国均发生过不同程度的流行，其传播途径为呼吸道。人是风疹病毒的唯一宿主，且妊娠期妇女是风疹的易感人群，其发病率为正常人群的 5 倍。成人多为不显性感染，但在孕期感染风疹病毒会经胎盘、生殖器引起胎儿的垂直感染。

孕期感染对胎儿影响的程度取决于感染的孕周，有资料统计妊娠 1～4 个月感染，分别是 50%、30%、20%、5%，随孕周增加，致胎儿先天性畸形发生率减少。妇女孕早期感染风疹病毒后，不论发生显性或不显性感染，均可能导致胎儿先天畸形或以先天缺陷为主的先天性风疹综合征(CRS)。典型的先天性风疹综合征的三联征为白内障、耳聋、心血管畸形。其他有小眼、青光眼、中枢神经系统缺陷、生长发育迟缓、贫血、肝脾肿大、间质性肺炎及骨骼改变等。

(三)巨细胞病毒感染

人是巨细胞病毒的唯一宿主。在人群中巨细胞病毒感染极为普遍，为 60%～100%，多为隐性感染。胎儿的先天性感染一般经胎盘传播，但也可经宫颈上行感染。

孕妇感染巨细胞病毒后，所产生的特异性抗体 IgG 几乎不能起到保护胎儿不受感染的作用，因此，孕妇感染巨细胞病毒比其他病毒更易致宫内感染和复发感染。巨细胞病毒先天性感染可侵袭胎儿神经系统、心血管系统、肺、脾等器官，造成死胎或流产。成活的新生儿则有肝脾肿大、黄疸、肝炎、血小板减少性紫癜、溶血性贫血及各种先天性畸形。近年来，由于先天性巨细胞病毒感染可引发迟发性中枢神经系统障碍而更加引起重视。胎儿在感染巨细胞病毒后仅 10% 有明显症状，其死亡率在 10%～20%，而 90% 以上的婴儿出生时可能呈隐性感染，完全没有症状，观察数年后，存活者逐步出现耳聋、智力迟钝等迟发性神经系统损伤。

(四)单纯疱疹病毒感染

单纯疱疹病毒(HSV)有 Ⅰ 型、Ⅱ 型，Ⅰ 型感染病损主要在上半身皮肤、黏膜或器官，由呼吸道传播，极少感染胎儿；Ⅱ 型引起泌尿生殖器皮肤、黏膜病损，以性接触为主要传播途径，在许多国家占性传播疾病的第二位。孕妇患病后可通过胎盘和产道感染胎儿。

孕早期感染对胎儿的影响较孕晚期大。对胎儿的影响主要是流产，发生率可高达 34%，其次是低体重儿、早产等。严重畸形如小头、小眼球、视网膜发育异常、脑钙化等可发生在孕早期感染者。40%～60% 的新生儿在通过产道被病毒感染后出现高热、呼吸困难和中枢神经系统病变，其中 60%～70% 受感染新生儿可因此而死亡，幸存者中后遗症可达 95%。

(五)梅毒螺旋体感染

人是梅毒唯一的传染源，最主要传播途径为性传播，少数经输血、接吻、衣物等途径传播，除此之外，孕妇患各期梅毒均可通过胎盘传给胎儿，尤其是一、二期梅毒的孕妇传染性最强，未经治疗的一、二期梅毒孕妇几乎 100% 传给胎儿。

梅毒螺旋体通过胎盘所致胎儿先天感染，称先天梅毒，也称胎传梅毒，常为全身受累的多器官感染，最常见的表现包括低出生体重、脾肿大和黄疸。另外，早产、贫血、皮损、全身水肿和假性麻痹也会发生，X 线检查显示新生儿软骨细胞损伤和骨膜萎缩。

(六)预防和健康教育

(1)育龄夫妇在孕前应进行 TORCH 病原体的筛查，如有 TORCH 感染，应推迟受孕时间，并给予及时的治疗。

(2)孕期注意保健，避免接触患者，避免接触猫狗等宠物，不进食未煮熟的肉类。应定期进行血清特异性抗体监测，以确定有无 TORCH 的感染。

(3)对已确诊感染的孕妇要采取积极的治疗措施，针对不同的病原体选用有效的抗生素等。

(4)孕妇 TORCH-IgM 阳性者，应及时在 B 超引导下抽脐血查 TORCH-IgM，了解胎儿有无感染，若 IgM 阳性应终止妊娠。

(5)如孕妇继续妊娠，应严密观察胎儿健康状态，如经 B 超发现胎儿有发育畸形，应终止妊娠；如宫颈分离病毒阳性者应采取剖宫产；对未发现胎儿发育异常的孕妇，要严密观察新生儿分娩后的健康状态，对受到感染的新生儿应及时给予治疗。

(6)对高危人群要给予必要的预防接种，例如，对 RV 抗体阴性的育龄妇女可注射风疹疫苗，接种后 3 个月禁止怀孕。

(刘强)

第九章　内分泌与生殖

第一节　性早熟

人类生殖系统的发育和功能维持受下丘脑-垂体-性腺轴(HPGA)的控制。下丘脑以间歇性脉冲形式分泌促性腺激素释放激素(GnRH)，作用于靶细胞膜上的受体，刺激垂体前叶分泌促性腺激素(Gn)，即促黄体激素(LH)和促滤泡生成素(FSH)，促进卵巢或睾丸的发育并分泌雌二醇(E_2)或睾酮。青春期前儿童下丘脑分泌的 GnRH 量甚少，垂体-性腺轴功能处于甚低水平；至 10 岁左右，GnRH 的分泌脉冲和分泌峰值在睡眠时逐渐增加，LH 和 FSH 分泌的脉冲峰值亦开始在夜间增高，后渐不随睡眠时间更迭并持续增高。此期下丘脑对 GnRH 分泌的抑制状态解除，下丘脑和垂体对性激素负反馈的敏感阈逐步上调，且垂体分泌 Gn 的细胞和性腺靶组织对 GnRH 和 Gn(尤其是 LH)的敏感性增高，诸多因素共同作用导致性腺进一步发育，性激素水平亦相应增高，致使性器官发育和性征呈现。HPGA 功能发动的迟早与种族、营养代谢、心理状态和疾病等多种因素有关。

一、关于性早熟的定义和分类

经典的 Wilkins《儿童和青春期内分泌疾病的诊断与治疗》教科书(第 4 版)将性早熟(sexual precocity)定义为女孩在 8 岁、男孩 9 岁以前呈现第二性征。该标准是源于 60 年代末 Marshall 和 Tanner 对英国白人进行的小样本研究。Herman-Giddens 等于 1997 年完成了一项美国儿科学会组织的大样本研究(17077 名 3 岁~12 岁女孩)，结果发现在白人和非洲裔女孩中乳房发育达 Tanner 2 期年龄分别为(9.96±1.82)岁和(8.87±1.93)岁，阴毛 2 期年龄分别为(10.51±1.67)岁和(8.78±2.0)岁，较既往资料报道明显提前；而初潮出现时间在白人和非洲裔人中平均年龄分别为 12.88 岁和 12.16 岁，在近 50 年来变化不大，支持以往认为青春发育愈早则持续时间愈长的观点。在该研究基础上，Lawson Wilkins 儿科内分泌学会对现有资料进行了系统性评估，认为现行按 8 岁前乳房发育诊断女孩性早熟的标准已经过时；乳房及阴毛发育达 2 期在白人和非洲裔女孩中分别较以往提前了 1 和 2 年；女孩在 7 岁(白人)或 6 岁(非洲裔)前出现乳房发育和(或)阴毛发育者需进行进一步检查；男孩性早熟现行诊断标准暂不变。需要注意的是该项研究并未包括内分泌实验检查或随访资料。其他国家或人种尚无新近相关资料，故有必要积极开展相应的研究。处于年龄界限边缘的早期性发育常被称为所谓非进行或缓慢进展性性早熟，亦可能仅为正常变异。性早熟按 HPGA 功能是否提前发动分为中枢性(CPP，或 GnRH 依赖性、真性、完全性)和外周性(PPP，或非 GnRH 依赖性、假性)。不完全性性早熟(或部分性、变异型青春发育)为中枢性性早熟的变异，包括单纯性乳房早发育(premature thelarche)、单纯性阴毛早现(premature pubarche)和单纯性早初潮(premature menarche)。性早熟性征与真实性别一致者称为同性性早熟(isosexual precocity)，否则为异性(或矛盾性)性早熟(heterosexual precocity)。

二、关于性早熟的病因和发病机制

性早熟的病因随性别不同而异,CPP 中女性患儿约 80%~90% 为特发性(或体质性),而男性仅约 40%。器质性 CPP 常与中枢神经系统炎症、畸形、创伤、肿瘤以及化疗和放疗等有关。下丘脑异构瘤含有异位 GnRH 神经元,可呈脉冲释放 GnRH,是导致器质性 CPP 的主要病因。部分异构瘤虽不含 GnRH 神经元,但可产生大量转移生长因子 α,其在啮齿类和其他哺乳动物中是促进 GnRH 分泌的神经胶质信号。Chalumeau 等最近提出女孩 < 6 岁确诊为性早熟、未出现阴毛和 E_2 水平高于 110pmol/L3 者为中枢神经系统器质性病变的高危指标;对于年龄 < 6 岁,E_2 水平高于 45pmol/L 的患儿均需进行颅脑影像学检查(敏感性和特异性分别为 100% 和 56%)。新近研究表明,瘦素(leptin)可触发 GnRH 的脉冲分泌,leptin 为啮齿动物维持 HPGA 正常功能所必需。血浆 leptin 水平与处于活动或 GnRH 类似物抑制状态的垂体卵巢系统均不相关,而仅与体块指数相关。曾有 1 例先天性 leptin 缺乏的青春前期肥胖患儿,在应用重组 leptin 治疗后出现早期性发育。Leptin 在 CPP 发病中的作用尚不清楚。环境因素包括食品中雌激素样物质在 CPP 发病中的作用可能被低估。国外近年来观察到从发展中国家移民或领养的女孩中,CPP 发生率明显增高,患者血清 p,p'-DDE(有机氯杀虫剂 DDT 残留产物,具雌激素活性)水平显著高于本地女孩。PPP 是由于下丘脑 GnRH 和垂体促性腺激素以外的激素刺激引起的性早熟,包括促性腺激素(分泌 LH 或 hCG 的肿瘤)或性激素(先天性肾上腺皮质增生症、肾上腺或性腺肿瘤)异常分泌,或影响性激素产生的基因突变所致。GnRH、LH 和 FSH 的受体属于 G 蛋白家族,其基因分别定位于染色体 4q13.1、2p21 和 2q21,基因突变可导致遗传性受体功能异常。GnRH 受体缺陷引起低促性腺激素性性腺功能减退症,男性表现为性腺功能减退和小睾症,女性表现为原发性闭经和乳房不发育。目前尚未发现 GnRH 受体功能增强的突变。LH 受体功能增强导致男性家族性非促性腺激素依赖性性早熟为常染色体显性遗传疾病,最常见的变异部位为 LH 受体转膜蛋白第 6 区,约 90% 为 Asp578Gly 突变。患者多在 1 岁~4 岁时呈现性征发育,睾酮水平增高而促性腺激素水平降低。有此突变的女孩无性早熟表现,可能是因为卵泡的生长和成熟需同时有 LH 和 FSH 刺激。新近发现一种体细胞 LH 受体基因突变(Asp578His),可能为男性 Leydig 睾丸间质细胞腺瘤伴性早熟的原因。促性腺激素受体突变在女性主要引起原发性闭经,而在男性主要导致 Leydig 细胞不发育或发育不全(LH 受体),或不同程度的精子形成障碍(FSH 受体)。主要见于女孩 McCune-Albright 综合征表现为皮肤咖啡样色素斑、多发性骨纤维发育不良和 GnRH 非依赖性性早熟,是由于体细胞 Gsα 蛋白亚基突变(Arg201Cys 或 Arg201His)所致,Gsα 突变在不同组织的嵌合分布导致各种独特的皮肤、骨骼表现和内分泌异常。

三、关于性早熟的诊断性

早熟的诊断包括 3 个步骤,首先要确定性激素活性是否增加;其次是判断性早熟属于中枢性或外周性;第三是寻找病因。传统方法检查 E_2 水平对性早熟诊断意义不大,应用超敏感的重组细胞生物法测定提示单纯性乳房早发育女孩 E_2 平均水平高于正常青春前期女孩,但低于 CPP 患者。CPP 女孩 E_2 水平亦可正常,故其在实际诊断中价值有限。睾酮水平为 Leydig 睾丸间质细胞活性增高的指标,应清晨取血测定。CPP 男孩睾酮水平应在青春期范围内。促性腺激素脉冲分泌增加以及 GnRH 刺激后 LH 和 FSH 峰值增高，反映青春期发动时 HPGA 功能增加，但由于儿童青春发育前期和青春期之间激素的基础和刺激后水平均有重叠，加之各检测方法敏感性不一，使结果分析十分困难。LH 基值水平低于检测限或 LH/FSH 比值小于 1 时通常提示为青春前期水平；LH 水平超过青春前期范围且高于 FSH 值时大多可诊断为 CPP，约 50%CPP 病例属此范畴。GnRH 刺激试验（2.5 μg/kg 或 100 μg/m²，静脉用药）仍是判断 CPP 的"金"标准，用药后 20 分钟～40 分钟检测 FSH 水平高于 LH，且 LH 值较低（<10IU/L，传统放免法）提示为青春前期；LH 水平超过青春前期上限且与 FSH 比值大于 1 时，可判断为青春期反应，并诊断 CPP。以 LH 峰值>15I U/L（女）或>25IU/L（男）；或 LH/FSH 峰值比大于 0.66 为判断 GnRH 试验标准，敏感性和特异性分别为 96% 和 100%，无假阳性。Eckert 等报道采用 GnRH 100 μg 皮下注射，40 分钟后单次采血测定 LH 水平（放免法），结果与传统静脉用药刺激试验无明显差别，可有效诊断 CPP，故目前认为一般没有必要进行多次采血检测。单纯乳房早发育或单纯阴毛早现（肾上腺功能早现）可先于其他性征相当长时间。仔细观察乳房大小、色素沉着及测量睾丸容积十分重要。男孩出现第二性征伴小睾丸或睾丸容积不对称增大提示 PPP，对称性睾丸容积增大常提示 CPP 或家族性 PPP，超声检查对睾丸肿瘤诊断很有意义。女孩盆腔超声检查可了解卵巢和子宫大小及发育状态，一般认为卵巢外观影像较其大小在 PPP 鉴别诊断中更有价值。子宫长度或容积增大，或子宫内膜中线回声为最重要指征，部分作者发现子宫容积（>1.8ml）对鉴别诊断 CPP 和单纯性乳房早发育（IPT）的特异性和敏感性为 100%，亦有作者认为二者之间甚或与正常发育女孩有相当程度表现重叠，故对超声检查结果解释应慎重。部分 IPT 女孩早期乳房发育可消退，但 4%～18% 随后仍出现 CPP。性早熟常伴有生长加速，骨龄超前和骨密度（BMD）增加，但均需长时间观察且变异较大。如骨龄成熟速率超过同期生长速率，将影响最终身高，应综合评价靶身高（target height，TH，由父母平均身高结合成年男女性身高差异校正估算）、预测身高（predicted adult height，PAH，按 Bayley & Pinneau 标准根据同期身高和骨龄测定计算）和青春发育速率。

四、关于性早熟的治疗

CPP 的治疗目标为控制和减缓性成熟程度和速率，改善最终成年身高，以及预防与性发育有关的精神社会问题。患者性发育、体格生长和骨龄均超前为治疗指征，Kreiter 等提出仅需治疗 PAH 显著低于 TH（>5cm）的患者。非进行性 CPP（非持续性、缓慢进展性）如单纯性乳房早发育儿童如无不成比例生长，生长潜能不至降低，通常不需要治疗。尚无资料显示 CPP 患者伴有明显精神社会问题，亦无确实资料表明单纯 CPP 时因生理改变而导致心理问题，单纯性激素水平变化不会导致青春期性行为，但患儿性生理与心理发育成熟不成比例可致使受性虐待的危险性增加。GnRH 类似物（或激动剂，GnRHa）是目前治疗特发性 CPP 首选药物，其缓释型制剂主要有达必佳（Decapeptyl；又称 Triptorelin，曲普瑞林）、达菲林（Dipherelin）和抑那通（Enantone，又称 Leuprore lin，亮丙瑞林），前两者为天然 GnRH 十肽的第 6 位氨基酸 L-甘氨酸被 D-色氨酸替代，后者则被 D-亮氨酸替代。注射 GnRHa 在体内半衰期为天然 GnRH 的 3 倍～10 倍，垂体在外源性 GnRHa 的持续非脉冲刺激下产生受体下降调节，LH 和 FSH 在短暂释放增加后分泌受到抑制，且受体后的负反馈机制的激活通路被阻断,从而抑制 HPGA 功能。LH 和 FSH 降至青春前期水平或以下,可使导致性发育、生长加速和骨龄超前的刺激因素得以解除。预测身高与靶身高的差异为考虑治疗的重要指标,应早期和长疗程治疗以取得最佳效果。GnRHa 治疗同样可显著改善 CPP 男孩的最终身高。

在北美、欧洲和中国目前采取的 GnRHa 治疗方案是完全抑制促性腺激素的分泌,以在治疗期间促性腺激素对 GnRH 刺激试验无明显反应为有效标准(LH 峰值<2IU/L)。Lawson 等提出皮下注射 Gn-RH 后 40 分钟单次采血测定即可准确反映 LH 受抑情况。日本采用较低剂量的 GnRHa(不完全抑制),试图降低促性腺激素分泌以避免性发育进展和骨龄超前,同时防止出现促性腺激素过低和生长速率过度减慢。完全抑制的潜在风险包括由于去除了性激素对 GH 分泌的刺激作用而引起的生长速率减慢,以及过度低促性腺激素状态。生长速率显著减慢主要见于骨龄明显超前的患者。不完全性抑制可能会伴有间歇性促性腺激素释放而刺激性发育。两种方案的比较尚需更多资料。Salerno 等比较了 CPP 患者第一次肌注 GnRHa(曲普瑞林)后与同一患者进行常规 GnRH 刺激诊断试验的结果,发现肌注 GnRHa 12 小时后 LH、FSH 和 E_2 水平显著高于 GnRH 刺激试验结果,以 E_2 最为明显。治疗过程中如肌注 GnRHa 12 小时后 E_2 水平仍显著增高,则提示垂体性腺轴功能抑制不完全。Filicori 等观察了皮下注射长效 GnRHa(曲普瑞林)对女性生殖内分泌轴的抑制作用,发现皮下注射较肌内注射有更为持久的血药浓度和更长时间的疗效,从而延长给药期间。对儿童 CPP 患者 GnRHa 治疗有必要进行较大样本观察,以比较不同剂型和给药途径的临床效果。

由于相当一部分 CPP 患者采用 GnRHa 治疗后最终身高仍低于其靶身高,可能与治疗过程中生长激素(GH)和胰岛素样生长因子-1(IGF-1)水平降低有关。近年已开始观察 GnRHa 与 GH 合用的疗效,现有资料表明,两者合用较单用 GnRHa 可显著改善患者成年身高,尤其对于 GnRHa 治疗时出现生长速率明显减慢使其预测成年身高低于第 3 百分位数者,更应考虑合用 GH。正在研究开发的 GnRHa 受体拮抗剂可竞争性地与 GnRH 受体(GnRH-r)结合,从而直接迅速地可逆性抑制促性腺激素分泌而不会刺激其短暂释放,同时避免了相应的副作用。目前临床上主要应用于体外受精技术和前列腺癌的激素治疗。动物实验已显示出 GnRH 受体拮抗剂对性早熟的治疗作用,GnRHa 的适应证均有望成为 GnRH 受体拮抗剂的适应证。对于 PPP,常可能针对其病因进行治疗,如绒毛膜促性腺激素分泌性肿瘤、先天性肾上腺皮质增生症、甲状腺功能减低症、环境雌激素暴露等。螺旋内酯和睾内酯及 GnRHa 合用,可使家族性非促性腺激素依赖性性早熟患者生长速率和骨成熟正常,并改善最终身高。酮康唑亦有一定疗效。有报道睾内酯和他莫昔芬对 McCune-Albright 综合征治疗有效。

(魏本翠)

第二节 青春期延迟

青春期延迟，是指男女青春期第二性征出现的时间推迟，其年龄超过正常青春期开始年龄平均值的 2 个标准差以上。

人体第二性征出现的年龄，女孩子可以从乳房开始增大算起，一般在 8～13 岁，大多数在 10 岁左右，极少数正常女孩可推迟到 16 岁才开始乳房发育。男孩可从睾丸增大开始计算第二性征出现的年龄，一般在 9～14 岁，大多数在 12 岁左右，少数可推迟到 16～18 岁才开始睾丸增大。若女孩第二性征出现年龄超过均值 2 个标准差，即超过 4 岁，到 16 岁尚未开始第二性征的发育，便可认定为青春期延迟。男孩第二性征出现年龄的均值为 14 岁，若出现第二性征的年龄超过 2 个标准差，即到了 18 岁仍未开始第二性征的发育，便为青春期延迟。标准差表示一组数值内单个数值距离平均数的离散程度。

一、分类与病因

(一)体质性青春期延迟

体质性青春期延迟是儿童青春期发育延迟的主要原因之一，约占正常儿童的 0.6% 以上，约占矮身材儿童的 30% 以上。此类患者常有阳性家族史，患者母亲多有月经初潮推迟或其父亲和同胞兄弟姐妹有青春期延迟(14～18 岁)病史。认为其主要原因是 GnRH 脉冲发生器的激活延迟，造成在青春期年龄时，下丘脑没有产生足够强的 GnRH 释放脉冲，以致全身促性腺激素细胞不能有效地刺激产生 LH 和 FSIH，GnRH 水平与患者年龄相比呈现功能性缺乏，但和其生理性发育是一致的。肾上腺皮质功能初现和性腺功能初现往往落后，这一点与单一性促性腺激素缺乏症患者不同，后者肾上腺功能初现往往在正常年龄发生。患者于 13～16 岁仍缺乏任何第二性征的发育，其特征为身材矮小、幼稚，从外观上估计其年龄较实际年龄要小，但患儿完全健康，智力正常。大约 60% 的儿童其家族成员(尤其是父、母)有类似晚熟病史。体质性青春期延迟患儿出生时，体重和身高一般是正常的，但在生后的最初几年内生长发育速度相对缓慢，并伴随骨龄成熟延迟；在正常儿童出现生长发育骤长的年龄阶段，体质性青春期发育延迟儿童的生长发育仍缓慢，与其同伴间的差异逐步扩大。在第二性征发育延迟的同时其身高和骨龄成熟度均相应落后(1～3 年)，但当达到一定年龄时则会自发地出现第二性征发育成熟和身长突增，同时身高和骨骼亦达到正常。本症患儿青春期的启动落后于实际年龄，但和骨龄往往一致，女孩骨龄 11～13 岁时就会出现青春期的 LH 分泌增加，初为睡眠相关的夜间 LH 脉冲分泌，以后白天亦出现 LH 分泌峰。骨龄超过 18 岁仍无青春期启动者，以后绝大部分患者不能出现青春期发育，但有例外。

体格检查可见身材矮小外，其他(包括外生殖器)均正常，营养状况良好，部分儿童可出现早期青春期发育的某些特征，如阴道黏膜改变，长出浅色毛发，有时甚至可表现出非常早期的青春期乳腺发育征象。内分泌功能检查及头颅 X 线、CT 等检查均正常，促性腺激素水平和对 GnRH 的反应低于实际年龄而与其骨龄相适应，血浆 GH 对各种刺激试验的反应正常或降低，但摄入小剂量性激素后则恢复正常。

(二)低促性腺激素性性发育延迟

是由于缺乏 GnRH 脉冲分泌使 FSFI 和 LH 分泌不足所致。GnRH 缺乏的原因可以是先天的或出生后的发育缺陷也可以是肿瘤、炎症过程或损伤等。

1. 中枢神经系统疾病　主要是中枢神经系统的肿瘤感染、损伤或先天性缺陷还有些患者未发现垂体瘤但泌乳素升高，称特发性高泌乳素血症，患者有泌乳，也可能与青春延迟有关。

2. 孤立性促性腺激素缺乏　此类患者仅仅促性腺激素缺乏因性激素水平低下骨骺闭合减慢，使长骨得以生长。

3. 功能性促性腺激素减低　严重的全身和慢性消耗性疾病及营养不良致青春延迟。

(三) 高促性腺激素性性发育延迟

此类疾病在男性为睾丸自身功能障碍所致。临床常表现为患者多有一定程度的青春期发育，但青春期发育速度延缓或青春期发育不完全并伴有男性乳房发育。只有极少部分患者，可完全没有青春期发育迹象。

临床常见病因有染色体核型异常所致的 Klinefelter 综合征、睾丸消失综合征(又称无睾症)以及出生后睾丸外伤、炎症等。一些少见的、影响睾丸雄激素合成酶活性的遗传性疾病，如 17α-羟化酶缺乏症、17β-羟类固醇脱氢酶缺陷症等，均会导致不同程度的睾酮合成障碍，继而出现促性腺激素水平反馈性升高。

女性患者多数系遗传因素导致的性腺分化和发育异常，如 Turner 综合征核型为 45，XO 或其变异型，呈女性外表，身材矮小，性幼稚、乳腺不发育，原发性闭经，常伴有身体的畸形。单纯性性腺发育不全亦常见，核型 46，XX、46，XY。其他病因导致高促性腺激素型青春期延迟者较少见，青春期前女孩因其他疾病进行化疗或盆腔放疗均可引起青春期发育延迟。此外，自身免疫性卵巢炎，因卵巢功能衰竭而引起原发性闭经、月经稀少或青春期发育停止等。卵巢抵抗是一种少见的原发性性腺功能减退症，患者 PSH 和 LH 受体异常，血 FSH、LH 水平升高，其他病因为 17α-羟化酶缺陷导致性激素合成障碍等。

(四) 特发性垂体性侏儒

发生的原因尚不明了，与异常分娩有一定关系。本症在垂体性侏儒症中较多见，约占 70%，男女比例为 2～4∶1。其主要表现有四个特征：①躯体生长迟缓。患儿在出生时其体重、身长均可在正常范围内，多在 1 岁以后出现生长发育迟缓，以后生长缓慢逐年显著，到 16～18 岁时仍停滞于幼儿期身材，身高往往在 130cm 以下。躯体上、下部量的比例与实际年龄相称，即身材呈均匀性矮小，四肢及手、足相应小。头稍大而圆，毛发少质软，皮肤细腻，胸部较狭，腹部较圆，且皮下脂肪丰富，肌肉常不发达。患儿饥饿时易发生低血糖，出现如冷汗、震颤、抽搐、嗜睡等症状。经常发生低血糖的小儿可有智力落后。②骨龄较年龄明显延迟。骨化中心生长发育迟缓，骺部常不融合。③性器官不发育及第二性症缺乏。在应发育年龄以上的患者常显不发育的特征，男性无腋毛、阴毛、胡须，睾丸、阴茎、前列腺不发育；女性无月经，乳房、臀部、卵巢、子宫、外阴不发育。④智力可与年龄相称。患者年长后常因侏儒且不发育而精神抑郁、悲观，产生自卑感。

二、诊断

(1)病史：了解种族、遗传因素、全身及神经系统疾病、营养状况等。

（2）体格检查：身高、体重、上下肢比例、第二性征发育、是否溢液、视野、嗅觉等。

（3）辅助检查：盆腔B超子宫和卵巢小于同龄女孩、宫内膜1mm左右。性激素低下。骨龄测定（较正常同龄延迟2s）、测甲状腺功能、头颅CT或MRI检查、染色体、垂体兴奋实验等以鉴别诊断。

三、治疗

（1）体质性青春期延迟，不需特殊处理。当骨龄为13岁左右，青春期发育常自然开始。也可给予3个人工周期治疗观察。

（2）病因治疗：中枢神经系统肿瘤应转外科酌情手术或放疗；神经性厌食全身治疗；甲低补充甲状腺素；库欣病给予可的松加雌激素治疗。对核型中有Y染色体者，应切除性腺。

（3）低促性-腺激素者，给予雌、孕激素序贯疗法；合并低生长激素者，先给予生长激素，后性激素替代治疗（HT）；一般戊酸雌二醇1mg或结合雌激素0.3mg/d，6个月后雌孕激素序贯治疗，雌激素剂量可加倍，3～6个周期。

（4）低促性腺激素型性腺功能不全者、特别是已婚要求生育者：GnRH泵间歇给药可脉冲式释放LH和FSH；可小剂量LHRH，刺激垂体分泌LH和FSH。也可用尿促性腺（HMG）作为LH、FSH替代品促排卵。

（5）高催乳素血症者，溴隐亭可有效抑制PRL，改善性腺功能。

（6）高促性腺激素型性腺功能不全者：雌、孕激素序贯疗法。有Y染色体者，尽早切除性腺后给予HT。

（魏本翠）

第三节　前列腺素及其衍生物与生殖功能

研究发现，前列腺素（prostaglandin，PG）及其衍生物具有广泛的生物活性，影响生殖系统正常生理过程中的很多环节。20世纪70年代文献首次报道前列腺素系统与排卵的关系后，日益引起人们的重视。前列腺素系统与排卵关系的研究史可分为两个主要阶段：第一个阶段，指从20世纪70年代至80年代中期，在这一时期，主要的发明是前列腺素合成酶抑制剂的合成。第二阶段指从20世纪80年代晚期到现代，在这一时期分子生物技术的突飞猛进，为研究前列腺素合成酶对前列腺素合成的作用，以及研究前列腺素在卵泡破裂中的作用提供了有利的条件。最近研究发现在卵泡颗粒细胞中，黄体生成素（luteinizing hormone，LH）能诱导前列腺素环氧合酶-2（cyclooxygenase-2，COX-2）的表达，COX-2是前列腺素合成过程中一种重要的异构酶。这项发现是前列腺素研究领域的一个里程碑。有研究证实从分子水平控制卵泡COX-2的表达，或者应用COX-2抑制剂可发生未破裂卵泡黄素化综合征（luteinized unruptured follicle syndrome，LUFS），导致不孕，推测前列腺素影响排卵。

一、卵巢中前列腺素的生物合成

前列腺素是广泛存在于人体组织和体液中的一种不饱和脂肪酸，是从细胞膜表面的脂肪酸中分离出来，其合成过程可以分为三个阶段：①细胞膜的磷脂在磷脂酶 A_2(phospholipase A_2，PLA_2)作用下，生成前列腺素的前体——花生四烯酸。②花生四烯酸自细胞膜中释放出来并在环氧合酶的作用下，转化为不稳定的前列腺素中间产物——环内过氧化物(endoperoxide)，即前列腺素 G_2(prostaglandin G_2，PGG_2)，随后转变为前列腺素 H_2(prostaglandin H_2，PGH_2)。③在异构酶系或还原酶系(如 prostaglandin esynthe tase，PGES)的作用下，PGH_2 转化为前列腺素 E_2(prostaglandin E_2，PGE_2)和前列腺素 F(prostaglandin F，PGF)。

PLA_2：PLA_2 在花生四烯酸转换为前列腺素的过程中起重要作用。研究发现颗粒细胞中有 PLA_2 和 PLA_2 mRNA 表达，并且 PLA_2 表达水平在应用人绒毛膜促性腺激素(human chorionic gonadotrophin，HCG)后 1 h 较低，12 h 后开始增加，并在 24～36 h 保持较高水平，同时 PLA_2 mRNA 表达水平在应用 HCG 后 10 h 较低，并且其表达水平不随 HCG 应用后时间长短和 HCG 浓度改变而改变。

PGES：PGES 在 PGH_2 转为 PGE_2 的过程中起重要作用。Duffy 等对猴的优势卵泡的颗粒细胞和卵泡膜细胞研究发现，这两种细胞的微粒体(microsome，m)和细胞溶质(cytolist，c)均能表达 PGES。PGES 有三种存在形式：mPGES-1、mPGES-2 和 cPGES。其中 mPGES-1 在 PGH_2 向 PGE_2 转化的过程中起重要作用。mPGES-1 mRNA 和蛋白质均能在颗粒细胞中表达，其表达水平随 HCG 浓度和应用时间的不同而改变。研究发现 mPGES-1 mRNA 表达水平在注射 HCG 后 1 h 较低，12 h 后上升，保持到 24～36 h，并且在预计排卵前达高峰。

mPGES-2 和 cPGES mRNA 和蛋白质虽然能在颗粒细胞中表达，但表达水平不随 HCG 浓度和应用时间的不同发生改变。此外，除了颗粒细胞外，排卵前的卵泡膜细胞和卵泡周围的间质细胞均能表达 mPGES-1 并产生 PGE_2，但检测不到 mPGES-2 和 cPGES。进而推测 mPGES-1 可能是与卵泡中 PGE_2 水平增加有关的主要的 PGES。

COX-2：COX-2 最早是从转基因鸡胚胎的成纤维细胞中分离出来。COX-2 是一种膜结构蛋白，具有环氧合酶和过氧化物合成酶的双重功能，被认为是前列腺产生过程中的限速酶，其主要作用是将花生四烯酸代谢成 PGs 产物。COX-2 基因含有 10 个外显子，9 个内含子，位于染色体 1q25.2～1q25.3 上，是瞬时早基因，在正常组织中表达较少，但可以被各种生长因子、细胞因子、脂多糖、肿瘤启动因子等诱导产生。COX-2 基因的适时表达，保证了许多重要生殖过程，如排卵、黄体退化、胚胎着床和分娩等的顺利进行。

研究发现输卵管上皮细胞、宫颈上皮细胞以及子宫肌细胞无 COX-2 表达，卵巢上皮细胞、子宫内膜上皮细胞、子宫内膜血管的管周细胞和输卵管分泌上皮细胞存在 COX-2，Ota 等证实：正常子宫内膜腺上皮、表面上皮和血管内皮均有 COX-2 表达；增生期表达最低，然后逐渐上升，分泌期保持高水平；子宫内膜异位患者在位内膜的 COX-2 表达较对照组高，月经周期表达也不断变化；月经周期各阶段巧克力囊肿壁异位内膜的腺上皮中均有 COX-2 显著表达。

Sales 等研究发现 HCG 可使环磷酸腺苷(cyclic adenosine monophosphate，cAMP)水平及蛋白激酶 A(protein kinase A，PKA)活性增加，这表明 HCG 可能通过 cAMP 型 PKA

信号通路，使子宫内膜腺上皮细胞中的 COX-2 mRNA 表达水平升高，进而使 PGE_2 生成增加，并且 COX-2 mRNA 表达水平和 PGE_2 生成水平与 HCG 应用时间和剂量有相关性。

二、前列腺素在妇科生殖系统中的应用

(一)前列腺素与生殖

前列腺素对女性生殖系统各种生理过程包括：排卵、妊娠、黄体溶解和移植等起重要作用。

前列腺素及其衍生物对排卵的影响：排卵是一个复杂的生理变化过程。目前多认为排卵的实质是一个急性自控的炎症反应，其过程包括局部水肿、白细胞从血管渗出以及蛋白水解酶和胶原溶解酶的活化等。以上这些变化最终导致卵泡壁破裂、成熟卵子释放。

最近研究发现前列腺素是排卵必需的重要因素之一。卵巢周围的前列腺素主要由卵泡颗粒细胞分泌，排卵前卵泡液中 PGE_2 水平较低，但在预计排卵时达高峰。同时排卵前正常的 LH 峰能刺激卵巢合成前列腺素增加，前列腺素又能促进卵泡发育，卵细胞成熟最终导致卵泡破裂，卵子释放和卵泡壁黄素化。

白细胞是参与炎症反应的主要细胞之一，其对组织溶解和修复起着重要的作用。对应用 PGE_2 衍生物的动物观察发现，这些动物卵泡液中 CD68、巨噬细胞和中性粒细胞数目显著增加，这些细胞释放多种因子有利于卵巢内蛋白水解酶的活化，进一步促进组织的溶解，卵泡破裂和卵子的释放。

COX-2 及其抑制剂对排卵的影响：芳香化酶(P450 arom)是雌激素合成的限速酶，PGE_2 为芳香化酶的强诱导剂；COX-2 是 PG 合成的限速酶，故两种酶活性的高低、基因的表达以及两者间的相互作用均影响卵泡发育和排卵。对猴排卵前卵泡研究发现，PG 能诱导颗粒细胞 COX-2 表达。对多种动物模型研究发现，在注射 HCG 后 12 h，卵泡颗粒细胞和卵泡膜细胞中 COX-2 表达水平增高，并且在预计排卵时达高峰。同时在 COX-2 表达出现峰值数小时后，PGE_2 的浓度增加并逐渐达峰值。此外，有研究表明，不同物种虽然 COX-2 基因表达启动的时间不同，但卵泡液中 PGE_2 浓度达峰值的时间和卵泡破裂的时间几乎是相同的。由此推测，COX-2 的表达水平影响 PGE_2 的生成能力，从而影响排卵。

COX-2 基因表达缺乏或突变的动物容易发生 LUFS，可能是因为突变的 COX-2 影响卵丘膨胀，导致排卵障碍。但在联合应用 PGE_2 和白细胞介素-1 后，此类动物能恢复正常排卵功能。

Hayes 等研究发现，注射 COX-2 抑制剂的小鼠和缺乏 COX-2 的小鼠二者排卵率、移植率、妊娠率均较低。有实验表明应用 COX-2 抑制剂组 LUFS 发生率为 90%，明显高于对照组；应用选择或非选择 COX-2 抑制剂能降低卵泡液中前列腺素的水平，抑制卵丘膨胀，使卵子被困，并在原位发生黄素化，导致不孕。吲哚美辛是一种选择性前列腺素合成酶抑制剂，能直接作用于卵巢，抑制排卵前卵泡中的前列腺素分泌，导致排卵障碍。此外，卵巢注射吲哚美辛。

能改变优势卵泡的结构，腹腔镜研究发现，应用吲哚美辛后卵巢排卵破口明显小于对照组，并且卵泡的黄素化出现异常。另外，有研究发现注射过吲哚美辛的卵巢表面上皮未发现排卵口，即使偶见排卵口但卵细胞不能从卵泡壁中分离出来，被包在黄素化的卵泡中，导致 LUFS。对应用吲哚美辛的猴在其排卵前的卵泡中注射 PGE_2 或 PGF 衍生物，

可使卵巢排卵功能恢复。由此推测，在排卵前卵巢中前列腺素水平对排卵起重要作用。

最新研究表明，对既往月经周期较规则的妇女，注射 COX-2 选择性抑制剂能延迟卵泡破裂，而对黄体的功能没有影响或有较轻微的影响。这表明，前列腺素对卵泡破裂其重要的作用，但对卵泡的黄素化和黄体的功能无影响。

前列腺素合成酶抑制剂通过抑制前列腺素的合成和分泌，导致各种排卵障碍，而且抑制剂的使用剂量、应用方法、应用时间，排卵前是否应用促性腺激素及应用时间都可能与排卵障碍有关。

(二)前列腺素与种植

在胚胎种植前，前列腺素的活性高低及其受体的表达水平对保持子宫内环境的稳定起重要作用。已经证实前列腺素能影响子宫内膜，排卵后前列腺素的水平下降，妊娠时孕激素水平升高，前列腺素水平降低。有研究发现，孕激素能促进内膜合成前列腺素，在种植部位 COX-2 表达较强，对鼠研究发现 COX-2 参与蜕膜反应，并增加内膜的容受性。Sun 等认为绒毛滋养层 PGE_2 的表达，与 COX-2 的诱导作用密不可分。应用吲哚美辛抑制前列腺素合成，能严重影响早期妊娠。种植失败并不仅仅是因为卵巢激素水平不足，更主要是 COX-2 在种植过程中起重要作用。也有研究证明多种因素影响前列腺素的合成。在反刍动物卵巢间质细胞中，干扰素能明显增加 PGES 和 COX-2 mRNA 的表达。胰岛素生长因子能抑制子宫内膜、胚胎、黄体等组织细胞上的 COX-2 表达，影响前列腺素的合成。表皮生长因子能降低子宫内膜上皮细胞 PGFS 的表达，增加间质细胞 PGE_2 的表达。Tamura 等通过白介素 1β(IL-1β)调节人类内膜间质细胞合成 PG，使得 COX-2 mRNA 及其蛋白水平和 PGE_2 合成明显增加。

(三)其他

前列腺素具有广泛的生理活性，参与多种生理和病理过程。前列腺素能兴奋子宫平滑肌，使平滑肌收缩，有利于分娩；在正常月经周期，前列腺素使血小板的聚集增加，防止月经过多；宫颈产生的前列腺素可激活胶原溶解酶，使宫颈结缔组织的胶原变形，有利于宫颈的软化。在排卵前输卵管分泌的前列腺素增加，使峡部堵塞防止卵子过早进入子宫；排卵后使峡部放松有利于受精卵入宫腔。前列腺素在妇科用于促宫颈成熟、催产、引产、流产及性交后避孕。

(魏本翠)

第四节　肾上腺功能失常与生殖功能

一、先天性肾上腺皮质增生症

(一)病因

先天性肾上腺皮质增生症(congenital adrenal cortical hyperplasia, CAH)是由于肾上腺皮质激素生物合成酶系中某种或数种酶的先天性缺陷，使皮质醇等激素水平改变所致的一组疾病。常呈常染色体隐性遗传。由于皮质醇水平降低，负反馈抑制垂体释放 ACTH 的作用减弱，致 ACTH 分泌过多，肾上腺皮质增生和分泌过多的该酶作用前合成的激素和前体物。其临床表现和生化改变取决于缺陷酶的种类和程度，可表现为糖、盐皮质激素和性激素水平改变和相应的症状、体征和生化改变，如胎儿生殖器发育异常、钠平衡失调、血压改变和生长迟缓等。

常见的先天性肾上腺皮质增生症是分别由 21-羟化酶(CYP21)、11β-羟化酶(CYP11B1)、3β-类固醇脱氢酶(3β-HSD)、17α-羟化酶(CYP17)等缺陷所造成的。

(二)21-羟化酶缺陷的发病率及临床表现

21-羟化酶缺陷症发病率约为 1/4500 新生儿，其中约 75% 为失盐型。

根据临床表现的严重程度分为 3 种类型：失盐型(salt wasting)、单纯男性化(simple virilization)，此 2 种合称为经典型(classic 21-hydroxylase deficiency)以及非经典型(non classic)。3 种类型的 21-羟化酶缺陷症为同一种疾病连续谱的人为划分，反映了 21-羟化酶缺陷不同程度的一般规律。

1.失盐型　为临床表现最重的一型。除了雄激素过多引起的男性化表现外，有明确的失盐表现。占经典型患者的 3/4。失盐型患者由于 21-羟化酶活性完全缺乏，孕酮的 21 羟化过程严重受损，导致醛固酮分泌不足。醛固酮的缺乏引起肾脏、结肠和汗腺钠丢失。21-羟化酶缺陷引起的皮质醇分泌不足又加重了醛固酮缺陷的作用，盐皮质激素和糖皮质激素同时缺陷更易引起休克和严重的低钠血症。

失盐的临床表现可以是一些不特异的症状，如食欲差、呕吐、嗜睡和体重增加缓慢。严重患者通常在出生后 1～4 周内出现低钠血症、高钾血症、高肾素血症和低血容量休克等肾上腺危象表现。如果不能得到正确及时的诊治，肾上腺危象会导致患者死亡。对于男性失盐型婴儿问题尤为严重，因为他们没有女性婴儿的外生殖器两性畸形，在这些患者出现脱水和休克之前医生没有警惕 CAH 的诊断。随着年龄的增长，在婴幼儿期发生过严重失盐表现的 CAH 患者钠平衡能力会得以改善，醛固酮合成会更加有效。

2.单纯男性化　与失盐型比较，除没有严重失盐表现外，其他雄激素过多的临床表现大致相同。占经典型患者的 1/4。

3.非经典型　以前也称为迟发型 21-羟化酶缺陷症，患者只有轻度雄激素过多的临床表现。女性患者在出生时外生殖器正常或轻度阴蒂肥大，没有外生殖器两性畸形。肾上腺类固醇前体物质仅轻度升高，17-羟孕酮水平在杂合子携带者和经典型患者之间。ACTH 1～24　兴奋试验后(60min 时)17-羟孕酮一般在 10ng/ml 以上，如果只测定基础血清 17-羟孕酮水平，会使患者漏诊。轻度雄激素过多的症状和体征差异很大，很多受累个体会没有症状。最常见的症状为儿童阴毛提早出现，或年轻女性中表现为严重囊性痤疮、多毛症、多囊卵巢、月经稀发甚至闭经。

非经典型 21-羟化酶缺陷症女性患者也存在生育能力下降，程度比经典型患者轻。诊断年龄在青春期以后的非经典型男性患者通常表现为痤疮或不育。但大多数是在家系筛查中诊断的，没有任何症状。在很少的情况下，男性非经典型 21-羟化酶缺陷症患者表现为单侧睾丸增大。在男孩中，很难明确界定经典型单纯男性化患者和非经典型患者之间的界线。因为在轻型和严重病例之间 17-羟孕酮水平是连续的变化过程，而男性雄激素过多的临床表现不如女性患者明显。

非经典型 21-羟化酶缺陷症患者醛固酮合成和钠平衡下降程度不足以引起任何临床表现。同样，在应激情况下皮质醇分泌不足程度较轻也不会引起肾上腺危象，目前，尚没有由于肾上腺皮质功能减退导致死亡的报道。

非经典型 21-羟化酶缺陷症患者成人最终身高是否受影响尚无定论。

在高雄激素血症(多毛症、痤疮、多囊卵巢综合征)女性中，非经典型 21-羟化酶缺陷症患病率在 1.2%～14%，远高于正常人中的患病率，对这些患者应注意非经典型 21-羟化酶缺陷症的筛查。

(三)21-羟化酶缺陷的实验室诊断

实验室检查：

1. ACTH 1～24 兴奋试验　对于经典型 21-羟化酶缺陷症患者，根据临床表现和基础 17-OHP，一般可以明确诊断。血清 17-OHP 基础值不能提供足够的诊断依据时，有必要进行 ACTH 1～24 兴奋试验。一般而言 60min 时 17-OHP 水平在 10ng/ml 以上考虑非经典型 21 羟化酶缺陷症的诊断。每个实验室都应根据 21 羟化酶缺陷症杂合子携带者和正常人确定出自己的诊断标准。

对于新生儿。如果根据外生殖器两性畸形怀疑 CAH，ACTH1～24 兴奋试验必须推迟到出生 24h 后进行。如果在出生后马上取标本则会有较高的假阳性率和假阴性率。

2. 失盐的检查　PRA(血浆肾素活性)值升高，特别是 PRA 与 24h 尿醛固酮比值增加标志着醛固酮合成障碍。在循环血中 ACTH，17-OHP 和孕酮水平高，但醛固酮水平正常的患者中这些指标也会升高，这样没有很好控制的单纯男性化患者生化表现会与失盐型混淆。盐皮质激素治疗可以对这些患者肾上腺抑制，有助于二者的鉴别。理想状态下，血浆和尿醛固酮水平应该与 PRA 和钠平衡相关，从而有助于对临床类型的准确判断。在分析肾素水平的意义时，必须注意新生儿正常值高于年龄较大的儿童。

3. 用于诊断和监测　21-羟化酶缺陷症的其他激素　其他一些生化诊断实验可供考虑，但目前很少能广泛开展。21-脱氧皮质醇能够检测出超过 90% 的 CAH 携带者。雄激素代谢物(3α-雄烷二醇葡萄糖苷酸)的水平在非经典型 21-羟化酶缺陷症患者中升高，与雄烯二酮和睾酮水平高度相关。17-OHP 尿中的主要代谢物孕三醇也可用于 21-羟化酶缺陷症的诊断。另外，尿孕三醇葡萄糖苷酸可以用于监测治疗效果和是否治疗过度。作为酶联免疫分析或 RIA 的代替方法，尿类固醇代谢物可以通过 GS/MS 方法检测，这种方法可以使 CAH 和其他类固醇代谢疾病相关指标同时得到检测。

(四)其他辅助检查

快速染色体核型分析和盆腔、腹部超声检查。

(五)诊断

1. 检查外生殖器畸形　对疑诊 21-羟化酶缺陷症的新生儿查体时必须明确尿道情况，仔细触诊腹股沟管、阴唇或阴囊里的性腺。实验室检查至少包括基础血清 17-OHP，最好进行 ACTH1～24 兴奋试验，静脉注射 ACTH 1～24 250μg，测定用药前(ml)和用药后 1h 血清 17-OHP。17-OHP 基础值通常超过 100ng/ml。失盐型患者在 ACTH 兴奋后最高可达 220nmol/L(1000ng/ml)。单纯男性化患者 17-OHP 水平低一些，但与失盐型患者有部分重叠。非经典型患者通常需要 ACTH 兴奋试验来诊断。在新生儿，这些检查必须推迟到出生 24h 以后进行。这些检查可以明确肾上腺内类固醇激素合成过程的缺陷。检查完成后，必须监测儿童的生命体征，看是否存在肾上腺危象。尽管失盐危象很少发生在出生 7 天内，很多医生在新生儿第 1 周检测电解质，看 CAH 新生儿中是否存在低钠血症和高钾血症。

2.检查有助于了解生殖器两性畸形的原因　快速染色体核型分析和盆腔、腹部超声检查。初步检查后有针对性地进行下一步检查。应尽快分析病情资料，给家属提供关于确定性别以及药物/手术治疗的建议。

3.进一步的生化检查

(1)ACTH 1~24　兴奋试验。

(2)失盐的检查。

(3)用于诊断和监测 21-羟化酶缺陷症的其他激素。

(六)11-羟化酶缺陷的诊断与治疗

较少见；约占 5%~8%，其发病率约为 1/5 000~7 000 新生儿。患儿在临床上表现出与 21-羟化酶缺乏相似的男性化症状，但程度较轻，可有高血压和钠潴留，多数患儿血压中等程度增高，其特点是给予糖皮质激素后血压可下降，而停药后血压又回升。

二、肾上腺皮质功能亢进症

(一)病因

Cushing 综合征是各种因素引起的糖皮质激素增多表现的总称。其内分泌的实验室异常表现为：皮质醇分泌增多、24 小时尿排出游离皮质醇及其代谢产物增多、血清皮质醇水平失去正常昼夜分泌节律、糖皮质激素负反馈抑制相对或绝对抵抗。Cushing 病指垂体 ACTH 分泌过多引起的高皮质激素血症。

Cushing 综合征可分为 ACTH 依赖性与非依赖性两种，前者包括肿瘤或非肿瘤引起的垂体 ACTH 分泌过多、分泌 ACTH 的异位肿瘤、分泌 CRF 的异位肿瘤；后者包括肾上腺腺瘤、肾上腺肉瘤、肾上腺结节增生、卵巢肾上腺肿瘤及应用皮质激素。

(二)ACTH 依赖性 Cushing 综合征

(1)ACTH 异位综合征：异位 ACTH 样肿瘤，如肺癌(约占 50%)、胸腺癌、胰腺癌和前列腺癌等可以分泌类 ACTH 样活性物质，使肾上腺增生及功能亢进，血清皮质醇水平增高，抑制 CRF 的合成与分泌。

(2)CRF 异位综合征：类似于 ACTH 的异位分泌，只是非下丘脑肿瘤分泌的 CRF 使垂嗪前叶增生及 ACTH 分泌增多，ACTH 刺激肾上腺增生与皮质醇分泌增多，从而抑制下丘脑 CRF 的分泌。有时 ACTH 并未受到高皮质醇水平的抑制，这与肿瘤本身分泌 ACTH 有关。

(三)ACTH 非依赖性 Cushing 综合征

(1)原发性肾上腺皮质功能亢进多由病变组织(如肾上腺肿瘤、AcTH 非依赖性微结节增生)分泌的皮质醇增多造成。它抑制 CRF 的合成、分泌与作用，从而使 ACTH 分泌降低。

(2)医源性 Cushing 综合征由于大量使用合成的糖皮质激素造成，抑制 CRF 的合成、分泌与作用，抑制 ACTH 分泌，导致肾上腺萎缩与血清 ACTH 与皮质醇降低。

(四)偶然发现的肿块

随着 CT 与 MRI 的发展，偶然发现的包块成为一个新的问题。多数包块为良性，不会产生引起临床症状的激素量。但是当其由感染因素引起，分泌过多的糖皮质激素、盐皮质激素、雄激素、雌激素，或有原发或转移性肿瘤的表现时应进行治疗。

(五)临床表现

肾上腺皮质功能亢进时往往伴有肾上腺雄激素分泌增多。肾上腺癌患者雄激素分泌常显著升高，垂体 ACTH 瘤患者轻度升高，肾上腺皮质腺瘤者一般不高。主要为 DHEA、雄烯二酮等弱雄激素分泌过多。高雄激素造成多毛、痤疮、雌激素增多，通过反馈抑制 FSH、LH 的分泌，造成月经紊乱、不排卵、甚至闭经。重者表现为女性男性化（乳房萎缩、胡须增多、喉结增大、阴毛男性分布、阴蒂肥大等）。

（六）治疗

切除肿瘤或破坏病灶，减少或停止糖皮质激素的应用。去除病因后即可改善。

（魏本翠）

第五节　应激与女性生殖内分泌功能

各种应激（stress）均能激活下丘脑-垂体-肾上腺（hypothalamo pituitary adrenal，HPA）轴，经过外周神经和中枢神经系统汇集到下丘脑，引起下丘脑室旁核释放促肾上腺皮质激素释放激素（corticotrophin releasing hormone，CRH），CRH 促进垂体前叶分泌促肾上腺皮质激素（adrenocorticotrophic hormone，ACTH）、β-内啡肽（beta endorphin，β-EP）等物质。

ACTH 又作用于肾上腺皮质使其释放糖皮质激素（glucocorticoids，GCS）（人类以皮质醇为主、啮齿类以皮质酮为主），糖皮质激素反馈抑制下丘脑和垂体释放肽类激素，以达到自稳作用。在女性神经内分泌系统中，生殖内分泌系统不仅是参与应激反应的重要系统，更是易受应激危害的系统，应激已成为生殖内分泌疾病常见而重要的原因。国外一些学者已经开始研究应激影响女性生殖内分泌的机制。

一、应激危害

下丘脑-垂体-卵巢轴功能应激抑制下丘脑-垂体-卵巢（hypothalamo pituitary ovary，HPO）轴活动，尤其是中枢神经系统促性腺激素释放激素（gonadotrophin releasinghormone，GnRH）的脉冲发动及黄体生成素（luteotrop hichormone，LH）、卵泡刺激素（follicle stimulating hormone，FSH）的分泌，导致排卵障碍。Sakakura 等（1975 年）报道 7 名 21～48 岁的妇女接受氢化可的松治疗 5 个半月以上后 LH 对合成促黄体激素释放激素的反应性下降。Chrousos 等（1998 年）发现焦虑、抑郁、营养不良、饮食紊乱、长期运动负荷等应激状态存在下丘脑性闭经，Cushing 综合征常有性腺功能低下，这些都与 HPA 轴功能亢进有关。低血糖这个典型的代谢应激，激活 HPA 轴同时对 HPO 轴产生复杂的抑制作用，从啮齿动物到牛类，从灵长类动物到人类该作用都已得到证实。Xiao 等研究了从卵泡期或黄体期开始遭受 12 天应激后的 11 只猕猴月经周期的变化，通过测定血清皮质醇水平来监测 HPA 轴活动，在应激前 2 周和应激后 2 周每天抽血测定 FSH、LH、孕酮水平。

研究发现，在应激后 4 小时之内，皮质醇水平迅速上升，比对照组高 3 倍，随后逐渐下降，但是在整个应激期间仍然比对照组高，在应激后 2 周仍然高于对照组。短期应激后猕猴均有排卵，但卵泡期开始遭受应激的猕猴黄体期的孕酮水平下降达 56.0%；而在黄体期开始遭受应激时孕酮下降 30.9%，二者均有 LH 水平下降。应激后第一个周期即出现激素水平异常，例如卵泡期延长或者黄体功能不良。其认为遭受应激的猕猴月经周期损害的首先表现为黄体分泌不足；而月经周期持续受到影响，包括 LH 的明显降低等，可能与生殖系统的神经内分泌系统遭到持续破坏有关。Kam 等研究束缚应激 (restraint stress) 对去卵巢小鼠 LH 分泌的影响时，在去卵巢小鼠体内植入释放 17-β 雌二醇的小囊，定时采颈静脉血。结果发现束缚应激抑制 LH 的基础分泌，且使雌二醇诱导的 LH 脉冲分泌消失。

通过 Northern 杂交分析垂体前叶发现，每日束缚应激并不改变雌二醇诱导的 LHmRNA 水平。而束缚应激降低 17-β 雌二醇处理的去卵巢小鼠下丘脑视交叉前部 GnRHmRNA 水平；也降低垂体前部 GnRH 受体 mRNA 水平。故认为束缚应激可能在下丘脑水平抑制 GnRH 的合成和释放，继而在垂体水平抑制 LH 脉冲分泌。不同个体对应激的敏感性受中枢 5-羟色胺 (5-hydroxytryptophan, 5-HT) 能神经及 γ-氨基丁酸 (gamma aminobutyric acid, GABA) 能神经活动影响。Sanchez 等将 13 只雌性猕猴在 2 个月经周期之内暴露于轻度的心理应激和中度代谢应激，并根据生殖内分泌功能改变将其分为：应激敏感组 (stress sensitive, SS；4 只，2 个周期不排卵)，应激中度耐受组 (medium stress resistant, MSR；5 只，后 1 个周期不排卵)，应激高度耐受组 (highly stress resistant, HSR；4 只，保持排卵性月经周期)。

随后，在非应激周期时候，用原位杂交和定量图像法分析脑组织谷氨酸脱羧酶 67 (glutamic acid decarboxylase, GAD 67) mRNA 的表达水平。和 HSR 组比，SS 组下丘脑漏斗核内 GAD67mRNA 的表达增加 (P=0.0012)；SS 组黄体期孕酮水平和 GAD 67mRNA 水平呈负相关 (r=0.68, P=0.0032)。其认为雌猴生殖轴对应激的敏感性增加，可能与下丘脑 GABA 能神经元活性增加有关。Bethea 等用同样的实验动物和分组方法研究了这种敏感性与 5-HT 系统活性的相关性。在猕猴卵泡期的前 5 天静脉给予氟苯丙胺 (通过逆转运、抑制 5-HT 再摄取促进 5-HT 释放)，通过血清催乳素 (prolactin, PRL) 或皮质醇水平来判断内源性 5-HT 的活性；采用自身对照方法，在其后 3 个月的早卵泡期静脉给予促甲状腺激素释放激素和 CRH。结果发现，和 MSR 组、SS 组比较，HSR 组注射氟苯丙胺后血 PRL 的释放明显增加；而 SS 组血清皮质醇浓度比其他 2 组均高。而自身对照的 3 组之间这些指标没有统计学差别。该研究认为 SS 组猕猴中枢 5-HT 神经元的活性较低；而应激敏感的个体 HPA 轴对小量的 5-HT 升高有极高敏感性。另外发现，和其他猕猴比，SS 组猕猴正常月经周期的卵泡期血清雌二醇峰值明显降低，而黄体期孕酮峰值也明显偏低；但短期中度应激所导致的生殖功能失调和体重、月经周期长短或卵泡期长短没有关联。

二、应激影响下丘脑-垂体-卵巢轴功能的机制

应激在下丘脑、垂体、卵巢 3 个水平影响生殖内分泌系统的功能。应激所导致的 HPA 轴功能亢进引起 HPO 轴功能低下或紊乱，其中最重要的影响是 GnRH 脉冲分泌减少，继而 LH 分泌减少。

(一)促肾上腺皮质激素释放

激素抑制下丘脑-垂体-卵巢轴功能机械、心理、免疫等应激对机体产生伤害时，由CRH发动激活HPA轴。CRH神经元主要分布于下丘脑室旁核的小细胞区。CRH是中枢神经系统的神经递质或者调质，在机体对应激反应的整合中有重要作用。CRH是应激抑制生殖内分泌的重要成分，是抑制GnRH分泌的主要因子之一，它不仅抑制垂体促性腺激素分泌，还可以直接抑制卵巢合成雌激素。

1. 促肾上腺皮质激素释放激素的中枢作用 室旁核的CRH神经元轴突投射到视中区隆突，通过传入或中枢旁路的方式抑制GnRH分泌。CRH轴突终端和GnRH分泌神经元树突可能有直接的突触联系；CRH可能直接作用于GnRH神经终端，因为体外它在下丘脑正中隆突神经分泌终端抑制GnRH分泌。Li等研究了用17β-雌二醇预处理的去卵巢大鼠遭受束缚应激1小时后、5小时之内每5分钟采血测定LH水平，同时中枢给予CRH选择性地和CRH2受体结合，导致LH脉冲呈剂量依赖性的抑制。而选择性CRH2受体拮抗剂(astressin2B)却能有效拮抗这种作用。表明CRH受体2至少部分介导了该作用。CRH除了直接作用于GnRH神经元下调GnRH的合成外，还可能通过β-内啡肽旁路途径作用。此外，受CRH神经支配的蓝斑可能与应激所致GnRH脉冲发动抑制有关，继而抑制生殖系统的正常生理反应。Tsukamura(1994年)等发现雌鼠CRH激活室旁核α-肾上腺素能受体，并且通过该受体促进去甲肾上腺素流入室旁核而抑制LH脉冲分泌。

2. 促肾上腺皮质激素释放激素的外周作用 在外周组织中，大多数女性生殖组织(包括卵巢、子宫)均已发现HPA轴的主要调节因子CRH和其受体。Murase等用逆转录聚合酶链反应方法证明了老鼠和人的颗粒细胞中有CRHmRNA表达。Calogero等(1996年)发现CRH可抑制人绒毛膜促性腺激素诱导培养的人卵巢颗粒细胞产生雌激素，不仅可以降低雌激素的基础水平，还可以抑制FSH作用下的颗粒细胞合成雌激素，其机制与CRH抑制雌激素合成必需的芳香酶和降低芳香酶对FSH的反应性有关。Murase等的研究表明：在体外，CRH明显抑制大鼠和人的颗粒细胞雌激素合成，这些抑制作用可以完全被α-螺旋CRH(CRH受体拮抗剂)所拮抗；而CRH可以抑制毛喉素(forskolin，一种刺激细胞内cAMP合成的信号物质)对雌二醇和孕酮合成的促进作用。表明CRH抑制颗粒细胞合成雌激素的途径是CRH受体介导的减少颗粒细胞中环磷腺苷下游的合成。

(二)糖皮质激素

抑制下丘脑-垂体-卵巢轴功能 GCS分泌增加被认为是应激反应经典的特异性指标，在应激对生殖内分泌影响的基础及临床研究中，血浆中GCS水平升高常作为判断机体是否处于应激状态或应激强度的客观指标。应激反应时肾上腺GCS过度分泌与HPO轴应激性抑制密切相关。Breen等研究发现：首先，皮质醇不仅明显降低LH脉冲频率，而且降低LH脉冲幅度达35%，故降低LH峰值；该作用在排卵前尤为显著；其次，皮质醇通过抑制LH脉冲高频的形成，使卵泡期雌二醇不能适时达到峰值，延迟达20小时，甚至不能达到峰值；再者，皮质醇延迟排卵前LH和FSH达到峰值，甚至使二者不能达到峰值。在Breen等的另一研究中，于去卵巢母羊体内模拟应激时的血清皮质醇水平，发现皮质醇升高能抑制LH脉冲分泌幅度，但是不抑制GnRH分泌，表明皮质醇降低垂体对内源性GnRH的反应性。Breen等进一步研究发现，RU486(糖皮质激素受体II拮抗剂)能逆转这种抑制作用，故认为GRII介导此作用。

(三)内源性阿片肽

与下丘脑-垂体-卵巢轴应激性抑制作用有关机体处于应激状态时,室旁核的小细胞神经元释放 CRH 至腺垂体,在 CRH 作用下存在于腺垂体的促阿片-黑素细胞皮质素原(proopiomelanocortin, POMC)经酶分解出 ACTH 和 β-EP。Khoury 等(1987 年)发现用纳络酮(阿片受体拮抗剂)治疗慢性功能性下丘脑性不排卵者时,部分患者突然恢复正常 LH 脉冲。Marinelli 等研究证实当机体处于身心应激时,下丘脑 CRH 分泌促进下丘脑阿片肽(包括 β-EP)分泌,从而抑制了 GnRH 的脉冲释放节律,降低促性腺激素水平,而致闭经。由胰岛素诱导母羊产生低血糖应激时,阿片肽的释放抑制了 LH 脉冲,使 LH 脉冲发动延迟。在 Dudas 等的研究中,利用免疫组化标记显示 β-EP 免疫活性和 GnRH 免疫活性神经单位在下丘脑的弓形核存在重叠部位和毗邻带,这可能是其作用的形态学基础。β-EP 阻滞剂纳洛酮可阻滞 CRH 对 GnRH 的抑制作用,说明 CRH 抑制 GnRH 分泌的作用可能是通过促进 β-EP 释放来达到的。总之,应激在下丘脑、垂体、卵巢 3 个水平影响女性生殖内分泌。应激可以是不同强度和持续时间长短的身体或者心理刺激,不同的应激可能有不同的作用途径,而且不同个体对应激的敏感性不同,由于下丘脑 垂体 卵巢轴又呈现明显的周期性变化,所以,大大增加了研究的难度。随着社会的高速发展,女性将更多地处于高应激状态,所以迫切需要医务工作者进一步从神经内分泌角度阐明应激危害女性生殖内分泌的机制并针对应激情况采取身心干预措施。

(魏本翠)

第六节　甲状腺疾病与生殖

一、甲状腺功能减退症

甲状腺功能减退(hypothyroidism, 以下简称甲低)是甲状腺激素分泌不足,机体代谢磅能减退引起的综合征。甲低发病率随年龄增长而升高,且女性发病率高于男性,是导致不孕和流产的重要原因。

(一)分类

1.先天性甲低

(1)先天性无甲状腺。

(2)甲状腺激素合成缺陷(酶缺陷,吸碘缺陷等)

(3)甲状腺激素运转缺陷。

(4)甲状腺激素先天性抵抗。

(5)异位舌甲状腺:异位甲状腺发育不良,激素分泌功能减退。

2.后天性甲低

(1)碘缺乏和地方性甲状腺肿。

(2)药物性抑制。

(3)手术和放射性损伤。

(4)甲状腺炎。

(5)继发性甲状腺功能减退(下丘脑和垂体肿瘤等)。

（二）对生殖的影响

甲低系甲状腺激素合成与分泌不足，或甲状腺激素生理效应不好而致的全身性疾病。可出现男性阳痿；女性性欲降低，排卵障碍，孕酮分泌不足而内膜增生正常，造成月经不规则与月经过多。有时甲低可导致垂体功能低下而致闭经，生育力降低，可自然妊娠但流产率增高。

甲低患者雌、雄激素代谢有所改变：雄激素分泌减少，雌三醇增高。血清雌、雄激素水平降低，非结合部分水平升高。

甲低影响性发育与生殖功能。未治疗的胎儿期甲低不能性成熟，儿童期甲低造成青春期延迟及无排卵周期。肾上腺皮质功能偏低，血和尿皮质醇降低。原发性甲低有时可同时伴有自身免疫性肾上腺皮质功能减退和(或)1 型糖尿病，称 Schmidt 综合征。

（三）引起不孕的机制

1. 青春前期甲低　引起下丘脑-垂体-性腺轴功能减退，表现为迟发青春期、初潮推迟、月经稀发、月经过少、继发性闭经、性征发育不良和不孕。

2. 成人期甲低　引起无排卵，月经失调(月经过多、经期延长，晚期可出现闭经)，性功能减退和不孕，甲低妇女自然流产、死胎、IUGR 和新生儿先天畸形率增加。

二、甲状腺功能亢进症

（一）生殖相关的临床表现

临床表现为易怒、怕热、体重下降、出汗、心悸、腹泻。临床体征包括突眼、睑反射迟缓、心动过速、手足震颤、皮肤潮湿和甲状腺肿。40%的甲亢患者无甲状腺肿大，少数患者窦性心动过速，40%出现房颤。神经精神症状包括情绪不稳定、神经紧张或抑郁症等。

甲亢严重程度与下丘脑-垂体-卵巢轴功能损害呈正相关。甲亢患者可能出现功能失调性子宫出血、无排卵、月经不调、月经稀发、月经过少、闭经和不孕。自然妊娠率大大降低。甲亢发生在青春期前会影响性成熟，但身体发育正常，骨骼发育还可能加快。青春期后发病会影响生殖功能，月经周期可延长或缩短，经量可减少，生育力下降，流产率增高。

（二）生殖内分泌的变化

甲亢患者甲状腺激素可刺激肝脏使 sHBG 生成增多，导致血清睾酮、二氢睾酮、雌激素增多，但其非结合部分水平正常甚至有暂时的降低。睾酮与双氢睾酮的结合水平增高是由于其代谢清除率下降，而雌激素的代谢清除率正常，提示激素的组织代谢水平增高。雄烯二酮向睾酮、雌酮与雌二醇及睾酮向双氢睾酮的转化率增加。雄激素向雌激素的转化增加可能是男子女性化乳房及女性月经不规律的原因。

对于甲亢引起的不孕患者，应在治疗、控制甲亢的基础上进行雌、孕激素人工周期治疗。

（三）引起不孕的机制

1. 甲亢对下丘脑-垂体系统的作用　甲状腺激素参与下丘脑-垂体-卵巢功能调节。微量甲状腺激素促进促性腺激素分泌，生理剂量维持正常下丘脑-垂体-卵巢轴功能，超生理剂量则引起此轴功能紊乱。甲亢时，大量甲状腺激素分泌通过负反馈抑制 TRH、TSH、

LH 分泌，引起无排卵、月经失调和不孕。

2.甲亢对卵巢和子宫的作用　正常甲状腺激素分泌促进卵巢分化、增强卵巢对 GnRH 和 Gn 的敏感性和反应性，促进卵泡发育和性激素分泌，提高卵巢对外源性激素如 HCG、胰岛素和雌激素的反应性。

甲亢妇女，睾酮和雄烯二酮生成率和血浆浓度明显升高、睾酮代谢清除率降低、雄烯二酮代谢清除率正常。雄烯二酮向雌酮转化和睾酮向雌二醇转化率增加。甲亢妇女甲状腺激素生成增加，促进雌酮向雌三醇转化，性激素结合球蛋白(sHBG)生成增加，血浆雌激素浓度高于正常妇女 2～3 倍，引起子宫内膜增生过长、月经过多、月经频发、经期延长、痛经和经前期紧张症等。

三、甲状腺疾病与妊娠

(一)妊娠期甲状腺功能变化

妊娠期甲状腺素的分泌与正常情况下一样，同样受下丘脑-腺垂体-甲状腺轴的调节。下丘脑分泌促甲状腺激素释放激素(TRH)，刺激腺垂体分泌促甲状腺素(TSH)，TSH 作用于甲状腺，使其合成、分泌甲状腺素 T_4 和 T_3。T_4、T_3 对腺垂体和下丘脑以及 TSH 对下丘脑均有负反馈作用。

妊娠期生理和激素(主要是 HCG 和雌激素)的一系列变化会影响孕妇的甲状腺功能。其中，最为明显的是 TSH 轻度减低(早期妊娠)和总甲状腺激素升高(妊娠全过程)。

实验显示，妊娠后血浆 TSH 浓度有所下降，妊娠前 3 个月平均血清 TSH 水平明显低于妊娠中、晚期。妊娠早期 TSH 下降的最低点与 HCG 升高的最大值之间有密切相关性。同样，HCG 可以加强甲状腺细胞的摄碘能力和一磷酸腺苷的合成能力，所以妊娠初期的 3 个月，由于 HCG 大量分泌，甲状腺的合成能力增加，实验测定妊娠最初和最后的 3 个月血浆中总 T_3 和 T_4 浓度可比未孕时升高 10%～30%，妊娠结束后随着 HCG 血浆水平的迅速下降，甲状腺的活动度也随之恢复正常。

妊娠期的另一个变化是甲状腺激素的结合能力显著增加。妊娠期胎盘分泌大量雌激素，在高雌激素状态下，蛋白合成能力增强，甲状腺激素结合球蛋白(thyronine binding globulin，TBG)在肝细胞内的合成也明显增加，雌激素还改变了 TBG 的糖基化反应，使其半衰期由 15 分钟延长至 3 天。实验证实，妊娠最初 2 周即可发现血浆 TBG 浓度增高，并一直持续到分娩。由于 T_3 和总 T_4 都具有非亲水性，血液循环中通常以血浆蛋白的结合形式存在。因此，妊娠期血浆总 T_3 和 T_4 的浓度虽然升高，但游离 T_3(FT_3)和游离 T_4(FT_4)的血浆浓度却基本保持在正常范围之内，甚至有轻度下降。

甲状腺激素的合成除了受到下丘脑-垂体-甲状腺轴的调节，还受到血碘浓度的影响。碘主要来源于食物。正而对于孕妇来说，每日摄碘量应高于一般人群，可达到 200 μg。通过放射性碘测定试验，在补碘量低于正常水平时，甲状腺 24 小时摄碘能力增加 15%～30%，而当补碘量充足时，甲状腺摄碘量一般都会降低。这种自身稳定能力使甲状腺在底物浓度有明显变化时保持激素分泌的稳定。

(二)妊娠合并甲亢

妊娠期甲亢如治疗不当，或未经治疗易发生死产、胎儿生长受限、胎儿甲亢或甲减。甲亢胎儿常表现为生长受限，心动过速可作为诊断胎儿甲状腺毒症的指征，并可见到心衰所致的非免疫性水肿。

母亲甲亢，其新生儿发生甲亢的几率为1%以上。其中16%的新生儿死亡、皮肤发育异常等，还会出现新生儿体格瘦小、肌无力、心动过速、发热、呼吸窘迫或新生儿高胆红素血症。查体可发现新生儿甲状腺肿大、突眼、心功能不全、颅骨发育不全，甚至出现甲状腺危象。妊娠期甲亢治疗性用药对胎儿发育有影响，比如甲巯咪唑对胎儿致畸有显著作用。其畸形主要为六指畸形、趾并趾畸形、关节畸形、肾盂积水、无脑儿、脊柱裂、十二指肠闭锁等。

1. 甲亢患者妊娠后，妊娠剧吐、妊娠高血压疾病、子痫、IUGR、心力衰竭、死产和新生儿智力障碍等的发生率增加。

2. 产后甲状腺炎发生率为6%～8%。产后抑郁、焦虑性精神疾病发生率也增加。

3. 妊娠可使甲亢病情加重，其与妊娠期胎盘生成的促甲状腺激素物质，包括人绒毛膜促甲状腺激素(hCT)和人绒毛膜促性腺激素的作用有关。临床表现为妊娠剧吐，严重者出现甲状腺危象，多发生于分娩、剖宫产和严重感染时。

4. 妊娠期甲亢妇女抗甲状腺药物治疗可引起胎儿甲状腺肿和甲状腺功能减退，直接影响胎儿宫内正常发育。另一方面，母体抗 TSH 抗体也可通过胎盘屏障进入胎儿体内，引起胎儿甲状腺中毒症状，甚至胎死宫内。

(三)妊娠合并甲减

如在妊娠期间得不到及时有效的治疗，甲减对胎儿发育会产生较大的影响，可发生妊娠期高血压疾病，导致胎儿宫内异常、低体重儿、早产、流产、胎盘早剥、死胎等，并可影响神经系统的发育，造成后代智力水平降低。这些并发症的发生与甲减的程度密切相关。

妊娠期甲减对子代的智商(intelligenle quofienl, IQ)有影响。不少专家提出妊娠期常规检查甲状腺功能的建议，其目的就是早期干预，妊娠前或妊娠早期的治疗可以在妊娠中期为胎儿提供适量的 T_4，以保障胎儿脑的发育。亚临床甲减是指血清游离 T_4 在正常范围而 TSH 高于正常的人群，妊娠期亚临床甲减胎盘早剥率、流产率、早产率、胎儿死亡率明显高于对照组。

鉴于妊娠期母亲甲状腺代谢发生改变，监测甲状腺功能有利于早期诊断与治疗，减少合并症及对胎儿的影响。妊娠期发生甲状腺代谢异常后，应监测胎儿生长发育及心率情况。新生儿出生后应在体格检查时注意甲状腺肿大情况，检查甲状腺激素水平，并进行远期随访。

1. 妊娠期甲低 亚临床甲低和(或)存在甲状腺过氧化物酶抗体阳性妇女生育力降低、不孕、自然流产、胎盘早剥、至产、妊娠高血压疾病、子痫前期、1uGR、胎儿宫内窘迫、产后甲状腺功能异常、抑郁(包括产后抑郁)和新生儿智力异常发生率增加。

2. 血清甲状腺过氧化物酶抗体阳性妇女，产后甲状腺功能异常发生率，永久性甲低发生率均升高。妊娠期暂时性甲状腺功能异常之后后进展为甲低的概率较大。

3. 产后甲状腺炎 妊娠期甲低妇女，产后甲状腺炎发生率为5%～10%，其与甲状腺微粒体自身抗体和胎儿细胞微嵌合现象相关。产后甲状腺炎通常出现于产后3～6个月，持续1～3个月，多数恢复正常，但再次妊娠时极易复发，最终引起甲状腺功能减退。

4. 产后抑郁症 产后甲状腺炎易发展成为焦虑和抑郁症。多数可自然缓解。

（魏本翠）

第十章　性功能障碍

第一节　勃起功能障碍

勃起功能障碍是指不能达到和维持足以进行满意性交的勃起，是最常见的男性性功能障碍。据美国麻省男子增龄研究(MMAS)报道，40～70 岁男性 ED 患病率达 52%±1.3%，中度和重度占 35%。中国上海调查发现 40 岁以上城市男性 ED 患病率约 73.1%。

引起 ED 的危险因素有：年龄，躯体疾病如心血管疾病、糖尿病、泌尿男性生殖系统疾病、肾功能不全、高血脂、肥胖等，精神心理因素，药物影响，不良生活方式，外伤、手术或其他医源性因素等。ED 本身不影响人的生命，但会降低患者的生活质量，对家庭幸福和社会稳定也有一定不良影响。预后与原发病有关，如 ED 因心血管疾病、糖尿病或肿瘤引起，则该患者的预后取决于原发病。

一、分度与分类

(一)分类

根据 ED 病理生理机制可分为六大类。

1. 心理性勃起功能障碍　约占 ED 患者 50%，主要原因有焦虑、抑郁、紧张、夫妻感情不和或配偶缺乏性吸引力、童年不良癖好等。

2. 内分泌性勃起功能障碍　如低促性腺激素性性功能减退症、高促性腺激素性性功能减退症、高泌乳素血症、Klinefelter 综合征、睾丸外伤、甲状腺功能异常等。

3. 神经性勃起功能障碍　骶髓发出的副交感神经或躯体神经的损伤可引起部分或完全性勃起功能障碍。此外，某些疾病导致的神经性疾病亦可引发勃起功能障碍，如糖尿病、慢性酒中毒。

4. 动脉性勃起功能障碍　如阴茎海绵体动脉的粥样硬化可使管腔狭窄，前列腺癌根治、骨盆骨折等致阴茎动脉损伤，导致血液灌注压力的降低和血流量的减少。另外吸烟、高血压、糖尿病可引起动脉性病变。

5. 静脉性勃起功能障碍　有时尽管阴茎动脉灌注充足，但过度的静脉泄漏也可引起勃起障碍，如白膜缺损、海绵体平滑肌功能异常等。

6. 其他　药物性，通常干扰阴茎勃起中枢神经-内分泌功能或影响局部神经血管调控的药物易诱发勃起功能障碍，如抗高血压药、抗抑郁药、抗胆碱药、雌激素等。

通常将(2)～(5)称为器质性勃起功能障碍。

(二)分度

ED 分轻、中、重三度，勃起功能国际问卷(IIEF)表可较客观地量化 ED 症状。

(1)重度 ED　IIEF 表积分 5～7 分。

(2)中度 ED　IIEF 表积分 8～11 分。

(3)轻度 ED　IIEF 表积分 12～21 分。

(4)无 ED IIEF 表积分≥22 分。

二、诊断依据

应结合病史询问、体格检查和实验室检查,必要时做相应的特殊辅助检查。常用 IIEF 及 IIEF-5 表判断病情和评估疗效。

(一)临床表现

(1)不能勃起、勃起不坚或不能维持勃起以完成性生活。

(2)常合并其他性功能障碍如早泄、性欲减退、射精异常、无性高潮。

(3)阴茎短小、畸形,隐睾、无睾、小睾丸,睾丸鞘膜积液,精索静脉曲张,巨大鞘膜积液,斜疝等。

(4)甲减、甲亢等内分泌异常表现或乳房发育。

(5)有服药史、外伤史及手术史。

(二)实验检查

1.血生化检查　可有高血糖、高血脂或肝肾功能异常。

2.激素测定　血睾酮、LH、FSH、泌乳素、甲状腺素、雌激素测定等。

(三)特殊检查

1.夜间阴茎胀大试验(NPT)　常用方法有纸带试验、硬度测试仪、UISER 勃起功能障碍分析、NEVA 测定。正常夜间勃起参数:每晚勃起频率 3～6 次,每次勃起时间持续 10～15 分钟,膨胀周径大于 2～3 cm,体积大于 200%。

2.阴茎肱动脉血压指数(PBI)　PBI＝阴茎动脉血压/肱动脉压。若 PBI＞0.75,表明阴茎动脉血流正常;若 PBI＜0.6,提示阴茎动脉供血不足。

3.阴茎海绵体注射血管活性药物试验(ICI)　单剂罂粟碱 10～30 mg、前列腺素 E，5～40 μg;两联混合制剂罂粟碱 10～20 mg+酚妥拉明 0.5～1 mg 或酚妥拉明 0.5～1 mg+前列腺素 E110 μg。注射药物后 3～5 分钟,勃起角度＞90°为正常,60°以下为血管性 ED,60°～90°为可疑血管病变。

4.彩色双功能超声检查(CDU)　正常阴茎动脉收缩期最大血流率(PSV)＞28 cm/s。＜25 cm/s 为海绵体动脉异常。舒张末期血流率(EDV)应＜5 cm/s,如＞5 cm/s,提示阴茎背静脉阻断功能不全。阻力指数(RI)＞0.99,明显降低时应考虑静脉瘘存在。

5.阴茎海绵体测压(CM)　如诱导勃起灌注流率＞120 ml/min、维持勃起灌注流率＞50 ml/min 可诊断为静脉瘘。

6.阴茎海绵体造影　可发现静脉瘘。

7.选择性阴茎动脉造影　可作阴茎血供异常的定位和定性诊断。

8.海绵体活检　如发现海绵体平滑肌密度降低可诊断 ED。

(赵玉)

第二节 射精功能异常

一、早泄

早泄是临床上最常见的男性性功能障碍，占成年男性的35%～50%，是一种比较明确，不容易受到误解的性功能障碍，但完整确切地定义早泄很困难。早泄的实质是指射精发生在男性的愿望之前，对射精缺乏合理的随意控制。严重的早泄是容易诊断的，是指男性在阴茎勃起之后尚未插入阴道之前、正当插入或刚刚插入尚未抽动时便发生射精。需注意，性交时射精的快慢无一定标准，个体差别大，即使同一个体在不同时期、不同状况下，射精的快慢也可有很大变化。因此，有正常性功能的男性在性交时偶尔出现射精过早，不应视为病态，只有经常射精过早以致不能完成性交全过程时，才视为早泄。早泄根据发生时间分为原发性早泄和继发性早泄，原发性早泄是指自首次性生活开始即有早泄。早泄的原因主要为精神性的，包括抑郁、焦虑、在不安心环境下性交急于完成、对性伴侣的无意识施虐等；另见于慢性前列腺炎、后尿道炎、精阜炎，长期手淫者；早泄的器质性原因极少见。

诊断依据如下：

(1)各种诊断标准众说纷纭，有以时间界定的，阴茎插入阴道后30秒至1分钟内射精称早泄；有以抽动次数界定的，阴茎在阴道内抽动不足15次即射精称早泄。不管以时间界定还是以次数界定，都忽略了早泄的实质，其实质是指射精发生在男性的愿望之前，男性对射精缺乏合理的随意控制，也就是男性一旦有性反应周期平台特征的高水平性兴奋时就不再能随意控制射精的发生。

(2)如考虑性伴侣双方因素，早泄诊断标准为性交时男性不能控制足够长的时间即迅速射精，致使性功能正常的女性至少在半数以上的正常性交中得不到满足。

(3)阴茎生物感觉阈值测定：可评价阴茎背神经向心性传导功能和脑神经中枢的兴奋性。为一非侵袭性检查，方法简单，使用方便，价格低廉。

(4)阴茎背神经体性感觉诱发电位测定：是用电刺激阴茎背神经末梢，并在头皮记录脑电波变化，以评价阴茎背神经向心性传导功能和脑神经中枢的兴奋性，为一较客观的检查方法。

二、不射精症

不射精症是指性交过程中没有射精活动，也没有性高潮。不射精症临床上分为两大类。①原发性不射精：患者首次性交时就未射过精，此类型占多数。在性交时不能达到性高潮，但却能在阴道外获得性高潮。②继发性不射精：患者在有过良好的射精功能的基础上发生不射精，大多数有遭受特殊性创伤原因，如不正当性行为被当场发现等。不射精患者中因心理因素所致大约占90%，常见的心理因素的表现形式有性无知、精神及感情因素、女方因素(害怕性交疼痛、厌烦性生活而使男方冲动屡受挫折)、客观因素(居室条件差，形成性压抑)。器质性因素约占不射精患者的10%，主要表现为神经系统异常，高级中枢异常、脊髓损伤或末梢神经损伤均可造成不射精。另外，局部因素的影响如膀胱松弛、阴茎外伤、阴茎硬结、阴茎极度弯曲、精阜增生等也可造成不射精。医源性原因也存在一定的比例，如腹膜后淋巴结清扫手术后引起周围神经功能损伤等。

（一）诊断依据

（1）不射精症患者在性生活时，阴茎可毫无困难地勃起，也高度渴望性高潮的释放并受到足够的性刺激，但即使性交很长时间，仍不能达到性高潮而不能射精。不射精的诊断关键在于：①阴茎在阴道中无法射精；②患者在性交过程中没有性高潮出现。原发性不射精需注意区别原发性绝对不射精和原发性选择性不射精。原发性绝对不射精在清醒状态下从未有过射精，多由性无知或性压抑引起，但平时可有遗精现象。原发性选择性不射精则在手淫时或由女方用手或口进行非性交刺激时能射精，这是一种无意识的性抵触，对阴道内射精有不正确的看法造成的。

（2）阴茎套试验性交后观察阴茎套内有无精液并可做相关检查。

（3）性交后阴道涂片检查，无精液及精子。

（二）鉴别诊断

逆行射精，是男性性功能障碍的一种。虽然在性交时没有精液射出，但有性高潮，只是精液逆向流入膀胱，性交后尿液中可查见精子和果糖。

三、逆行射精

逆行射精是指在性交过程中，能达到性高潮并有射精的感觉，但尿道没有精液排出，性交后尿液中可查见精子和果糖。逆行射精可分为两型：①麻痹无力型，因膀胱颈麻痹无力造成膀胱颈括约肌收缩功能失调，精液向上排入膀胱；②梗阻型，又可分为两类：机械性梗阻，主要由于尿道狭窄、后尿道瓣膜病等机械因素造成；动力性梗阻，伴有外括约肌痉挛的中枢神经系统损伤或外周神经病变均可引起逆行射精。青春期前常见原因是脊柱裂所致外括约肌痉挛；青春期后最常见原因是糖尿病外周神经损伤。逆行射精的发病机制为：性兴奋初期，位于尿道起始部的膀胱颈括约肌和膜部尿道括约肌都处于收缩状态，在两道括约肌间形成了一个密闭空间，后尿道内高压。当射精第一阶段开始后，即精液由附睾、输精管、精囊和前列腺汇入前列腺部尿道而膜部尿道括约肌尚未舒张时，精液逆行流入膀胱，这是由于协调这一过程的骶前神经丛功能紊乱，造成膀胱颈括约肌功能失调，使部分或全部精液向上通过膀胱颈排入膀胱，造成逆行射精。

（一）诊断依据

1. 不育　逆行射精的大多数患者是因为不育就诊。

2. 阴茎套试验　性交后观察阴茎套内无精液，但患者有排精的感觉。

3. 性交后尿液检查　最好与阴茎套试验同时进行，即性交后见阴茎套内无精液，立即排尿检查见有精子，果糖定性试验阳性即可诊断。

4. 病因诊断　其发病的原因通过病史收集往往可以清楚。如前列腺手术后、腹膜后淋巴结清扫术后、直肠手术、脊柱损伤和后尿道瓣膜病等；糖尿病也可引起神经病变，对该类患者应常规检查睾丸、输精管、尿道、前列腺、神经系统及垂体性腺轴激素。

（二）鉴别诊断

不射精症：与逆行射精最大的区别就在于逆行射精有性高潮，在性高潮同时有射精的感觉和动作；而不射精则没有性高潮且没有射精的感觉和动作。逆行射精患者性高潮后尿液中可查见精子和果糖，不射精患者则没有。

第三节　一氧化氮合成酶与男性性功能障碍

阴茎勃起的生理基础是动脉血流增加,大量血液进入海绵窦,而动脉和海绵窦平滑肌的舒张与收缩由支配神经通过神经递质起作用;静脉回流阻塞也是阴茎勃起生理基础之一,静脉回流阻塞不完全是被动的,也可能与神经调节有关。所以,近年来许多研究者将注意力从阴茎血流动力学的研究转向阴茎神经递质的研究。目前认为,交感神经递质——去甲肾上腺素主要与阴茎勃起的消退和维持萎软有关,副交感神经递质——乙酰胆碱起着重要但非决定性作用,起决定作用的可能是非肾上腺素能非胆碱能(Non-adronergic non-cholinergic,NANC)神经递质。NANC 主要有一氧化氮(Nitricoxide,NO)、血管活性肠肽(Vasoactive intestinal polypeptide,VIP)、降钙素基因相关肽(Calcitonin gene related peptide,CGRP)、P 物质和催乳素等。

一、概论

NO 通过左旋精氨酸(L-Arginine,L-ARG)-NO-环磷酸鸟苷(cGMP)通路起作用。NOS 催化 L-ARG 生成 NO,NO 经弥散与鸟苷酸环化酶中的铁离子结合,引起环化酶构象改变,使细胞浆内 cGMP 增多,cGMP 加速细胞内蛋白磷酸化过程,发挥 NO 的平滑肌松弛作用。NO 通过 L-ARG-NO-cGMP 通路可以产生许多生物效应,除了平滑肌松弛作用外,还有抑制血小板黏附、促进神经信息的传递、帮助记忆、抗肿瘤和抗感染等作用。由于 NO 为气体,半衰期很短,研究中常以 NOS 替代 NO。有研究者向大鼠和兔子的阴茎海绵体注射 NOS 抑制剂,可将电刺激造成的阴茎勃起抑制掉;然而,当再注射 NO 或 NO 供体时,则可再引发勃起。其他动物(如狗和猫)的研究发现,阴茎海绵体内注射 NO 供体(如硝普钠、S-亚硝基-N-乙酰青霉酸衍胺)、cGMP 及 cGMP 的磷酸二酯酶抑制剂可诱发阴茎勃起,若注射 NOS 的抑制剂如 L-N-硝基精氨酸(L-N-Nitroarginine,L-NOARG)或 cGMP 的拮抗剂亚甲蓝(Methyleneblue,MB),则可以消除电刺激或 NO 供体所诱发的阴茎勃起。上述研究证实了 L-ARG-NO-cGMP 通路在阴茎勃起中的作用。

Knispel 等对人和兔的阴茎海绵体的张力进行研究,发现 NOS 抑制剂能消除电刺激和乙酰胆碱所致的舒张反应,阿托品只能轻度降低电刺激引起的舒张作用,河豚毒素则可消除该舒张反应。并认为 NO 有两种来源,一种是神经源性,另一种是内皮细胞源性,以前者为主。Burnett 等的组织化学研究认为,NOS 主要分布在大鼠阴茎组织中的神经纤维和血窦内皮细胞中。另外,有作者的研究也发现,NO 可由神经源性和胆碱能——内皮细胞性两种。高冰等在离体犬阴茎血管及海绵体组织的实验中观察到阴茎血管及海绵体组织对乙酰胆碱均能产生浓度依赖性舒张反应,该反应可以被硝基精氨酸、亚甲蓝及阿托品抑制,因而认为胆碱能舒张反应也由 L-ARG-NO-cGMP 通路介导。

二、NOS 与年龄相关性男性性功能障碍

临床研究发现，随着年龄的增长，男性性功能障碍发生率也逐渐增高。Garban 等发现，随着年龄的增加，NOS 活性并不降低，开始反而升高，随着年龄的进一步增长，NOS 才出现下降。高冰等在大鼠实验中发现，NOS 活性随着大鼠月龄的增长而明显下降。他在后来的研究中又发现大鼠阴茎组织中 NOSmRNA 的表达水平也随着月龄的增长而减少。Carrier 等的研究也认为 NOS 在大鼠阴茎神经纤维中的含量在高龄大鼠中明显降低。所以，年龄相关性男性性功能障碍与 NOS 活性的关系有待进一步研究。

三、NOS 与放射线损伤所致的男性性功能障碍

临床上常见到许多经盆腔放射线照射的男性患者出现性功能障碍。大鼠的实验研究发现，放射线照射大鼠盆腔出现阴茎勃起功能障碍后，NOS 染色阳性的神经纤维数量减少、最大阴茎海绵体内压和对罂粟碱注射的反应显著降低，故而认为 L-ARG-NO-cGMP 通路的受损可能是放射性勃起功能障碍的发病机制之一。

四、NOS 与糖尿病性男性性功能障碍

I 型和 2 型糖尿病男性患者出现性功能障碍并发症较常见，30～34 岁组发生率为 15%，到 60 岁组发生率增为 55%，两型差异无显著性意义。Vernet 等测定 1 型和 2 型糖尿病大鼠阴茎组织总 NOS 活性和神经源性 NOS 活性，发现 1 型和 2 型糖尿病大鼠总 NOS 活性下降分别为 75% 和 55%；神经源性 NOS 活性下降分别为 47% 和 33%，从而推测 NOS 活性下降是糖尿病性男性性功能障碍的原因。Sullivan 等发现实验性糖尿病大鼠在发病 2 个月时，海绵体内皮性 NOS 结合力增加，这种增加可能与内皮细胞功能失常有关。糖尿病性男性性功能障碍与 NOS 的活性关系也需深入研究。

五、NOS 与吸烟所致的男性性功能障碍

吸烟是造成男性性功能障碍的危险因素。Xie 等将成年大鼠(5 月龄)和老龄大鼠(20 月龄)分别暴露在香烟的烟雾中被动吸烟 8 周，结果成年大鼠和老龄大鼠阴茎组织总 NOS 活性分别下降 73% 和 62%；神经源性 NOS 分别下降 43% 和 50%；内皮源性 NOS 不受影响，与对照组比较，总 NOS 活性和神经源性 NOS 均显著性降低。作者由此认为 NOS 活性的降低与吸烟所致的男性性功能障碍有关。

(赵玉)

第四节　抗抑郁药所致性功能障碍

抗抑郁药可引起性功能障碍，常使抑郁症状恶化，影响治疗依从性和生活质量。

一、抗抑郁药所致性功能障碍

(一)抗抑郁药与性高潮缺乏或延迟

Harrison 等(1985)使用性功能问卷对服用丙咪嗪、苯乙肼及安慰剂 6 周以后的患者

进行了调查，结果发现，服用丙咪嗪的男性患者有 21% 出现性高潮延迟，服用苯乙肼者为 36%，服用安慰剂者仅为 11%。Monteiro 等 (1987) 采用直接询问患者的方式调查了氯丙咪嗪在治疗强迫症患者时引起的性功能障碍，研究发现 96% 服药前能达到性高潮的患者在服药后出现高潮缺乏。Segraves (1993)、Althof (1995) 分别发现利用氯丙咪嗪所致的性高潮延迟可以治疗早泄，从另一方面证明氯丙咪嗪确实能引起性高潮延迟。SS-RI 类药对性功能的影响，Feiger 等 (1996) 发现使用尼法唑酮 (nefazodone) 的女性比服用舍曲林的女性更易达到性高潮，47% 的女性在服用舍曲林后很难达到性高潮，67% 的男性出现射精困难；而服用 nefazodone 的患者则与用药前无明显变化，在性欲、勃起、阴道润滑等方面两药的影响无明显差别。Kavoussi 等 (1996) 双盲对照试验比较了舍曲林与 bupropion 缓释剂对性功能的影响，发现 39% 的患者服用舍曲林后出现性高潮延迟，而服用 bupropion 的患者只有 7%。Mendels 等 (1995) 利用舍曲林所致的射精延迟成功地治疗早泄患者。有不少回顾性研究提示，氟西汀、帕罗西汀与舍曲林引起射精延迟的发生率相近，大约 30% 的患者在服用 SS-RIs 时将出现性高潮延迟或射精延迟。Waldiner 等 (1994) 双盲随机对照研究表明，帕罗西汀能有效治疗早泄，这也反证了帕罗西汀能引起射精延迟。在 Segraves (1993) 的一篇综述中还提到了阿米替林、阿莫沙平 (amoxapine)、去甲丙咪嗪 (desipramine)、多虑平、马普替林、去甲替林 (notriptyline)、普罗替林 (protriptyline)、三甲丙咪嗪 (trimipramine)、曲唑酮 (trazodone) 等均能引起性高潮延迟或缺乏。

（二）抗抑郁药与勃起障碍

一些个案报道表明，不少抗抑郁药与勃起障碍有关，包括氟西汀、帕罗西汀、曲唑酮、马普替林和超环苯丙胺 (tranylcypromine)。Harrison 等双盲对照研究发现，丙咪嗪与苯乙肼对勃起功能影响很小。Kowalski 等 (1985) 对健康志愿者进行的双盲对照研究发现，阿米替林与米安舍林均能减少阴茎夜间勃起的程度及持续时间，但是，并不能改变清醒时的性功能。Vinorova 等 (1972) 一项对照研究发现，碳酸锂能影响勃起功能。

（三）抗抑郁药与性欲抑郁症

患者多表现有性欲降低或缺乏，而治疗成功的患者往往会恢复正常性欲，因此，正确评价抗抑郁药治疗与性欲改变的联系可能很困难，常难以判断性欲降低是疾病引起的还是药物引起的。如果一种抗抑郁药在长期使用后降低性欲，我们就可以观察到性欲变化的双相性。即在抑郁症状改善时性欲有提高，而药物影响性欲时则降低。有不少抗抑郁药物能够降低性欲，如苯乙肼、超环苯丙胺、阿米替林、氯丙咪嗪、去甲丙咪嗪、多虑平、丙咪嗪、马普替林、锂盐、氟西汀、帕罗西汀、舍曲林和万拉法新等。

二、抗抑郁药所致性功能障碍的治疗

对于明显影响患者生活质量，引起抑郁症状恶化，或导致患者拒服药的情况，有必要采用有效的治疗措施对抗抑郁药所致的性功能障碍进行处理。治疗主要包括：①等待药物耐受性产生。随着疗程的延长，性功能可能会逐渐恢复；②减少药物剂量。有报道使用氟西汀、苯乙肼维持治疗的患者在逐渐减少药物剂量后性功能恢复；③改变用药方式。有报道在使用舍曲林、氯丙咪嗪时，把性交时间按排在用药之前或药物假日能够防止药物所致的性高潮缺乏；④换用不同的抗抑郁药。bupropion、尼法唑酮、米塔扎平

(mirtazapine)对性功能影响很小，使用氟西汀、舍曲林引起的性高潮缺乏在替换成 bupropion 或尼法唑酮治疗后患者的性功能可能恢复；⑤合用另一种药物治疗抗抑郁药所致的性功能障碍。在性交前 1～2 小时服用具有胆碱能作用的 bethanechol 10～20mg 可以对抗丙咪嗪引起的性高潮缺乏，赛庚啶(cyproheptadine)是一种 5-HT₂ 拮抗剂，且具有抗组胺及去甲肾上腺素能作用，能成功地治疗抗抑郁药所致的性功能障碍。也有报道表明性交前 1～2 小时服用 5.4～10.8mg 育亨宾可以治疗抗抑郁药所致的性高潮缺乏。

三、抗抑郁药所致性功能障碍的机制

动物实验表明，DA、NE、5-HT、ACH、GABA 及内源性阿片等神经递质系统均参与性行为的反应与调节。性行为是由大脑、脑干、脊髓及外周神经系统共同形成的相互作用的网络调节中心所引起的一系列复杂的反应。性高潮可以看作是当感觉刺激达到一定阈值所激发的一系列脊髓反射所产生的感觉体验，高级神经系统对这种脊髓反射有抑制作用。一般研究认为，中枢 5-HT 活动增强对射精有抑制作用。对于 5-HT 受体的研究发现，5-HT₂ 受体与抑制射精有关，而其他受体亚型则与促发射精有关。动物实验表明，中枢神经系统的 NE、ACH 及 DA 能促发射精。外周器官的 NE、ACH 能神经纤维也参与性高潮的产生，如刺激胃下部的 NE 能神经纤维能激发射精。

目前关于抗抑郁药影响性高潮的临床研究结果可以用以下假说来解释：即性高潮是通过 ACH 与 NE 功能的平衡来调节的，而 5-HT₂ 受体能抑制 NE 介导的射精。这一假说不但可以解释 nefazodone 与 bupropion 对性高潮无影响，还可以解释具有 NE 能作用的药物如育亨宾、dextroamphetamine 及拮抗 5-HT 作用的药物如赛庚啶、丁螺环酮可以纠正抗抑郁药所致的性高潮缺乏。阴道润滑与阴茎勃起是生殖器血管系统反射性扩张的结果。两性的生殖器均受双重神经支配：从胸 12 到腰 4 发出的交感神经及从骶 2 到骶 4 发出的副交感神经。节后神经递质对勃起的影响尚不清楚，胆碱能纤维对勃起只有较少的作用，动物实验明确了一些脑区与勃起有关，主要包括视前区与下丘脑前区。Maeda 等(1994) 在一系列动物实验研究后提出，多巴胺能激活中缝-海马 5-HT 通路，从而增强膈-海马胆碱能通路所引发的阴茎勃起，在这一模式中，5-HT₁ 及 5-HT₃ 受体起到了调节作用，这一模式能帮助我们理解具有 5-HT 能活性的抗抑郁药能影响勃起过程。

（赵玉）

第五节　男性不育症

男性不育症是指由于男性因素引起的不育，我国把同居两年以上未采取任何避孕措施而女方未怀孕，称为不育症。约占育龄夫妇的 10%。据统计 20%～25%的不育原因在男方，原因在女方的占 38%，双方同时存有问题的占 27%，其余 10%～15%是不明原因的不育症(即所谓的原发性或特发性不育)。根据临床表现，可分为绝对不育和相对不育，前者指完全没有生育能力，后者指有一定生育能力，但生育能力低于女方怀孕所需要的临界值。根据发病过程，又可分为原发不育和继发不育。前者指夫妇双方从未受

孕过，后者指夫妇有过生育史，或女方曾有怀孕或流产史，但以后由于某些因素连续 3 年以上未采取避孕措施而不孕者。近几年随着人们对人类生殖问题认识的提高以及男科学研究的飞速发展，男性不育的发现率逐步增高，已引起男科学工作者的高度重视。同时人们也认识到现有的技术水平还不能像诊断妊娠那样，通过一个简单的试验就可以诊断该男子是否患有不育症。一般而言，不育的持续时间是评估其预后的有意义的指标之一。患有原发性不育超过三年的夫妇自然怀孕的机会大大减少。

一、病因

一般而言男性不育症的病因有：

(一)染色体异常

常见的有男性假两性畸形、Klinefelter 综合征和 XYY 综合征，46XY/47XXY 等染色体异常致睾丸生精障碍。

(二)内分泌疾病

下丘脑功能障碍，如 Kallmann 综合征，主要是促性腺激素释放激素缺乏；垂体功能障碍，如选择性 LH 缺陷症和 FSH 缺陷症、高泌乳素血症等。肾上腺皮质增生症可抑制垂体分泌 FSH、LH，导致不育。

(三)生殖道感染

如前列腺炎、附睾炎、睾丸炎、尿道炎，严重者影响男性的生育能力。

(四)输精管道梗阻

先天性和后天性的梗阻均可以影响精子的输送而致不育：、

(五)睾丸生精功能异常

隐睾、小睾丸、无睾、病毒性睾丸炎、精索静脉曲张，毒素、磁场、高热和外伤等理化因素皆可引起睾丸生精障碍。

(六)精子结构异常

和精浆异常可影响精子的运动、获能和顶体反应等。

(七)免疫性不育

男性自身产生的抗精子抗体和女性产生的抗精子抗体均可影响精子活力及对卵子的穿透力。

(八)男性性功能障碍

勃起功能障碍、早泄、不射精和逆行射精皆可引起男性不育。

二、诊断

诊断依据如下：

(一)病史

(1)职业、生活习惯：有无与有毒、有害物质长期接触史或有不良生活习惯和嗜好。

(2)性生活史：性功能、射精情况，每月平均性交次数。

(3)既往史：腮腺炎、隐睾、糖尿病、性病等疾病史，药物使用史，手术史。

(4)男女双方既往婚姻史及女方生育史。

(二)体格检查

(1)一般情况：体型、发育、第二性征等。

(2)泌尿生殖系统：有无尿道上、下裂或阴茎畸形；睾丸的位置、体积、质地、硬度；附睾有无肿块、结节和触痛；输精管有无缺如、增粗、变细或结节、触痛；精索静脉有无曲张及曲张程度；前列腺大小、质地、中央沟，有无结节。

（三）实验室检查

1.精液分析　是衡量男性生育力重要而简便的方法，我国精液常规正常值标准为：精液量 2～6 ml/次，液化时间＜30 min，pH 值为 7.2～8.0，精子密度正常值为＞$20×10^6$/ml，精子活动率≥60%，活力 a 级＞25%，或活力(a+b)＞50%，精子畸形＜40%。通过手淫或取精器，使用专用玻璃瓶，不用塑料杯或避孕套收集，标本送检时间不要超过 1 小时，温度保持在 25℃～35℃，禁欲时间以 3～5 天为宜。由于精子数目及精子质量经常变化，因此应连续检查 3 次取平均值。

2.尿液和前列腺液检查　尿中白细胞增多可提示感染或前列腺炎，射精后尿检发现大量精子可考虑逆行射精，前列腺液镜检白细胞＞10 个/HP，应做前列腺液细菌培养。

3.生殖内分泌激素测定　包括 T、LH、FSH 等生殖内分泌激素。结合精液分析和体检，可以提供鉴别不育症的原因。如 T、LH、FSH 均低，可诊断继发性性腺功能减退症；单纯 T 下降，LH 正常或偏高、FSH 增高则可诊断为原发性性腺功能衰竭；T、LH 正常，FSH 升高诊断为选择性生精上皮功能不全；T、LH、FSH 均增高，诊断为雄激素耐受综合征。

4.抗精子抗体检查　免疫不育占男性不育症的 2.7%～4%，WHO 推荐混合抗球蛋白反应试验(MAR 法)和免疫珠试验。不但可测出不育症夫妇血清和分泌物是否存在抗精子抗体，还可测出这些抗体能否与精子结合以及区分出何种抗体与精子哪一区域结合。在抗球蛋白混合反应试验中微乳滴和活动精子结合的百分比应该小于 10%。免疫珠试验：把表面包被有 IgA 或 IgG 抗体的微乳滴和样本精子混合培养，抗体就会和精子表面的 IgA 或 IgG 结合。这个试验成功的关键是精子应该是能运动的。免疫珠如果和超过 50% 的活动精子结合就可认为结果阳性，在结果阳性的病例，75% 的精子常显示含有 IgA 或 IgG。这些抗体试验结果的解释应十分小心，因为有些患者含有抗体但并不影响其生育能力。

（四）睾丸活检

对无精子症患者可以鉴别是睾丸生精障碍还是梗阻性无精子症。对重症少精子症，经一段时间治疗后精子质量不能提高的患者，可通过睾丸活检，对精子发生障碍作出定性和定量诊断。

（五）输精管和精囊造影术

对于梗阻性无精子症患者可以判断梗阻部位以及输精管和精囊是否有发育异常。

（六）精子功能试验

1.精液宫颈黏液交叉试验　此试验是采集不孕夫妇的精液与宫颈黏液，分别与正常男女的宫颈黏液和精液进行体外精子穿透试验，以了解阻碍精子穿过宫颈黏液的原因在于精液还是宫颈黏液，进而可了解不孕的病因是在男方还是在女方。该试验常用体外精子穿透试验，是进行人工授精或试管婴儿前的常规检查方法。

2.性交后试验　性交后试验是测定宫颈黏液中活动精子数，借以评价性交后若干小时内精子存活及穿透功能的试验。该项试验常在女性排卵期进行，试验前要求双方禁欲

3 天，性交后 2～10 小时进行，分别取阴道后穹隆、宫颈口、宫颈管内的黏液标本检查。正常情况下，在宫颈口黏液中每视野可见到 25 个以上的活动力良好的精子，如果每视野下精子数少于 5 个，特别是活力不好、精子数量不足，提示宫颈黏液有异常或精子活力低下。如果发现白细胞较多。说明女性生殖道有炎症存在，这些情况均可影响受精，造成不孕。

3. 人精子-去透明带仓鼠卵穿透试验　简称 SPA，是近年来建立的检测精子功能的重要方法。它是用仓鼠卵代替人卵，检测人精子穿入去透明带仓鼠卵的百分率，以预测人精子的受精能力，正常受精率（穿透率）≥10%，SPA 阳性。

4. 人类卵细胞透明带反应试验　用无盐或含盐的透明带和已经用不同荧光素标记的精子结合，精子和透明带结合的程度可以与正常人精子的结合程度进行比较。结合的精子可以不必再进行顶体状态的测定和精子穿透透明带能力的试验。IVF 中最成功、最有力的预测指标是精子/透明带的结合率和精子穿透透明带的比例。目前这些试验被广泛运用于临床的主要限制是没有那么多供试验用的透明带物质。但最近人们发现了一种叫 ZP$_3$ 的物质，它是一种存在于精子表面的蛋白质，也称透明带受体激酶 ZRK，它是精子/透明带结合的最先决定物质，这使得人们可以运用 ZP$_3$ 代替透明带本身进行精子/透明带反应试验。

5. 人精子低渗肿胀试验（HOS）　可用于测量精子浆膜结构的完整性，是把精子放入一个低渗培养基中进行的。正常时，细胞外过多的水分移入精子的头部，使其肿胀，尾部蜷曲，这些改变在异常精子中不存在。目前诊断标准为：精子尾部低渗肿胀率≥60% 为正常；<50% 为异常。

（七）遗传学检查

染色体检查应作为常规检查之一。有一些无精子症和严重少精子症已证明系性染色体 Yq11.23 区域中有多个基因片段的丢失，统称为"无精子因子"（AZF）。目前已可用 DNA 探针或 PCR 方法检测 YRRM1、DAZ、DYS240，前者与严重少精子症有关，后两者与无精子症有关。行 ICSI（卵胞浆内单精子注射）治疗前宜测定，以免遗传给子代。一旦临床检查发现输精管缺如，如同时伴精液 pH 值低下（6.8～7.0）或伴精浆果糖少，就应该考虑进行 CFFR 突变的检查。如果准备用输精管缺如患者的精子进行 ICSI，也应该考虑做此检查。一旦筛选到存在大量潜在突变的可能，应进行更有效的检查，就是测定女方 CFTR 基因中三个最常见突变。如果女方的检查结果为阴性，那么通过 ICSI 生下的孩子患囊性纤维化病或先天性输精管缺如的危险性低于 1/1 500。

（赵玉）

第六节　肥胖与男性不育

男性不育不是一个独立的疾病，而是多种疾病和因素造成的结果，按照影响男性生育的环节，可分为睾丸前性因素（内分泌性病因）、睾丸性因素（染色体异常和引起睾丸损伤的其他病因）和睾丸后性因素（精子运输障碍和精子功能障碍等）。近年，一些研究发现，肥胖是导致男性不育的病因之一，应引起重视。人群中肥胖者的比例有逐年增长趋势，而国内外对肥胖引起男性生殖功能障碍的研究报导不多。

一、肥胖与男性不育的相关性

(一)肥胖概述

肥胖是指一定程度的明显超重与脂肪层过厚，是体内脂肪，尤其是甘油三酯积聚过多而导致的一种状态，是一种多因素共同作用导致的疾病。WHO 诊断标准为体重指数(BMI) $\geqslant 28$ 时为肥胖，BMI＝体重(kg)/身高^2(m^2)。近年来，肥胖人口比例一直在增长，不仅仅在发达国家，发展中国家的超重人数也在迅速增加，肥胖的加速流行已经引起多数国家的重视。有调查显示，中国 6～9 岁儿童的体重指数已高于美国、澳大利亚、英国等发达国家。肥胖与过早死亡率、代谢综合征、心血管系统疾病以及遗传相关疾病关系密切，70%～80% 2 型糖尿病患者在患病之前已有肥胖症。导致肥胖流行的因素有很多，包括精神压力、高能量食物摄入、运动减少以及遗传与环境的影响等。

(二)肥胖致男性不育的研究回顾

虽然肥胖的致病机制还有争议，但是近几十年有关肥胖流行病学的研究显示，肥胖与男性不育相关，肥胖也是导致男性不育的病因之一。肥胖与男性精子生成数量减少的趋势确有关联。一项美国国家环境卫生科学研究所的研究显示，BMI 高的男性比正常体重的男性患不育症的风险高得多，他们对 52395 个农民进行调查，其中有 1329 人患有与 BMI 相关的不育症，BMI 均高于临界值 3 个单位；Eisenberg 等研究显示，腹围在 $100.08 \pm 14.2\text{cm}$ 的 468 个男性中 8.6% 患有少精子症。有研究显示腹型肥胖与男性生殖内分泌激素的产生存在相关性，腰臀比与睾酮(T)、睾酮/黄体生成素(T/LH)比值呈正相关，男性腹型肥胖者血清 T 明显低于正常体型者。肥胖发生率的增加可能是导致精液质量和男性生殖潜力下降的原因。有学者发现在先天因素、精液因素及女性因素导致的不孕夫妻中，精液质量差(浓度<10×10^6/ml 或精子总数<10×10^6 或活力≤30%)的男性中肥胖发生率是精液正常男性的 3 倍，在一些肥胖流行的地区，男性精子数量逐年减少，而在肥胖患病率低的地区却没有这种现象。另外，Sermondade 等也报道肥胖使男性少精子症、无精子症的风险增加，甚至导致不育。有数据显示，肥胖男性患少精子症的可能性是正常体重指数男性的 3.5 倍。我国有研究显示肥胖男性不育症患者的精液浓度及精子活动度较健康生育男性显著下降。这些发现均证实肥胖确实与不育存在联系。

二、肥胖致男性不育的可能机制

现阶段，国内外对肥胖与不育的相关性的研究有很多，但大多数是关于对女性不孕的影响，男性方面的研究寥寥无几。目前主要将肥胖影响男性生殖能力归因于三个方面：勃起功能障碍、精液参数异常、生殖内分泌异常。而上述异常的发生是由一系列因素引起的，包括内分泌因素、遗传因素及物理和化学因素等。

(一)肥胖致男性不育的内分泌因素

尽管血浆胆固醇和甘油三酯水平是影响肥胖性不育患者的重要因素，但一般在研究超重及肥胖的内分泌因素时并不把二者纳入分析范围。大多数内分泌因素的研究致力于促性腺激素、性激素结合球蛋白、睾酮、雌二醇以及抑制素的水平，也有部分研究包括了脂肪因子瘦素。不管是腹型肥胖还是内脏型肥胖都会使人体内激素水平发生变化的风险增加，这是由于肥胖患者体内大量的白脂肪组织致使芳香化酶的活性及脂质类激素的分泌增加。主要体现在下丘脑-垂体-性腺(HPG)生殖轴的功能障碍，睾酮、促性腺激素、抑制素 B 浓度降低，雌激素升高，致使勃起功能障碍(ED)、精子生成异常；瘦素分泌增加直接破坏睾丸间质细胞、影响精子生成及精子功能。Fui 等通过大量的人数统计证实了男性肥胖与睾酮水平紧密相关，在 3219 名欧洲男性受试者中，肥胖者的体内总睾酮及游离睾酮水平均低于正常体重男性，另外在对 314 名亚洲男性的研究中也得到同样的结论。学者对两者的作用机制进行研究，发现肥胖会导致睾酮减少，低睾酮水平也会促使男性肥胖，适当减肥后睾酮值有所升高。Tajar 等对欧洲男性衰老研究的志愿者进行研究分析，发现体重指数是男性性腺机能减退的最重要因素。雌激素过多是由芳香化酶 P450 活性过高引起，这种酶在白脂肪中表达较高，是将雄激素转化成雌激素的关键因子，肥胖男性高雌激素状态是由于芳香化酶活性增强，进而雄激素转化增加所致。尽管性激素异常是造成肥胖男性不育原因之一，但是有研究者通过调整性激素证实 BMI 与精子质量关联性的确立存在很大差异，因此，性激素并不能完全解释 BMI 与精子质量之间的关系。性激素的改变本身不能成为精子质量差的原因，关键是垂体性腺轴的改变。抑制素 B 是垂体性腺轴中的一种糖蛋白激素，有研究者发现，在年轻男性中，抑制素 B 正因肥胖的增加而减少，肥胖者与正常体重者比较会低 26%。而在成年恒河猴体内，抑制素 B 与支持细胞数目正相关，这或许能够提示，肥胖男性较正常男性体内的支持细胞少。因为支持细胞与精子量相关，较少的支持细胞意味着较少的精子量，间接说明了肥胖男性的精子量较正常体重男性有所减少。除以上激素外，瘦素也对男性生殖功能有一定影响。瘦素是一种由脂肪细胞产生，在睾丸间质细胞上表达的脂肪素。外周瘦素水平与睾酮水平呈负相关，一个使用啮齿类动物睾丸间质细胞的体外研究表明，肥胖者体内的瘦素浓度能够通过抑制 17-OH-孕酮转化为睾酮而抑制睾酮的生产。瘦素除了通过抑制睾丸间质细胞产生睾酮而影响睾丸功能外，也可以直接作用于生殖细胞而影响生殖功能。

(二)肥胖致男性不育的遗传因素

男性不育患者中染色体异常发生率为 2%～5%，吴行飞等研究显示不孕不育患者染色体异常率为 3.36%，在无精子或严重少弱精子患者中染色体异常占 10.21%。与肥胖有关的包括克兰费尔特综合征(克氏综合征)、Prader-Labhar-Willi 综合征、Lau-rence-Moon-Bardet-Biedel 综合征等。克氏综合症为性染色体异常疾病，发病率在男性中为 0.1%～0.2%，在男性不育症患者中占 3.1%，其典型染色体核型为 47,XXY，非典型染色体核型为 48,XXXY 或 49,XXXXY。成年克氏综合征患者的睾酮、胰岛素样因子 3、抑制素 B 及抗苗勒管激素水平降低，LH 与 FSH 升高，其低水平睾酮致使性腺机能减退，甚而导致不育。Prader-Labhar-Willi 综合征是常染色体异常疾病，由 15 号染色体长臂近中央关键区(15q11.2-q12)微缺失引起，患者生长发育迟缓，性腺发育不良，有糖尿病倾向，表现为男性不育、肥胖。Dupont 等最近也证实了肥胖性不育患者精子 DNA 损伤的风险较高。虽然不同综合征之间的精确基因关联还有待探索，但已有学者提出肥胖与不育的关联性最终是指遗传连锁。Chavarro 等通过检测 483 位不育门诊男性患者的精子 DNA 完整性与血清生殖激素水平来确定 BMI 与精液质量的相关性，他们使用"彗星"分析法(comet assay)测定 DNA 完整性，结果显示超重(BMI≥35kg/m^2)的患者精子

DNA 损伤率明显升高，而在 BMI<35 的患者中 DNA 损伤率与体重无明显相关性。在此之前只有一个研究报道过 BMI 与精子 DNA 完整性之间的关系，研究者使用 SCSA 试验法评估染色质的完整性，发现超重和肥胖(BMI≥25kg/m²)的男性与体重正常的男性相比均有显著较高的精子 DNA 损伤比例。对于两次研究的差异，学者认为可能与试验方法有关，应当谨慎看待。

(三)肥胖致男性不育的物理因素

很多肥胖男性要面对身体机能方面的问题，这些问题与生育力减弱有关，包括勃起功能障碍(ED)、阴囊脂肪增多症、睡眠呼吸暂停综合征(Sleep apnea)等。勃起功能障碍与肥胖存在相关性，曾有健康调查显示，肥胖人群中 ED 的数量是体重正常人群的 1.3 倍，其病理生理机制尚不明确。Traish 等认为，内脏型肥胖增加了促炎症反应因子，激发炎症反应，引起勃起功能障碍。任何影响内皮功能，损害内皮一氧化氮释放及血管床的完整性的因子，都会引发 ED，这是由于勃起依赖于血流动力和血管健康。另外，血浆睾酮水平低也会引起性腺机能减退和勃起功能障碍。正常男性睾丸的温度是低于身体的核心温度的，久坐不动的生活方式和下腹部的脂肪沉积可使睾丸温度增高到身体的核心温度水平，破坏了精子生存的最适环境，从而降低男性的生育能力。睡眠呼吸暂停综合征在肥胖患者中越来越常见，其紊乱的主要特点是睡眠期间呼吸短暂停止，血氧饱和度降低，总睾酮水平是随睡眠呼吸暂停的严重程度按比例缩小的，它通过影响夜间睾酮的正常分泌，从而影响精子生成。

肥胖会降低男性的生殖功能，其致病机制的关键在于垂体性腺轴失衡。目前，关于遗传标记物与体内各种因素的研究让我们意识到肥胖对于不育的影响不仅仅指向性激素的改变，有新的研究指出肥胖性不育男性体内抑制素 B 持续降低、瘦素升高和精子蛋白组学的改变都会对其精液质量带来负面影响。在治疗肥胖引起的精液异常和男性不育方面的对照性研究还不多，有效的治疗方案、生活方式的改变和对应的外科手术还需要进一步探索。全球肥胖人数不断增长，这一影响精液质量的病理因素需要得到更多的研究和关注，临床医生在面对不育患者时，要对其不育原因进行综合分析并作出正确判断，从而有的放矢地进行病因治疗。

(赵玉)

第七节　精子 DNA 损伤与男性不育症

男性不育症是指夫妇婚后同居 1 年以上，有规律的性生活，未采取任何避孕措施，因男方因素造成女方不孕者。目前约有 10% 的育龄夫妇患有不孕不育症，其中约 20% 由男性因素引起，30% 与夫妻双方有关，因此由男性因素引起的不育症比例达到了 50%，且有逐年上升趋势。其病因十分复杂，既往对于男性不育症的研究主要集中在精索静脉曲张、勃起功能障碍、生殖道感染等方面。临床上对于男性不育的筛查主要局限于精液常规的检查。精液常规虽然可以大致反映精子的活力和质量，但是，由于精液本身易受时间和外界环境的干扰，以及操作人员的主观性和误差性，导致其已不能对精子的受精能力及男性的生育能力进行准确的评价。随着人们对男性不育相关因素的探索,近年来,精子 DNA 损伤作为一项新的评价精子功能的指标,逐渐成为男性不育症的研究热点。

一、男性不育症的病因及发病机制

男性不育症病因较多,机制复杂,可由单一因素引起,也可多种因素同时出现。其中生殖系统病变引起男性不育者较为常见。如精索静脉曲张、隐睾、急性睾丸创伤或扭转、睾丸肿瘤、输精管梗阻、泌尿生殖系炎症等。其中以隐睾导致男性不育最为常见,单侧隐睾引起不育症约占 30%～60%,双侧者则高达 50%～100%。精索静脉曲张也是造成不育的重要病因,因精索静脉丛扩张,睾丸血液回流受阻,使有害物质不能及时排出,造成精液质量下降,约占男性不育的 30%。泌尿系统炎症如慢性前列腺炎、睾丸附睾炎、尿道炎、精囊炎等可直接影响性腺的正常分泌,导致生精功能下降,精子的形态、活力、存活期及受精能力下降,导致男性不育。另外如肾上腺皮质醇增高症、垂体肿瘤、甲状腺疾病等会导致激素内分泌异常,代谢紊乱,也可影响睾丸的正常生理运作,出现睾丸生精功能障碍继尔发生不育。吸烟、吸毒、酗酒、环境污染、药物滥用、长期接受放射性物质及镉、砷、铅、苯等有毒物质均可造成男性生殖器官的损害。精神压力大、工作要求高、生活节奏快等精神心理因素也是导致男性不育的常见原因。有学者等对不孕不育病因分析发现,男性不育原因以生精障碍(71.13%)、感染(53.12%)、射精失灵(9.13%)为多。其中前列腺炎约 50.12%,精索静脉曲张约 6.14%,阳痿约 5.18%。因天生存在的生理基因缺陷,性腺功能低下,也可引起男性不育症的发生。由于精子 DNA 是遗传信息的载体,在人类的生存繁衍中起着尤为重要的作用。如果精子 DNA 受到损伤,其精子功能受损,受精能力下降,严重者导致不育。研究发现,氧自由基与精子 DNA 损伤密切相关,其损伤与氧化应激呈正相关,与胚胎质量和受精率呈负相关,精子 DNA 损伤可以使精子的受精能力下降,妊娠率降低,流产率增高,出现低妊娠、高不育、高流产。

文献报道,近 20% 的特发性不育与精子 DNA 损伤有关,其对生育的影响涉及多个环节,如受精、着床、植入以及胚胎存活等。因此,精子 DNA 损伤作为一项新的评价精子的受精能力和男性生育能力,无论在体内或体外受孕时都具有更好的诊断性和预测性。RYBAR 指出,在不育症患者中,精子 DNA 受损较正常人比率明显升高。这说明精子 DNA 损伤与男性不育密切相关。精子 DNA 碎片指数(sperm DNA fragmentation index, DFI)是目前较常用的用于评估精子 DNA 损伤程度的指标。DFI 可以间接反应精子遗传物质的完整性,因此对于不育症的患者,我们可以通过 DFI 值的变化进一步了解精子 DNA 损伤的程度,从而更好的用于评估、预测男性的生育能力及指导治疗和预防。有学者发现,当 DFI＞27% 时,女性受孕率及妊娠率会大大下降,将不能获得妊娠。因此对于不育症的患者,若我们能把 DFI 值控制在 27% 以下,甚至是更低,将会大大提高男性患者的生育能力,给不孕不育患者带来更多的曙光。

二、精子 DNA 损伤的病因

与男性不育症病因相似,精子 DNA 损伤的也是多因素共同作用的结果。既往研究结果主要与以下几个方面有关。

(一)生殖系统及内分泌系统疾病

临床上生殖系统疾病多见于精索静脉曲张、隐睾、急性睾丸创伤或扭转、睾丸肿瘤、泌尿生殖系炎症等等。尤其在精索静脉曲张患者中,精子DNA的损伤明显高于正常人群,且程度与精浆中活性氧(Reactiveoxygen species, ROS)的浓度呈正相关。有研究表明,对精索静脉曲张的患者实施手术治疗后,精液质量及精子DNA的完整性较术前显著提高。隐睾、急性睾丸创伤或扭转等也可使具有生精功能的睾丸功能下降。已有研究指出,高温能够引起精子的组蛋白与鱼精蛋白比率升高,加重精子DNA损伤,睾丸局部高温同样如此,如隐睾等。因此长期驾车、热水浴、电脑前久坐等能够增加阴囊温度的行为,也可能引起精子DNA损伤。生殖道炎症可能引起精液中白细胞的数量增加,氧化应激反应增强,从而导致精子DNA损伤。另外,在下丘脑疾病、垂体肿瘤及甲亢、甲减等代谢紊乱疾病中,也常常出现男性不育症。ANDERSON等在使用雌激素处理的人类精子中研究发现,实验中所有类型的生殖细胞均受到损伤。也有实验表明,激素受体基因被敲除的小鼠睾酮含量及生育能力明显低于正常小鼠,精子DNA损伤率明显高于正常小鼠。这说明激素的代谢紊乱能够引起精子DNA损伤。

(二)放疗、化疗及放射性物质

化疗和放疗使肿瘤患者的生存率大大提高,但由此所带来的副作用也显著增多,其中较明显的是对性腺功能的抑制,且其程度与放、化疗的时间和剂量密切相关,化疗和放疗的患者常常精子DNA损伤严重。SAKAMOTO等学者对肿瘤患者的精液标本进行研究,结果发现肿瘤患者的精子DNA损伤程度比对照组明显增高,其中放疗和化疗起决定作用。也有学者发现,对于本身精液质量较差和精子DNA损伤较重的年轻的肿瘤患者,如淋巴瘤、睾丸肿瘤等,随着化疗时间增加,药物剂量累积,可能导致绝对的不育,其原因可能是因为睾丸生精上皮是放、化疗的天然作用靶点,在放、化疗治疗的同时,不可避免的会受到损害。对于这类患者,专家建议可考虑精子冻存术。

有学者曾对精原细胞对X线的敏感度研究发现,X线照射45d时即可出现精子DNA损伤,且损伤程度呈剂量依赖性。说明精原细胞对X线的损伤较为敏感。动物实验也证实,放、化疗能够引起小鼠精子DNA产生损伤,而且损伤以精原细胞为主。

(三)物理、化学因素及环境因素

随着塑料制品、化工原料、农药及其降解产物的出现,环境因素也继而成为影响男性生殖系统功能的一个因素。国外的一项研究报道指出,环境中的尿邻苯二甲酸盐的代谢产物与精子中DNA损伤有关。其次,农药、甲苯、石炭酸等均可以诱发精子DNA氧化性损伤,导致生殖毒性。此外,某些微量元素与化学毒性物质也可以引起精子DNA损伤,如铅、镉等。已有研究发现,镉、铅及铁毒性可以引起精液质量下降和精子DNA损伤。其中铅对精子DNA的损伤与浓度密切相关,当铅浓度>10mg/L时可以使精子DNA受到损伤,这可能是铅与锌蛋白HP2的亲和性增加,从而使人体HP2与DNA的结合减少,导致染色质的不稳定性增加,引起精子DNA损伤。

(四)吸烟、年龄及其他因素

目前,在生育过程中,年龄也越来越受到关注。乜照燕等对不同年龄段的男性患者研究发现,>40岁组和35~39岁组的精子DNA完整性低于<35岁组,由此可见,男性年龄与精子DNA完整性呈负相关,随着年龄增长,精液质量呈逐渐下降趋势。也有学者

报道，吸烟也可以引起精子DNA损伤，其原因可能是吸烟使精液中白细胞增多，诱导精子产生ROS增加，损伤DNA。研究发现，精液白细胞的聚集在吸烟者比不吸烟者高48%，ROS水平高10.7%。另外，温度对精子DNA也会产生一定的影响。TORO等在采用辅助生殖技术对精液进行体外处理时发现，室温培养和深低温保藏操作均会加重精子DNA损伤。

三、精子 DNA 损伤的机制精子

DNA 是遗传信息的载体，主要位于精子头部。因此如果精子 DNA 受到损伤，将会导致精子功能和受精能力 下降，甚至发生不育。对于精子 DNA 损伤的确切的机制国内外暂没有统一的意见，目前的研究主要集中在生精过程中的细胞凋亡、运输过程中的氧自由基的影响及包装过程中的染色质异常3个方面。

(一)生精过程中的细胞凋亡

细胞凋亡通常是指细胞的程序性死亡，是细胞的生理性主动死亡的过程，与死亡有很大的区别。精子发生过程中，凋亡调控着精子的增殖水平，保持精子在数量、形态及功能上的平衡。若细胞凋亡异常，不能及时清除DNA受损的精子，体内DNA受损的精子与成熟的精子比率失调，产生功能缺陷的精子，引起精子的质量下降，受精功能障碍及胚胎发育异常等。正常情况下，细胞的凋亡主要是由人类的生殖细胞表面表达的凋亡蛋白Fas与支持细胞表面表达的Fas受体(FasL)协调作用来调控其凋亡程度。SAKKAS等学者研究发现，患有不育症的男性Fas蛋白表达较正常人明显增加，尤其在弱精症患者中，由Fas蛋白表达增加的精子数量高达50%以上，而正常生育男性Fas阳性精子比例相对较少。这说明细胞的凋亡异常使DNA受损的精子不能及时清除，精子质量下降，出现弱精、少精甚至无精，最终导致不育。

(二)运输过程中氧自由基的影响

自由基是氧化反应的产物，其中以氧自由基最为重要，也称活性氧(reactive oxygen species, ROS)。在人体，ROS 的产生是一种生理现象，但是精子 DNA 对氧自由基极为敏感。人体内对精子 DNA 氧化损伤起保护作用的主要是精浆中的丰富的抗氧化剂，二者之间保持着动态平衡。一旦平衡失调，如 ROS 的产生超越了精浆的抗氧化能力或精浆自身抗氧化能力下降时，过量的 ROS 不能及时清除，导致精子的生物结构受破坏，精子 DNA 损伤。如果精子 DNA 受损，又会更容易受到 ROS 的攻击，二者恶性循环，最终使精子 DNA 损伤逐渐加重，畸形精子增加，导致不育。有学者指出大约有 25%～40% 的不育男性精液中 ROS 水平较正常生育男性高。SMITH 和 VERIT 在少精症、隐睾引起不育的患者及特发性不育症患者中也发现，此类患者精液中 ROS 水平及精子 DNA 损伤的程度明显高于正常对照组。说明氧化应激与 DNA 损伤关系密切。另外，ROS 浓度的高低也与精子 DNA 损伤有关。生理浓度的 ROS 有利于精子的受精，而高浓度 ROS 却可直接诱导精子 DNA 的损伤。精液中异常增多的白细胞也可以诱导人类精子产生过量的 ROS，损伤精子 DNA 结构的完整性。

(三)包装过程中的染色质异常

在精子的形成过程中染色质的核蛋白经历了从组蛋白-过渡蛋白-鱼精蛋白的转变，使染色质紧密浓缩，维持精子的正常形态和精子DNA的完整性，同时保护精子基因组免受外界环境的刺激。任何原因引起的组蛋白、过渡蛋白向鱼精蛋白转化障碍、鱼精蛋白

自身缺陷或功能异常，均可使组蛋白和过渡蛋白含量增多，而鱼精蛋白含量减低，精子染色质浓缩过程异常，致密度降低，更易受外界因素的干扰，加重精子 DNA 损伤，进而导致男性不育症的发生。研究证实精子 DNA 断裂指数负相关于精子核鱼精蛋白含量。说明鱼精蛋白含量越低，精子 DNA 损伤越明显。未成熟的和畸形精子的细胞核内含有大量组蛋白，使得鱼精蛋白降低，与 DNA 结合疏松，引起染色质结构松散，导致精子 DNA 损伤。有学者发现，随着精子畸形率的增加，精子 DNA 损伤会逐渐加重。另外，也有研究指出内源性核酸酶在精子发生过程中也参与了染色质的组装。若酶学异常，也会引起精子 DNA 损伤等异常。

四、精子 DNA 损伤与男性不育关系密切

随着不孕不育发病率的逐年升高，对于男性不育症的研究也越来越细致化。尤其是在不孕不育原因中，约 50% 是由男性因素引起的。目前临床上对于男性不育症的筛查主要局限于精液常规的检查。目前发现，在男性不育症患者中，有 15% 的患者精液常规检查是正常的，这说明精液常规检查已不能准确的评估男性的生育能力。介于精子 DNA 损伤与男性不育症在病因及发病机制方面有较多的重叠，近几年精子 DNA 损伤作一个新的研究热点逐渐投入于男性不育的研究中。研究发现精子 DNA 损伤与氧化应激呈正相关，而与胚胎质量和受精率呈负相关。另外，染色质包装过程中的顶体酶活性的高低也可直接影响受孕。这表明氧化应激和染色质异常导致的精子 DNA 损伤都可能是影响生育能力和妊娠结局的重要因素。精子 DNA 损伤可以使精子的受精能力下降，妊娠率降低，流产率增高，出现低妊娠、高不育、高流产。文献报道，近 20% 的特发性不育与精子 DNA 损伤有关，其对生育的影响涉及多个环节，如受精、着床、植入以及胚胎存活等。RYB-AR 也指出，在不育症患者中，精子 DNA 受损较正常人比率明显升高。这说明精子 DNA 损伤与男性不育密切相关，因此精子 DNA 损伤有望作为一项新的预测男性生育能力的指标应用于临床。对于精子 DNA 损伤程度的评估，学者们也提出了很多指标，其中以 DFI 最为常用。DFI 可以间接反应精子遗传物质的完整性，因此对于不育症的患者，我们可以通过 DFI 值的变化进一步了解精子 DNA 损伤的程度，从而更好的用于评估、预测男性的生育能力及治疗和预防上。报道显示 DFI 与精子正常形态率呈负相关，表明精子 DNA 损伤可以影响精子的形态，这可能与精子 DNA 损伤引起精子畸形率增高有关。DERIJ CK 等也发现，不育症患者中，异常形态精子数目越多，DFI 值越大，二者呈显著正相关，且以精子头部异常较明显。由于 DFI 可以对精子 DNA 损伤做出准确的判断，因此 DFI 的检测具有一定的临床意义。为了更多的了解精子 DNA 损伤与不孕不育的关系，国内外学者都投入了大量的研究，有些学者甚至期望在不育症患者中，找到一个能使女性正常受孕的 DFI 临界值。张洲等学者曾对 24 位不孕不育患者研究发现，在获得妊娠的 7 个人中，其精子的 DNA 损伤较未获得妊娠者明显降低，说明 DFI 与受精率和妊娠率呈显著负相关，而且指出，当 DFI＞27% 时，女性就不能获得妊娠。BRONE T 等的研究也表明，DFI＞27% 时，受孕率及妊娠率会大大下降，将不能获得妊娠，结论与张洲相同。但也有学者认为，DFI＞30% 是受孕率明显下降的阈值。BUN-GUM 等认为精子 DFI＞30% 时，自然受孕率和宫腔内人工授精的成功率几乎为零。因此对于不育症的患者，若我们能把 DFI 值控制在 30% 或 27% 以下，甚至是更低，将会大大提高男性患者的生育能力，给不孕不育患者带

来更多的曙光。由此可见精子 DNA 损伤与不孕不育关系密切。

五、存在的问题和展望

精子DNA损伤目前学者们虽然一致认为是一项新的评估精子受精能力及男性生育能力的指标，但由于男性不育和精子 DNA 损伤的复杂的病因、机制，精子 DNA 损伤对不育及辅助生殖技术(assisted reproductive technology, ART)的结局国内外仍未有统一的意见。对于精子 DNA 损伤的具体定位、诊断和治疗方法以及如何降低精子 DNA 损伤，如何提高不育患者的生育力或 ART 成功率，以及如何减少出生缺陷等都需要进一步的研究。尤其是对于合并有精子 DNA 损伤的不育患者的子代健康问题，国内外暂没有明确的随访及研究。关于精子 DNA 损伤与精子活力、精液质量的相关性，研究者们也持有不同的态度。这可能与病例纳入标准、样本量、实验技术、检测方法、观察指标等因素有关。故精子 DNA 损伤的研究有较深远的理论意义和临床实用价值，有望成为众科研工作者研究的热点。

总之，精子 DNA 损伤在男性不育症中具有重要作用，传统的精液常规检查已不能对精子的受精能力及男性的生育能力进行准确的评价。精子 DNA 损伤作为一项新的评价受精能力和生育能力的指标，从基因学的角度为男性不育症的研究做出了创新。精子 DNA 损伤的检测方法较多，如精子染色质扩散实验、彗星实验、精子染色质结构分析法及荧光原位杂交法等，但是目前尚未制定一套能够广泛应用于临床的简单易行、标准化的精子 DNA 损伤筛选方法。精子 DNA 损伤程度的评估目前较常用的是 DFI 值。因此在临床上我们可以通过检测 DFI 的百分比深入了解精子 DNA 损伤的程度，对男性的生育能力进行更有效的评估。通过有效、合理、全面的对因、对症治疗，如戒烟、戒酒、远离不良环境、使用抗氧化剂、采用辅助生殖技术等，争取把 DFI 控制在 30% 或 27% 以下，甚至是更低，提高生育力，增加妊娠率，降低流产率，给不孕不育患者带来更多的希望。我们相信未来精子 DNA 损伤将在男性不育症中充当举足轻重的角色。

（赵玉）

第八节　补肾活血法治疗男性精子异常型不育症

研究显示，世界上有大约 15% 的育龄夫妇存在着不育问题，发展中国家的某些地区甚至高达 30%，其中男方因素占 50% 左右。虽然在 1985~1995 年间我国正常男性精液质量未见明显变化，但在 1995~2008 年间精子密度从 $81.5 \times 10^6/ml$ 下降至 $66.7 \times 10^6/ml$，总数从 257.2×10^6 下降至 185.9×10^6，分别以每年 1.40%、2.15% 的速度快速下降。男性生殖健康成为影响人类繁衍生息一重大问题。关于造成男性生育能力下降的因素现在尚未完全搞清，临床治疗上也主要以经验性治疗为主，临床疗效不确切。而传统中医药在千百年来积累了大量治疗男性不育症的经验，疗效显著。

一、中医学对男性不育的认识

中医学认为"肾藏精，主生殖"。《素问·六节藏象论》言："肾者，主蛰，封藏之本，精之处也。"《素问·上古天真论》云："丈夫八岁，肾气实，发长齿更。二八肾气盛，天癸至，精气溢泻，阴阳和，故能有子……今五脏皆衰，筋骨解堕，天癸尽矣，故发鬓白，身体重，行步不正，而无子耳。"肾藏先天之精，为人体生命之本原，肾精可化肾气，肾气分阴阳，肾阴与肾阳能资助，共同协调全身脏腑之阴阳。人体生殖器官的发育，生殖能力的成熟与维持都与肾精及肾气盛衰密切相关。人出生后随着肾精及肾气的不断充盈，产生天癸，而天癸这种精微物质，具有促进人体生殖器官的发育成熟和维持人体生殖机能的作用，表现为女子月经来潮，男子出现遗精现象，从而具备了生殖能力；其后，肾精及肾气不断充盈，从而维持人体生殖机能旺盛；中年以后，肾精及肾气逐渐衰少，天癸亦随之衰减，以至竭绝，生殖机能逐渐衰退，生殖器官日趋萎缩，最后丧失生殖机能。因此，肾精及肾气亏虚是造成男性不育的主要病机，补肾益精也成为治疗此病的基本大法。然诚如《医林改错》所言："元气即虚，必不能达于血管，血管无气，必停留而瘀。"肾脏亏虚亦可致瘀。肾阴不足则火旺，煎灼津血，致血枯络滞而为瘀；肾阳虚失于鼓荡推动气血亦可致瘀。而瘀血阻络，肾之阴阳不得外达全身，反过来影响肾之功能发挥。故补肾活血治法是治疗不育症最常用方法，古代补肾良方也常佐活血药，如肾气丸、右归丸、毓麟珠等。

二、补肾活血药治疗精子异常的临床研究

(一)少弱精子症

少弱精子症指一次射精的精子总数(或浓度)和前向运动(PR)精子的百分率均低于参考值的病症。与 WHO《人类精液及精子-宫颈黏液相互作用实验室检验手册》(第四版)比较，第五版标准将精子总数低限由 40×10^6 降至 39×10^6，精子密度低限由 $20 \times 10^6/ml$ 降至 $15 \times 10^6/ml$，而 PR 比例则由 a+b≥50% 或 a≥25% 调整为 PR≥32%。少弱精子症严重影响男性生育，而中医药治疗此病取得了良好效果。谢送红等运用生精胶囊(鹿茸、冬虫夏草、仙茅、当归、丹参等)治疗 45 例不育患者，结果临床妊娠 9 例，精液参数正常 16 例，精液参数好转 17 例，无效 3 例，总有效率 93.3%，治疗后精子密度、前向运动精子数、前向运动精子的比例得到明显改善，差异有统计学意义(P<0.01)。李玉岭等对生精胶囊进行了更大样本的观察，将患者随机分为生精胶囊治疗组和五子衍宗丸(枸杞子、菟丝子、覆盆子、五味子、车前子)对照组，结果治疗组治愈率为 71.30%，有效率为 92.17%，而对照组治愈率和有效率分别为 25.00%和 61.54%，两组对比有显著性差异(P<0.01)，表明补肾活血生精胶囊较单纯补肾益精的五子衍宗丸疗效更佳。门波等将 80 例特发性弱精症患者随机分为治疗组 50 例和对照组 30 例，分别予益肾通络方(菟丝子、仙灵脾、熟地、丹参、水蛭等)和五子衍宗颗粒治疗，并对精子的活动力、活动率和精子运动速度进行观察。结果治疗组痊愈 14 例、显效 20 例、有效 8 例、无效 8 例，而对照组分别 6 例、5 例、8 例、11 例，两组总有效率分别为 84.0%和 63.3%，并且治疗组在改善 a+b 级精子比例及精子运动方面均显著优于对照组，说明益肾通络方对弱精子症疗效确切。史宗强将少精症患者随机分为治疗组和对照组，各 60 例。治疗组予补肾生精活血中药(菟丝子、楮实子、韭菜子、当归、丹参等)治疗，对照组予克罗米芬治疗。结果治疗组治疗总有效率为 95.0%，对照组为 85.0%，

两组比较有统计学意义(P<0.05)，在改善提高配偶妊娠率及改善精子密度方面，治疗组均优于对照组，证明补肾活血中药在治疗不育方面优于克罗米芬。金保方等观察养精胶囊(仙灵脾、熟地、黄精、紫河车、当归等)治疗弱精子症的疗效，结果发现养精胶囊治疗组总有效率为 88.68%，而五子衍宗丸对照组总有效率 71.11%，并且在改善前向运动精子比例，增加精浆果糖比例方面治疗组均有独到的优势，两组对比皆有统计学意义(P<0.01)。此外，在观察养精胶囊对精子头部 DNA 完整性影响的观察中，治疗组治疗前后精子密度、活力明显改善，且 DFI 值明显降低(P<0.01)，而对照组上述参数治疗前后均无显著性差异(P>0.05)。提示养精胶囊可显著降低不育患者的精子 DFI 值。张春和等采用治疗前后自身对照的方法对 150 例少、弱精症不育患者进行疗效观察。予患者地黄助育汤(黄芪、熟地、菟丝子、桃仁、皂刺等)，并观察精液量、精子密度、精子活力及精子活率等相关指标。结果治愈 49 例、显效 40 例、有效 45 例、无效 16 例，总有效率高达 89.3%，治疗前后精子密度、精子活力及活率有统计学差异(P<0.05)。此外，李秀刚运用助育汤，黄震洲运用黄氏增精丸，张作彬运用育子丸，郁超运用十子三花汤，王力使用益精方，温健中使用补肾生精汤，侯高峰运用黄精赞育胶囊在临床上皆取得了满意的疗效，效果优于单纯补肾益精药及西药。

(二)畸形精子症

畸形精子症指正常形态精子百分率低于参考值下线的病症。WHO《人类精液及精子-宫颈黏液相互作用实验室检验手册》（第五版）将正常精子形态率下线调整为 4%。补肾活血法在改善精子畸形率也有明显疗效。景涛等将 130 例畸形精子症患者随机分为两组，治疗组服用聚精枸橘颗粒(熟地、何首乌、紫河车、当归、益母草等)，对照组服用聚精丸(地黄、首乌、紫河车、枸杞子等)，实验组总有效率 64.61%，对照组总有效率 33.84%，两组具有统计学差异(P<0.05)，充分说明聚精枸橘颗粒在干预畸形精子症方面优于聚精丸。马存亮观察温补肾阳益气填精汤(熟地、枸杞、仙灵脾、当归等)对畸形精子症的疗效，并设定克罗米芬为对照组，疗程为 6 个月。结果两组均能降低畸形精子百分比，其中治疗组痊愈 14 例、显效 41 例、有效 5 例、无效 38 例，总有效率 61.23%，而对照组痊愈 1 例、显效 31 例、有效 7 例、无效 59 例，总有效率 39.79%，两组对比有显著统计学差(P<0.01)，证明补肾阳益气填精汤对畸形精子导致的不育症效果较佳。此外，徐杰新等运用强精煎(菟丝子、枸杞、黄芪、当归、益母草等)治疗 32 例畸形精子不育症患者，结果临床治愈 3 例、有效 12 例，总有效率 46.88%，并且精子密度增加(P<0.05)，精子形态、活力显著改善(P<0.01)。回顾上述文献，证明补肾佐活血中药能明显改善不育患者精液量、精子密度、活力和质量，降低畸形率，能够提高配偶妊娠率，并且疗效标准均符合《中药新药临床研究指导原则》。

三、补肾佐活血中药的实验研究

王力等将 75 只大鼠随机分为空白组，模型组，益精方(菟丝子、黄芪、仙灵脾、桑螵蛸、红花等)高、中、低剂量组，每组 15 只。除空白组外，各组均以腺嘌呤连续灌胃 10d 造模，后空白组及模型组用盐水灌胃，而其他组分别以各剂量益精方灌胃，20d 后生测定生精细胞的凋亡情况及 Bcl-2/Bax 蛋白的表达。结果中药各剂量组 Bcl-2 蛋白表达均高于模型组，并且高、中剂量组 Bax 蛋白明显降低，证明益精方可以通过 Bcl-2 和

Bax 抑制生精细胞的凋亡。王旭昀等将 45 只 SD 大鼠随机分为正常组、模型组、右归胶囊(熟地黄、附子、肉桂、当归等)组。正常组予常规灌胃，模型组以腺嘌呤灌胃，右归组均以腺嘌呤及中药灌胃，共计 30d。结果显示右归组大鼠双侧睾丸和附睾，前列腺加精囊重量虽然低于正常组，但均高于模型组大鼠，且有统计学意义。并且与模型组病理切片相比，右归组曲细精管萎缩程度明显减轻，各级生精细胞及间质细胞数明显增多。孙大林等在睾丸间质细胞(leydig)探究养精胶囊的作用机制。发现在养精胶囊各组可以明显增加 leydig 细胞睾酮的合成，并且可以与 HCG 起协同作用，并通过 qPCR、western 及 siR-NA 等技术证明这养精胶囊是通过激活 cAMP-PKA 信号通路来增加增加睾酮合成关键因子 StAR、CYP11A1 和 HSD3B 的含量，从而促进睾酮合成进而促进精子质量的。王志强等则在精原细胞(GC-1Spgcells)上对养精胶囊作用机制进一步研究，发现养精胶囊可以增加 GC-1Spg 细胞的增殖，抑制其凋亡，并且证明养精胶囊是通过 Gfra1 及 PI3K 途径来实现细胞的扩增和自我更新。

四、展望

中医学没有"少精症"、"弱精子症"、"畸形精子症"等相关病名，而统归"精少无子"范畴。基于"肾藏精"及"肾主生殖"等理论，确立了"补肾填精"的治疗大法。然而肾虚可致瘀，瘀血阻络反过来影响肾阴阳之恢复及肾主生殖功能的发挥，故补肾方中往往佐加活血之品，而疗效高于单纯补肾填精中药。有大量研究证实补肾填精药可以调节下丘脑-垂体-性腺轴，活血药可以扩张血管，改善微循环，增加器官血液供应，这些都有助于改善体内生精环境的。但需要注意并非所有的补肾药和活血药都对精子有利，如蛇床子、乌梅、益母草及三棱对精子有直接杀伤作用。我们在临床工作中要充分重视。虽然人们对补肾活血法治疗精子异常作了大量的临床研究和实验研究，但研究的深度极为有限。大多数临床研究仅仅停留在观察常规精液指标变化上，而影响精子质量更深层次的指标如 DFI 及精子端粒长度则很少研究。在实验研究上，大多数也停留在脏器称重、病理切片观察、增殖凋亡指标观察上，而对补肾活血中药作用的具体通路研究不足。由于中药成分复杂，可以通过多种途径起作用，这就为研究多种具体通路提供了广阔的空间。现代科学有很多先进的研究方法和设备，我们完全可以用来研究中药的作用机制，为中医中药寻找更多的科学依据。

（刘强）

第九节 抗氧化作用中医药在不育症中的应用

男性不育症是影响人类生殖健康的重要问题，研究表明，氧化应激与多种男性不育症的发生有关，如特发性不育症、精索静脉曲张、脊髓损伤、前列腺炎、白细胞精子症等。氧化应激引起男性不育症的机制是影响精液质量及功能，造成精子 DNA 损伤。近年研究认为，不明原因的男性不育症患者精液中存在高水平的活性氧和较低的抗氧化水平。中医药在治疗男性不育症方面有其独特的优势，关于中医药抗氧化的研究也日益增多，研究发现多种中药具有抗氧化作用。

一、男性不育症与氧化应激

氧化应激是指在生理状态下，细胞在代谢过程中可产生少量处于自由状态的活性氧(ROS)，包括氧自由基和非氧自由基；但同时也存在着抗氧化物质，可及时清除 ROS，使 ROS 的生成和降解处于平衡状态，因而不会对机体造成有害影响。氧化应激起源于反应性的氧化物与生物抗氧化剂间平衡的破坏，从而造成 ROS 浓度升高。而高浓度 ROS 会破坏细胞的 DNA、蛋白质和脂类，致使细胞基因、结构及功能受损，甚至导致细胞死亡。男性生殖系统中少量 ROS 的存在是调节正常精子的功能(如获能、顶体反应及精卵融合)所必需的；但其过量产生时则产生氧化应激状态，破坏精子质膜的流动性，损伤精子核内 DNA 的完整性，损害精子和精浆的抗氧化防御系统，对精子的质量和功能有较大的毒性作用，且能改变细胞功能，危及细胞存活。超氧化物歧化酶(SOD)是生物体内重要的抗氧化酶，是生物体内清除自由基的首要物质，对机体的氧化与抗氧化平衡起着至关重要的作用，从而保护细胞免受损伤。丙二醛(MDA)是不饱和脂肪酸的过氧化产物之一，其产量可反映过氧化的程度。研究表明，精子存活率和运动能力均与 MDA 水平呈明显负相关，且不育症患者精子中 MDA 产量明显高于正常人。谷胱甘肽过氧化物酶(GSH-Px)是机体内广泛存在的一种重要的催化过氧化氢分解的酶，可起到保护细胞膜结构和功能完整的作用。一氧化氮(NO)与睾丸和附睾的微循环调节、雄激素分泌，以及精子的成熟、运动及获能均有密切关系。NO 是活性氧的一种，是生物体内的重要介质，但过量的 NO 可引起生精障碍，从而导致不育症的发生。

二、中医药抗氧化在男性不育症中的应用

中医学对男性不育症病因病机的认识多从肾、脾论治，认为"肾藏精，主生殖"，肾精充盛促使"天癸"成熟，在男子则表现为"精气溢泻"，能和阴阳而有子，若肾精衰少、肾气不足则无子；脾为后天之本，主运化水谷精微，为气血生化之源，脾胃健则气血充，生精有源，种子有望，健运脾胃，补益后天，水谷精微而能聚精归肾，精旺则子盛。根据临床证型，治法不同，总体来说以补肾健脾为根本大法，兼以疏肝、活血等。所用方药的报道也以生精生育的疗效研究为主，较少涉及抗氧化的研究。近年来，随着抗氧化治疗研究的深入，中医药治疗不育症的抗氧化作用也受到关注。

(一)细胞实验研究

精原细胞是精子形成的前体细胞，张大雷等利用体外培养的小鼠精原细胞建立氧化应激模型，通过检测生殖细胞活性、MDA 生成、SOD 活性和 GSH-Px 水平评价人参皂苷对精原细胞氧化损伤的缓解作用，结果发现人参皂苷能恢复次黄嘌呤/黄嘌呤氧化酶引起的生殖细胞活性、SOD 活性和 GSH 水平的下降以及 MDA 生成的增加，说明人参皂苷可通过抗氧化作用对抗 ROS 引起的小鼠精原细胞氧化损伤。睾丸支持细胞为精子发生提供物理支撑和稳定的微环境，并促进其运送，为其营养、发育提供所需的细胞因子。殷金龙等研究五子衍宗复方对睾丸支持细胞氧化应激损伤和细胞凋亡的影响，发现加入五子衍宗复方后，随药物浓度的增加，支持细胞内的 SOD 活性依次升高，MDA 含量依次降低，细胞凋亡减少，细胞存活率提高，与模型组相比，差异均有统计学意义，证实五子衍宗

复方能改善睾丸支持细胞的氧化应激损伤和细胞凋亡状态。睾丸间质细胞占睾丸细胞数量的 2%～4%，分布于曲细精管周围的疏松结缔组织中，紧邻毛细血管和毛细淋巴管，与支持细胞、生殖细胞之间关系密切。95% 的雄激素(睾酮)由间质细胞合成和分泌，睾酮是调节生精作用、全身代谢和雄性生殖器官及第二性征发育的重要激素。徐斯凡等利用不同浓度的藏党参多糖对大鼠睾丸间质细胞进行体外培养，并测定细胞内 SOD、MDA 和 GSH-Px 的含量，发现藏党参多糖能增加间质细胞的 SOD、GSH-Px 活性，降低 MDA 含量，说明藏党参多糖有一定的抗氧化作用，能够清除间质细胞中的自由基。

(二)动物实验研究

1. 单味药及其提取物　陈守真等研究冬虫夏草对抗环磷酰胺致小鼠生精功能损害的作用，结果显示治疗组小鼠附睾的精子密度、活率、活动力均较模型对照组小鼠明显增加，精子畸形率低于模型对照组，表明冬虫夏草对环磷酰胺造成的小鼠生精功能损害具有保护作用，并认为冬虫夏草可能是通过提高睾丸组织活性氧清除酶系的活性，从而减少自由基在体内的过量蓄积，预防和阻止脂质过氧化损伤而发挥作用的。闫黎等研究发现红景天提取物可增强束缚应激小鼠睾丸组织的抗氧化能力，降低一氧化氮合成酶(NOS)的活性，减少氧化应激状态对机体功能的损伤，说明红景天对雄性小鼠的生殖功能具有一定的改善作用，该作用可能是通过增强机体的抗氧化能力，防止氧化应激状态下 ROS 引起的过氧化损伤，从而缓解机体的应激负荷来实现的。朱辛为等研究发现蒺藜皂苷可提高 D-半乳糖所致衰老小鼠全血过氧化氢酶(CAT)及 GSH-Px 活性，提高附睾精子密度、精子活力和活精子百分率，表明蒺藜皂苷具有抗 D-半乳糖致衰老小鼠睾丸生精功能低下的作用，其机制可能与蒺藜皂苷提高机体抗氧化能力、清除自由基、促进损伤细胞修复有关。Mohamed 等研究蜂蜜对香烟烟雾诱导睾丸损伤和氧化应激的保护作用，香烟烟雾可增加脂质过氧化(TBARS)和 GSH-Px 的活性，降低 SOD、CAT 的活性及总抗氧化(TAS)能力；补充蜂蜜可显著降低组织学变化和 TBARS 水平，明显恢复 TAS 水平，以及增加大鼠睾丸 GSH-Px、SOD 和 CAT 活性，表明蜂蜜有对抗香烟烟雾诱导的大鼠睾丸损伤和氧化应激的作用。Li 等研究槲皮素对己烯雌酚(DES)诱导的仓鼠生精细胞氧化损伤的保护作用，发现槲皮素可显著抑制 DES 对精原细胞的损伤，细胞存活率在中剂量组和高剂量组显著升高，SOD 和 GSH-Px 的含量均明显升高。表明槲皮素可通过增加细胞内的抗氧化剂和降低脂质过氧化的作用来保护氧化损伤的精原细胞，因此槲皮素在改善雌激素引起的生殖毒性方面起重要作用。

2. 中药复方　张长城等研究发现精索静脉曲张性不育模型组大鼠睾丸组织 SOD 水平显著下降，NOS、MDA 水平显著上升，补肾活血方能显著提高模型大鼠睾丸组织 SOD 水平，降低 NOS、MDA 水平，说明自由基损害是精索静脉曲张性不育的重要病理因素，补肾活血方能减少模型大鼠睾丸组织内自由基的生成，提高其抗自由基能力，可能是其治疗精索静脉曲张性不育的机制之一。金保方等研究发现高、中、低剂量益心康泰均能显著提高老年 SD 大鼠的精子密度和活率，同时高剂量组可以显著提高血清 SOD 含量，降低 MDA 含量；睾丸组织检测显示，给药组较空白组细胞增殖更为活跃，可见较多分裂期细胞，管腔内成熟精子数目较多，间质稀少，血管丰富，间质细胞发育良好，说明益心康泰可以通过清除氧自由基，减少脂质过氧化物对生精细胞 DNA 的伤害，促进损失组织的修复，改善睾丸局部的生精内环境。谭迎春等利用奥硝唑灌胃制作弱精子症大鼠模型，检测大鼠附睾精子的活动率及附睾匀浆 MDA、SOD、GSH-Px 的变化，发现补肾活血中药组大鼠附睾精子匀浆 SOD、GSH-Px 浓度较模型组明显升高，说明中药能通过增强体内抗氧化酶活性，保护附睾精子免受奥硝唑所致的氧化损伤。

三、展望

ROS 产生过多是造成男性少弱精子症的重要病因之一，其主要通过 3 种途径导致不育：抑制三磷酸腺苷的生成及精子的运动；产生脂质过氧化物，损害精子细胞膜、精子细胞的超微结构；破坏精子 DNA。中医药治疗不育症历史悠久，疗效肯定。中医药在抗氧化治疗男性不育研究方面已取得了一些成果，目前的研究多集中于清除自由基、改善抗氧化酶活性方面，推测其促进精子成熟，提高生育力的机制可能为：通过抑制 ROS 的活性，降低 MDA 的表达，并增强对抗 ROS 的酶清除系统 GSH-Px 的分泌和活性，更好地清除氧自由基，从而改善精子成熟的微环境，减轻对精子膜产生的毒性作用及对精子 DNA 的损害，进而提高精子质量，促进精子成熟，最终提高生育力。但针对氧化应激的研究尚属起步阶段，很少从氧化应激某个或多个通路入手探讨中药及其制剂的作用机制，未能体现出中药多途径、多靶点作用的优势，因此今后尚需开展大量研究工作去探索中医药抗氧化应激的作用机制。

（刘强）

第十节　中医方药治疗男性不育症

根据世界卫生组织《世界卫生组织男性不育标准化标准检查与诊疗手册》规定，夫妇同居 1 年以上，性生活正常而未采取任何避孕措施，由于男方因素造成女方不孕者，女方的生殖功能检查正常，称为男性不育。其中当精子密度 $<20×10^6/ml$ 为少精子症；精子活动力 1h，A+B 级 $<50\%$ 或 A 级 $<25\%$ 为弱精子症。有流行病调查数据显示，近半个世纪来，男性精液中精子数和精子各项活动参数都呈明显的下降趋势。男性不育发病率呈增高趋势，已占到整个不育夫妇比例的 20% 以上。随着广大男性生活和心理压力的日益增大，男性的精子质量和数量也会受到不同程度的影响，从而造成不育症患者的人数逐年增多。目前，西医对这类疾病还没有更理想的治疗效果，同时也存在副作用大，价格昂贵，药物依赖，治疗质量不佳等缺点。而中医中药在这方面具有良好的优势，因此传统中药在治疗男性不育症中的潜力得到日益重视。

一、治疗不育症的单味中药

(一)枸杞子

枸杞子是茄科植物枸杞(Lycium barbarum L.)的干燥成熟果实。性平味甘，归肝、肾经。具有滋补肝肾，益精明目，用于虚痨精亏，腰膝酸痛，眩晕耳鸣，阳痿遗精，内热消渴，血虚萎黄，目昏不明。枸杞子的化学成分主要有：枸杞多糖，黄酮类，生物碱，维生素，氨基酸以及微量元素。现代研究表明枸杞子的药理作用主要为：免疫调节，抗肿瘤作用，神经系统调节，提高生殖功能，保护肝脏等作用。通过查阅文献，枸杞子中的主要活性成分为枸杞多糖，曹池等探讨了早期低剂量接触氯化甲基汞对大鼠生殖功能和生长发育的影响以及枸杞多糖的早期干预，通过对照比较试验，得到氯化甲基汞对大鼠有生殖发育毒性，同时枸杞多糖可抑制氯化甲基汞引起的生殖毒性。刘宏婧等，通过试验验证了枸杞多糖对糖尿病雄性大鼠生殖损伤有明显保护作用。研究枸杞多糖(LBP)对雷公藤多苷(GTW)致大鼠睾丸损伤后生精细胞的增殖及 SCF/c-kit 表达的干预机制，结果表明，LBP 可以抑制 GTW 对生精细胞的损伤作用，提高细胞存活率。SCF/c-kit 表达强度损伤组显著低于空白组和 FBS 组($P < 0.05$)，表明该实验中 GTW 抑制了 SCF/c-kit 表达，从而降低了其功能；干预组表达高于损伤组($P < 0.05$)，表明 LBP 可以促进大鼠生精细胞中 SCF/c-kit 的表达，从而抑制了 GTW 的损伤作用。枸杞多糖可以通过促进损伤细胞的增殖和上调生精细胞中 SCF 与 c-kit 表达来干预雷公藤多苷对生精细胞的损伤过程，从而保护雄性生殖功能。枸杞多糖(LBP)修复钳夹损伤的海绵体神经(CN)，恢复自主勃起功能的可行性。在前列腺癌根治术或其他盆腔手术患者中，术后勃起功能障(ED)的发生率高达 90%，而术中损伤支配阴茎勃起的 CN 是术后并发 ED 的主要原因，腹腔镜或机器人技术已被用于保留神经的前列腺癌根治术，然而仍有相当数量的前列腺癌根治术患者因术中 CN 损伤出现 ED，其勃起功能的恢复很大程度上依赖于残存神经的再生修复。越来越多的研究表明，CN 轴突的再生能力与受伤部位微环境中的氧化应激密切相关，局部氧化应激反应是受损 CN 再生过程中的不利因素，而提高抗氧化水平可促进 CN 再生修复，通过研究结果表明，CN 损伤后早期应用 LBP 可促进 CN 轴突的再生和勃起功能的恢复。

(二)菟丝子

菟丝子为旋花科植物南方菟丝子(Cuscuta australis R. Br.)或菟丝子(Cuscuta chinensis Lam.)的干燥成熟种子。具有补益肝肾，固精缩尿，安胎，明目，止泻。用于肝肾不足，腰膝酸软，阳痿遗精，遗尿尿频，肾虚胎漏，胎动不安，目昏耳鸣，脾肾虚泻。现代研究表明，菟丝子能够治疗男性不育症。王建国采用单味菟丝子治疗肾虚型男性不育症 19 例，收到较好的疗效。许国彬通过观察不同浓度菟丝子时弱精子症体外精子膜功能及精子顶体酶活性的影响，探讨菟丝子治疗弱精子症的作用机制。将 60 例弱精子症精液与不同浓度菟丝子(5%、10%、15%、20%、25%)共同孵育，对照组采用 quinn's 1020 液，观察菟丝子在不同时间对人精子的运动功能、精子尾部膜功能、精子顶体酶活性及精子形态的影响。结果为 15% 菟丝子制备液组在 60min 较对照组能显著提高弱精子症患者体外精子活力 a 级(19.07% vs 10.34%)、b 级(20.64% vs 14.99%)、精子活(43.93% vs 31.01%)及精子尾部肿胀率(50.4% vs 35.7%)和精子顶体酶(74.83 μIU/10^6 vs 52.11 μIU/10^6) 精子，($P < 0.01$)，精子畸形率则无统计学差异($P > 0.05$)。结果表明适宜浓度菟丝子在有效的时间内能明显改善弱精子症患者精子运动功能、精子尾部膜功能及精子顶体酶活性。有研究表明，菟丝子对热应激小鼠精子生成数量及活力有影响，通过试验菟丝子能够明显促进热应激小鼠睾丸和附睾损伤后的修复，能够增加小鼠精子数，增强小鼠精子生成的质量和活力，同时在一定范围内菟丝子浓度越高，促进作用越强，而且一定范围内高浓度菟丝子的促进作用强于精氨酸。采用 Percoll 梯度离心法优选具有正常生理功能的精子作为正常精子模型，将精子悬液分为正常组，模型组，阳性药对照组(维生素 C 组)和菟丝子小、中、大剂量组。应用次黄嘌呤-黄嘌呤氧化酶(HX-XO) 体系产生活性氧，在有氧环境下，ROS、不同含量(0.125 g/ml，0.25 g/ml，0.5 g/ml) 的菟丝子水提物与精子悬液共同孵育后，计算精子顶体完整率,透射电镜观察精子顶体和超微结构,并与已知的抗氧化剂维生素C对照。观察菟丝子水提物对活性氧(ROS)所致人精子顶体和超微结构的氧化损伤的保护作用，探讨菟丝子治疗男性不育弱精子症的作用机制。结果为适宜含量的菟丝子水提物对 ROS 造成的精子膜、顶体结构和精子线粒体功能损伤具有明显的保护作用。

(三) 五味子

五味子为木兰科植物五味子(Schisandrachinensis (Turcz.) Baill.) 的干燥成熟果实。具有收敛固涩，益气生津，补肾宁心。用于久咳虚喘，梦遗滑精，遗尿尿频，久泻不止，自汗盗汗，津伤口干，内热消渴，心悸失眠。现代研究表明五味子有治疗男性不育症的作用,张艳等通过醇碱法提取五味子多糖，50 只雄性 Wistar 大鼠随机分为正常组、模型组以及五味子多糖低、中、高剂量组．除正常组外，其余 4 组均给予腹腔注射 CTX 80mg/(kg・d) 连续 5d，制备生精障碍大鼠模型。造模后，五味子多糖低、中、高剂量组分别给予五味子多糖 100、200、400mg/(kg・d) 灌胃，正常组和模型组给予等体积生理盐水灌胃，均 1 日 1 次，连续 60d。末次灌胃后 24h，取大鼠血清和睾丸组织。酶联免疫法测定大鼠血清卵泡刺激素(FSH)、黄体生成素(LH) 和睾丸组织匀浆睾酮(T) 水平；比较各组大鼠精子密度、活率及精子畸形率；HE 染色观察睾丸组织形态。

结果为与正常组比较，模型组精子密度和精子活率降低，精子畸形率升高，血清 FSH 和 LH 水平升高，睾丸组织匀浆中 T 含量降低，差异均有统计学意义($P<0.01$)。与模型组比较，五味子多糖各剂量组精子密度、精子活率升高，精子畸形率降低，血清 FSH 和 LH 水平降低，睾丸组织匀浆中 T 含量升高，差异均有统计学意义($P<0.01$，$P<0.05$)，且五味子多糖各剂量组呈剂量依赖性组织学观察显示，五味子多糖各剂量组大鼠睾丸组织病理性损害均得到改善。结果表明五味子多糖对 CTX 所致大鼠生精障碍具有明显的治疗作用，其机制可能与恢复下丘脑-垂体-性腺轴的调控功能有关。

(四) 淫羊藿

淫羊藿为小檗科植物淫羊藿(Epimedium brevicornu Maxim.)、箭叶淫羊藿(Epimedium sagittatum Maxim.)、柔毛淫羊藿 (Epimedium pubescens Maxim.)或朝鲜淫羊藿(Epimedium koreanum Nakai) 的干燥叶。功效主要为补肾阳，强筋骨，祛风湿。用于肾阳虚衰，阳痿遗精，筋骨萎软，风湿痹痛，麻木拘挛。近几年对淫羊藿的化学成分和药理作用研究较多，淫羊藿的主要活性成分有淫羊藿多糖、淫羊藿苷类和淫羊藿黄酮类成分。现代研究表明淫羊藿苷类成分和黄酮类成分都对男性不育症有疗效。高学勇等研究了淫羊藿苷能够调节雄性大鼠的生殖功能，通过对照比较试验，睾丸 H-E 染色切片观察显示模型组睾丸生精小管直径缩小，间距增宽，生精上皮变薄，生殖细胞数量减少，生精小管多未见精子形成，与空白对照组比较其生精小管结构变化显著；淫羊藿苷治疗组与模型组比较生精小管壁增厚，含有精子的生精小管明显增多。睾丸生精小管中生殖细胞凋亡的观察模型组与空白对照组比较其生殖细胞凋亡增多，变化显著；淫羊藿苷治疗组与模型组比较生精小管中生殖细胞凋亡数量明显减少。模型组与空白对照组比较血清睾酮明显降低；淫羊藿苷治疗组与模型组比较其血清睾酮明显增加。结论为淫羊藿苷对环磷酰胺诱导生精障碍的睾丸具有改善睾丸生精小管结构、减少生殖细胞凋亡、促进精子发生和间质细胞分泌睾酮的功能。淫羊藿总黄酮能够促进小鼠实验性隐睾复位固定手术后生精功能的恢复，曾晓等通过试验，将 Balb/c 小鼠睾丸固定在腹腔并封闭内环口建立小鼠隐睾模型，假手术组不固定，将已建立隐睾模型的小鼠随机分为模型组和淫羊藿总黄酮低、高剂量组，常规饲养 14d 后，模型组及淫羊藿总黄酮低、高剂量组再行睾丸复位固定手术，术后淫羊藿总黄酮低、高剂量组分别灌服 100、200mg/kg 的淫羊藿总黄酮，假手术组和模型组给予 1% 羧甲基纤维素钠 0.01ml/g 灌胃，1 日 1 次，连续给药 14d 后进行实验。末次给药 24h 后，检测小鼠的睾丸重量，进行精子计数和活率测定，光、电镜观察睾丸组织学结构的变化，流式细胞术分析睾丸各级生精细胞周期。结果为淫羊藿总黄酮能够增加模型小鼠的睾丸重量，增加精子密度，提高精子活率，改善模型小鼠睾丸组织的病理性变化，恢复各级生精细胞百分比，表明淫羊藿总黄酮能够促进隐睾小鼠行复位固定术后的睾丸生精功能恢复。

（五）何首乌

何首乌为蓼科植物何首乌（Polygonum multiflorum Thunb.）的干燥块根。制首乌为何首乌的炮制品，主要功效为补肝肾，益精血，乌须发，强筋骨，化浊降脂。用于血虚萎黄，眩晕耳鸣，须发早白，腰膝酸软，肢体麻木，崩漏带下，高脂血症。研究表明何首乌不仅对雄性衰老大鼠的生殖功能有保护作用，而且还对体外冷冻人精液有保护作用，通过将人体精液与不同的保护液按比例进行配置，在体外冷冻保护精液，结果为何首乌能够改善精子在冷冻复苏后的存活率和活动力，可以起到良好的保护作用。

二、治疗不育症的复方制剂

（一）五子衍宗丸类

五子衍宗丸是治疗男性不育的古方。据考证，该方源于唐代，《悬解录》、《新唐书·艺文志》"丙部子类神仙家"和《通志·艺文略》"道家外丹"均有记载，张果献给唐玄宗的圣方-五子守仙丸，即是五子衍宗丸的原方名。处方源于《证治准绳》，是温补肾阳虚的代表方剂之一。明代医家王肯堂云：五子衍宗丸"药止五味。为繁衍宗嗣种子第一方也，故名。"又"衍"为广布常流之意，本方五药皆用"种子"。取"以子补子"之义。助于繁衍宗嗣的作用，故称"五子衍宗丸"，被誉为"填精补髓、温补肾阳虚的补肾经典"。五子衍宗丸由枸杞子、菟丝子、五味子、覆盆子和车前子组成，上药共为细末．炼蜜为丸，分为大蜜丸（重 9g）和小蜜丸两种剂型，具有添精、补髓、益肾的功效，用于肾虚遗精、阳痿早泄、小便后余沥不清、久不生育及气血两虚、须发早白等症。方中以枸杞子、菟丝子为主药，可补肾益精、扶阳。枸杞子填精补血见长，菟丝子温肾壮阳力强。辅以覆盆子、五味子固肾涩精。佐以车前子利水泻火。妙在用此味药，泻而通之，泻有形之邪浊，涩中兼通，补而不滞。五子配伍，味厚质润，既能滋补阴血。又能蕴含生生之气，性平偏温，擅于益气温阳。后期在其基础上加减形成了不同的"五子衍宗丸"类方剂。通过观察其对少弱精症模型大鼠精子线粒体膜电位及超微结构的影响，发现五子衍宗丸能明显提高少弱精子症模型大鼠精子线粒体膜电位水平，减轻精子线粒体结构损伤。保护精子线粒体结构与功能的完整是五子衍宗丸治疗少弱精子症的机制之一。同时五子衍宗丸还对少弱精症模型大鼠的精子质量及睾丸组织有影响，通过实验发现五子衍宗丸能明显增加模型动物精子密度，显著改善精子活力，对睾丸组织的病理损伤有一定的保护作用。有大量文献报道五子衍宗丸在临床用于男性不育症的治疗，且取得很好疗效。

（二）六味地黄丸类

六味地黄丸是宋·钱乙《小儿药证直诀》中记载的滋补肝肾，并补脾阴的著名补阴方剂。钱乙在肾气丸的基础上去掉偏于补阳的药物桂枝附子，形成六味地黄丸。方以熟地黄为君，重用熟地黄补肾填精；为了补而不失加入山茱萸，山茱萸并补肝肾，补肾可以帮助熟地黄填精补髓，固涩作用防止补而不失，山茱萸还可以补肝，肝藏血，精血同源，通过补血又能加强补肾精的作用；山药并补肾脾，可以帮助熟地黄直接补肾填精，补脾可以助后天生化之源，肾精也来源于水谷精微；山茱萸与山药共为臣药，合熟地黄为"三补"，补肾、肝、脾三阴，以收补肾治本之效。肾主水，肾虚主水功能失常。茯苓健脾利湿，配合山药健脾同时祛湿，补脾不留邪；泽泻入肾经利湿去肾浊，防止熟地黄滋腻留邪；肾主阴阳两脏也是水火两脏，肾阴虚之后阳就偏盛，出现相火妄动，所以滋肾阴的时候加上降相火药牡丹皮，使相火回到本位而不伤阴。茯苓、泽泻、牡丹皮合为"三泻"，泻湿浊和相火，使得"补中有泻"，共为佐药。《中华人民共和国药典》2010版一部规定六味地黄丸处方组成为：熟地黄 160g，山茱萸、山药各 80g，牡丹皮、茯苓和泽泻各 60g，粉碎成细粉，每 100g 粉末加炼蜜 80～110g，制成小蜜丸或大蜜丸。六味地黄丸提取物通过以剂量依赖方式能够促进体外培养的小鼠支持细胞的增殖，抑制细胞凋亡，通过促进支持细胞的增殖与活性促进精子发生作用。有研究表明六味地黄丸能够对生精障碍的大鼠有促生精作用。有实验研究将 68 例肾阴虚型男性不育患者随机分为观察组(35 例) 和对照组(33 例)，观察组服用六味地黄软胶囊，对照组服用维生素 E 胶丸，12 周为 1 个疗程。分别于服药开始及用药结束后复查 1 次计算机辅助精液分析及精子 DNA 碎片化检查。通过比较治疗前后两组精子畸形率、精子 DNA 碎片指数比较，得到六味地黄软胶囊能有效的改善精液参数，其作用机制可能与改善精子 DNA 质量有关。

总之，临床实验研究发现了许多具有治疗少弱精症的单味中药和复方制剂，展示了中医药在治疗少弱精症方面的良好发展前景。同时，仍有一些方面值得进一步探索，西药治疗少弱精症的药物主要为调节人体激素为目的，但其疗效不客观，不能根本的治疗不育症。中药在治疗男性不育症方面得到证实，但是中药本身也存在缺陷，如何发挥中药安全高效低毒的特点，以及发挥西药优势，使中西医结合治疗，做到减毒增效，也是一个有意义的研究方向。相信随着对治疗少弱精症中药的深入研究和系统探索，传统中药终究会为广大男性不育症患者带来福音。

（刘强）

第十一节　精索静脉曲张不育中医研究

精索静脉曲张主要发生于青年男性患者，由于静脉回流受阻或瓣膜失效、血液返流等异常因素，导致精索静脉的伸长、扩张及迂曲，阴囊温度升高、局部血液微循环改变以及氧化应激等多种病理因素的存在，影响男性精液质量，被认为是导致男性不育症的重要病因之一。1880 年英国外科医生 Barfield 首先报道 VC 可导致不育，有学者认为 VC 是导致男性不育的首要原因。估计我国不育症的发病率在 10% 左右，且还有增长的趋势。精索静脉曲张在不育男性中的发病率明显高于一般男性，一般认为比正常人的发病率大 3 倍，精索静脉曲张导致精液质量改变者高达 54.8%。现代医学对本病的治疗尚缺乏理想疗法，目前国内外对于 VC 男性不育患者建议早期手术治疗，以免进一步损害男性生育力。但术后有相当一部分患者精液质量的改善并不十分理想，恢复授精能力也较低，因此有些患者不愿接受手术治疗而选择中医治疗。国内外已有大量文献关于精索静脉曲张不育术后结合中药或纯中医药辨证治疗、经方验方、中成药口服、中药静脉点滴、针灸、运动疗法的临床及基础实验报道。

一、病名

中医学无精索静脉曲张之病名，根据其临床表现，将其归属于"筋瘤"、"筋疝"、"偏坠"、"不育"等范畴论治。徐德伟认为肾藏精主生殖，肾之生殖之精是人类繁衍的根本条件。肝藏血、肾藏精，精血相互滋生。肾之生殖之精要得以正常化生，必须有赖于气血的旺盛与畅达，若气、血、寒、湿热等导致气血运行不畅，血脉滞涩，瘀阻于下，则脉络暴露，弯曲而成"筋疝"。

二、病因病机

(一)精索静脉曲张不育的基本病机

是肾虚血瘀中医对男子不育的认识非常之早，《素问·上古通天论》对男性的生殖生理及病症做了较详细地论述，率先提出了以肾为中心的生育观，"二八肾气盛，天癸至，精气溢泄，阴阳和，故能有子……七八肝气衰，筋不能动，天癸竭，精少，肾脏衰，形体皆极"认识到男子的生育能力，取决于肾中精气的强弱和天癸的盈亏。现代中医医家在辨证治疗本病的同时，结合临床实际及现代医学病因病理的认识，认识到肾虚是精索静脉曲张性不育的基本病机，瘀血阻滞是其重要的病理因素。张长方等认为，本病的基本病机是，肾虚为本，血瘀为标，肾虚导致血瘀，血瘀加重肾虚，肾虚与血瘀两者相互夹杂为患，相互影响，造成生殖之精生成障碍，从而导致不育。戚广崇等认为，该症多因先天禀赋不足，脉络畸形扭曲过长，以致血行不畅，瘀血积滞，血瘀气滞并见，互为因果，外肾失于营养，致血不生精，肾不藏精，故难以生育。

(二)精索静脉曲张不育病位

在肝脾肾精索静脉曲张为肝肾亏虚、瘀血凝滞、脉络不和所致，其病位与肝、脾、肾三脏及肝肾二经联系十分密切。宾彬认为，生殖之精乃有形之精，由肾精等无形之精所化生，若无形之精气亏虚，必将引起有形之精功能下降、活力减低，引起少弱精子症而不育。脾为后天之本，肾精有赖于脾运化水谷精微不断补充才能保持盈满。少弱精子症多以脾肾两虚兼湿热瘀毒为基本病机。王琦等则认为肝肾亏虚、肝郁气滞是其病因病机，日久多见瘀血停滞，络道阻塞，临床表现为脉络迂曲、显露，阴囊坠胀不适，以致睾丸气血运行不足，生化无力，终至不育。并得出精索静脉曲张不育病位在外肾，气滞血瘀是标，肾精亏虚是本。

(三)精索静脉曲张不育病性虚实

夹杂精索静脉曲张不育多因瘀血为患；或因肝肾不足，外感寒湿，气滞血瘀，筋脉失濡；或因举重担物，长途跋涉，筋脉受伤，肝络瘀滞；或因湿热下注，脉络失和；或因脾虚气陷，血运无力。其发病多表现为血运受阻，蕴而化热，血不养睾，热灼精伤，而致男性不育。夏明歧以肝阳虚立论，因"肝阳虚则筋无力，恶风，善惊惕，囊冷，阴湿，饥不欲食"，认为本病的发生与素体阳虚、寒滞肝脉有直接关系。张舒平等认为精索静脉曲张可辨为寒凝肝经，经脉不通之证。

三、中医药治疗

(一) 辨证论治

1. 从瘀论治　倪凯等将精索静脉曲张伴少、弱精症男性不育根据中医辨证分为湿热瘀阻、肾虚血瘀、血瘀络阻四型。徐德伟将活血化瘀药贯穿了疾病的整个始终。气滞血瘀型治以疏肝理气，活血化瘀，方用柴胡疏肝散加味；湿热血瘀型治以清热利湿，活血化瘀，方用四妙散加味；寒凝血瘀型治以散寒止痛，理气活血，方用导气汤加味；气虚血瘀型治以益气活血，方用补阳还五汤加减；肾阳虚血瘀型，温补肾阳、活血化瘀，方用右归丸加减；肾阴虚血瘀型治以滋阴补肾，活血化瘀，方用滋阴活血汤。郭军治疗本病时均加用或重用活血化瘀的药物，活血化瘀法贯穿治疗始终，可以有效防止瘀血阻络，使外肾失于营养从而生精功能受损而导致不育症。皇甫予苏精索静脉曲张不育运用祛瘀八法：祛瘀活血法、祛瘀行气、祛瘀凉血、祛瘀利湿、祛瘀补肾、祛瘀温阳、祛瘀通络、祛瘀化痰。用"瘀"和"热"来概括精索静脉曲张睾丸损害的病理机制，认为精索静脉曲张的病位在精室，病机特点是瘀热互结，瘀重于热，提出从蓄血证论治精索静脉曲张，抵当汤能明显改善精索静脉曲张睾丸损害的病理变化。

2. 以肾为中心　肾为生殖之本，蒋学士以阴阳为纲，分为肾阴虚和肾阳虚两型治疗：肾阴虚型用"育精阴合剂"(熟地黄、当归、黄芪、枸杞子、女贞子、菟丝子等)治疗，肾阳虚型用"育精阳合剂"(肉桂、黄芪、黄精、熟地黄、淫羊藿、巴戟天等)治疗。

3. 肝脾肾脏腑辨证论治　戚广崇分为六型，肝经郁滞型用六经丸；寒凝肝经型用暖肝煎；瘀血下阻型用自拟通精煎(丹参、莪术、牛膝、当归、桃仁、柴胡、生牡蛎、生黄芪等)；气血两虚型治宜补中益气，可用补益气汤，养血生精可用归脾汤；肾精不足型用自拟强精煎(炒蜂房、淫羊藿、肉苁蓉、当归、熟地黄、锁阳、沙苑子、何首乌、鹿角、续断等)，血瘀肾亏型用自拟理精煎(丹参、莪术、川牛膝、地鳖虫、当归尾、熟地黄、续断、淫羊藿、肉丛蓉、鹿角霜、狗脊、红枣等)。陈晓平分四型论治：肾虚精亏型治宜温阳补肾，选用景岳赞育丹加味，并适当加血肉有情之品；痰瘀互结型治宜理气通络，化瘀祛痰，常用药如桔梗、桂枝、柴胡、当归、赤芍、白芍、红花、桃仁、皂角刺、牛膝、荔枝核、三七；湿热下注型治宜清热利湿，分清别浊，方选草分清饮合三妙丸加味。湿重加滑石、泽泻；热胜增龙胆草、生栀子、木通，待湿热清利后，再拟健脾益气以固其本；肝寒气虚型治宜益气、温阳、通络，常用药物如党参、炙黄芪、炙甘草、附子、细辛、小茴香、柴胡、橘核。

4.分阶段辨证论治　谭毅等主张肝脾肾阶梯性治疗精索静脉曲张不育：滋肾养肝、益精生血、活血通络作为第一阶梯(即基础阶梯)，药用菟丝子、制鳖甲、制龟甲、血竭、黄精、鸡血藤、黄芪、知母、黄柏、醋香附治疗；第二阶梯健脾疏肝化瘀用菟丝子、制鳖甲、制龟甲、血竭、黄精、鸡血藤、黄芪、知母、黄柏、醋香附、山药、陈皮、荔枝核、薏苡仁治疗第三阶梯逐瘀涤痰、通络化浊、疏通精道，适时益气生精，用菟丝子、制鳖甲、制龟甲、血竭、黄精、鸡血藤、黄芪、知母、黄柏、醋香附、山药、陈皮、荔枝核、薏苡仁、牡蛎、淫羊藿、丹参、川芎治疗。

(二)经方与验方的应用

1.补中益气汤加槐榆煎　关伟用补中益气汤加槐榆煎加减益气活血治疗精索静脉曲张不育症患者，经过 3 个月的治疗，对精子活力和 α-糖普酶治疗前后进行比较，结果均显著提高(P＜0.01)。

2.少腹逐瘀散　王朋林将 78 例确诊病例采用加减少腹逐瘀散口服，同时采用手法按摩，每晚 15min。3 个月为 1 个疗程。加减少腹逐瘀散治疗精索静脉曲张合并弱、少精症疗效满意。

3.大黄䗪虫颗粒　王权胜等用大黄䗪虫颗粒治疗精索静脉曲张不育患者 3 个月，大黄䗪虫颗粒可以明显提高精索静脉曲张性不育患者精子的抗氧化作用，提高临床疗效。

4.四逆散合抵挡汤　屈运采用四逆散合抵挡汤水煎服治疗精索静脉曲张不育患者 2 个月，明显改善精索静脉曲张临床症状。

5.五子衍宗丸　陈乐仲等观察五子衍宗丸加生精胶囊联合手术治疗精索静脉曲张不育症的疗效，结果实验组精液各参数、外周血睾酮及术后配偶自然怀孕率均有明显提高，优于对照组(P＜0.05)。

6.桃红四物汤　张剑观察加味桃红四物汤治疗精索静脉曲张不育症的临床疗效，经 2～3 疗程治疗，治愈 19 例(其中配偶妊娠 12 例，已产健康活婴 9 例)，显效 12 例，有效 8 例，无效 13 例。

7.张氏精索静脉曲张方　生精逐瘀汤：生精逐瘀汤是在少腹逐瘀汤基础上改良的经验方，组成有鹿茸、枸杞子、五味子、黄芪、乌药、茴香、赤芍、川芎、五灵脂、延胡索、没药，全方合用，益肝气而温经脉，祛寒凝而行血滞，使瘀血温散，经脉复通，经临床应用效果佳。强精煎：组成有菟丝子、枸杞子、五味子、党参、黄芪、续断、鹿角霜、当归、益母草等，具有补肾填精、益气健脾兼活血清热之功，可明显提高精子质量。伸曲助育汤：组成有制香附、荔枝核、当归、赤芍药、白芍药、枳实、青皮、陈皮、炙甘草。精索内静脉高位结扎术后，服用伸曲助育汤，较之单纯手术疗效更为显著。生精冲剂：组成有枸杞子、菟丝子、桑椹子、五味子、覆盆子、牛膝、党参、黄芪、丹参、当归、桃仁、红花、熟地、陈皮。治疗后患者的精子形态得到改善，且正常形态精子率显著高于单纯手术组(P＜0.01)，尖头精子、不定型精子率显著低于单纯手术组(P＜0.01)。补肾活血方：组成有熟地、枸杞子、巴戟天、淫羊藿、当归、川芎。可明显改善患者的精子质量和精子功能，提高精子的密度、活力、活动率，降低精子的畸形率，改善患者的临床症状，临床疗效显著。

(三)中药静脉制剂的应用

李协照将精索静脉曲张患者分为两组，对照组采用腹膜后精索内静脉高位结扎术，治疗组采用腹膜后精索内静脉高位结扎术加温补肾阳中成药(喘可治注射液)，治疗组于术后1个月行肌内注射喘可治注射液，1次/d，1个月后复查。温补肾阳法对改善精索静脉曲张合并不育症患者的精子数量、质量有一定的治疗效果，对精索静脉曲张合并不育症患者的血清抑制素B定量有提高作用，其对于精索静脉曲张合并不育患者术后睾丸生精功能的改善较单纯手术治疗有效。

(四)中西医结合治疗

郭军建议对于重度精索静脉曲张建议先手术治疗，术后配合中药。先行精索内静脉高位结扎术(经腹股沟)，手术分别予中药益肾通络方颗粒(黄芪、菟丝子、淫羊藿、丹参、水蛭、牛膝)，保元生精汤(白芍、白术、黄芪、枸杞子、续断、菟丝子、蛇床子、鹿角胶、土鳖虫、党参、附子、山药、当归、杜仲)，祛瘀生精汤(穿山甲、丹参、何首乌、枸杞子、续断、黄精、皂角刺、当归、牛膝、石菖蒲、菟丝子、淫羊藿、黄柏、蜈蚣)，通瘀赞育汤(黄柏、知母、菟丝子、枸杞子、车前子、五味子、覆盆子、桃仁、赤芍、益母草、当归、牛膝等)，桂枝茯苓胶囊，在对配偶受孕率、床症状的改善、提高精子的密度、活力、活动率以及降低畸形率等方面，均优于仅使用中药组和手术组。

(五)其他疗法

穴位注射：赵斌等取阴廉穴当归注射液4 ml注入，每日1次，左右穴位交替，注射15 d为1个疗程，平均治疗时间30 d，近期治愈9例，显效好转11例，无效10例，总有效率67%。运动疗法：胡振彪采用吸气踢腿法治疗取得满意疗效，具体方法为双手扶握床头或其他物体，进行深呼吸，随着吸气将小腹收缩，意念气从下腹部提起，在吸气的同时，将患侧的腿伸直，并用力向上踢起，如此反复操作半小时，每日3次，30d为1个疗程。为巩固疗效，在症状消失后，仍需早、午、晚坚持操作各100次。蜂疗：以穴位点压的手法，加上天然蜂毒的药效，共同起到行气活血、条达瘀阻，养筋和脉、逐寒消凝，通经复络的作用，更可贵的是蜂毒特有的亲神经作用的传导，以奏成功地迅速治愈精索静脉曲张疑难杂症。

四、精索静脉曲张中医临床实验研究

(一)复方作用机理研究

中医药对精索静脉曲张不育疗效确切，近年来，对于中医药治疗精索静脉曲张不育的作用机制研究取得了一定成果。张长城等研究补肾活血方对VC大鼠生殖细胞凋亡的影响，发现补肾活血方能够降低模型动物睾丸生精细胞的凋亡率，提高各级生精细胞数，从而改善睾丸的生精功能；并能显著降低血浆TXB2水平，提高6-Keto-PGF1-α TXB2值，可见精索静脉曲张性不育模型大鼠存在血瘀状态，补肾活血方能促进模型大鼠的血液循环。补肾活血方可不同程度地修复这种病理性损伤，上调抑凋亡基因Bcl-2的表达，下调促凋亡基因Fas、Fas L的表达，并能显著提高模型大鼠睾丸组织SOD水平，降低NOS、MDA水平，补肾活血方能减少模型大鼠睾丸组织内自由基的生成，提高其抗自由基能力，这可能是补肾活血方抑制生精细胞凋亡，改善精索静脉曲张性不育患者生

精功能的机制。曹彦等研究表明聚精汤可以通过改善卵泡生成素 FSH、黄体生成素 LH 及睾酮 T 的水平,抑制生精细胞及精子凋亡,促进生精细胞及精子 DNA 的发育和成熟,来改善生精功能。姚文亮等从分子水平探讨疏肝通络强精方治疗精索静脉曲张致不育的作用机制,发现实验性精索静脉曲张青春期大鼠睾丸局部生长因子 EGF、TGF-β1 的变化是影响生精功能并导致精子质量下降的可能机制之一,疏肝通络强精方能明显下调 TGF-β1 表达,并能上调 EGF 的表达,从而提高精液质量,可能是疏肝通络强精方对改进型实验性精索静脉曲张青春期大鼠睾丸生精功能保护作用的调控机制之一。

(二)单药研究

丹参提取液能有效增加精子活力,改善精子功能。炙黄芪可增加精子线粒体活性,提高精子 ATP 含量,改善精子活力及成活率。黄芪多糖可改善由精索静脉曲张导致的睾丸生精组织的病理损伤,并且与用药时间呈正相关;并能降低精索静脉曲张所致大鼠血中 CO 的浓度。

总之,精索静脉曲张不育的具有较高临床发病率,寻找有效的治疗方法成为临床迫切需要。中医治疗能有效降改善患者临床症状,改善精液质量和提高受孕率;在中西医结合方面,不仅发挥了手术治疗解除局部病因和症状的长处,而且能充分发挥中药活血化瘀、补肾生精改善改善精液质量和提高受孕率的功能。然而,患者对于纯中药或者是手术结合中药治疗的选择,术后中药应用时间窗,还需近一步研究,这些问题都有待于经过良好设计的大型的随机前瞻性研究来解决。这需要我们尽快使精索静脉曲张不育中医病名、辨证分型、诊断疗效判定标准化,利用中医优势,提倡多种途径治疗精索静脉曲张不育,如口服、静脉滴注、针灸、运动疗法等。目前,对于精索静脉曲张不育研究多局限于一般临床观察,对于精索静脉曲张不育发病机理及中药治疗在分子水平上已经有了初步研究,但不够精深。因此,如何充分运用现代诊疗和研究手段,提高研究水平,深入探讨此病的发病和治疗机理,统一诊疗标准,创制出更简捷的疗法和高效的方药,仍是今后对精索静脉曲张不育症研究的主要课题。

(刘强)

第十二节 针灸治疗男性不育症

随着社会的进步和发展、生活环境的变化和工作节奏的加快,男性不育症在全球范围内的发病率逐年上升,已经成为困扰许多已婚夫妇的重要疾病,影响家庭的幸福和睦以及社会的发展。但是目前对于男性不育症的发病原因和机制尚未清楚,故在治疗上现代医学仍以经验性用药为主,未有标准化的临床指导意见或指南。大量的临床研究表明,在传统中医学理论指导下采用针灸治疗本病具有良好的效果,尤其是对于精索静脉曲张、性功能障碍、内分泌紊乱、免疫性等因素引起的精子数量减少、质量差和成活率低等造成的不育症。同时,在精液异常模型动物的实验表明,针灸可能通过调节生殖激素水平达到治疗目的。

目前针灸对男性不育症的临床和研究虽然已经取得一定成果,但是在辨证分型、组穴处方、规范疗程以及腧穴的相对特异性方面仍需进一步探索。

一、男性不育症的中医辨证分型

男性不育症属中医学"无子""无嗣"的范畴。《素问·六节藏象论》："肾者主蛰，封藏之本，精之处也。"《素问·上古天真论》：丈夫"二八，肾气盛，天癸至，精气溢泻，阴阳和故能有子……七八肝气衰，筋不能动，天癸竭，精少……而无子耳。"说明本病与肾的关系最为密切，而肾的生殖之精不仅受到先天的影响，还赖于后天的正常生化、气血的旺盛和调达，同时肝藏血、肾藏精，精血相互滋生，因此本病与心、肝、脾均有关系。

在男性不育症的辨证分型方面，对于许多问题仍存在不同观点，集中表现在不同病因造成的男性不育症的标本差异。王启才主编的《针灸治疗学》中认为，本病多由于肾精亏损、气血不足、肝郁血瘀和湿热下注等因素而致精少、精弱、精寒、精薄、精瘀等。但是以上分型尚不足以概括临床所见症状。毕焕洲等通过收集 389 例患者，并对 57 个常见症状观察，并进行中医证候分析，发现在临床中可见 12 种证候，即肾阳亏虚证、肾精不足证、寒凝血瘀证、脾胃气虚证、心气亏虚证、痰湿内阻证、气血两虚证、肾阴亏虚证、肝经湿热证、肝郁气滞证、肺气亏虚证、心肾不交证，较《中医外科学》《针灸治疗学》等均有增加，而其中也有一些无可辨证的病例，说明目前男性不育症的证候多而复杂，在临床治疗过程中需要进行详细系统的辨证分析。

同时，有学者根据造成男性不育症的标本不同进行辨证分型，主要集中在精索静脉曲张、精子异常不育症方面的研究，而其他类型较少涉及。针对精索静脉曲张引起的不育症，大多数的观点认为应"从瘀而治"，能取得良好的临床疗效。如倪凯等将本病分为湿热瘀阻、肾虚血瘀、血瘀络阻、气滞血瘀 4 型。另外也有学者根据具体临床症状、阴阳总则和相关脏腑进行分型，如蒋学士等以阴阳辨证为主，将该病分为肾阴虚和肾阳虚两型进行治疗；陈晓平将本病分为肾虚精亏型、痰瘀互结型、湿热下注型、肝寒气虚型；有学者则分肝经郁滞型、寒凝肝经型、气血两虚型、肾精不足型、血瘀肾亏型，都取得了一定的疗效。而对于精子异常引起的不育症，多数报道认为多数患者属于肾气虚弱、精血不足所致的肾精亏虚型，因此治疗上多采用补肾益精的方法。但是在近 10 年的针灸治疗男性不育症的文献报道中，鲜有对该病进行系统的中医辨证分型。在大多数的针灸临床研究中，均以现代医学的不同病因作为主要诊疗依据，缺乏中医阴阳、脏腑、经络等辨证分析，虽然文献报道显示针灸在尚未明确中医辨证的情况下，亦有一定效果，这可能由于多数患者属于肾精亏损型，也可能是因为针灸在治疗该病的过程中多取任、督、肝、肾等经脉腧穴，达到平衡阴阳、通经活血、补肾益精等作用。但是临床中存在不同证候和难治顽固性的病例，因此应提倡在今后的临床诊疗和研究中，注重中医辨证论治以及主穴和配穴的综合辨证应用，切实提高临床诊疗水平，在临床研究中注意对不同类型的证候病例进行分组观察，探索针灸临床的治疗机理，促进临床研究的系统深入发展。

二、男性不育症的针灸治疗取穴处方

从古籍到现代文献报道，针灸治疗男性不育症的取穴主要以局部和远端取穴相结合为主，部分腧穴处方也相对固定，但是也有较大发展。通过对《书同文》《中医古籍》数据库，使用"不育症""精索静脉曲张"等转换的古代文献名词术语进行关键词搜索。我们通过整理发现，中医古籍中论述针灸治疗因男子而造成"无子"或"无嗣"的条目较少，如《刺灸心法要诀》："肾俞穴，主治下元诸虚，精冷无子。"《医学入门》：肾俞"主诸虚，令人有子。"《针灸甲乙经》："丈夫失精，中极主之。""男子精溢，阴上缩，大赫，男主之。""子精不足，太冲主之。"古籍中对于本病所取经脉以督脉、任脉、肾经、肝经、膀胱经为主，而取穴包括关元、肾俞、三阴交、中极、气海、次髎、秩边、四满、大赫、命门、太溪、太冲、足三里、曲泉 14 个腧穴，其中关元、肾俞出现频率最高。

近年来，针灸治疗男性不育症的取穴也取得了较大发展。从目前的文献分析，初步得出几点结论。第一，现在众多医家提倡以督脉、任脉、肾经、肝经、膀胱经的腧穴为主穴，采用远近相结合的配穴原则，配合百会、神阙等振奋阳气的穴位，取得较满意的疗效；第二，也有医家独取经外奇穴来治疗本病，有效率达到 85%；第三，还有报道采用耳穴、足部反射区穴位等治疗本病，也取得一定疗效；第四，有单位报道了固定的针灸处方，如"益气活血法"，包括气海俞、肾俞、大肠俞、关元俞、膀胱俞、小肠俞、上髎、次髎、中髎、关元、气海、归来、大赫，并配合中药，有效率达 83.33%。

在动物实验的研究中，何思伟等、陆永嘉等的资料表明下髎、会阳能够减低大鼠的生殖激素 FSH、LH、E2 的含量，提高生殖激素 T 的含量；而上述的"益气活血法"能够明显提高慢性附睾炎不育症患者的精液质量和精浆中性-葡糖苷酶活性。董乾的研究指出，选用会阴、肾俞、关元、足三里能够改善附属性腺的分泌水平，增加精浆中三种同精子活力相关的有效成分的含量，提高精子活力。谢元平等使用俞募配穴埋线法取肝俞、期门、脾俞、章门、肾俞、京门，可以下调血清中 As Ab 水平，调节患者内分泌和免疫水平。何燕萍等的研究也指出针刺次髎配合中药能提高精浆 SPIM 水平。

综合以上研究，说明取用督脉、任脉、肾经、肝经、膀胱经腧穴，不仅能够改善精液存活率、活力等，同时可以调节人体生殖激素，改善患者内分泌、免疫等水平。但是以上临床或实验研究，都较少涉及腧穴特异性问题的探究，说明目前对于单穴的特异性、作用机理的研究还未深入，也鲜见多穴综合应用关联规律和起效机制的探析，更缺乏对于经络传导与病灶部位联系的研究设计。因此，有必要开展腧穴、经络和腧穴处方特异性以及治疗机理的研究，来证实腧穴特异性在男性不育症中的作用。

三、男性不育症的穴位刺激方式

针灸治疗的临床疗效不仅取决于辨证选穴的精确性，还与刺法灸法密切相关。以前的治疗手段多以单纯刺灸方法为主，而随着针灸新技术的发展，穴位刺激方法趋于多样化。目前文献报道，男性不育症的刺灸操作手法主要以毫针行针手法、温和灸和隔物灸为主，也有融入了现代的技术，包括电针、穴位埋线、穴位注射、挑针、穴位中频脉冲和经皮穴位电刺激等。多数临床研究证实，在治疗男性不育症中，毫针刺法主要以补法多见，得气后行捻转补法或提插补法或烧山火，使针感放射至前阴周围，并产生温热感为佳，而在针刺的同时或起针后使用灸法、隔姜灸或隔药饼灸等效果更佳。

另外，新的穴位刺激方法也取得了良好的临床疗效，但由于缺少严格的操作规范，尚未在临床大规模推广。在电针干预方面，王志强等采用电针治疗男性不育少、弱精子症患者 231 例，接上频率约为 14～16 次/min 的疏密波，有效率达 67.7%。郑卫国观察免疫性不育症 159 例，采用电针俞原配穴，接以中等强度的连续波，有效率达 98.0%。而陆永嘉等通过电针对精液异常大鼠模型的研究，发现电针可以上调大鼠血清 FSH、LH 的浓度。何思伟等的研究也表明电针干预后可以平衡精液异常大鼠的血清 E2 及 T 等生殖激素水平。在针挑治疗方面，陈栋等采用针挑疗法治疗原发精子异常型不育症、慢性前列腺炎伴精液异常型不育症、弱精子型不育症都取得了良好的效果，其中总有效率分别为 83.5%、96.3%、59.5%，同时能提高精子的密度、存活率和活动力，能够降低白细胞、脓细胞、卵磷脂小体的数量，降低 NIH-CPSI 的评分。在穴位埋线方面，谢元平等通过观察 120 例免疫性不育症患者，采用俞募配穴埋线的方法，有效率达 90.0%，而且能够降低血清-EP 水平。蒋凯正的实验也说明穴位埋线能提高海洛因依赖雄性大鼠的睾丸脏器指数、血清睾酮含量、精子密度和活力。其他穴位干预方式，如康照鹏等使用中频脉冲治疗仪以 50～80 V 的脉冲强度刺激 7 个穴位，结果总有效率达 88.41%.董乾使用经皮穴位电刺激，结果证明应用 2 Hz 频率刺激有效率达 90.0%。方建熙等使用鹿茸精穴位注射与传统针刺配合，结果显示总有效率 95%。以上研究说明，多种穴位操作方法的应用，对于男性不育症皆有一定效果，而且已经有一定实验基础累积。

虽然目前在治疗男性不育症中，不同的穴位操作方法都具有一定的临床疗效，但是仍有一些尚未解决的问题，如对毫针的补泻手法、行针时间和频率等流派众多，没有统一规定，对于艾灸的壮数、大小、质量也没有明确规定；刺法灸法的有效刺激量亦尚无统一研究，缺乏循证医学的证据，而此方面的基础研究也未深入；同时多数临床观察尤其是创新的操作方法，缺乏多中心、大样本随机分组的合理设计。

四、男性不育症的针灸复合疗法

近几十年来，针灸在治疗男性不育症方面，单纯针刺或单纯灸法目前已经很少应用，多与其他疗法综合应用。大量临床报道显示，针刺联合灸法、针灸联合中药治疗本病与单纯中药或西药对照有显著差异。在针刺联合灸法的研究中，多数学者认为针灸结合对于肾阳虚、气血两虚、气滞血瘀等证候的效果明显。如王琼梅用温针灸治疗精索静脉曲张不育症 32 例，其中气血亏虚型 9 例、肾精亏虚型 12 例、肝郁气滞型 11 例，治疗结束后患者妻子成功受孕 20 例，而总有效率也达到 93.8%。在针药结合方面，针灸多以传统取穴施以补法为主，而中药则多采用补益肝肾类中草药为主，包括熟地黄、菟丝子、女贞子、山茱萸、淫羊藿、锁阳、丹参、黄芪等为君臣药。如在赵耀东等的临床研究中采用温通针法结合活精汤治疗不育症患者，对照组采用氯米芬治疗，结果治疗组总有效率为 92.5%，明显高于对照组，而且能提高精子的数量、质量和活力；应雪琴等也报道，通过电针结合复方玄驹胶囊或调补奇经汤治疗精子异常型不育症，有效率分别为 93.3%～96.7% 和 92.5%；陈麟等采用隔姜温针灸结合自拟益精方治疗不育症 60 例，总有效率达 65.0%。从针药结合总的研究情况可以得出几点结论：①针药联合治疗比单纯针刺治疗效果好；②针药结合治疗中，药物以补肾药物为主，配合行气活血药物效果更佳；③针药结合可以缩短治疗周期；④针药结合治疗对于免疫性、原发性精液异常和性功能障碍两种类型的不育症效果显著。

另外也有研究采用针灸和西药相配合的方式，也显示出良好的治疗效果。如马继远应用针挑疗法和口服左卡尼汀联合治疗男性不育弱精子症，结果针药联合组总有效率为83.4%，而单纯针挑疗法组和口服左卡尼汀组有效率分别为 59.5% 和 56.8%。多种方法的综合应用已经在治疗男性不育症中取得一定进展，针法、灸法和中药在临床上结合应用、相互补充常常可以提高疗效。但是对于其中交叉应用的相互影响效应，以及多种干预方式之间的作用机理尚处于探索阶段，需要进一步深入研究。

五、展望

针灸疗法治疗男性不育症已经取得了良好的临床疗效，不仅表现在精子常规实验室检查的指标和血清生殖激素水平，同时可以让患者的妻子成功受孕，肯定了针灸治疗本病的优势。随着针灸治疗的发展，临床穴位选择、刺激方式更加丰富多样，也采用了多种不同治疗方式联合治疗，取得了进一步的治疗效果。但是其中也遇到了许多难题。目前对于男性不育症的中医辨证分型呈百家争鸣的状态，仍未形成统一的意见，虽然已有研究针对这一方面作了初步的探索，但还需要更多的临床观察、总结和归纳。对于针灸的取穴、操作规范也未在业界形成统一意见，另外在一些临床研究文献中缺乏随机对照原则的精神和对于针灸禁忌证、适应证和安全性的系统评价，在一定程度上阻碍了针灸的循证医学发展。同时需要指出，不育症的临床疗效常基于精子和血液的实验室指标来判定，但是实验室指标有时不能准确反映疗效情况，因此，今后的临床研究应更加注重多样本、多中心的严格合理化随机对照试验设计，以求建立完善的不育症诊疗标准、质量控制标准和疗效标准。

关于针灸的作用机制已经开展一些研究，尤其是对精子常规、精液相关蛋白酶、血清等取得了令人满意的进展，但是有关穴位特异性、经络作用机制的研究文献明显不足，因此，应继续加强针灸对于本病的基础研究，以期在腧穴特异性、精液分子基础及相关通路、蛋白质组学和经络作用机制等方面取得突破性进展。

（刘强）

第十一章　功能失调性子宫出血

月经紊乱是常见的妇科病，最常见的病因之一是功能失调性子宫出血(简称功血)。定义是指非全身或生殖系统局部的各种器质性疾病所引起的异常子宫出血，可表现为出血量过多、出血持续时间过长和(或)间隔时间过短。患者可表现为贫血、继发感染、不生育。按发病机制可分为无排卵型及有排卵型两类。前者占70%～80%，多见于青春期及绝经过渡期妇女；后者占20%～30%，多见于育龄妇女。

一、无排卵型功血

(一)病因

1.青春期　青春期功血的患者血 E_2 水平在正常范围内，但无正常月经周期中期 E_2 正反馈所诱导的血 LH 峰，提示青春期无排卵功血的主要原因是下丘脑-垂体对雌激素的正反馈反应异常。青春期中枢神经系统下丘脑-垂体-卵巢轴功能不完善。月经初期1年内，80%的月经是无排卵月经。随后2～4年内无排卵月经占30%～55%，随后5年时可能仍有不到20%的月经周期尚无排卵，有1/3的周期为黄体功能不足。这是由于卵巢轴正反馈调节机制的建立需要更复杂精细的调控。如果此时受到过度劳累、应激等刺激，或肥胖等遗传因素的影响，就可能引起功血。

2.围绝经期　此类妇女卵泡对促性腺激素敏感性渐降低，或下丘脑垂体对性激素正反馈调节的反应性降低。因而最先出现黄体功能不足，随后排卵停止，此时卵泡发育、成熟及退化不规则。由于雌、孕激素水平比例失常，或完全没有孕激素的影响，也可引起本病。

3.生育期　可因内、外环境内某种刺激，如劳累、应激、流产、手术或疾病等引起短暂阶段的无排卵。亦可因肥胖、多囊卵巢综合征、高催乳素血症等长期存在的因素引起持续无排卵。

虽然少数无排卵妇女可有规律的月经但多数无排卵妇女有月经紊乱。因为卵巢内同时有多个卵泡发育，无优势卵泡及黄体的形成，发育中的卵泡持续分泌雌激素，无孕激素对抗，使子宫内膜持续增殖甚至增生，由于卵泡发育与退化无周期性规律，血内雌激素水平也呈不规律的波动；子宫内膜因雌激素的绝对或相对不足而无规律地脱落，即退化脱落的部位、深度、范围及时机皆可不规律，发生雌激素撤退或突破性出血。

(二)宫腔镜检查

常见到子宫内膜有迂曲、血管壁变薄易破的浅表血管。子宫内膜血管结构不正常，螺旋动脉发育差，静脉血管增加，并有静脉窦形成，也可增加出血的倾向。其他的研究还显示子宫内膜血流有不同程度的增加。

(三)临床表现

主要症状是月经完全不规则，出血的类型决定于血中雌激素的水平及其下降的速度、雌激素对子宫内膜作用的持续时间及内膜的厚度。量可少至点滴淋漓，或可多至有大血块造成严重贫血；持续时间可由1～2天至数月不等；间隔时间可由数天至数月，因而可误认为闭经。病程长，同时可有贫血表现、多毛、肥胖、泌乳、不育等。盆腔检查除子宫稍丰满及软外，余皆正常。辅助检查：基础体温曲线呈单相型。阴道涂片雌激素水平多数呈轻度-中度影响。血清雌二醇浓度相当于中、晚卵泡期水平，并失去正常周期性变化。孕酮浓度<3ng/ml。单次 LH 及 FSH 水平正常或 LH/FSH 比值过高，周期性高峰消失。子宫内膜活检病理检查可表现为增殖、单纯增生、复合增生(腺体结构不规则，但无腺上皮异型性改变)，子宫内膜息肉或非典型增生(腺上皮有异型性改变)，无分泌期表现。非典型增生属于癌前病变，也可并发子宫内膜腺癌。

(四)诊断

诊断的关键是除外非生殖道(泌尿道、直肠肛门)及生殖道其他部位(宫颈、阴道)的出血、全身或生殖系统器质性疾病引起的出血及医源性子宫出血。全身系统性疾病如血液病、内分泌病、肝病、肾功能衰竭、红斑狼疮等。生殖系统疾病如妊娠并发症、宫体宫颈肿瘤、炎症、生殖道创伤及异物等。医源性原因引起的出血如放置避孕环后(尤其是释放铜环)、使用激素类避孕药后(包括口服、肌注制剂、埋植剂)、宫颈电烙后、服抗凝药(水杨酸类、非甾体抗炎类)后、性激素服用不当等。

(五)治疗

无排卵功能失调性子宫出血患者应对内分泌治疗有效。具体方案应根据患者年龄、病程、血红蛋白水平、既往治疗效果、有无生育或避孕要求、文化水平、当地医疗及随诊条件等因素全面考虑。总的原则是：出血阶段应迅速有效地止血及纠正贫血。血止后应尽可能明确病因，并根据病因进行治疗，选用合适方案控制月经周期或诱导排卵，预防复发及远期并发症。

(六)止血

1.诊断性刮宫　用机械的方法将增厚的内膜基本刮净而止血。本法显效迅速，还可了解内膜病理，除外恶性情况。诊刮时对宫腔大小、有无不平感亦会有所了解，从而有助于鉴别诊断。对于病程较长的已婚育龄期或围绝经期患者，可常规使用。但对未婚的青春期患者及近期刮宫已除外恶变的已婚口患者，则不必再刮宫。罕见的情况是刮宫后出血仍不止. 此时应注意适当抗炎或试加用小量雌激素制剂帮助内膜修复而止血。

2.孕激素内膜脱落法　即药物刮宫法。针对无排卵患者子宫内膜缺乏孕激素影响的病理生理改变，给患者以足够量的孕激素使增生的内膜转变为分泌期；停药约 2~3 天后内膜规则脱落，出现为期约 7~10 天的撤退出血，内膜脱落干净，在内源性雌激素的影响下，内膜修复而血止。常用的方案为肌注黄体酮每日 20mg 连续 3~5 天或安宫黄体酮每天 6~10mg，连续 7~10 天。本法的优点是效果确实可靠，缺点是近期内必然有进一步的失血。如果累积子宫腔的内膜较厚，则撤退山血量会很多，可导致血红蛋白进一步下降。故只能用于血红蛋白大于 60~70g/L 的患者。为了减少撤退出血量，可配伍丙酸睾酮，每日 25~50mg 与黄体酮同时肌注。在撤退出血量多时，可卧床休息.给一般止血剂，必要时输血，此时不用性激素治疗。若撤退出血持续 10 天以上不止，应怀疑器质性疾病的存在。

3.雌激素促内膜生长　本法只适用于青春期未婚患者及血红蛋白<60~70g/L 时。原理是以大剂量雌激素使增生的子宫内膜在原有厚度基础上，修复创面而止血。不同患者止血需有效雌激素剂量与其内源性雌激素水平的高低正相关。原则上应以最小的有效

剂量达到止血目的。

一般采用苯甲酸雌二醇从每日肌注 3～4mg 开始，分 2～3 次注射。若出血量无减少趋势，可逐渐加至每日 8～12mg。希望在 2～3 天内出血停止。若贫血重者需同时积极纠正贫血，输血及加用一般止血药。血止 2～3 天后可逐步将苯甲酸雌二醇减量，速度以不再引起出血为准。直至每日 1mg 时即不必再减，维持至用药 20 天左右，血红蛋白已高于 70～80g/L 时，再改用黄体酮及丙酸睾酮使内膜脱落，结束这一止血周期。

4. 合成孕激素内膜萎缩法 适用于育龄期或围绝经期患者，血红蛋白<60～70g/L，近期刮宫除外恶性情况者；或为血液病患者，病情需要月经停止。

方法：采用大剂量合成孕激素，如 18 甲基炔诺酮每日 1～3mg，炔诺酮(妇康片)每日 2.5～5mg，醋甲地孕酮(妇宁片)每日 4～8mg，醋甲孕酮(安宫黄体酮)每日 10mg 等，连续 22 天。目的是使增殖或增生的内膜转变为蜕膜样，继而萎缩。血止后可逐渐减量维持。在此 22 天内亦应积极纠正贫血。停药后内膜亦脱落而出血。血液病患者则应视血液病的病情需要决定是否停药或持续用药。

5. 一般止血治疗 在本病的治疗中，止血药可起辅助作用。常用的有：酚磺乙胺(止血敏)能增强血小板功能及毛细血管抗力剂量为 0.25～0.5mg 肌注，每日 1～2 次；或与 5%葡萄糖液配成 1%溶液静脉滴注，每日 5～10g。氨甲苯酸(止血芳酸)0.2～0.4g，静滴，每日 2～3 次，及止血环酸 0.25～0.5g 静滴。

此外，立止血是经过分离提纯的凝血酶，每支 1 单位，可肌注或静脉注射，每日 1 次连续 3 天。注射 20 分钟后出血时间会缩短 1/3～1/2，疗效可维持 3～4 天。

(七)诱导排卵，控制月经周期

出血停止后应继续随诊。测量基础体温。择时检查阴道涂片了解体内服激素水平或检查血清生殖激素浓度。根据患者不同的要求，制定诱导排卵或控制周期的用药方案以免再次发生不规则子宫出血。

对要求生育的患者应根据无排卵的病因选用促排卵药物。最常用的是氯米芬(克罗米芬)。首次剂量为每日 50mg，从周期第 5 天起，连服 5 天，同时测定基础体温以观察疗效，以后可酌情增加至每天 100～150mg。若因高催乳素血症所致无排卵，则应选用溴隐亭，剂量为每天 5～7.5mg，需定期复查血清 PRL 浓度以调整剂量。对要求避孕的患者可服各种短效避孕药控制出血。

对未婚青春期、或氯米芬无效的患者可周期性用孕激素 7～10 天，使内膜按期规则脱落，从而控制周期。对体内雌激素水乎低落者则应用雌、孕激素序贯替代治疗控制周期。青春期未婚患者亦可服氯米芬促排卵，但疗程不宜过长。

对绝经过渡期患者可每间隔 1～2 个月用孕激素配伍丙酸睾酮使内膜脱落 1 次。若用药后 2 周内无撤退出血，则估计体内雌激素水平已低落，绝经将为时不远，只须观察随诊。

若有子宫内膜非典型增生时，应根据病变程度(轻、中、重)、患者年龄、有无生育要求，决定治疗方案。病变轻、年轻、有生育要求者可用合成孕激素治疗。常用的有：己酸孕酮每周 500mg，18 甲炔诺酮每天 3～4mg，氯地孕酮每天 2～4mg，醋酸甲地孕酮每天 4～8mg 等。疗程一般 3 个月后需复查子宫内膜，根据对药物的反应决定停药、继续用药或改手术治疗。若病变消失，则改用促排卵药争取妊娠。但产后还可能复发。病变重、年龄在 40 岁以上、无生育要求者，可手术切除子宫。

二、有排卵型功能失调性子宫出血

(一)病因

1.子宫内膜不同 PG 之间比例失衡　已知不同 PG 对血管舒缩及血小板功能有相反的作用。前列环素(PGI_2)能扩张血管，抑制血小板聚集；血栓素 A_2(TXA_2)却使血管收缩，促进血小板聚集。PGE_2 及 PGF_2。皆能促进血小板活性，但前者使血管扩张，后者使血管收缩。有研究显示：月经量多患者子宫内膜生成 PGE_2/PGF_2 量的比值增高，PGI_2 及 TXA_2 的各自代谢产物，比值也升高。此两对 PG 产生量的失衡，导致血管扩张、血小板聚集功能受抑制的倾向，而引起月经量的增多。

2.内膜纤溶系统功能亢进　子宫肌层及内膜含有大量的组织型纤溶酶原激活物，月经量多者内膜 tPA 活性在中泌期起即升高，晚泌期及下一个月经周期第 2 天，经期内膜及经血 tPA 及 I 型纤溶酶原激活抑制物活性显著高于正常。周期第 2 天经期内膜 tPA 活性与月经失血量明显正相。可能由于内膜 tPA 活性过高，使纤溶系统功能亢进，引起止血的血栓不稳定或再通，细胞外基质胶原及黏附蛋白降解加剧，内膜剥脱广泛持久，导致月经量多。

3.其他　卵泡期子宫内膜血流增加，子宫内膜 ET 释放减少，白细胞浸润增多。

(二)治疗

1.药物治疗

(1)抗 PG 合成药：氟灭酸 0.2g，每天 3 次可减少月经量 25%～35%。应注意胃肠道副反应。

(2)抗纤溶药：如止血芳酸，可减少月经量 50%。制剂与用法同前。也可有胃肠道副反应道。

(3)萎缩内膜治疗：①19 去甲基睾酮衍生物：口服途径可减少 20% 失血量。释放左旋18甲基炔诺酮的宫内避孕器(LNG-IUD)因直接作用于内膜，可使内膜变薄，月经减少，对全身的副作用减少。②达那唑：为 17α 乙炔睾酮的衍生物，它能抑制 GnRH 分泌，抑制 Gn 周期高峰及卵巢性激素的生成，每天 200mg，可减少失血量 60%，但应注意皮疹、肝损、男性化副反应。③GnRH 增效剂：抑制卵巢功能效果肯定，因有低雌激素所引起的副反应，只能短期应用。

2.手术治疗　对药物治疗无效、持久不愈、年长、无生育要求的患者，过去采用手术切除子宫的方法治疗。近年来诞生了一些微创治疗方法：如经宫腔镜子宫内膜切除术，即在宫腔镜下，在 B 超检查的监视下，采用激光、微波、电凝、热球、热液(通过灌注热盐水)、冷冻低温、射频等的方法，破坏子宫内膜功能层及部分基底层，使其失去对卵巢性激素的反应能力，从而减少月经失血量。此种手术时间短，创伤小恢复快，可适用于不宜或不愿切除子宫者，还可同时切除小的黏膜下肌瘤。这些物理治疗方法更简单、快速、安全、有效地去除子宫内膜。

(张斌)

第十二章　多囊卵巢综合征研究进展

第一节　多囊卵巢综合征的历史

对多囊卵巢综合征(polycystic ovary syndrome, PCOS)认识历史悠久，1844 年，研究者首先描述了增大的、多囊的、周围由一个光滑囊包绕的卵巢 1935 年 Stein 和 Leventhal 在美国妇产科杂志发表论文，报道了 7 例双侧卵巢多囊性增大病例和卵巢的病理学改变。这些病例的临床症状包括：①闭经或月经稀发；②与慢性无排卵相关的不孕；③男性型多毛；④肥胖等。此后，双卵巢多囊性增大合并上述临床表现，被称为 Stein-Leventhal 综合征。

在 20 世纪,Stein 和 Leventhal 利用充气造影术或是剖腹探查发现了增大的硬化囊性卵巢，并以此及伴有无排卵或多毛症来诊断这种疾病。

1962 年 Goldzicher 和 Green 对 187 篇 Pcos 的相关文献总结后认识到，该疾病存在许多非典型表现，如有的患者不出现多毛表现或具有排卵功能等，提出将病名改为多囊卵巢综合征。随着研究的深入，发现了 PCOS 患者血清中的 LH 显著增高，而 FSH 常处于正常范围，两者的比值增加，并一度将此也纳入诊断标准，一开始是 2：1，后来是 3：1 及 2.5：1。最终，这一比值还是被废弃了，PCOS 的诊断只依据 LH 的确切值。

20 世纪 70 年代盆腔超声(腹部超声和阴道超声)的出现，成为诊断 PCOS 的一个有效工具。它可以观察到卵巢表面下的卵泡结构以及致密增厚的间质。以腹腔镜检查的结果来做对照，超声检查的敏感性是 97%，特异性是 100%。

1990 年，美国国立卫生研究院(National Institutes of Health, NIH)给出了 PCOS 的诊断标准，在排除其他可引起慢性无排卵和高雄激素血症的疾病之后，符合以下两项内容：①慢性无排卵；②高雄激素血症的临床表现或生化改变，即可诊断为 PCOS，而不一定需要超声显示多囊卵巢的形态学改变。这个标准是向着诊断规范化的重大进步，许多重要的随机的多中心临床试验因此得以进行。

2002 年，美国妇产科学会提出的诊断指南，建议对 PCOS 的诊断还需考虑肥胖和胰岛素抵抗等因素。但大部分欧洲国家在诊断 PCOS 时，以卵巢超声形态学多囊卵巢的改变为必要条件，同时结合临床表现或生化改变。

2003 年，由欧洲人类生殖与胚胎学协会(the European Society for Human Reproduction and Embryology, ESHRE)和美国生殖医学协会(theAmerican Society forReproductive Medicine, ASRM)发起的鹿特丹 PCOS 专题会议(Rotterdam 会议)对以上诊断标准进行了修订。PCOS 目前的诊断标准为，在排除其他引起高雄激素血症的疾病(如先天性肾上腺皮质增生、分泌雄激素的肿瘤和库欣综合征等)后，符合以下 3 项中任何 2 项，则可确诊为 PCOS：①稀发排卵和(或)无排卵；②有高雄激素血症的临床表现和(或)生化改变；③超声检查时发现多囊性卵巢。

2006 年雄激素过多协会(Androgen Excess Society, AES)提出 PCOS 的诊断标准是：

①多毛和(或)高雄激素血症(hirsutism and/or hyperandrogenism)；②稀发排卵或无排卵和(或)多囊卵巢(oligo-ovulation and/or polycystic ovaries)；③排除其他雄激素过多的相关疾病，如 CAH、库欣综合征、高泌乳素血症、严重的胰岛素抵抗综合征、分泌雄激素的肿瘤、甲状腺功能异常等。

鹿特丹会议后，我国学者基本达成共识，在我国没有自己的 PCOS 诊断标准的情况下，推荐采用鹿特丹标准，以便临床诊治和研究。组织全国性的大样本研究，尽快建立起适合我国实际情况的标准化诊断及治疗规范势在必行。

（魏本翠）

第二节　多囊卵巢综合征的病理生理

多囊卵巢综合征(PCOS)是一种累及多系统的生殖-代谢紊乱综合征，主要的病理生理改变为高雄激素血症，并常伴有胰岛素抵抗、代偿性高胰岛素血症、低纤溶、高甘油三酯血症、高低密度脂蛋白血症等，其基本病理生理过程涉及包括 HPO 轴、肾上腺、胰腺、脂肪组织及胃肠道等多种因子的效应和相互影响，多囊卵巢综合征的病因不确切，研究表明它可能是由遗传、内分泌、代谢与环境因素引起的。

正常月经周期的排卵功能需要参与月经周期调节的各系统间协调一致，包括中枢下丘脑-垂体-卵巢轴(hypothalamo-pituitary-ovarian axis，HPOA)功能的健全、反馈系统和卵巢局部的反应性。PCOS 患者的 FSH 血清浓度较正常妇女的卵泡期 FSH 水平显著降低，并具有较高的基础 LH 水平和缺乏周期性变化的 FSH 水平，表现在 LH/FSH 比值上升，通常≥2。有学者认为，由于稀发排卵甚至无排卵导致的持续血清低孕酮水平，缺乏对雌激素负反馈作用的拮抗是引起 PCOS 患者 FSH 分泌减少的一种机制。在卵巢的各期卵泡中，从小窦卵泡(直径 0.2～0.3mm)开始就具有合成甾体激素的能力。在月经周期第 7 天，卵泡簇达到 7～10mm 时，卵泡膜-间质细胞转化为次级间质细胞，孕酮合成增加，在胞内 P450C17α-羟化酶的协同作用下合成雄烯二酮(androstenedione，A)，在 17α-羟固醇脱氢酶的作用下和睾酮相互转化。雄烯二酮和睾酮是合成雌酮和雌二醇的前体，当雄激素产生增加和(或)向雌激素转化过程受抑，则出现卵巢和血清雄激素水平升高。PCOS 患者的卵泡膜细胞的数目和功能上都高于正常妇女，甾体激素的生成异常也是PCOS病生理基础之一。

对 PCOS 患者的囊状卵泡进行病理检测，从外观上看颗粒细胞像是处于不同的退化时期，颗粒细胞实际上是有活力的，具备完整的甾体激素生成潜力，而且表达高水平的FSH 受体，体内体外实验均表明该类颗粒细胞对 FSH 的反应增强。由于颗粒细胞对 FSH 的高度敏感性，PCOS 妇女在使用促性腺激素刺激时容易发生卵巢过度刺激，但颗粒细胞对 FSH 的高度敏感性是原发的还是继发于其他因素尚未明确。

Hughesdon 提出 PCOS 患者的窦前卵泡的数目是正常卵巢的 2～3 倍，多囊卵巢的病因可能包括原发性卵巢功能障碍。PCOS 患者的高雄激素状态本身就是维持其高雄激素血症的重要因素，大量窦卵泡被募集和选择的后果是所有的卵泡在相互抑制的环境中都不能发育到优势卵泡阶段，导致排卵稀发或无排卵。

（魏本翠）

第三节　多囊卵巢综合征的分子遗传学

多囊卵巢综合征(PCOS)是育龄妇女常见的一种内分泌紊乱性疾病，以高雄激素血症和长期不排卵为主要临床特征。PCOS 的病因迄今尚不清楚，它的家族聚集现象提示遗传因素在其发病机制中起重要作用，PCOS 复杂的生化特征如卵巢和肾上腺来源的高雄激素血症、胰岛素抵抗和胰腺 β 细胞功能异常等亦显示可能有多种基因参与，因此，学者们对其候选基因进行了大量研究，探索 PCOS 的病因。

一、家系研究

PCOS 发生所显示的家族高度聚集性提示其病因学上一个重要因素可能为遗传因素。Carey 等用经典的分离分析法研究了 10 个家族的发病情况，女性以多囊卵巢(PCO)为表型，以早秃(男性 40 岁之前发生的前顶部、颞部脱发)作为男性表型。结果表现为常染色体显性遗传特征，其外显率大于 90%，推测女性 PCO 和男性早秃是由影响雄激素产生和活动的同一基因所引起，PCOS 和男性早秃的不同基因频率源于男女各自表型的不同阈值，一些不同的表型最可能的解释是基因的不同作用所致。PCOS 众多的临床和生化变异性，表明其具有遗传异质性这一特征。对其遗传方式的研究尚未得出肯定的结论。普遍认为对其遗传学研究有几个较为明显的困难：①一直被讨论的临床异质性和缺乏普遍的可被接受的生化标准；②该综合征一开始即表现为影响育龄妇女，因此较难进行跨一代以上的分离研究；③没有被普遍接受的男性表型；④该病的高发病率意味着家谱较大；⑤患病率和临床表现存在着种族差异，将不同种族的人列入同一研究不合适。

二、分子遗传学研究

鉴于 PCOS 临床表现和生化特征的复杂性，单一病因的可能性较小，而是多个或几个主要基因以及环境因素的共同作用。迄今为止被研究的候选基因包括参与甾体激素合成、糖代谢、促性腺激素作用和调节等的诸多基因。

(一)参与甾体激素合成与作用的基因

1.17-羟化酶和 17、20 裂解酶(CYP17)基因　17-羟化酶和 17、20 裂解酶是雄激素生物合成的限速酶，受 CYP17 基因编码 P450(17α)的调节。在 CYP17 的 5′端未翻译区一个 459bp 片段，由聚合酶链反应扩增后，发现从翻译起始点-34bp 处存在单个碱基突变，即 T→C。这种变异的等位基因包含一个限制性内切酶 Msp-I 的酶切位点，利用贴近基因的多态标记进行 PCOS 家族的连锁研究以判断 CYP17 是否为 PCOS 的病原基因。Liovic 等发现 CYP17 的多态性在 PCOS 患者与对照中分布相等；但对希腊 PCOS 患者的研究中发现，CC 基因型比 TT、TC 型加重临床高雄激素血症。因此，尚不能肯定 CYP17 多态性对 CYP17 的调节异常方面有明显作用。

2.胆固醇侧链裂解酶(CYP11α)基因　CYP11α 是雄激素合成代谢的关键酶。CYP11α 基因翻译起始点的 AGT 起点-528bp 处有一核苷酸重复(ttt)n。Gharani 等研究 CYP11α 微卫星多态性与 PCOS 的关系，女性 PCOS 分为 216+(至少一个拷贝)及 216-(无216 等位基因)两组，结果显示 216-基因型有更高的血清睾酮，CYP11α 基因型的分布有显著不同。并研究发现在 CYP11α 位点上过多等位基因共享(连锁)的证据。相关和连锁研究提示 CYP11α 基因是 PCOS 的一个主要的遗传易感位点。

3.芳香化酶(CYP19)基因　芳香化酶亦是雄激素合成和代谢的关键酶。PCOS 特征之一为卵泡发育障碍，以致不能形成优势卵泡，芳香化酶能将卵泡膜细胞分泌的雄激素转化为雌激素。研究发现 PCOS 患者卵泡缺乏刺激 P450 芳香化酶 mRNA 的激活物，以致雌激素水平低，不能维持卵泡的正常发育，导致不孕症。亦有报道一例芳香化酶点突变的PCOS 患者，突变点为 P408(CCC，外显子 9)处的一碱基(C)缺失，造成框移。另一突变点为外显子和内显子 3 间的 G→A 的点突变，此患者血清雌激素明显低，需终身服用雌二醇以维持正常的生长发育。以上说明芳香化酶基因为 PCOS 的重要候选基因。

(二)参与胰岛素分泌和作用的基因

早在 20 世纪 80 年代，Burghan 等就提出 PCOS 存在胰岛素抵抗(IR)和高胰岛素血症现象，无论肥胖与否，PCOS 均较相同年龄和体重正常的妇女表现出一定程度的 IR 和代偿性胰岛素水平升高，而且，PCOS 的高胰岛素血症独立于肥胖、脂肪分布等影响胰岛素敏感性的因素。因此，参与胰岛素分泌和作用的基因在 PCOS 的发病机制中可能起一定的作用。

1.胰岛素基因　肥胖的 PCOS 患者通过减轻体重能够改善其胰岛素敏感性，但胰腺初相胰岛素分泌异常却持续存在，提示胰腺 β 细胞功能紊乱。胰岛素基因位于染色体11q15.5,现已证实其 5′端可变数串连重复序列(VNTR)的变异能够调节胰岛素基因的转录从而调节胰岛素的分泌，与 2 型糖尿病等相关。胰岛素 VNTR 重复序列数范围为 26～200，并根据重复数分为 3 型：Ⅰ型平均重复数量单位为 40，Ⅱ型、Ⅲ型分别为 80 和157 重复数量单位。Ⅲ型胰岛素 VNTR 胰岛素基因比Ⅰ型、Ⅱ型增强了转录能力。此外胰岛素 VNTR 有转录因子 Pur-1 的高亲和位点，而 Pur-1 与胰岛素 VNTR 结合后亦能够增强胰岛素基因的转录。病例对照研究提示，胰岛素 VNTRⅢ/Ⅲ纯合子基因型与 PCOS 尤其是排卵障碍的 PCOS 连锁相关，多位点连锁不平衡图谱亦显示 VNTR 本身即是 PCOS 的易感位点，因此，排卵障碍的 PCOS 较高雄激素但月经正常的 PCOS 更易表现出胰岛素水平升高，而且母代尤其是父亲Ⅰ/Ⅲ杂合子基因型往往优先将Ⅲ型等位基因传给女性子代，提示这是一种遗传印记现象，而多点连锁程序在染色体 11q15.5 区域利用多态性标记进行的非参数连锁分析则表明胰岛素基因 VNTR 位点有过多的等位基因分享，其最大的非参数连锁值为 3.250(P＝0.002)，约有 60％的家庭表现这种位点的连锁。近年学者们认为，2 型糖尿病是 PCOS 的远期危险因素之一，也可以通过胰岛素 VNTR 的基因型来解释这一现象。这些胰岛素基因 5′端 VNTR 和 PCOS 相关和连锁的证据表明胰岛素基因可能是 PCOS 的一个主要易感位点，而胰岛素 VNTR 调节多态性则是 PCOS 的重要遗传因素。当然也有持不同看法者，他们的研究显示，胰岛素 VNTR 基因型、表现型在 PCOS 和健康对照组之间无差异,胰岛素 VNTR 多态性对胰岛素的分泌和功能以及其他参数亦无影响，否认它与 PCOS 的连锁相关性。

2. 胰岛素受体基因　1980 年，Burghen 等首次提出 PCOS 患者有血胰岛素水平升高现象，且胰岛素与血睾酮、雄烯二酮水平呈显著正相关。此前的研究者通过对 24 例 PCOS 患者的 DNA 样本的胰岛素受体基因整个密码区的分子进行扫描，发现了普遍的多态性，但没有发现误义或无意义突变(即受体功能削弱的突变)，认为胰岛素受体基因非 PCOS 的病原基因。而 EL-Mkadem 等却发现胰岛素受体的两种变异 IRS-1(Gly972Arg)和 IRS-2(Gly1057Asp)单独存在或合并存在和 PCOS 的 IR 都有显著的相关性。Tucci 等通过对 87 对 PCOS 患者及对照组四个候选基因(FSH 受体基因、芳香化酶基因、17α 羟化酶基因及胰岛素受体基因)的研究，采用贴近基因的微卫星标记，也发现仅胰岛素受体基因标记 D19S884 与 PCOS 显著相关。认为 PCOS 的易感基因位于染色体 19p13.3 的胰岛素受体基因区，但尚需决定的是这个易感基因是胰岛素受体本身或是其附近区。

3. 胰岛素受体底物蛋白基因　胰岛素受体底物(IRS)蛋白在胰岛素信号传递途径中起重要作用，编码 IRS 蛋白基因的多态性，尤其是 IRS-1(Gly972Arg)和 IRS-2(Gly1057Asp)的变异与 2 型糖尿病的易感性有关。野生型 IRS-1Gly972 与杂合子 Gly972Arg 相比，在空腹胰岛素水平上呈现基因剂量效应(gene dosage effect)，空腹胰岛素水平升高的 PCOS，其 IRS-1Gly972Arg 突变的发生率要比空腹胰岛素水平正常的 PCOS 高近 10 倍，即 IRS-1Gly972Arg 的突变与 IR 相关，而 IRS-2Gly1057Asp 变异则与 OGTT 2h 血糖和胰岛素水平呈现基因剂量效应，IRS-2Gly/Gly 基因型 PCOS 的 OGTT 2h 血糖和胰岛素水平高于 IRS-2Gly/Asp 或 Asp/Asp 基因型的 PCOS，并且体重指数(BMI)是显著影响 IRS-2Gly1057Asp 突变对 IR 效应的变量。如果根据基因型进一步分类，Ⅰ型为野生型 IRS 携带者，Ⅱ型、Ⅲ型分别为仅有 IRS-2 突变和 IRS-1、IRS-2 均有突变的携带者，Ⅱ型比Ⅰ型表现更显著的 IR 和糖耐量异常，而Ⅲ型的 IR 表现最为显著，提示 IRS-1 和 IRS-2 可能通过单独或共同作用影响 PCOS 的 IR。

4. Calpain10　Calpain10 是一种编码半胱氨酸蛋白酶的基因，现已证实与 IR 相关并影响 2 型糖尿病的遗传易感性，PCOS 的 Calpain10 单核苷酸多态性(SNP-43，19，63)并不影响其临床表现、激素水平以及糖代谢状况，但是，以 SNP-43/19/63 定义的 4 种主要单倍体中(即 111，112，121，221)，112/121 型者 BMI 较低但在胰岛素释放试验中胰岛素水平却明显升高，其 PCOS 的易感性要比其他类型高两倍(OR＝2.28)。即使是 BMI 正常甚至偏低的 PCOS 亦有近 20% 的患者表现 IR，是否与 Calpain10 基因型有关值得进一步探讨。

(三)参与促性腺激素作用及调节的基因

PCOS 往往表现黄体生成素(LH)水平升高而卵泡刺激素(FSH)则维持在相当或低于卵泡早期水平。LH 可直接作用于卵泡膜细胞，增加 P450c17α 的活性，使卵泡膜产生过多的雄激素，而高雄激素环境又可增加 GnRH 促垂体分泌 LH 的敏感性。PCOS 合成过多的抑制素，选择性抑制垂体释放 FSH。

1. LH 基因　LH 是启动排卵和使排卵后卵泡成为黄体的重要的促性腺激素，异常的 LH 水平会导致排卵障碍和黄体功能异常。调控 LH 的基因存在分子变异，从而形成了 LH 的 β 亚单位。Ramanujam 等用 PCR-RFLP 方法研究 LH 两种变异(色氨酸 8→精氨酸 8 和异亮氨酸 15→苏氨酸 15)的 LHβ 亚单位与月经紊乱和不育的关系。结果显示，第一种变异(色氨酸 8→精氨酸 8)与月经紊乱和排卵无关，而第二种变异则与月经紊乱有关。

2.FSH 基因　FSH 结构与 LH 相似，由 α 和 β 亚基组成，其中 β 亚基具有生物活性。利用单链构象多态和 DNA 直接测序法对 PCOS 进行基因分析，并未发现 FSHβ 基因的功能单位存在有意义的突变，外显子 3 的一个点突变 TAT-TAC 产生了 Acc I 的消化位点，而 Acc I 多态性在 PCOS 中的分布与对照组有显著差异，并且在肥胖患者中出现的频率特别高，再是月经紊乱，故 FSHAcc I 多态性与肥胖型 PCOS 有一定的联系。

3.卵泡抑素(follistatin)基因　follistatin 是一种与表皮生长因子类似的糖基化多肽。激活素能增加垂体 FSH 释放、促进卵泡发育、抑制卵泡膜细胞合成雄激素，而 follistatin 与激活素结合可逆转激活素的这些作用，降低血 FSH 水平并增加卵巢雄激素的合成。PCOS 患者血 follistatin 水平升高而激活素减少，动物试验亦证实升高的 follistatin 可导致类似 PCOS 的临床表现。PCOS 家族分析显示 follistatin 基因的 IBD(identity by descent)比值显著升高，其最后一个外显子存在普遍的点突变现象，然而，随着样本量的扩大此突变与 PCOS 的关系明显减弱，对照研究也未发现 follistatin 基因有意义的突变，因此，目前认为 follistatin 基因对于 PCOS 的发病无明显影响。

PCOS 作为临床表现多样化的一种异质性疾病，虽然连锁和相关研究结果显示 CYP11α 以及胰岛素基因等是 PCOS 遗传学上的重要因素，但是，所有上述发现均需要更大样本的研究加以证实，研究中缜密的分组是必要的，尤其是考虑表现型、饮食结构和家族史等分组因素，而且无论是何种结论，PCOS 都不可能是一种基因作用的结果，环境因素亦能影响 PCOS 的临床和生化表现。人类基因组研究的迅速进展将为 PCOS 的遗传学研究提供更为详细的位点图谱，PCOS 病因学上易感基因的诊断亦将由今后的表现型/基因型研究所证实，这对 PCOS 的早期诊断以及糖尿病、心血管疾病等 PCOS 远期危险的预防都具有极大的帮助，也为基因治疗的可能提供了广阔的前景。

（魏本翠）

第四节　多囊卵巢综合征临床特征

一、月经异常

正常的排卵性月经是在下丘脑-垂体-卵巢内分泌系统促进优势卵泡发育，序贯性雌、孕激素刺激和撤退，并引起生殖道的靶组织周期改变最终出现子宫出血。正常的排卵性月经周期是规律的、稳定的和可预见的。

PCOS 患者月经不规律可以表现为月经周期不规律、月经稀发、量少或闭经(绝大多数表现为继发性闭经，闭经前常有月经稀发或过少，偶见闭经与月经过多相间出现)、原发闭经者较少见，还有一些出血是不可预测的。PCOS 患者偶尔也可以有规律月经，规律月经的病史并不能排除 PCOS 的诊断，识别有无排卵很重要，无排卵或稀发排卵是月经异常的原因，5%～10% 的 PCOS 患者可以有规律的排卵功能，虽然已婚 PCOS 患者多表现有不孕，但是也偶有排卵和流产的患者。PCOS 是女性从青春期过渡到生育年龄发生高雄激素性无排卵的最常见原因，有报道 PCOS 约占月经稀发患者的 90%；占闭经患者的 20%～50%；占不规则出血妇女的 30%。女性不育患者中排卵功能障碍占 20%，而 PCOS 患者占排卵功能障碍的 90%。

报道显示在生育晚期 PCOS 女性原因不明地开始出现规律的排卵。年纪大的有规律月经周期的 PCOS 女性与年龄匹配的无排卵 PCOS 女性相比，血 FSH 水平高、FSH 诱导抑制素的释放减少。在年长的 PCOS 组，血雄激素水平也明显低于无排卵组。随着年龄增长，卵巢的卵泡丢失，使 PCOS 达到新的平衡，PCOS 患者月经恢复规律的比例增加。

二、排卵异常

排卵异常是引起女性不孕症的主要原因之一，占 25%～30%，同时伴发一系列临床症状，如月经失调、闭经、多毛及肥胖等。排卵异常的发病机制可能包括三个方面：下丘脑-垂体-卵巢轴功能失调、反馈机制异常及卵巢局部因素的影响。影响这三个方面中的任一环节，无论是功能性障碍或器质性的损害，均可引起排卵异常。持续无排卵还造成了某些靶器官长期处于无孕激素抵抗的雌激素作用下，是发生子宫内膜癌及乳腺肿瘤的高危因素。

正常月经周期的排卵功能需要参与月经周期调节的各系统间协调一致，包括中枢下丘脑-垂体-卵巢轴(hypothalamo-pituitary-ovarian axis，HPOA)功能的健全、反馈系统和卵巢局部的反应性。

在不孕症患者中最常见的卵巢性排卵障碍就是多囊卵巢综合征。多囊卵巢综合征是卵巢性排卵障碍的主要病因之一，主要表现为卵泡成熟障碍。病理生理复杂，目前得到公认的观点有：①雄激素产生过多；②雌酮增多；③促性腺激素比例失调；④高胰岛素血症与胰岛素抵抗；⑤肥胖。

PCOS 患者排卵异常患者的卵巢中，窦前卵泡(原始卵泡、初级卵泡)密度明显增高，也就是卵泡募集功能亢进，是正常的 6 倍，使得较多窦卵泡聚积且持续无排卵。在排卵型和不排卵型多囊卵巢组织中早期发育的各阶段卵泡比例明显异常。由于没有优势卵泡的选择，这些窦卵泡并没有闭锁，只是其生长发育被阻断。多种因素可影响卵泡成熟：遗传因素、激素调节、卵巢调节因子及细胞凋亡等都参与了 PCOS 发生和发展。

多囊卵巢综合征的病因复杂，目前较一致的认识是其是一种基因异质性和临床表现多样性的疾病。排卵异常是由多种功能异常引起的后果，并不是一种特异性的中枢或局部的疾病。多囊卵巢患者多具有家族聚集性，且具有表型一致性的特点，说明遗传因素在多囊卵巢的发病中起了重要的作用。

三、高雄激素特征

雄激素是妇女体内的性激素之一，来源于卵巢、肾上腺皮质和周围组织转化，它对维持女性正常的生殖功能也很重要。正常情况下，卵巢每天分泌睾酮 0.1mg，雄烯二酮 1～2mg，DHEA<1mg。它们主要由卵泡膜细胞合成，少部分由间质细胞合成。肾上腺皮质每天分泌的雄烯二酮、脱氢表雄酮(DHEA)与卵巢相似，分泌的睾酮量很少，分泌的硫酸脱氢表雄酮(DHEAS)量很多，为 6～24mg。雄烯二酮可以在周围组织转化成睾酮，睾酮在周围组织的 5α-还原酶的作用下转化成二氢睾酮，二氢睾酮是体内活性最高的雄激素。阴毛和腋毛的生长依赖雄激素，另外雄激素还参与女性的性欲的调节。雄激素分泌过多

是多囊卵巢综合征重要的临床特征，高雄激素会影响卵泡的发育，导致排卵障碍，临床上表现为多毛、痤疮和月经失调等。

高雄激素的发生机制非常复杂，目前解释有：促性腺激素分泌失调和性激素分泌失调；胰岛素抵抗；遗传。对女性来说，雄激素的主要靶器官是皮肤的毛囊皮脂腺，雄激素过多可引起多毛、脱发和痤疮。大多数 PCOS 患者的血睾酮水平升高，过多的雄激素主要来自于卵巢，约 50％的 PCOS 患者存在肾上腺皮质雄激素分泌过多。

四、胰岛素抵抗

胰岛素抵抗是指胰岛素效应器官或部位对其转运和利用葡萄糖的作用不敏感的一种病理生理状态。可能的病因包括：遗传因素（通常导致胰岛素抵抗综合征）和环境因素（如热量摄入过多、体育锻炼减少、年龄增加、吸烟、药物等）。环境因素造成腹部脂肪增加，增加的脂肪释放过多的游离脂肪酸，后者影响胰岛素的作用，导致胰岛素抵抗。胰岛素抵抗表现为脂肪组织的脂解作用增强，肌肉组织的葡萄糖摄取障碍，糖原异生增强。临床表现为内脏脂肪增多、黑棘皮症、痤疮、多毛和肝脂肪变性。胰岛素抵抗的发生率为 10％～25％。多囊卵巢综合征患者中有 50％～70％存在胰岛素抵抗，使糖耐量降低、2 型糖尿病及心血管疾病的风险增高。

胰岛素抵抗主要表现在：①代谢改变，主要表现在糖代谢紊乱：糖耐量下降，胰岛素调节的葡萄糖清除率下降，高胰岛素血症，胰岛素分泌反应显著低于正常女性。空腹血糖增高，2 型糖尿病、代谢综合征及心血管事件的发病率增高。②性激素分泌异常。由于胰岛素刺激卵巢和肾上腺的雄激素合成，引起高雄激素血症及卵泡发育障碍的临床表现。

总之，多囊卵巢综合征常并存胰岛素抵抗，导致糖代谢障碍及雄、雌性激素合成增多，从而引起相应的临床表现。其病因目前尚未明了，临床常采用 75g 糖耐量试验检测胰岛素敏感性，但目前 PCOS 胰岛素抵抗的诊断标准尚不明确。

五、皮肤表现

多囊卵巢综合征高雄激素血症皮肤表现多毛、痤疮、皮脂溢出、脱发、黑棘皮症等。女性体内的雄激素主要包括双氢睾酮（dihydrotestosterone，DHT）、睾酮（testosterone，T）、雄烯二酮（androstenedione）、脱氢表雄酮（dehydroepiandrosterone，DHEA）、硫酸脱氢表雄酮（dehydroepiandrosterone sulfate，DHEAS），其活性依次递减，对毛囊最具有生物活性的雄激素是 DHT。在未孕妇女中，雄激素由卵巢、肾上腺和外周组织转化合成，大部分与血清白蛋白和性激素结合球蛋白（SHBG）相结合，仅 1％以游离形式发挥生物效能。

女性多毛症表现为两个方面。

（一）阴毛发育提早

女阴阴阜处阴毛提早发育，可以在 10 岁左右开始出现阴毛生长。在雌激素的作用下，无色素、细的毳毛，变成有色素、粗的终毛。在阴毛增多的同时下肢的毳毛也变粗、变黑、变长。

（二）体表毛发增多症

在年轻女孩子的面颊部、上唇处和鬓角处长出毛发，最严重者满唇均为长胡须，四肢均有长的毳毛，甚至于两手指背上也长出长长的毳毛。

PCOS 患者多毛现象多不严重，以性毛增多为主，如阴毛分布常延及肛周、腹股沟或上伸至腹中线，但多属女性型分布；尚有眉浓及腋毛较浓密，前臂及小腿毛发增多，上唇细须或乳晕周围有长毛出现等。

痤疮(acne)是一种累及毛囊皮脂腺单元的慢性炎症性皮肤病，是由皮脂、角化细胞、角化不全细胞及微生物等，充塞在扩大的毛囊口内形成的，好发于面部、胸部、背部等皮脂腺丰富的部位。研究发现女性痤疮患者中74%患有多囊卵巢综合征。其特点：发病年龄小，一般为9～13岁，痤疮病情重 除皮肤油腻、毛孔粗大外，有许多炎症性丘疹、脓疱和囊肿，好发于颜面下 1/3 处，特别是鼻部及其周围皮肤，持续时间长，因引起痤疮的原因是高雄激素血症，故口服或外用传统治疗痤疮的药物效果不好。患有痤疮时，也应结合月经的临床表现注意筛查雄激素水平，利于早期确诊和治疗。

女性雄激素性脱发(female androgenetic alopecia, FAGA)是 PCOS 中的一种较少见的皮肤表现，由于其往往表现为弥漫性脱发，发辫逐渐变细，而不会出现男性脱发中的秃顶等表现，故通常不被重视。

黑棘皮症为 PCOS 患者的另一种皮肤表现，最近报道幼儿的顽固肥胖合并黑棘皮症的是成人多囊卵巢综合征的一个危险因素，该病在肥胖患者中越来越多见。黑棘皮症是一种皮肤疾病，特点是以皮肤表面有绒毛状的灰棕色的色素沉着，中央增厚，边缘较薄，常发生于皮肤弯曲处，包括颈部、腋窝、腹股沟以及乳腺下方。

六、青春期多囊卵巢综合征

PCOS 不单纯是育龄妇女的疾病，而是可能从围青春期，甚至是胎儿期就开始发生发展的持续影响妇女一生的疾病。青春期 PCOS 的主要表现：①月经初潮后 1～3 年内大多是无排卵周期，主要表现为月经稀发或继发性闭经。随着下丘脑-垂体-性腺轴逐渐发育成熟在青春期晚期建立规律排卵功能；②胰岛素抵抗及代偿性高胰岛素血症；③雄激素分泌增多及高雄激素血症；④卵巢形态的改变：正常青春期少女超声下常可见到卵巢多囊性变，但小卵泡数目不如多囊卵巢综合征多，无卵巢间质回声增强及体积增大，随着日后排卵的发生，小卵泡会日渐减少；⑤青春期促性腺激素逐渐呈脉冲式分泌，LH 对促性腺激素释放激素反应增强：LH 分泌量渐增加，醒睡差异逐渐消失，使 LH/FSH 比值由 ＜1 转变为＞1；此外在青春期发育阶段少女常出现中心性型肥胖(腰臀比 WHR＞0.85)(约 40%)等变化。

超声下卵巢形态特征青春期 PCOS 患者超声下可见卵巢多个卵泡，间质回声增强及体积增大(＞10ml)，与正常青春期少女多卵泡卵巢区别还在于后者卵泡数量 6～10 个，直径 4～10mm，卵巢基质回声正常，总体积较小。

有专家提出了以下建议性的诊断青春期 PCOS 的标准，认为符合下列五条中的四条才可诊断：①初潮 2 年后仍有月经稀发或闭经(月经稀发：月经间隔 42 天～180 天；闭经：停经＞180 天)；②临床高雄激素血症：持续痤疮，严重多毛；③生化高雄激素血症：血清睾酮＞1.7nmol/L，LH/FSH＞2；④胰岛素抵抗/高胰岛素血症：黑棘皮症、腹型肥胖、糖耐量受损、代谢综合征；⑤B 超见多囊卵巢：卵巢增大，多囊卵巢，间质增加。

该意见定义了月经稀发或闭经发生的时间，强调了高雄激素血症在诊断中的地位，对胰岛素抵抗诊断的定义也是采用了临床特征的表现，而不是单纯生化检测。这一标准针对了青春期 PCOS 的病理生理的两个关键的、互为恶性循环的环节：胰岛素抵抗或高胰岛素血症和高雄激素血症，无论对评价患者的病理状态或指导治疗都有较好的实用价值。

（魏本翠）

第五节　多囊卵巢综合征诊断

1989 年 WHO 把 PCOS 的不排卵定义为 WHO II 类无排卵。随后，在 1990 年在使用放射免疫测定激素临床应用 20 余年后，美国国家研究院（National Institutes of Health. NIH）资助的一个专家委员会在 1990 年 4 月第 1 次制订 PCOS 临床诊断的标准（NIH，1990 年标准）：①高雄激素征象（hyperandrogenism）和（或）高雄激素血症（hyperandrogenemia）；②稀发排卵（oligoovulation）；③排除已知的引起高雄激素或排卵障碍的疾病如库欣综合征（Cushing syndrome）、高泌乳素血症（hyperprolactinemia）以及先天性肾上腺皮质增生（congenital adrenal hyperplasia，CAH）。而关于 B 超证实有多囊卵巢改变，备受争论。显然这一诊断标准主要关注卵巢源性的雄激素分泌过多。

我国在 20 世纪 80 年代后期及 90 年代末一直在教科书中强调 PCOS 的临床诊断，如月经失调、多毛、痤疮、肥胖等，实验检查：双侧卵巢多囊样变伴有雄激素异常上升（雄烯二酮、睾酮），促性腺激素的比率失调（LH/FSH>2～3），LH 异常增高。

2003 年 5 月在 Rotterdam 欧洲生殖和胚胎医学会与美国生殖医学会 ESHRE/ASRM 的专家们进行讨论，制订了一个新的 PCOS 的诊断标准，其内容为在排除一些相关疾病外，PCOS 的临床诊断符合下列标准中的两条即可诊断：①稀发排卵或无排卵；②临床症状和（或）生化指标显示雄激素过多症（hyperandrogenism）；③卵巢多囊样变（polycystic ovaries）。

2006 年美国雄激素过多协会（AES）提出的 PCOS 诊断标准①多毛和（或）高雄激素血症；②稀发排卵或无排卵和（或）多囊卵巢；③排除其他雄激素过多的相关疾病，如 CAH、库欣综合征、高泌乳素血症、严重的胰岛素抵抗综合征、分泌雄激素的肿瘤、生长激素肿瘤及甲状腺功能异常等。在此标准中强调雄激素的临床表现及生化表现、排卵异常，同时把排除诊断作为诊断标准之一。

一、多囊卵巢综合征排卵异常的诊断

（一）排卵异常的临床表现

PCOS 持续无排卵的临床表现主要是月经失调和不孕，伴随双侧卵巢增大。

月经失调的主要表现是月经不规律，稀发或者闭经，绝大多数为继发闭经，闭经前常有月经稀发或过少。偶见闭经与月经过多相间出现。大约 20% 的 PCOS 的妇女会出现闭经，5%～10% 的妇女可以有规律的排卵功能，识别 PCOS 是否有正常排卵是很重要的，月经规律和正常排卵并不相同。

(二)排卵异常的内分泌特征

(1)血清 FSH 值偏低而 LH 值升高，LH/FSH＞2～3。

(2)血清睾酮、双氢睾酮、雄烯二酮浓度升高，睾酮水平通常不超过正常范围上限的 2 倍。脱氢表雄酮(DHEA)和脱氢表雄酮硫酸盐(DHEA-S)浓度正常或轻度升高。

(3)尿 17-酮皮质类固醇正常或轻度升高，正常时提示雄激素来源于卵巢，升高时提示肾上腺功能亢进，17-羟皮质类固醇反映皮质醇的水平。

(4)血清雌激素测定为正常值或稍高，其水平恒定，无周期性变化，$E_1/E_2＞1$。

二、高雄激素血症

雄激素过多是多囊卵巢综合征最重要的临床特征，是诊断 PCOS 所需条件之一。根据目前临床上最为广泛接受的 2003 年 Rotterdam 诊断标准，有 4 种情况可以诊断为 PCOS，其中 3 种情况包含高雄激素。2006 年 Androgen Excess Society 制订了一个 PCOS 诊断标准，该标准最突出的特点是进一步强调了高雄激素，把雄激素过多列为诊断 PCOS 的必需条件。

女性体内的睾酮有 3 个来源：卵巢、肾上腺皮质和腺外组织转化，PCOS 者体内过多的睾酮主要来自于卵巢。当血睾酮水平＞0.55ng/ml 时，诊断为高雄激素血症。大多数 PCOS 者的血睾酮水平轻度升高，一般不超过 1.5ng/ml。如果血睾酮水平＞1.5ng/ml，应考虑分泌雄激素的肿瘤和 21-羟化酶缺陷等器质性疾病。

高雄激素血症的临床体征主要有 4 个：多毛、雄激素性脱发(androgenetic alopecia)、反复发作的痤疮和男性化，患者出现其中任何一个体征，就可诊断为高雄激素血症。

三、多囊卵巢综合征的影像学诊断

近年来使用高分辨率的腹部和阴道 B 超来检查多囊卵巢，无创伤又方便，已成为诊断 PCOS 不可缺少的方法。B 超观察卵巢体积增大 2～3 倍，每侧卵泡数＞10 个，直径 2～10mm，分布于卵巢周边或散在于基质中，基质回声增强。

典型的多囊卵巢声像图特征包括：①双侧卵巢均匀性增大：由于 PCOS 患者卵巢内大量小卵泡的存在、间质细胞(卵泡膜细胞)的增生和间质充血水肿，可造成卵巢体积的增大，常呈球形，双侧对称。②包膜增厚：超声下卵巢边界清晰，呈高回声，包膜明显增厚。③皮质内大量小卵泡存在：卵巢皮质内存在大量无回声小囊性结构，直径一般为2～8mm，小卵泡的分布常见为规律地排列在卵巢的包膜下方，呈项圈圈/栅栏状，形成低回声带，从而与高回声的包膜形成鲜明对比，偶尔见小卵泡分散在卵巢皮质内。④卵巢间质回声增强：间质部分因充血水肿和间质细胞增生而回声增强。

四、多囊卵巢(PCO)和多囊卵巢综合征(PCOS)

仅有 PCO 但没有排卵障碍或高雄激素的妇女(无症状 PCO)不应诊断为 PCOS。PCOS 是一个综合征，需要满足鹿特丹标准三条中的两条方可诊断。对于一个 PCOS 患者，可能具有 PCO 或超声完全是正常的卵巢。

在正常排卵妇女中有 16%～25%的人存在超声下的 PCO；Ehrmann 等报道在不伴有高雄激素的青少年中 27%～39%存在超声下的 PCO。Michelmore 等研究表明超声下的 PCO 患者比正常卵巢表现者伴不规律月经的概率增加。Carmina 等证实伴 PCO 的正常排卵妇女中有 33%存在雄激素分泌增加和轻度胰岛素抵抗导致胰岛素样生长因子结合蛋白-1 产物下降。

（魏本翠）

第六节　多囊卵巢综合征的治疗

多囊卵巢综合征的治疗，包括改善生活方式，调节饮食结构，减轻体重；促进排卵，恢复正常月经和生育力；治疗高雄激素血症，多毛症，胰岛素抵抗代谢综合征；腹腔镜手术和辅助生育。

一、控制饮食+体育锻炼

控制饮食、增强锻炼、减轻体重可有效改善 PCOS 者的胰岛素敏感性，降低雄激素水平及调整月经周期。

2004 年江钟立等对 20 例 PCOS 患者进行 3 个月控制饮食及运动的生活模式干预或药物治疗。生活模式干预组患者予以低热量饮食处方，即总热量 4180～5020kJ，其中糖 50%，蛋白质 30%，脂肪 20%，分配到每日饮食约为主食 200～250g(干重)、荤 200～250g(肉、鱼、蛋湿重)、蔬菜 500g 中。同时制订运动处方并指导实施：中等强度运动，每日运动 60 分钟以上，慢跑总路程 6～8km，每周运动 5 天以上，连续 3 个月。药物组于经期第 5 天口服达英-35，1 片/天×21 天，连用 3 个周期。生活模式干预组体重指数 $[(25.45\pm1.88)kg/m^2$ vs (28.78 ± 2.39) kg/m^2，$P<0.05)]$ 及空腹胰岛素水平$(11.5\pm6IU/L$ vs $18.17\pm6.38IU/L$，$P<0.05)$明显下降，胰岛素敏感指数$(0.52\pm0.26$ vs 0.28 ± 0.1，$P<0.05)$增加，而药物组无明显变化；睾酮、LH、LH/FSH 两组均有明显下降，但两组间无差异。该研究表明：低热量饮食加运动治疗有利于改善胰岛素抵抗，降低 LH 和睾酮，是治疗肥胖 PCOS 胰岛素抵抗患者经济、安全且有效的辅助手段。

限热量饮食可能对 PCOS 有一定的治疗作用，并可能导致 PCOS 患者体重明显降低，改善代谢紊乱等情况，热量摄入越少可能对 PCOS 的改善越明显。

二、胰岛素增敏剂

胰岛素增敏剂可增加胰岛素在外周组织作用的敏感性，降低胰岛素水平，降低 PCOS 患者的高雄激素水平，改善卵巢功能，提高促排卵治疗的效果，并降低相关疾病(如 2 型糖尿病及代谢综合征)的发生风险。

甲福明目前是治疗 PCOS 患者胰岛素抵抗的一线用药。通过减少肝糖合成、糖原异生和糖原分解，增强外周组织摄取糖，减少脂肪组织的脂解作用，促进肌肉组织摄取和利用葡萄糖达到降糖效果，且不会致低血糖。但常引起恶心、呕吐、腹泻等胃肠道副作用，因此给药时常采用小剂量递增法以减少副作用。常用方法为：500mg，每日 2 次或 3 次，即 1000～1500mg/d，治疗 3～6 个月。

甲福明为 B 类药，目前尚无致动物或人类胎儿畸形或毒性的证据。已被用于治疗妊娠中晚期的糖尿病患者且无围产儿死亡率增加，未见影响新生儿出生体重、身长、生长发育，及先天畸形的报道。目前尚无证据表明孕早期服用甲福明会增加胎儿畸形率。

三、多囊卵巢综合征促排卵治疗

多囊卵巢综合征已成为无排卵型不孕症的主要原因之一。促排卵包含诱导排卵和超排卵。诱导排卵是以诱导单卵泡或少数卵泡生长发育为目的，在排卵稀发或无排卵的患者中诱发卵巢排卵的方法。超排卵是在进行试管婴儿治疗的患者中以药物控制的范围内诱发多个卵泡发育成熟。

（一）诱导排卵的方案

1. 枸橼酸氯米芬　枸橼酸氯米芬(clomiphene citrate，CC)为非类固醇类抗雌激素制剂，它具有弱的雌激素效应，因此能竞争性结合下丘脑细胞内的雌激素受体，抑制补充细胞内受体，解除雌激素对下丘脑的负反馈，刺激下丘脑 GnRH 释放，间接使 FSH、LH 水平升高，促进卵泡生长发育，常作为 PCOS 患者诱导排卵的首选药物。

CC 一般自月经来潮第 5 天开始，连用 5 天，起始剂量为 50mg，优势卵泡发育至 18～20mm 时，内源性 LH 峰不高无排卵者可给予 HCG 5000～10000IU 诱导排卵；如无优势卵泡生长，下个周期可依次递增 50mg/d 直至发生排卵；最大剂量不超过 250mg/d。

CC 促排卵的有效性接近 80%，但妊娠率仅占 35%～40%。其主要原因是由于 CC 的局部抗雌激素作用，使宫颈黏液稠厚不利于精子的穿行，同时影响子宫内膜的发育，虽有优势卵泡生长但子宫内膜过薄，从而影响受精卵着床。可予雌激素治疗。另 CC 可使约 5% 的 PCOS 患者发生黄体功能不足。对促排卵后表现为双相体温但未生育的患者在黄体期可加用孕酮或 HCG 进行黄体支持。

2. 他莫西芬　他莫西芬(tamoxifen)与 CC 一样，是选择性雌激素受体抑制剂，其化学结构、药理均与 CC 类似。促排卵与支持黄体功能不足的效果也与 CC 相同。

用药方法是月经的第 5～9 天每天口服 10～20mg 他莫西芬。既往对比他莫西芬、枸橼酸氯米芬排卵率、妊娠率的报道各有不同，因此认为对于 CC 抵抗的 PCOS 患者，可尝试使用他莫西芬进行促排卵。

3. 芳香化酶抑制剂　来曲唑(letrozole)是一种非甾体类芳香化酶抑制剂。通过抑制芳香化酶的活性，阻碍雄激素向雌激素的转化，降低机体内雌激素水平，解除雌激素对下丘脑和(或)垂体的负反馈作用，继而促进卵泡的发育和排卵。同时卵巢局部的雄激素增加而加强卵泡的募集。来曲唑不具有 CC 的抗雌激素效应，因此对子宫内膜无影响。

用药的方式是从月经的第 3～7 天，每天 2.5～5mg。对来曲唑促排卵的两种剂量的对比研究发现无差异性，而 5mg/d 剂量可获得更多优势卵泡，有更高的成功率。

4. 促性腺激素　促性腺激素包含 FSH、LH、HCG。临床应用的药物种类有 HMG 和 FSH。HMG 是一种糖蛋白激素，来自于绝经后妇女的尿液，每支含 FSH、LH 各 75IU。也有自绝经后妇女尿液提纯的 FSH。目前已有高纯 FSH(几乎不含 LH)及普遍应用的基因重组 FSH(既不含 LH，也不含尿源性杂质蛋白)。HCG 是胎盘产生的绒毛膜促性腺激素，也自孕妇尿中提取。

目前用药方案有两种:小剂量递增和递减方案。小剂量递增方案的起始剂量、持续时间和递增剂量目前存在争论。大致是:Gn起始剂量为75IU/d,B超监测卵泡发育情况,如卵泡增长明显,以每天1～2mm的速度增加,则维持原量;若卵泡生长缓慢则每3天递增37.5IU或每5天增加75IU,至优势卵泡形成后予HCG 10 000IU,如卵泡多,有OHSS倾向,则给HCG 5 000IU,排卵后加用孕酮或HCG进行黄体支持。递减方案的常规用法:月经第3天时先给较大剂量的Gn,起始剂量为150IU/d,当卵泡大小为10mm后,如果卵泡持续生长,则每隔3天递减37.5IU,试图维持至FSH的阈值以下,力求单个优势卵泡形成。为避免OHSS的发生,如果出现≥3个17mm以上的卵泡形成时应停用Gn,禁用HCG诱发排卵,可取消该周期,或改行其他助孕方式。PCOS患者用Gn最大的风险是发生卵巢过度刺激综合征(OHSS)和多胎妊娠。不同患者之间药物的其效剂量差别很大,少数年轻患者要用较大剂量才能发生反应;少数年龄偏大的患者用小剂量Gn即有多个卵泡发育甚至发生OHSS。少数患者在注射部位出现发热、关节疼痛等副作用。使用HCG者偶有精神方面的不良反应,如压抑、暴躁等不适。

(二)超排卵的方案

PCOS患者在正规促排卵3～6个周期无效后,可转入控制性超排卵方案。因患者常合并有高LH水平,高LH的促排卵效果常不佳,应用GnRHa抑制促性腺激素水平后再促排卵效果较佳。但PCOS患者对促性腺激素的敏感性比一般妇女增加,易出现卵巢过度刺激综合征。可在控制性超排卵(controlled ovarian hyperstimulation, COH)周期前加用OCP一周期,同时抑制过高的内分泌水平。

1. 长方案　这是常用方案,在前次月经的黄体中期使用GnRHa降调节,月经的第2天抽血检查内分泌,达到降调标准后,自月经的第3天结合患者的年龄和基础内分泌、基础卵泡数情况使用促性腺激素,卵泡直径达标准时使用HCG诱发终成熟。

2. 超长方案　PCOS患者也可选用该方案,自月经第2天使用长效激动剂如曲普瑞林,1个周期或3个周期(用于合并有子宫内膜异位症),在末次激动剂使用后的第29天开始使用Gn,其余处理同长方案。

3. 短方案　PCOS患者较少使用,在常规剂量Gn反应不良时可尝试该方案。激动剂自月经第2天开始,第3天开始加用Gn,HCG日同时停药。

4. 拮抗剂方案　自月经第3天开始使用Gn,当卵泡大于14mm时开始使用拮抗剂,拮抗剂可每天小剂量0.25mg使用,也可大剂量3mg单次使用。常规在拮抗剂方案开始前,使用OCP一个周期辅助降调节。

超排卵的目的是获得数量适当的卵子,而非卵子越多越好。郑州大学第一附属医院生殖中心统计结果表明,10～15个卵子组的妊娠率最佳,卵子少则容易引起优质胚胎少,可冻存胚胎少,胚胎利用率低,总的妊娠率低;卵子数过多,易诱发OHSS,异常受精等情况。因此,在周期启动前,应结合多方面因素选择合适的Gn剂量,以得到最佳结局。

需考虑的因素中包含患者的年龄、基础内分泌情况、既往卵巢反应情况,对不同类药物的反应情况等,决定Gn的支数,启动的时间。

促排卵方案的目标应该是避免多卵泡发育,尽量获得单个卵泡发育。即使在

IVF/ICSI 中也应避免过多卵泡发育，防止 OHSS 和多胎妊娠的发生。临床工作中却很难达到上述目标。因为 PCOS 患者属于全身性的内分泌紊乱，每位患者的内分泌情况和卵巢反应情况都不同，可能有不同程度的并发症。因此，用药方案一定要个体化，根据患者每个周期内对药物的反应情况作出预测，及时调整药物的剂量和种类。

5.HCG 的应用　推荐所有的促排卵方案都在卵泡成熟期加用 HCG 5000～10000IU，一方面促进卵泡的最终成熟，另外减少 LUFS 的发生。同时适时进行黄体功能的支持直至妊娠后 3 个月。

（三）黄体的支持

PCOS 患者在 COH 过程中有多个卵泡生长，雌激素水平激增，而孕酮水平偏低，不协调的雌孕激素比例不利于胚胎的植入，因此，要进行黄体支持。一般选用黄体酮针 60mg/d，也可采用地屈孕酮片，或采用黄体酮凝胶剂阴道用药，每次 90～180mg。也有文献报道可使用 HCG 或 HCG 加黄体酮，但 HCG 易诱发卵巢过度刺激综合征。

四、调整月经周期

周期性服用复方口服避孕药(如复方去氧孕烯避孕片、达英-35)可抑制 LH 分泌峰、卵巢雄激素生成及 DHT 与雄激素受体的结合、炔雌醇可促进肝脏合成 SHBG。达英-35 具有极强的抗睾酮(T)作用，可竞争双氢睾酮受体，抑制 5α-还原酶活性，并抑制促性腺激素分泌而减少卵巢雄激素的生成。

服药方法从月经周期或撤退性出血第 5 天开始口服避孕药物，1 次/天，1 片/次，如有漏服，次日加服一片，连服 21 天，停药 3～5 天内有撤退性出血，重复上方案，连续治疗 3～6 个月。若患者无高雄激素血症可使用复方去氧孕烯避孕片；如果患者有高雄激素血症，适合选用达英-35。

应用 OCP 可减小 PCOS 卵巢体积，改善卵巢基质高密度回声状况，减少卵巢和肾上腺雄激素的分泌、降低血中总睾酮水平。孕激素可促进长期受雌激素单一作用增生过长的子宫内膜转向分泌期。治疗后患者痤疮明显减少，月经规律，可有较好的治疗效果。远期效果为减少子宫内膜癌的发生。

五、手术治疗

PCOS 患者的手术治疗多用于控制体重和药物治疗无效时。手术治疗的最大顾虑在于对卵巢的破坏和对储备卵泡的消耗，可能会影响卵巢的寿命。术后可及时联合应用促排卵药物。

（一）卵巢楔形切除术

患者于月经干净或撤退性出血干净后 3～7 天行腹腔镜，卵巢固定后，沿卵巢游离缘纵轴切除卵巢皮质，长度 2～3cm，深度达髓质，宽度依卵巢大小为 0.3～1.5cm 不等，创面双极电凝止血。囊泡型患者可同时穿刺较大的囊泡，使卵巢体积恢复至正常大小或稍大。术后于盆腔内注入低分子右旋糖酐液 300ml 或将透明质酸钠 2ml 涂抹卵巢创面，防止术后粘连。

楔形切除术尽量用于其他方法失败的难治型 PCOS 患者。

（二）腹腔镜下卵巢打孔术(laparoscopic ovarian drilling, LOD)

患者于月经干净或撤退性出血干净后 3～7 天行腹腔镜，用单极电凝钩垂直于卵巢表面，在透亮卵泡突起处点灼，孔的直径 0.3～0.5cm，穿透皮质层，孔深 0.4～0.6cm，每次电凝 2～4 秒，时间尽量缩短，打孔数根据卵巢大小而定，一般 5～10 个左右，使其均匀分布。无明显滤泡者，电灼白膜增厚处，每侧卵巢分别打 10～15 个孔，孔与孔之间距离约 1cm。

术中边电灼边冲洗，注意卵巢降温；观察出血情况，活动性出血点予以电凝止血，切勿电灼卵巢门附近以免影响卵巢血供；把握电凝的时间和深度，避免发生卵巢萎缩甚至卵巢功能衰竭。

腹腔镜下卵巢打孔术具有简单易行、创伤小、恢复快、粘连轻、患者易于接受、效果确切等优点，并且可降低 OHSS 的发生率。

术后半年内有较高排卵率及妊娠率，PCOS 不孕的最佳妊娠时间大致为术后 1 年，多数妊娠发生在术后 1～6 个月。术后 1.5 年仍不能成功妊娠的妇女则获得自然妊娠的机会将大大下降。若未妊娠，血清激素水平又逐渐恢复到术前水平，应指导患者采用辅助生育技术助孕。

六、高雄激素治疗

根据作用机制，可以把目前常用的治疗高雄激素药物分为以下几类：①抑制卵巢雄激素合成，主要是各种复方口服避孕药；②抑制肾上腺皮质雄激素合成，主要是各种糖皮质激素制剂；③拮抗雄激素受体，包括醋酸环丙孕酮(cyproterone acetate)、螺内酯(spironolactone)和氟他胺(flutamide)等；④5α-还原酶抑制剂，如非那雄胺(finasteride)；⑤其他，包括甲福明、罗格列酮和 GnRH 类似物等。

（一）醋酸环丙孕酮

醋酸环丙孕酮具有很强的抗雄激素作用，它能与雄激素受体结合，拮抗雄激素的作用。另外，醋酸环丙孕酮还能抑制 5α-还原酶，加快睾酮的清除。醋酸环丙孕酮是一高效孕激素，其孕激素活性比醋酸甲羟孕酮高。目前国内用的是复合制剂，一种是醋酸环丙孕酮和乙炔雌二醇的复合制剂，商品名为达英-35。每片达英-35 含醋酸环丙孕酮 2mg，乙炔雌二醇 0.035mg。从月经周期或撤药性出血的第 3～5 天开始服用，每天 1 片，连续服用 21 天为一个周期。一般在停药 3 天左右会有月经来潮，如停药 14 天月经仍未来潮，应排除妊娠可能。连续使用 3～6 个周期后，多数患者的血雄激素水平会显著降低。

另一种是戊酸雌二醇和醋酸环丙孕酮复合制剂，商品名为克龄蒙。每盒克龄蒙含 11 片戊酸雌二醇片(2mg/片)和 10 片戊酸雌二醇和醋酸环丙孕酮复合片(每片含戊酸雌二醇 2mg，醋酸环丙孕酮 1mg)。克龄蒙主要用于调整月经周期和围绝经期或绝经后激素治疗。

（二）螺内酯

又称安体舒通，是常用的低效利尿剂。后来发现它能对抗雄激素，因此也被用于治疗高雄激素血症。目前临床上也用它来治疗多毛和痤疮。螺内酯抗雄激素的机制主要有 3 个：①通过拮抗雄激素受体产生抗雄激素作用；②抑制卵巢和肾上腺皮质雄激素的合成；③抑制 17β-脱氢酶，17β-脱氢酶的生理作用是把雄激素活性较低的雄烯二酮转化成雄激素活性较高的睾酮；④抑制 5α-还原酶，5α-还原酶的生理作用是把睾酮转化成双氢睾酮，双氢睾酮的活性比睾酮的活性高。临床上可以单独或联合使用治疗高雄激素血症。用法：20mg/次口服，每天 3 次，每天最大剂量可达 200mg，连续使用 3～6 个月。螺内酯可以明显降低血睾酮和 DHEAS 水平。

（三）非那雄胺

双氢睾酮是 PCOS 体内活性最强的雄激素，它是由睾酮转化而来的。5α-还原酶是生成双氢睾酮的关键酶，在 5α-还原酶作用下，睾酮转化成双氢睾酮。人体内有两种 5α-还原酶，Ⅰ型酶主要分布在肝脏和非生殖器官上，Ⅱ型酶主要分布在生殖器官上，如男性的前列腺、精囊和附睾上以及毛囊上。非那雄胺的分子结构与睾酮相似，能抑制Ⅱ型酶的活性，抑制睾酮向双氢睾酮的转化，从而降低体内的双氢睾酮水平。

非那雄胺不影响睾酮的合成，因此对血睾酮水平没有影响，不具有雄激素活性或抗雄激素活性，也没有雌激素或孕激素活性，因此使用后血 FSH、LH 和 PRL 水平没有变化。

（四）氟他胺

氟他胺为非类固醇的雄激素拮抗剂，它与二氢睾酮的立体结构相似，可通过抑制二氢睾酮与雄激素受体结合而发挥抗雄激素作用。2-羟基氟他胺是氟他胺在体内的主要活性代谢产物，其血药浓度及半衰期远远大于氟他胺，拮抗雄激素受体的能力是氟他胺的 1.5 倍。

氟他胺口服吸收后迅速代谢，主要经肾脏排出。

临床上，氟他胺主要用于治疗良性前列腺疾病。用法：氟他胺 250mg/次，每天 3 次。近年氟他胺也开始用于女性高雄激素的治疗，用法：氟他胺 250mg/次，每天 1～3 次。

长效 GnRH 激动剂可以抑制垂体促性腺激素的分泌，使卵巢体积缩小，可以用于 PCOS 的治疗。由于长效 GnRH 激动剂价格昂贵，治疗高雄激素血症的性价比不高，因此临床上较少使用。

（五）胰岛素增敏剂的治疗

目前，临床上使用的胰岛素增敏剂主要是甲福明和罗格列酮，两者均可改善胰岛素抵抗，降低血胰岛素和雄激素水平。甲福明能抑制肝糖原的合成，提高周围组织对胰岛素的敏感性，从而减少胰岛素的分泌，降低血胰岛素水平，是目前用于改善胰岛素抵抗最常见的药物。用法：甲福明 500mg/次，每天 3 次。

罗格列酮的作用机制与特异性激活一种核受体——过氧化物酶体增殖因子激活的 γ-型受体（PPAR γ）有关，PPAR γ核受体的作用是调节胰岛素反应基因转录，胰岛素反应基因参与控制葡萄糖的产生、转运和利用。罗格列酮可单药治疗，也可与甲福明合并用药。用法：开始时每日服用 1 次，每次 4mg，以后可根据需要增加剂量至每日 8mg，可 1 次或分 2 次服用。

甲福明的副作用小，罗格列酮可能影响肝功能，因此在使用时应对肝功能进行严密监测。最近有报道罗格列酮可增加心脏病风险，导致死亡率增加，因此应慎用该药。

七、多囊卵巢综合征辅助生育治疗

PCOS 患者单纯利用诱导排卵药物指导同房很难达到受孕的目的，而且 PCOS 不孕患者可能同时存在男性不孕因素及不明原因不孕可进行辅助生育治疗。

第七节　中医药治疗多囊卵巢综合征不孕

多囊卵巢综合征(polycystic ovarian syndrome，PCOS) 是以雄激素过多和持续无排卵为主要病理特征的疾病，与生殖和代谢异常相关的内分泌失调综合征。占育龄妇女的 6%～10%，占无排卵性不孕症患者的 30%～60%，近年来发病率呈上升趋势。2010年有研究对我国北京地区的 2111 名社区育龄妇女调查显示 6.11% 患者存在 PCOS。中医史籍对本病无专门记载，近年来中医药对 PCOS 的治疗取得了可喜的成就。寻求更有效的治疗方法，是目前 PCOS 研究的一个热门领域。

一、多囊卵巢综合征的病因病机

关于 PCOS 中医病因病机的研究，历代医家各有不同的看法。元·朱丹溪谓之"若是肥盛妇人，察受甚厚，恣于酒食之人，经血不调，不能成胎，谓之躯脂满溢，闭塞子宫，宜行湿燥痰。"《素问·上古天真论》云："女子七岁，肾气盛；二七而天癸至，任脉通，太冲脉盛，月事以时下，故有子。"《医学正传》曰："经水全借肾水施化，肾水既乏，则经血是以干涸。"《医宗金鉴·妇科心法要诀》曰："女子不孕之故由伤其冲任也……或因体盛痰多、脂膜壅塞胞中而不孕。"《傅青主女科》谓："经水出诸肾。"尤昭玲认为肾虚血瘀是本病的根本病机。无论是肾阴虚还是肾阳虚，都将发生因虚致瘀的病理改变，致冲任气血瘀滞，阻碍卵子排出。邵明霞研究发现 PCOS 患者的基本病机是肾虚痰瘀。杨悦亚等提出，本病是由于肾虚不足，蕴育乏力，因而卵泡发育迟滞；气虚推动不足，卵泡难以突破卵巢而被闭锁。肖承惊认为本病病机是肾阳虚衰，不能化生精血为癸水，则冲不盛，任不通，诸经之血不能汇集冲任，下注胞宫，故月经不调以致不孕；而肾阳虚不能温运脾土，脾失健运，水湿内停故聚而成痰。柴丽宏、闵静红认为肝气郁结是本病最基本的病理变化，而肾虚、痰瘀交阻等是发展的结果。赵薇等认为 PCOS 胰岛素抵抗主要是肝、脾、肾功能失调后，导致痰湿、瘀血阻滞胞脉所致，主要病因为肾虚肝郁，脾虚湿盛及阴虚火旺为两个重要病理改变。由此可见，本病的基本病机与肝、肾、脾三脏功能失调及痰湿、血瘀、肝郁等因素密切相关，或为肾虚血瘀，或为肾虚痰实，或为脾肾虚损、湿聚成痰，或与痰湿郁火有关，或肝失疏泄、肝郁化火等。

二、多囊卵巢综合征的治疗

(一)中医药治疗

1.辨证治疗　辨证论治是中医的精华，是中医认识疾病和治疗疾病的基本原则，是中医学的基本特点之一。现代医家对 PCOS 的病因病机认识不尽相同，但大多数医家认为肾虚是本病的主要病机，同时涉及肝、脾。徐京晓等认为肾虚是多囊卵巢综合征病发之先导，中医药治疗多以补肾为基本原则，兼化痰利湿、活血化瘀之法。石晶等总结王秀霞经验将本病分为肾虚痰湿、气滞痰阻、血瘀痰结、气虚痰凝等 4 种证型，各证型均以苍附导痰汤(香附、茯苓, 苍术、法半夏、橘红等) 为主方分型加减。王利平等采用补肾丸(方药: 怀山药、熟地黄、山萸肉、女贞子、枸杞子、桑寄生、菟丝子、杜仲等), 根据中医 9 种不同体质(正常体质、气虚体质、阳虚体质、阴虚体质、瘀血体质、痰湿体质、湿热体质、气郁体质、特禀体质) 加入相应药物治疗 PCOS、黄体功能不全、闭经、子宫内膜异位症引起的排卵障碍性不孕症 184 例。治疗后出现月经规律, B 超优势卵泡的排卵率为 90.7%。褚玉霞教授从痰湿型 PCOS 的病因病机入手, 提出"首先以补肾阴为主, 继而补肾活血, 第三补肾阳, 第四活血行气"调整月经周期的治疗模式。该模式在"化痰补肾方"及"潮舒煎剂"基础上加减治疗, 临床效果显著。

2. 单方验方 申巧云采用补肾化瘀调经方治疗 PCOS 30 例, 取得较好疗效。组方及药物功效: 菟丝子、覆盆子、山萸肉、淫羊藿、紫石英补肾; 桃仁、红花、益母草、薏苡仁、泽泻活血化瘀利水: 地龙通络促卵泡排出; 黄芪益气以促进化瘀之力。临证时并随月经周期不同分期及患者不同临床表现辨证分治。王砚琳于月经周期第 1 天测量基础体温, 第 5 天开始服用补肾活血化痰方: 熟地黄、淫羊藿、补骨脂、皂角刺、山慈菇、山药、陈皮、香附、桃仁。每天 2 次, 连服 15 d。38 例患者治疗 82 个周期, 有 73 个周期排卵, 周期排卵率为 89.02%, 38 例中有 26 例妊娠, 妊娠率为 68.4%。促排卵丸方药组成: 白花蛇舌草、丹参、益母草、生黄芪、枸杞子、苏木、苍术、半夏。曲巧敏治疗 36 例 PCOS 患者, 治愈者 18 例, 占 50%; 有效者 12 例, 无效者 6 例, 有效率为 83.3%。

3. 中药周期 中医根据 PCOS 的临床特点, 认为主要是肾-天癸-冲任之间生克制化关系的失调所致。因此, 将西医的下丘脑-垂体-卵巢轴功能失调与中医肾-天癸-冲任生克制化关系的失调作为辨证与辨病的结合点。因此, 模拟西医月经周期的变化给予中药治疗, 以恢复其间的协调平衡, 达到重建月经周期、促进排卵、治疗不孕的效果。尤昭玲以紫石英、锁阳、覆盆子、山萸肉、地龙、三七、泽泻、泽兰为基本方, 根据月经周期分段施治。经后期: 血海空虚为阴长阳消期, 宜酌加滋阴养血药当归、白芍、女贞子、墨旱莲等; 经间排卵期为重阴转阳期, 应在补肾阳的同时加用活血通络药如赤芍、丹参、泽兰等以促进阴阳的顺利转化; 经前期为阳长阴消期, 应以补阳药为主, 以顺应生理变化, 促进周期的正常经血的顺利排泄。袁雄芳运用中医周期疗法以补肾-活血化瘀-补肾为立法公式, 根据月经不同时期肾的阴阳变化规律, 结合 PCOS 病理变化特点, 进行分期用药, 来治疗 PCOS, 有效率为 86.8%。冯光荣等将本病分为 4 个阶段治疗。①经净后至排卵期前, 多选用补肾活血养阴之品, 稍佐补阳; ②排卵期前后, 治宜疏肝理气、活血通络; ③排卵后至经行前, 治应补阳疏肝、理气调经, 方用毓麟珠加减; ④经期, 采用活血化瘀、引血下行之法。范丽丽将 40 例 PCOS 患者经期分为经后期、经间期、经前期、行经期, 分别予以四二五合方、补肾阳加活血通络药、补阳药及桃红四物汤加减, 治疗 3 个月经周期内受孕 19 例, 4~8 个月经周期内受孕 13 例, 8 个月经周期内受孕率为 80%。

(二)中西医结合

西医治疗 PCOS 以降低促黄体激素水平、改善胰岛素抵抗、降低雄激素水平及促排卵、手术治疗为主。临床多采用达因-35、妈富隆及 Gn RH-a 结合促排卵药物氯米芬、绒促性素及尿促性素应用, 如有胰岛素抵抗则配以二甲双胍, 如卵泡期子宫内膜较薄,可结合补佳乐治疗。氯米芬具有高排卵低受孕的特点，且长期应用容易发生卵巢过度刺激综合征。手术治疗后易发生卵巢和盆腔粘连，并且费用较高。近年研究表明：中药可以从整体上调节肌体的内分泌功能，改善子宫、卵巢的局部微环境，加上西药的促排卵、调月经，能从根本上改善 PCOS 患者的病情。逯克娜等采用补肾活血化痰中药联合达英-35、二甲双胍能有效降低 PCOS 患者的血清 Leptin 水平，治疗效果优于单纯使用中药或西药。补肾活血化痰法组方中药通过改善人体内环境，有效降低 PCOS 患者血清瘦素水平，从而达到治疗 PCOS 的作用。李翠萍等对 50 例 PCOS 患者运用中药补肾调周法联合小剂量克罗米芬进行治疗，同时伴有肥胖、糖耐量异常、胰岛素低抗者加服二甲双胍，疗程 6 个月。观察患者治疗前后月经、排卵、痤疮、内分泌及糖代谢等变化。结果临床有效率达 86.0%，多数患者月经、排卵、痤疮及代谢情况较治疗前明显改善。

(三)针药并施

根据中医的整体观念和治病求本的思想，可采用针灸配合中药的治疗方案。王珍萍采用补肾化痰法加针灸治疗 PCOS 25 例，补肾化痰方由菟丝子、川续断、巴戟天、淫羊藿、石菖蒲、半夏、胆南星、夏枯草、当归、川芎、丹参、益母草等组成，选穴：膈俞、脾俞、肝俞、肾俞、中脘、气海、关元、子宫、大赫、归来、血海、足三里、三阴交。

总之，中医药周期疗法结合卵巢周期变化用药，从整体调节患者的内分泌环境及代谢异常，在调经助孕方面有肯定的疗效，且无明显不良反应。中西医结合促排卵，可减轻西药所致的药物抵抗或卵巢过度刺激等症状。然而，目前中医治疗 PCOS 仅处于起步阶段，对其发病机制研究不够，且大多研究仍停留于方剂水平，对单味药研究很少，而在药物作用途径和药理作用环节等方面的相关研究还不深入。在临床研究观察方面，疗效标准尚不统一，且缺乏严格的科学设计，仅少数采用随机分组和双盲法对照。因此，寻求更有效的治疗方法提高排卵率、妊娠率及妊娠成功率仍是目前研究最终目的。笔者认为今后应当对本病从中医方面进行更加深入系统的研究，针对其病因、发病规律、诊治措施等方面加强科研，探讨既有效又实用的治疗方法，仍然是今后该领域的主要研究方向。

(魏本翠)

第十三章　子宫内膜异位症

第一节　概　述

子宫内膜异位症是指具有生长功能的子宫内膜组织出现在子宫腔被覆黏膜以外的身体其他部位，内异症的发病率近年明显增高。此病一般仅见于生育年龄妇女，以 25～45 岁妇女居多。内异症发病机制尚未完全阐明。目前临床治疗效果尚不满意，需进一步研究探讨。

一、内异症的定义

传统的观点认为内异症即为子宫内膜超过子宫腔范围的外在性生长。近年来有学者提出卵巢激素依赖的内膜异位现象为一种生理情况，只有当异位的内膜反复周期性出血，并出现症状时，方能认为是疾病。前瞻性研究发现，内膜异位的病情变化有其自身的生物学周期，几乎所有的女性一生中都出现轻度及表浅的内异症，但由于妊娠或服用避孕药引起的激素变化而自然萎缩。

二、子宫内膜异位症流行病学

关于流行病学特点：内异症好发于 25～45 岁妇女，近年来发病有年轻化趋势，可能与医生及患者对内异症的认识提高，腹腔镜手术的广泛开展有很大关系。根据流行病学的研究，内异症有其独特的发展因素。其高危因素有：①免疫功能紊乱：内异症可能是一种全身性自身免疫性疾病，有报道内异症患者有红斑狼疮或其他自身免疫病史者为无该病患者的 2 倍。②月经异常：经量增多，经期延长与内异症发病有密切关系。③遗传因素。④不孕与妊娠：不孕是内异症的危险因素，妊娠有保护治疗作用。⑤盆腔手术史：刮宫、剖宫产、肌瘤剔除术等常导致内异症。⑥二噁英：是一种化学制剂，在垃圾燃烧后的灰迹中含量很高，二噁英，可以促进子宫内膜种植。

三、发病机制

早在 1921 年 Sampson 首先提出在月经期间脱落的子宫内膜碎屑可随月经血倒流入输卵管移植于盆腔腹膜，卵巢等组织表现，继续生长，最后发展成子宫内膜异位症。现阶段学者们又提出上皮化生学说，即指由胚胎体腔上皮分化而来的腹膜式浆膜具有形成子宫内膜的潜能。目前仍是本病发生的主流意见之一。如婴儿型子宫、原发性无月经的病例，经雌孕激素治疗仅数月就出现卵巢内膜异位囊肿。男性膀胱内也可以发生内膜异位症者。良性转移学说即经输卵管移植和转移性增殖。20 世纪 80 年代盛行二种新观点：即免疫学说和 Lufs 学说：免疫学说 Weed 首先提出以后，Dmoski 在猴和人体研究也得出结论：内膜异位可能由于遗传因素反映的受主免疫功能障碍引起。推测此病：黄素化不破裂卵泡综合征(Lufs)，是引起内膜异位症的原因之一。我国由于计划生育工作的开展。

人工流产术的广泛实施，均可引起本病的发生，这是否是近年来发病显著升高的因素，还有待进一步的讨论。

四、临床表现

因人而异，且可因病变部位不同而出现不同症状。约20％患者无明显不适，常见症状：①痛经和持续下腹痛：继发性痛经是内异症的典型症状，且多随局部病变加重而逐年加剧。②月经失调：15％～30％患者有经量增多，经期延长或经前点滴出血。③不孕：正常妇女不孕率约为15％，内异症患者高达40％。④性交痛。⑤其他特殊症状：肠功能改变及泌尿系统症状。

体征：①子宫后位，固定，有时伴压痛。②附件增厚或呈囊性肿块，壁稍厚，张力高，活动欠佳，有时伴压痛。③后陷凹或宫骶韧带部位有散在隆起的结节或蓝点。④特异部位病灶表现各异；脐内结节突起，有周期性触痛等。

关于内异症的临床分期目前仍采用1985年美国生育协会修订的内异症的评分标准。Ⅰ级(微小)1～5分，Ⅱ级(轻度)6～15分，Ⅲ级(中度)16～40分，Ⅳ级(重度)大于40分。

五、辅助检查

(一)X线双重造影检查

HSG示子宫后位，固定，伞端周围碘油残留，输卵管常通而不畅，24小时X线片见盆腔内碘油呈小团块状，粗细不均，点状雪花分布。气腹造影示子宫附件粘连成团，形成密度不等，不规则增白影，正位片见子宫直肠距离变小、增白。侧位片见子宫直肠陷凹变浅增白。

(二)超声检查

可确定卵巢子宫内膜异位囊肿的位置，大小和形状，偶能发现盆腔检查时未能扪及的包块。B超显示卵巢内膜异位囊肿壁增厚，且粗糙不平。与周围脏器特别是与子宫粘连较紧。囊肿内容物呈囊性，混合性或实性，但以囊性最多见。

(三)腹腔镜检查

是目前诊断内异症的最佳方法，特别是对盆腔检查和B超检查均无阳性发现的不育或腹痛患者更是唯一手段，往往在腹腔镜下对可疑病变进行活检即可确诊为内异症。

(四)CA125值测定

内异症患者CA125呈中度表达，腹腔液中高于血清中，如CA125抗子宫内膜抗体两者同时异常可确诊。

(五)免疫学测定

细胞免疫，体液免疫及补体的测定：内异症患者体内体液免疫指标及补体明显增高，IgG、IgA、C3及C4均升高。细胞免疫功能明显下降，$CD3^+$及$CD4^+$细胞，$CD4^+/CD8^+$比值下降。抗子宫内膜抗体及磷脂抗体的测定：内异症患者体内产生抗子宫内膜抗体及抗磷脂抗体，故两者均升高，显示自身免疫现象。

(六)磁共振成像(MRI)

MRI可多平面直接成像，可直观了解病变的范围、起源和侵犯的结构，可对病变正确定位，对软组织的显示能力增强，故 MRI 应用于内异症，对辨认附件囊肿，了解盆腔粘连情况很有价值。如内膜样囊肿有反复出现的特征，其囊液内所含铁的浓度与疾病发生的时间范围有关，所以可用 MRI T_2 驰豫时间来反映内膜囊肿内的铁浓度。因而用 MRI T_2 信号强度以估计内膜样囊肿内的液体特征。

（七）病理检查

鉴别其病理检查诊断依据是有无内膜表皮细胞以及内膜腺体或间质细胞。

六、子宫内膜异位症的治疗

治疗内异症的目的为治愈疾病，防止复发，促进生育。治疗方法按病变部位、范围及对生育的要求而异。

（一）药物治疗

子宫内膜异位症的发生、发展和消退是在内分泌功能控制下进行的，故应用激素治疗有效。目前药物治疗有假孕疗法，我国应用的雌孕激素合剂的口服避孕药可达到假孕治疗的内分泌状态，在月经第二天开始每日 2 片，连服 2 周后再增加至每日 3 片，可达到闭经。但伴有较大肌瘤、乳癌患者及肝功能异常者禁用。假绝经疗法用丹那唑及内美通，可抑制下丘脑垂体功能，使 FSH 及 LH 下降，并抑制合成甾体激素过程中的多种酶，增加血清游离睾酮水平，常有不可逆的雄激素副反应及肝功能异常，故限制了其长期使用。经过临床研究观察如应用丹那唑 200mg，每日二次加用三苯氧胺 10mg，每日一次联合应用，可增加临床疗效并减少副反应。促性腺激素释放激素激动剂(GnRH-A)的应用，可产生"药物性卵巢切除"的效果，使异位内膜萎缩。常用的有丙氨瑞林 150μg，每日 1 次，肌注，连续 3～6 个月。亦有应用长效制剂如亮丙瑞林(leuprorelin) 3.75mg，戈舍瑞林(goserelin) 3.6mg，皮下注射，每 4 周一次。由于低雌激素可直接造成骨质丢失、骨质减少和骨质疏松，有研究报道 GnRH-A 治疗 6 个月后采用 CT 扫描，脊椎骨密度(BMD)平均下降 4%～12%。目前提出 GnRH-A 联合低剂量雌、孕激素"反加疗法"治疗内异症，既不影响它对子宫内膜异位症的疗效，且可预防骨质丢失等副反应。三苯氧胺(tamoxifen, TMX)是一种非甾体类抗雌激素药物而应用于治疗内异症。TMX 治疗：其周期性疗法为 TMX10mg，每日 2 次口服，每月 20 天，6 个月为一疗程；亦可持续性疗法，TMX 10mg，每日 2 次共 6 个月。有研究发现 TMX 持续治疗较周期治疗血清 E_2 水平明显升高，可能诱导卵巢激发而致卵巢内膜囊肿增大及功能性卵泡囊肿形成。故以选择周期性用药方法为宜。米非司酮(mifepristone, Ru486)为孕激素抑制剂而被应用治疗内异症。长期低剂量应用效果较好，一般应用 Ru48610mg，每日 1 次共 6 个月。总之，临床上药物治疗适应于轻、中度子宫内膜异位症，可缓解症状，增加受孕率。关于手术前后药物治疗问题，仍有分歧意见，但如术中有残留小病灶，术后应予以药物治疗。

（二）手术治疗

手术对根除内异症病灶，促进生育功能疗效较好，仍是治疗内异症的主要措施。对重症患者，病灶较大，纤维化多，粘连紧密，一般药物治疗无效。较大的卵巢内膜样囊肿以及药物治疗失败的病例，手术仍是重要的方法。保守性手术主要为切除病灶，分离粘连，重建卵巢，修复组织。主要用于年轻要求生育的患者。保守性手术可在电视腹腔镜下进行，如有困难亦可开腹手术，如盆腔内异灶的切除，电凝、气化或激光处理。输卵管的粘连松解，输卵管的造口术或成形术。卵巢内膜异位囊肿处理时宜先行粗针穿刺吸引，待囊液基本吸净，囊壁皱缩，囊壁易游离，然后行囊肿剥出术，如此可防止囊液在剥离时外溢引起医源性种植。较小的囊肿可直接作剥出术。半保守性手术是保留卵巢功能的手术，以免术后出现绝经期综合征。适用于无生育要求或病情需要切除子宫而较年轻者。按子宫内膜种植学说的理论，切除子宫提示去除了具有活动的子宫内膜细胞种植的来源，可减少复发。根治性手术应用于病情严重、年龄偏大者，当行全子宫及双附件切除术后发现绝经期综合征较多，无复发者。

再次手术适用于：①术后因并发症如出血、损伤而再手术。②术后因内异症复发而再手术。③内异症恶变及术后残余灶恶变再手术。④术后因不孕症再次手术。手术的方式可按需要行二探腹腔镜术，再次保守性手术等。

（赵玉）

第二节　子宫内膜异位症的诊断

一、临床诊断

生育年龄妇女如不育、痛经、经期腰骶酸胀、小腹坠胀等不适，子宫固定后倾，盆腔粘连，附件部位不活动的包块等，只需有一至两项，就应考虑本病的可能。在盆检时，子宫后壁、子宫骶骨韧带和子宫直肠窝只需摸到 1～2 个豆粒或米粒大小的触痛结节，即可作出初步诊断。不伴有子宫直肠窝病变的卵巢巧克力囊肿，内诊时和附件炎症包块十分相似，一般如输卵管通畅，则基本上可以否定炎症的可能。

二、腹腔镜诊断内异症

(一) 腹腔镜诊断

是诊断子宫内膜异位症的最佳方法，特别是对不明原因不育或腹痛者应首选腹腔镜检查。当镜下看到典型子宫内膜异位症病灶时，即可确定诊断。注意外观正常的腹膜可以有微小子宫内膜异位病灶，使用近接触腹腔镜将腹膜区域放大或用血液涂抹腹膜及阔韧带，不典型病灶即变得容易辨认，可以提高其诊断率。子宫内膜异位症在腹腔镜观察下可分为无色素性病灶、含色素性病灶和子宫内膜异位症继发性病变如粘连及挛缩瘢痕形成等。腹腔镜通过肉眼直视检查，并利用染料及热能源协助诊断，必要时可采用活检组织学诊断。腹腔镜具有放大作用，特别是与高分辨的电视系统结合的腹腔镜在检查子宫内膜异位病灶时具有很大优越性。将腹腔镜镜头接近腹膜表面时，能识别直径 400μm 的红色病损，及小至 180μm 的无色素病灶，还能识别即往激光及电手术留下的 40μm 的碳颗粒。

(二) 热-色试验

Semm 自在腹腔镜引进热内凝能源系统之后，首先提出采用热-色试验诊断子宫内膜异位症新技术，这是一种组织化学试验。是用加热到 100℃ 左右的内凝器接触病变部位，若存在子宫内膜异位病灶，则病灶部位显示棕黑色，为热-色试验阳性；若无子宫内膜

181

异位病灶则仅变白色，为阴性。由于盆腹腔子宫内膜异位病灶均在腹膜表面，病灶热接触即变色，因此，临床上该试验除用于子宫内膜异位病灶的定位诊断外还用于搜索探查病变范围，特别是用于检测微细的、不典型的，甚至肉眼不能辨认的病灶。这种诊断方法较活检组织学诊断有以下优点

1.可靠性强、特异性高　盆腹膜尚未发现非子宫内膜异位的含有含铁血黄素的病变，故该试验用于诊断内膜异位的可靠性强，特异性高。

2.敏感性高　热接触即变色，微细病灶也能检测到。

3.无创伤　不像活检留下腹膜创面，内凝局部蛋白质变性，表面形成蛋白保护膜，不会引起术后粘连。

（三）美蓝着色试验法

美蓝对子宫内膜有较高的亲和力。Manhes 首次报道用蒸发浓缩美蓝着色法诊断盆腹膜子宫内膜异位症，并对腹膜美蓝着色的区域活检，50%获得子宫内膜异位的组织学证据。尚有学者提出采用稀释的美蓝溶液经宫颈或经宫腔镜输卵管口插管通液法用于诊断子宫腺肌病和输卵管内子宫内膜异位。林金芳在美蓝输卵管通液术中发现输卵管峡部阻塞或部分阻塞局部节段蓝染者5例用长效缓释型促性腺激素释放激素激动剂(Goserelin, 3.75mg/支)，每月1针，共3个月；停药后2例再次行腹腔镜下美蓝输卵管通液，阻塞段疏通，局部不再出现兰染；另3例停药后行 HSG 检查提示阻塞段已疏通。由于上述美蓝蓝染的阻塞段病灶用 GnRHa 治疗后缩小或消退从而使输卵管疏通，间接证明了美蓝蓝染的阻塞部位为对 GaRHa 敏感的子宫内膜异位病灶所在。总之，腹腔镜的肉眼直视检查结合直接活检或热-色试验是诊断子宫内膜异位症的金标准。

三、影像学方法

以超声扫描最为常用。内膜异位囊肿超声波检查可表现为附件囊性或混合性包块。但超声波对盆腔局灶性病灶无价值，也不能鉴别包块的性质。磁共振成像(MRI)对内膜异位囊肿诊断准确性较高，尤其对腹膜外病变，粘连下方以及脏器(如膀胱，肠道等)的病变，如与腹腔镜联合应用，有互补作用。但 MRI 对盆腔广泛性病变的诊断敏感性不高。

四、生化检测

血清 CA125 是目前常用的一个指标，但这一指标在卵巢上皮性癌以及许多妇科良性疾病如炎症，子宫肌瘤，内异症及子宫肌腺症患者中均有升高，此外 CA125 升高还与月经周期有关。此外，这一指标特异不高。最近，日本学者 Aisaka 报告了 CA125 动态试验的方法，即检测月经期(月经周期第 2～4d, M)和非月经期(月经周期第 10～15d, N)的血清 CA125 水平，以 M/NCA125 增长比率(%)为指标，鉴别内异症的程度，但其预测价值尚待观察。另外，加拿大 Procrea 生物科学公司推出了新的内异症诊断试验，其原理是通过对内异症与对照者子宫内膜组织和血清标本的白细胞介素亚类(leukocyte subset)，包括 T 淋巴细胞，B 淋巴细胞，自然杀伤细胞(NK)细胞，巨噬细胞等进行分析和流式细胞学检测，从而找出差异，建立诊断指标。其阳性预测值是 91%，阴性预测值是 75%。此法可确定盆腔疼痛和不孕的原因，具有多种内膜免疫和生物学指标，微创，较为可靠。但价格昂贵，尚未取得美国食品与药物管理局的批准。

第三节　子宫内膜异位症的治疗

由于病因不明，虽然治疗方法甚多，但仍无满意疗法，目前治疗主要集中于减轻症状。治疗方案根据患者的症状及生殖需要而定。内异症治疗的目的主要是缓解疼痛、去除内膜异位病灶、恢复正常解剖及生育功能。选择治疗的方法应根据患者年龄、生育要求、症状的严重性以及病情如病变的范围、部位、大体及镜下形态作到个体化。治疗的方法包括期待疗法、手术治疗(保守及根治)以及药物治疗。传统的观点对早期病例采取期待疗法，观察 5～12 个月有报道其妊娠率可达 55%～75%，与保守手术及药物治疗效果相当。但内异症是一个进展性疾病，且目前腹腔镜技术不断发展及日趋熟练，在进行诊断的同时切除异位病灶，比期待治疗更能改善症状及提高妊娠率。

一、期待疗法

内异症通常出现月经不调，性交痛或/和盆腔疼痛。近绝经期妇女，如果尚能耐受上述症状，可以随访观察，当卵巢功能自然衰退时，上述症状就会好转。对于因不孕而行腹腔镜检，发现无症状的内异症，治疗需根据镜检分期来定，轻度内异症由于对受孕影响不大，可以不予处理，而中重度内异症，必须手术治疗，恢复正常的解剖结构，恢复生育功能。

二、药物治疗

(一)假孕疗法

上世纪 50 年代后期，高剂量的雌孕激素联合疗法被用于临床。这种治疗的理论就是诱导子宫内膜蜕膜化，随之使异位的内膜组织萎缩。这种疗法对 50～80% 的内异症患者能减轻盆腔疼痛及改善月经失调，但因继发的副反应如体重增加、恶心、呕吐、乳房疼痛、不规则阴道出血等，续用率较低。而单纯的孕激素及低剂量的口服避孕药应用较广。内异症治疗中最常用孕激素是甲羟孕酮 20～30mg/d 连服 6 个月；欧洲的试验曾使用到 100mg，效果极佳而副作用相似。

(二)假绝经疗法

丹那唑(Danazol)是人工合成的 17α-乙炔睾丸酮的衍生物，80 年代曾是治疗内异症的首选药物，现国内仍用以治疗内异症。丹那唑对下丘脑、垂体、卵巢、异位的子宫内膜均有直接抑制作用，因短暂绝经而使异位子宫内膜萎缩。用法：600mg/d 用 6 个月。症状缓解率及闭经率约为 90%，妊娠率为 40%～50%，停药后近 40% 复发。直到目前，研究均表明，丹那唑能增加骨量或无明显降低。但另一方面，雄激素升高和雌激素不足也导致 80% 的患者有不同程度的副反应：如体重增加、痤疮、多毛、潮热、乳房缩小和萎缩性阴道炎等。此外，用药期间 GPT 可显著升高。张荣生用丹那唑治疗内异症患者后，血清 LDL/HDL 及 ApoB/AopA-I 两比值明显增大，说明丹那唑对脂代谢有明显不利影响，不适作长期连续治疗。由于内异症需要长期治疗，而口服丹那唑的副作用限制了它的治疗耐受性。基于在体外实验中丹那唑对子宫内膜细胞具有直接抑制作用，目前有日本学者提出了治疗子宫腺肌病的新方法，即用装备有丹那唑(200mg)的IUD。结果发现大部分患者症状及体征改善，而且无口服丹那唑的全身副作用。

(三)内美通(gestrinone)

内美通(R2323)，是19-去甲基睾酮衍生物，20世纪80年代首次用于内异症取得显著效果。内美通的作用类似丹那唑，但用法较简便：从月经第一日开始口服，每周两次，每次2.5mg，连续服用6个月。副反应有头痛、体重增加、潮热等，但对肝脏影响较小。不同剂量的内美通过骨代谢及骨量的影响还需进一步研究确定。用药后症状缓解率近100%，体征改善率达85%~100%，妊娠率为60%，停药后半年复发率为12%~17%。Mettler等将内美通与丹那唑比较，结果，病灶消失率分别为63.3%，45.2%，停药两年后的妊娠率为64%，49%。内美通治疗内异症的疗效优于丹那唑，其用药次数少，复发率低，妊娠率高，副作用却较轻。

(四)三苯氧胺(TMX)

为非甾体类抗激素药物，它通过细胞浆中雌激素受体(ER)竞争性结合而起到抗雌激素作用，长期应用至体内卵巢功能低下时，则表现为弱激素效应。其用法为月经d5起口服10mg，qid，20d为一周期，共6个月。副反应：热潮、恶心、呕吐、水肿、阴道炎和抑郁等雄激素反应，但反应比丹那唑轻。长期应用对子宫内膜可产生雌激素样作用，引起子宫内膜增生，甚至恶变。故应严格选择病例，特别对有高危因素者慎用。

(五)促性腺激素释放激素激动剂(GnRHa)

为人工合成的9肽类化合物，其作用与促性腺激素释放激素(GnRH)相同，能促进垂体细胞释放LH和FSH，但GnRHa与GnRH受体的亲和力强，且对肽酶分解的感受性降低，故其活性比GnRH高达百倍。若长期连续应用GnRHa，垂体GnRH受体被此激素全部占满和耗尽后，将对垂体产生降调作用，即垂体分泌的促性腺激素减少，从而导致卵巢分泌的性激素下降，出现暂时性绝经，故一般又称此疗法为"药物性卵巢切除(medicaloophorectomy)"。自1982年首次应用于EM的治疗后，已有大量研究证实，对EM患者有明显效果且安全。目前，临床应用的有亮丙瑞林(leuprorelin)、戈舍瑞林(goserelin)等数十种，剂型有鼻腔滴药及皮下注射两类，皮下注射吸收佳，但副作用也大，鼻腔黏膜的吸收率受鼻腔状态及个体的影响。EM合并不孕患者应注重疗效，首选皮下用药。目前多采用GnRHa每4周注射1针，连续6次的方案治疗严重的EM，亦有个别病例治疗延长至1年，其副反应主要为雌激素过低所引起的潮热、阴道干燥、性欲减退、抑郁、记忆力下降及骨质丢失等，使得患者不能坚持长期用药。现多主张反向添加治疗(add back therapy)，在给予GnRHa治疗的同时添加小剂量雌激素，目的在不降低GnRHa治疗效果的同时减少其副作用，从而可能维持治疗或延长治疗时间。目前的研究已证实；反向添加后与单用GnRHa的治疗效果相当，但围绝经期症状、骨质丢失等副作用明显减少。

GnRH拮抗剂：GnRH拮抗剂通过竞争性阻断GnRH受体而产生迅速持久的效应，给药后血浆FSH及LH水平即在数小时内降低，没有应用GnRH-a后最初的垂体刺激作用，且经GnRH拮抗剂预治疗后，腺垂体仍保持其对GnRH的反应性。GnRH拮抗剂的这种药理学机制，为卵巢刺激和治疗性激素依赖性疾病提供了新的途径，这一途径依赖于GnRH拮抗剂与内源性 GnRH 作用的平衡。Cetrorelix 现已用于临床试验，德国学者 Felberbaum 用 Cetrorelix 3mg 每周 1 次，皮下注射共 8 周，显示可缓解内异症的疼痛等症状，无血管运动性症状或其他副作用,使雌激素维持在 37～64pg/ml 的水平,2 次腹腔镜检查,70％的病灶有改善，治疗结束时活组织检查，无内膜增生。可行性 GnRH 拮抗剂治疗方案必须满足在雌激素阈水平达到对性腺的抑制效应，发挥治疗内异症的作用又无低雌激素状态的副作用发生。此方案可称作"Cetrorelix 阈疗法"(Cetrorelix threshold therapy, CTT)它开辟了一条新的治疗途径，可用于子宫肌瘤术前的短期药物治疗，并可用于内异症的长期治疗，且不需要联用任何反加药物。

（六）米非司酮(mifepristone)

米非司酮是 20 世纪 80 年代人工合成的一种孕激素拮抗剂，它能干扰内膜的完整性及抑制排卵，被广泛用于终止早孕，90 年代中后期开始用于治疗内异症，国外学者使用米非司酮 50～100mg/d，连续 3～6 个月，所有患者闭经、腹痛减轻，尿中雌孕激素无周期性变化，血中雌激素水平相当于卵泡中期水平，治疗后腹腔镜 AFS 评分明显降低，副反应很少，如潮热、厌食、恶心、乏力及一过性转氨酶升高。米非司酮对内异症疼痛缓解的机制可能为综合性，包括抗孕酮作用与无排卵状态，一般停药后 20～60 天月经恢复。国内学者使用米非司酮多为 12.5mg/d，连续应用 3～6 个月，效果尚可，副反应少。

（七）芳香化酶抑制剂

在卵巢、胎盘和其他组织(如脂肪组织、皮肤、大脑等)的某些腺体中，芳香化酶起催化 19-类固醇向雌激素转化的作用。在正常内膜组织中，芳香化酶活性是不能被测得的，而在异位内膜组织中，却异常表达，且这一表达可被前列腺素 E_2(PGE$_2$)激活，从而导致异位内膜组织中局部雌激素产生，并介导 PGE$_2$ 形成，由此建立起不利的正反馈循环，对异位内膜组织增生起增强效应，Bulun 等的这一理论，说明了内异症局部病灶雌激素生物合成的分子机制，为芳香化酶抑制剂应用于内异症的治疗提供了理论基础。Yano 等将 fadrozolehydrochloride(一种芳香化酶抑制剂)用于鼠的内异症模型上，观察到 fadrozole 治疗组移植异位内膜胞囊的体积的减小呈剂量依赖性，为芳香化酶抑制剂用于内异症的治疗提供了实验基础。Takayama 等应用芳香化酶抑制剂 Anastrozole 1mg/d 对 1 例罕见的绝经期后复发性内异症患者进行 9 个月的治疗。结果成功地消除疼痛及近乎彻底地清除了异位病灶，显示了芳香化酶抑制剂作为内异症治疗新药的应用前景。

（八）抗肿瘤药物局部应用

Mesogists 等报道了在超声引导下异位内膜胞囊引流，继之注入甲氨蝶呤的异位内膜胞囊治疗方案。此研究选择 11 例年龄在 23～41 岁间的患者,她们符合以下纳入标准：绝经期前、单侧的单一卵巢胞囊(已存在 2 个月以上)、胞囊直径>3cm，无卵巢癌家族史，无肝、肾功能障碍，内异症由超声检查疑诊并由抽吸后细胞学检查确诊，在超声引导下进行胞囊穿刺，不应用局部麻醉或全身麻醉及抗生素，穿刺后尽量吸尽胞囊内液体，注入单剂量 30mg 甲氨蝶呤(生理盐水稀释至 3ml)，吸出液进行常规细胞学检查，所有患者在 6 个月内每月进行超声检查，异位内膜胞囊持续存在者进行第 2 次抽吸及注药。11 例患者中有 9 例胞囊消失，11 人中有 5 人 1 个月后进行了 2 次治疗，无副作用报告，治愈的 9 人中有 5 人盆腔下部疼痛或痛经消除，另 4 人症状显著改善。研究显示甲氨蝶呤的局部应用安全、有效，能直接作用于异位内膜细胞及胞囊壁上皮细胞。

（九）免疫治疗

有资料表明应用免疫调节剂可治疗子宫内膜异位症不孕及抑制异位病灶。早期对仓鼠行手术诱导子宫内膜异位症后应用免疫调节剂治疗其不孕，以后有应用免疫调节药 Pentoxylline 治疗人体子宫内膜异位症的不孕的报道，尽管与安慰剂比较，其妊娠率差异无显著性(31% vs 18.5%)，可能因样本少的关系，有待于进一步研究。

1. Pentoxylline 该药又称 Trental，为甲基黄嘌呤，为磷酸二肢酶抑制剂。20 年来，一直被用于外周血管疾病、脑血管病及局部微循环障碍疾病的治疗，其机制微通过增加血小板、多形核白细胞及单核细胞 cAMP 水平而起作用；Pentoxylline 增加红细胞畸形率、减少血粘连，减少血小板聚集及血栓形成的潜能，该药耐受性好、无明显不适的主诉及副反应，与其他药如抗高血压药、β 阻滞剂、利尿剂、抗糖尿病药、抗心律失常药、洋地黄等无交叉毒副反应。有报道应 Pentoxylline 伴或不伴应用抗凝剂或血小板凝集抑制剂治疗这些患者出现出血或/及凝血时间延长，但原因不清。对同时服用华法令及氨茶碱药物的患者应密切监视凝血时间及氨茶碱的副反应，Pentoxyllin 的用法：缓释胶囊 400mg 每日两次或三次。Pentoxylline 用于治疗子宫内膜异位症及子宫内膜异位症导致的不孕时，其用量低于用于循环系统疾病的量，但疗效显著。该药除应用于治疗血管疾病，还可应用于类风湿性关节炎及激惹性肠炎，一般认为后两种疾病伴有细胞因子如 TNF-α 水平升高，Pentoxyllin 可减少细胞因子如 TNF-α 的产生及抑制其发挥作用，其机制为通过命名细胞内 cAMP 升高并对细胞因子的产生及作用起降调节作用。

2. Leflunomide 最近 3 年，另一个抗 TNF 的药也经 FDA 批准应用于自身免疫性疾病如类风湿性关节的治疗，该药由 AVENTIS 药厂生产，为伊那唑成分的制剂，最初来源于抗炎药，因能作用于有丝分裂原刺激的淋巴细胞的增殖，控制啮齿动物模型自身免疫性疾病，延长移植组织的生存。Leflunomide 通过抑制嘧啶的合成及它的主要活性代谢产物 A77-126 而发挥抗增殖作用，该药几乎 100% 被胃肠道吸收，通过在胃肠道黏膜及血浆迅速非酶转换为 A77-126，Leflunomide(A77-126)的半衰期为 15d，大部分(99.5% 与血清白蛋白)可与血清蛋白较强结合，它与口服避孕药及降血糖药无交叉反应。但与非激素类消炎药可发生弱置换反应。Leflunomide 的用法为负荷量 100mg 每日 1 次连用 3d，以后 20mg 每日 1 次，副作用轻包括腹泻、脱发、皮疹、肝酶升高(主要 ALT 及 AST)，一旦停药肝酶升高可恢复。

3. Etanercept 更特异的治疗类风湿性关节炎的细胞因子类药也产生，Etanercept 由美国西雅图 Wyeth Ayerst 实验室 St.Davids.PA 研制，Immunex 制造并推向市场，该药作为 TNF 配体为能竞争性的与内源性 TNF 的受体结合的蛋白质 Etanercept 能特异性的与 TNF 受体人 Ig GI 的 Fc 片段结合，该片段位于细胞外 TNF 的配合体结合部位。Etanercept 与 Fc 片段结合后，可抑制配体与 TNF 受体的结合而发挥生物学效应(如炎症及细胞因子的产生)。服用 25mg。Etanercept 通过肝、脾网状内皮系统而排出体外，在啮齿类动物体内的半衰期为 20h，推荐剂量为 25mg，每周 2 次，皮下注射，根据报道最常见的副反应包括过敏反应注射部位的反应，上呼吸道感染、头疼，一般反应为轻到中度，不须停药，与其他药物无交叉反应的报道，因 TNF-α 调节细胞免疫反应，故可能存在抗 TNF-α 治疗影响宿主抗感染剂恶性肿瘤反应，应引起注意。

4. Infliximab Infliximab 用于治疗类风湿性关节炎及 Crohn 氏肠炎，为一嵌合体单克隆抗体,可结合与 TNF-α 的可溶性及膜型,中和 TNF-α 的作用,此外,Infliximab 减少血清炎症介质水平,减少滑液组织趋化因子的表达,减少类风湿性关节炎患者关节内淋巴细胞的迁移。但 Infliximab 药代动力学研究不多,资料属于类风湿性关节炎接受 MTX 治疗后的效果,在该资料中,接受标准剂量即每公斤体重 3mg 后 0 周、2 周、6 周及 8 周治疗后的血清平均浓度。其后在 30 周时血药浓度 15mg/L(最后一次剂量后 8 周),当 Infliximab 血药浓度超过 1mg/dl 时,应注意其副作用,包括:上呼吸道感染、头痛、恶心、皮疹、咳嗽、鼻窦炎等,因 Infliximab 一般为静脉用药,故与静脉滴注有关的副反应也有报道。抗 Infliximab 抗体的出现与剂量的应用呈负相关,约占用药患者的 10%,原因不清。同时应用 MTX 可减少抗体的产生,故 Infliximab 常与 MTX 合并用药。

5.雷公藤多甙　近年来其治疗内异症的作用逐步被发现。雷公藤多甙是卫茅科植物,对内异症有显著疗效,除具有抗炎、消肿和免疫抑制作用外,对卵巢功能有一定的抑制作用,造成可逆性闭经,使异位子宫内膜变形退化及萎缩,从而达到治疗效果。显效 42%,有效 48%,总有效率为 90%。本药对重症术后复发、不宜过早切除卵巢的年轻妇女、有手术禁忌证及合并肝病患者更为理想。

三、手术治疗

手术治疗仍是治疗内异症的主要措施,其目的是根除内异症病灶,重建正常的盆腔解剖结构,恢复盆腔环境,消除自觉症状和(或)不孕。行腹腔镜还是剖腹术,不依赖疾病的分期,而赖于手术者的专业技术及经验。这两种方法治疗内异症同样有效。手术前应用 GnRHa 抑制黄体的形成,使微小病灶减小甚至消失,减轻内异症的症状,以便手术如期进行。卵巢子宫内膜异位囊肿(卵巢巧克力囊肿)术前如应用 GnRHa 后既使囊肿萎缩,由于囊壁皱缩似瘢痕形成以致囊壁难以去除。故对卵巢子宫内膜异位囊肿术前应用效果不佳。

(一)切除病灶

内异症的种植形成多种多样,肉眼观察正常的腹腔,显微镜下可能已受内异症浸润,肉眼病灶可以切除,电凝及激光处理,深部病灶及其周边数毫米组织可采用切除方法去除,表浅病灶可采用单极或双肺电凝以及 CO_2、氩、KTP 激光气化处理。CO_2 激光比氩及 KTP 激光更精确,但止血功能稍差,激光对周围组织损伤比电凝小,在腹腔镜下诊断内异症时,可同时行激光去除病灶、输卵管伞端造口、输卵管疏通术。

(二)卵巢子宫内膜异位囊肿的处理

卵巢子宫内膜异位囊肿药物治疗效果不佳,既使药物治疗时,症状有所缓解,仍需积极采取外科手术。可采取腹腔镜或剖腹术处理子宫内膜异位囊肿,方法可分为三种。

(1)腹腔镜下囊肿穿刺术。此为最简单的手术,适用于小的和粘连紧密不能剥离的囊肿,操作步骤如下:①于囊肿最突出点穿刺;②吸出囊内液;③将囊内和盆腔内冲洗干净;④电凝和激光破坏囊壁。

(2)囊壁剥离。①于囊肿最突出点行一电凝带,沿电凝带作一切口;②清除囊内物,边操作边冲洗和吸引;③分离囊壁与卵巢皮质;④钳抓囊壁,朝一方向扭转;⑤电凝止血。

(3)卵巢部分切除。囊肿较大、粘连紧密、不能剥离干净，可连周边部分正常组织一同部分切除。内异症保守性手术治疗后，均有一定的复发率，特别是卵巢子宫内膜异位囊肿手术。Busacca 等报道，2 年累积复发率为 11.7%，再次手术率为 8.2%，复发率与内异症的分期(IV期)及以往内异症手术成正相关。

(三)子宫骶骨神经激光切断术(LUNA)

Reddy 等对内异症引起的盆腔疼痛患者采用 LUNA 术，离断宫颈及宫体下部敏感的神经纤维，使患者疼痛减轻。切断的部位近宫颈处，切断子宫骶骨韧带，将韧带离断去除 2～5cm，深达 1cm，以确保所有的神经纤维切除，但需防止输尿管损伤。LUNA 术可明显减轻正中部疼痛。若神经切断不全，疼痛可复发，患者常需再次手术治疗。

(四)骶前神经切断术

即切断腹下神经丛，它适应于严重盆腔正中部疼痛的内异症患者，常与内异症保守性手术与 LUNA 术同时进行，在行此手术时，需仔细对此部进行解剖。严格选择患者是此手术成功的前提，骶前神经切断术将缓解盆腔中部疼痛，附件疼痛的患者不适宜做此手术。

(五)子宫切除

不需要再生育、子宫有病的妇女行子宫切除术能立即减轻内异症的症状，行子宫切除需考虑 2 个问题：①采用腹式还是阴式子宫切除；②是否保留卵巢。手术方式依赖手术者的经验及病变程度，病灶广泛的患者阴式手术比较困难，若需阴式手术，这时可辅助用腹腔镜。病灶广泛、特别是巨大卵巢巧克力囊肿多采用腹式切口，是否保留卵巢多取决于患者的态度，但保留卵巢，内异症复发的风险增大。Namnoum 等报道，子宫切除时保留卵巢的患者，再发盆腔疼痛的几率及再次手术的几率分别比卵巢切除者大 6.1、8.1 倍。对于卵巢切除的较年轻者，术后需使用雌激素替代疗法，预防骨质疏松及心血管疾病。

(六)保守性剖腹术

指保留生殖能力的手术。目的是清除病灶、恢复盆腔脏器的解剖关系、保留和恢复生育能力。

1.适应证

(1)卵巢子宫内膜异位囊肿。

(2)不孕由于盆腔粘连、生殖器官解剖位置变异或输卵管阻塞引起。

(3)难以忍受的盆腔疼痛。

2.手术方法

(1)分离卵巢、输卵管与周边组织的粘连，使卵巢游离，恢复输卵管与卵巢的正常解剖关系，特别注意输卵管伞端及壶腹部的解剖，剔除卵巢巧克力囊肿。

(2)分离子宫后壁与直肠及其他脏器的粘连，清除直肠窝的病变，使子宫向上、向前提起。

(3)骶前神经切除，目的在于消除痛经症状，尤其是缓解性交痛，以提高术后妊娠率。

(4)网膜片的移植、修补，取自体大网膜游离片，覆盖、缝合固定于剥离粗糙面上，预防术后再粘连。

(5)清除肉眼所见盆腔浆膜散在异位病灶。

(6)悬吊圆韧带，保持术后子宫呈前倾前屈位，防止再粘连。

(7)关腹前向腹腔内注入防粘连剂，以预防术后盆腔脏器粘连。

3.疗效 保守性手术后妊娠率较药物治疗高。Rock 收集 1007 例 EM 患者，保守手术后 59% 获得妊娠，而丹那唑治疗后妊娠率为 42%，保守性手术后妊娠者自然流产率降低，自手术前的 22% 降到 8%。如术前加用丹那唑治疗 3～6 个月，可减少盆腔充血和炎性反应，病灶萎缩以减少手术难度和损伤，提高成功率。手术治疗 EM 被认为是细胞减灭性的，而非治愈性的，因此可能复发。Wheeler 等报道 3 年累积复发率为 13.5%，5 年达 40.3%。

半保守性手术是指保留卵巢功能的手术。适用于 40 岁左右的妇女，症状和病变严重，已完成生育，但要求避免过早出现绝经期症状，可切除子宫和异位灶，保留卵巢或部分卵巢。

四、药物与手术联合治疗

手术治疗内异症是细胞减灭性的，而非治愈性的。因此，有可能复发。手术治疗前可先用药物治疗 2～3 个月，以使内膜异位灶缩小、软化，从而有可能适当缩小手术范围和有利于手术操作。术后也可给予药物治疗 2～3 个月以后使残留的内膜异位灶萎缩退化，从而降低术后复发率。朱荫芝等以内美通作为术后用药，控制症状有效率为 100%，消除残余病灶有效率为 97.8%，随诊 4～22 个月，复发率仅 2.17%，明显低于单纯药物治疗或手术治疗的复发率。对不要求生育且手术不彻底者，应术后用药以减少复发，对镜下手术后 1 年以上仍不孕者，应在腹腔镜下行二次探查术，有助于增加妊娠的机会。

五、腹腔镜手术治疗

在发达国家，腹腔镜手术已广泛用于治疗子宫内膜异位症。腹腔镜手术比开腹手术创伤小、患者恢复快、腹部瘢痕小、术后粘连轻。因此，建议首选腹腔镜手术治疗子宫内膜异位症。腹腔镜下保守性手术，目的在于去除所有异位结节、分离粘连、缓解疼痛、减少复发和术后粘连，并且恢复盆腔器官正常的解剖及生理状态。对不育患者为促进生育，恢复正常的输卵管卵巢关系至关重要。国内使用最多的是电凝与激光及近年来兴起的超声刀。腹腔镜手术治疗效果等于或优于期待治疗或药物治疗，且副反应小，术后恢复快，损伤小且经济，是轻度内异症合并不孕患者的首选治疗。孙爱达等认为内异症合并不孕患者，不论病变或期别如何，均为腹腔镜手术的指征。与剖腹手术相比，电视腹腔镜手术具有无法比拟的优点。Matynorv 在镜下子宫内膜异位囊肿剥除后 12～14 个月后行第 2 次腹腔镜检查，没有发现盆腔粘连。在缓解疼痛方面，腹腔镜保守手术后Ⅲ、Ⅳ期的缓解率为 91.2%。在治疗不孕方面，国外报道的轻度异位症患者腹腔镜手术后的妊娠率高达 53.5%～73.0%，李斌等统计腹腔镜保守手术术后 6 个月妊娠率，Ⅰ、Ⅱ期为 25%，Ⅲ期 16.7%。看来对要求生育、希望术后减少因剖腹手术可能造成盆腔粘连的不孕患者，腹腔镜手术更具独特的优点。

腹腔镜手术治疗盆腔疼痛：子宫内膜异位症盆腔疼痛是最常见的症状，包括痛经、性交痛和排便坠痛。盆腔痛分为急性盆腔痛和慢性盆腔痛，急性盆腔痛是一些迅速发生的疾病，如巧克力囊肿破裂、急性感染所致，慢性盆腔痛可定义为无周期性的腹部和盆腔疼痛，持续时间至少 6 个月。87%慢性盆腔痛的妇科患者腹腔镜检查发现是子宫内膜异位症所致。子宫内膜异位症是妇科常见病、多发病，近年来，发病率明显增高，它虽是良性病变，但具有类似恶性肿瘤的远处转移和种植生长能力。黄骊莉等报道重度子宫内膜异位症 61 例腹腔镜手术治疗组与 30 例经腹手术组相比，术中出血、术后使用抗生素、术后病率、术后住院日等，前者明显优于后者，差异有显著性；术后随访 6～18 个月不等，症状改善率两组间差异无显著性。

腹腔镜手术治疗盆腔疼痛的常用方法：①电凝与热凝治疗：单或双极电凝或热凝可用于损伤表浅病变而治疗由此发的疼痛。这种技术可以避免损伤深部结构及医源性粘连，一般用于 3mm 以下的病变。②激光与微波的治疗：激光治疗可用于切开、剥除囊肿、烧灼病灶及止血。Christopier 等证实 90%患者在激光治疗后 6 个月疼痛改善，并持续 12 个月左右，孙爱达等应用激光与微波治疗子宫内膜异位症 200 例，主诉疼痛症状 180 例，术后疼痛完全缓解率为 58.3%，有效率 92.2%，且认为微波治疗优于激光治疗。卵巢异位囊肿穿刺抽液酒精固定手术及囊肿剔除术：有人认为在囊内注射无水酒精术前后使用 3 个月达那唑，疗效更好，在痛经明显者，术前后用药组 15 例，有效 14 例，而单纯囊内用药组 13 例，有效 7 例。但对于巧克力囊肿，多认为前者不能确定组织类型，对卵巢实质有影响且复发可能性高，所以多主张囊肿剔除。子宫骶韧带切断术：腹腔镜宫骶韧带切断术一般子宫骶韧带距离颈端 1.5～2.0cm 处切断韧带。这样子宫的感觉神经即被阻断，达到止痛目的，有效率可达 80%。

腹腔镜手术治疗不孕症：子宫内膜异位症主要以腹痛和不孕为临床特征。约有 20%～30%的内膜异位症患者并发不孕。现在的观点是子宫内膜异位症本身是一种进行性发展的疾患，如不及时去除，势必影响患者以后的受孕机会。所以目前主张积极治疗。手术治疗仍是治疗子宫内膜异位症的主要方法，通过清除异位病灶，分离粘连，恢复正常的盆腔结构等保守方法来达到治疗不孕的目的，可以提高不同期别的内膜异位症患者的妊娠率。随着腹腔镜技术的不断完善和发展，进行镜下诊断的同时，通过电凝、内凝、激光烧灼、抽吸、活检、剔除手段治疗。由于腹腔镜手术痛苦小恢复快、粘连发生率低、术后受孕率提高。已被广大的医务工作者接受，特别针对于早期进行镜下手术后妊娠率有明显提高。因此有人提出腹腔镜不仅是诊断子宫内膜异位症最确切的手段，而且在保守手术治疗上比剖腹手术更有价值。原因不明的不孕症患者发现子宫内膜异位症占 50%以上。子宫内膜异位症的不孕患者应首先行输卵管子宫碘油造影，提示病变累及输卵管影响输卵管通畅性或输卵管阻塞者，则应行腹腔镜检查了解输卵管通畅性受影响或已阻塞是由于输卵管浆膜面粘连，还是输卵管内的子宫内膜异位症所致。

目前的腹腔镜检查在诊断的同时可完成矫治手术。对于重度的内异症合并不孕患者，因为患者往往症状表现重或有明确的手术指征，所以必须手术治疗。可首选腹腔镜手术。姚书忠对合并不孕的患者行腹腔镜下卵巢子宫内膜异位囊肿剔除，术后服用达那唑 3 个月，随访 6～40 个月，妊娠为 47.4%。其中 83.3%停药后 12 个月内妊娠。另有报道：内异症合并不孕术后 12 个月内的受孕率可高达 60%。将单纯手术和术后辅助药物治疗比较，受孕情况没有明显差异。术后用药若导致月经紊乱，还需调经。因此，更多学者不主张合并不孕的内膜异位患者术后辅助药物治疗，以免失去最佳妊娠机会，鼓励患者尽早受孕。对镜下手术后 12 个月以上仍不孕者，应在腹腔镜下行 2 次探查术，有助于增加妊娠的机会。

对于内异症妇女采用何种治疗方式有赖于患者的症状及生殖需求。各种治疗方法均有一定的优缺点，但总的说来，GnRHa 及米非司酮治疗内异症效果较好、副反应少，对于卵巢子宫内膜内异位囊肿应首选手术治疗。大多数患者手术后症状缓解。如果复发，是否再次手术或进一步加用 GnRHa 取决于患者的生活方式及生殖需要。

六、其他治疗

(一)子宫动脉栓塞

Siskin 用子宫动脉栓塞治疗内异症引起的经量过多，3 个月后，92.3%症状和生活质量有明显改善；6 个月后 MRI 显示平均子宫体积减少 42%。作者认为子宫动脉栓塞是月经过多和内异症患者非手术疗法有前途的选择，但仍需大样本的前瞻性研究来确定这种方法的安全性和有效性。

(二)乙醇治疗法

应用介入超声技术对内异症患者行阴道超声下穿刺注入 99.9%乙醇。方法：月经干净后 4~8d，行硬膜外麻醉或局麻加静脉镇静剂，消毒后经阴道扫描，确定穿刺部位和方向。用 16 号或 14 号穿刺针沿指引线，通过导向器进行囊肿穿刺，用 50ml 注射器或 80~93kPa 的负压吸引器进行吸引。吸引困难时，可用相当于吸引量的生理盐水注入，再吸引。如此反复操作，直至吸引液透明时为止，注入 99.9%酒精。酒精量相当于吸引容量的 80%，于囊内停留 15min 吸出，重复注入酒精 1 次。最后以生理盐水冲洗囊肿内腔，冲洗吸引干净后，拔除穿刺针。60 例手术患者无 1 例乙醇吸收过量症状(面色潮红、心率增加等)。动态监测乙醇浓度，在术后 30min 最高值达 371mg/L，低于影响人判断力和灵敏性阈值 500mg/L，可以认为在治疗中遵守 15min 这一固定的保留时间标准，从乙醇吸收浓度讲是安全的。随访 1 年或 2 年的远期疗效，复发率无显著差异，且几乎与开腹手术疗效相同。痛苦小、费用低、操作简单是该疗法的独特优点。游泽山等采用囊内注射无水酒精治疗，手术前后加用 3 个月丹那唑，疗效更好，复发较少。

七、内异症不孕的助孕治疗

内异症所致不孕的确切机制不清。目前认为原因是多方面的，如卵子的质量不佳，未破裂卵泡(可达 14%)，B 细胞活化(抗子宫内膜抗体、自身免疫综合征)，巨噬细胞功能(吞噬精子)变化、排卵及输卵管功能障碍，盆腔炎症改变等。故内异症不孕的治疗也应是多方面的，因人而异个体化。为此，美国的 Adamson 和 Pasta 提出了一个简化的内异症生育指数(EFI)即对年龄、不孕时间、既往生孕情况、输卵管、卵巢和子宫的功能以及内异症的程度(R-AFS 分期)做量化记分，最后作出生育能力的评估和治疗建议。辅助生育技术是解决内异症患者不孕的积极、重要的措施。人们在比较控制性超排卵(COH)丈夫精液受精(AIH)与体外受精和胚胎移植(IVF-ET)的应用。认为 IVF-ET 为内异症不孕患者提供了最多的妊娠机会和最小的复发危险，应作为一线治疗。另外有些学者认为 COH，AIH 也是较为方便、经济的助孕方法。建议对轻、中度内异症患者采用 GnRH-a/促卵泡激素(FSH)/人绝经期促性腺激素(hMG)为基本的促排卵方法。内异症患者 IVF-ET 成功率低的原因是复杂的。如这类患者年龄偏大、合并多种不孕因素、卵子本身及着床问题，以及手术、药物治疗不理想等。多数学者认为对中、重度内异症采用 IVF-ET 总是值得的。因此，内异症不孕治疗的规范建议，是行腹腔镜诊断和治疗性手术以解除解剖等方面的不孕因素。轻中度病例可以期待半年左右，进而行 COH、AIH，不成功则行 IVF-ET；严重粘连、重度病例，可用 GnRH-a 治疗 3 个月或直接进行 IVF-ET 治疗。

（赵玉）

第四节　子宫内膜异位症不孕的治疗进展

子宫内膜异位症(endometriosis, EMs)是子宫腺体和基质出现在子宫腔以外的其他部位。绝大多数 EMs 发生在盆腔，其发生、发展与女性患者不孕息息相关，研究显示，35%的不孕妇女患有 EMs，且 30%～50%的 EMs 患者伴有不孕。目前针对 EMs 合并不孕患者，如何有效提高其妊娠率仍未达成共识，本节是在排除其他引起不孕因素(包括男方)的前提下，对 EMs 不孕患者采用手术、药物及辅助生殖技术(ART)治疗对其生育功能及妊娠结局的影响进行综述，期望对临床治疗有所裨益。

一、EMs 导致不孕的病理生理机制

EMs 与不孕的关系还不是十分明确，目前普遍的观点认为 EMs 所致不孕是受多种因素影响的，可能与以下因素有关：①腹腔液性质的改变。有研究证实 EMs 患者腹腔液中巨噬细胞增殖、活化和吞噬功能障碍，促炎症因子、生长因子及血管生成因子的释放，自然杀伤(NK)细胞及 T 淋巴细胞功能障碍，从而导致精子固定，影响其活动，并能阻碍精卵结合。②盆腔解剖结构异常。微型和轻型 EMs 是否影响生育功能仍存在争议，但严重的 EMs 可扭曲和闭塞盆腔解剖功能，从而导致不孕。③卵巢功能下降。子宫内膜异位囊肿患者血清抗苗勒管激素(AMH)水平及窦卵泡计数(AFC)下降，且异位囊肿卵巢较正常卵巢的排卵率显著降低。④子宫内膜容受性改变。EMs 患者的在位内膜中 NK 细胞活性增强，IgG 和 IgA 抗体、淋巴细胞增加，这些异常可能影响子宫内膜容受性和胚胎植入。

二、手术治疗对生育结局的影响

手术治疗 EMs 不孕尚存争议。有研究证实手术能够提高卵巢 EMs 患者的妊娠率，但部分学者认为，由于手术操作会损伤卵巢间质和血管或直接切除卵巢组织，从而使卵巢储备减少。然而目前手术仍是 EMs 的主要治疗方案，手术目的是切除盆腔可见病灶及恢复盆腔解剖结构。

(一)手术治疗

是治疗早期 EMs 相关不孕的首选方案　一项涉及 6 个研究的 Meta 分析显示，腹腔镜手术治疗轻微 EMs 相关不孕患者能提高术后妊娠率及活产率。但手术切除 EMs 病灶并不能完全恢复患者的生育能力，与Ⅰ/Ⅱ期 EMs 患者相比，Ⅲ/Ⅳ期 EMs 患者的受精率更低，且妊娠率显著下降。另外一篇系统综述也认为应该在 EMs 早期阶段进行手术，以期增加

自然受孕的概率，但手术前应考虑术后受孕时间、卵巢储备和自然受孕的能力，术后应提供足够的时间（至少12个月）增加其自然妊娠的概率。

（二）不同手术方式对生育结局的影响

目前EMs的手术方式包括开腹、腹腔镜及机器人辅助下腹腔镜手术。一项回顾性研究比较了腹腔镜及开腹手术治疗EMs相关不孕后的妊娠率，结果显示两者妊娠率相似，按术后恢复时间及经济成本考虑，腹腔镜仍作为首选的治疗方式。研究表明腹腔镜手术能使轻型EMs不孕患者受益，但能否提高重型EMs患者妊娠率仍存在争议。目前多主张积极手术，因为手术能够恢复盆腔解剖结构并缓解盆腔疼痛。机器人辅助下的腹腔镜手术多用于复杂情况下不孕的治疗，对深部浸润型EMs（DIE）来说似乎是首选的治疗方式，但由于其成本较高，目前仍未广泛应用于临床，其相对于开腹和腹腔镜手术对EMs不孕患者术后妊娠率的提高还需通过随机对照试验进一步验证。

（三）EMs手术分期对生育结局的影响

目前EMs的手术分期沿用的是1997年的美国生殖医学学会（American Society for Reproductive Medicine, ASRM）分期法：Ⅰ期（微型）：1～5分，Ⅱ期（轻型）：6～15分，Ⅲ期（中型）：16～40分，Ⅳ期（重型）：>40分。一项囊括579例研究对象的荟萃分析显示，轻型、中型和重型EMs、卵巢EMs、子宫直肠后陷凹完全封闭的不孕患者，腹腔镜手术后3年累积妊娠率分别67%、44%、52%、30%。但ASRM分期与生育结局的相关性较差，EMs生育指数（endometriosis fertility index, EFI）是目前唯一能够评估和预测EMs患者生育力的简便可靠的评估系统，EFI是在ASRM分期系统的基础上，对患者年龄、不孕年限、既往生育情况、输卵管及其伞端结构及卵巢的功能进行量化评分，具体地评估患者的生育能力。有临床研究显示，EFI总分为9～10分时，患者的3年累积妊娠率可达70%以上；EFI为0～3分时，患者的3年累积妊娠率不足10%。EFI评分中的最低功能（least unction, LF）评分是将输卵管、输卵管伞端和卵巢按照左右两侧分别统计，LF评分=左侧LF评分+右侧LF评分。4分为正常，3分为轻度异常，2分为中度异常，1分为重度异常，0分则为缺失或无功能。如果一侧卵巢缺如，LF评分为有卵巢侧LF评分×2。目前，EFI已经被越来越多的同行所接受和采用，但该评估系统认可度的提高仍有赖于更多的临床研究和实践。

（四）不同类型EMs治疗对其妊娠结局的影响

1.卵巢EMs　卵巢EMs囊肿手术治疗在不孕中的作用存在争议。一般认为无症状的卵巢EMs囊肿不需要治疗，而腹腔镜下囊肿剔除术是治疗卵巢EMs囊肿的有效方式。有研究显示手术剔除卵巢EMs囊肿能明确病理诊断，减少并发破裂和感染的机会，还可以改善盆腔局部微环境，提高术后自然妊娠率。但也有研究认为手术，特别是双极电凝对于卵巢储备能力有不利影响，这种影响在双侧囊肿存在时尤其显著。并且手术似乎并不能提高患者术后妊娠率，手术治疗往往比囊肿本身对卵巢储备的影响更不利。病例对照研究和前瞻性对照研究均显示，手术切除卵巢EMs囊肿并不能改善ART后的妊娠结局，且手术损伤有可能进一步减少正常卵巢组织，而对其妊娠结局有不利影响。然而一项荟萃分析研究结果显示囊肿剔除虽然会在短期内损伤卵巢的储备能力，但是能够恢复正常水平。该研究发现腹腔镜切除卵巢EMs囊肿后，患者AMH水平在术后6个月显著下降，而卵泡刺激素（FSH）水平在术后6周显著下降，术后6个月恢复至正常，而AFC在术后6

个月显著上升，卵巢 EMs 囊肿直径>5cm 的患者以及双侧卵巢 EMs 囊肿剔除患者 AMH 下降更为显著。目前尚无研究评估卵巢 EMs 囊肿的直径大小对术后妊娠结局的影响，对于育龄期女性不提倡通过切除卵巢 EMs 囊肿预防恶变或扭转。

2. DIE　关于其与不孕的相关报道较少。一项回顾性对照研究显示重型 EMs 及 DIE 患者卵巢 EMs 囊肿切除对其妊娠结局并没有积极效果，术后随访 44 个月发现生育概率几乎降为 0，认为手术后 36 个月内患者无妊娠应考虑 ART 治疗，且第 1 次手术至关重要，由有经验的妇科医生操刀对提高患者的术后妊娠率相当关键，若第 1 次手术后患者未能生育，其再次手术妊娠概率将显著降低。对 109 例 DIE 行输尿管粘连松解术的患者进行回顾性分析发现，术后患者的妊娠率升高且长期妊娠结局有明显改善，手术是安全可靠的。Vercellini 等的研究也显示，腹腔镜保守手术不能改善阴道直肠隔 DIE 患者的妊娠率，手术组和期待治疗组在术后 2 年的累积妊娠率分别为 44.9% 和 46.8%（P=0.38）。一项涉及 855 例结直肠 EMs 患者的 Meta 分析对其自然受孕、手术治疗及 ART 后妊娠结局的研究显示，手术治疗的结直肠 EMs 不孕患者术后妊娠率较高（自然受孕妊娠率为 26.5%，95% CI：14%～39%；ART 后妊娠率为 37.9%，95%CI：29%～37%；手术治疗后妊娠率为 51.0%，95%CI：48%～54%），但手术是否应作为第一选择或者在 ART 之后手术尚待进一步研究证实。对没有累及肠管的 DIE，有生育要求并且行 DIE 病灶完全切除的患者术后没有必要接受药物治疗，否则会降低其自然受孕概率；对累及肠管的 DIE 患者，研究发现手术结合药物治疗对患者的妊娠率有潜在提高；DIE 术后是否行体外受精（IVF）仍存在争议，目前证据表明 DIE 术后 IVF 与直接行 IVF 两者妊娠结局并没有明显差异，需要进行随机对照试验进一步研究。

三、药物治疗对生育结局的影响

尽管药物治疗能够有效缓解 EMs 相关性疼痛，但是没有证据证明药物治疗能够提高生育能力。一项随机对照研究发现，不同阶段的 EMs 联合应用口服避孕药（OCs）、促性腺激素释放激素激动剂(Gn RHa)、醋酸甲羟孕酮、达那唑，或仅应用安慰剂或者不治疗，其自然妊娠率和活产率差异均无统计学意义。另一项随机对照研究也发现，腹腔镜术后结合 OCs 或 OCs+中药合剂治疗微型或轻型 EMs，其在改善患者不孕方面比单纯手术治疗并没有明显优势。2012 年发表的 ASRM 共识证实药物治疗并不能增加妊娠概率，只会延迟生育，因而不建议使用。EMs 患者术后持续药物治疗可延缓疾病复发，但是尚没有一种药物治疗被证明能提高生育能力；而且术后药物治疗期间，患者不能妊娠将导致术后妊娠延迟，因此，对有生育要求的 EMs 合并不孕患者，手术后不推荐给予药物治疗预防复发。但研究发现，在 ART 治疗前连续应用 Gn RHa 或 OCs 周期治疗，可明显改善妊娠结局，妊娠率与未患 EMs 行 ART 的患者相似；如果未行 OCs 治疗，EMs 女性的妊娠结局将受到明显影响；且 OCs 治疗后的卵巢反应性并没有受到影响。

四、ART 对生育结局的影响

目前 ART 对 EMs 不孕患者妊娠结局的影响尚未达成完全共识。挪威的单中心回顾性分析报告了在 EMs 与输卵管不孕症患者 IVF 后几乎有相同的活产率（66.0% vs.66.7%）和胚胎植入率[（58.1±27.2）% vs.（59.8±24.8）%]。一项涉及 13 项研究的系统评价和

Meta 分析显示，因 EMs 所致不孕患者与非 EMs 不孕患者比较，卵巢对 IVF-胚胎移植(ET)的反应更低，即使手术切除 EMs 病灶，IVF-ET 妊娠结局并未得到明显改善。另一项荟萃分析也证实，IVF/胞浆内单精子注射(ICSI)并未提高卵巢 EMs 囊肿的妊娠率，手术也并未能改善这部分患者的 IVF/ICSI 妊娠结局。且有许多研究表明手术对卵巢储备及应答有损伤。但也有研究显示手术治疗能提高重型 EMs 不孕患者的自然妊娠率及 ART 妊娠率。该研究中 355 例Ⅲ～Ⅳ期 EMs 患者接受手术治疗，术后 56% 有生育要求的患者中妊娠率为 73%。回顾性研究发现 EMs 患者行 IVF，妊娠率的主要影响因素包括不孕年限、IVF前是否接受手术治疗及 EMs 分期；多因素 Logistic 回归分析发现，不孕年限<5 年、EMs期别为Ⅰ～Ⅱ期、IVF 前进行手术治疗者的妊娠率显著增加[校正 OR 值和 95%CI 分别为 2.0(1.26～3.18)、1.89(1.11～3.25)、3.77(1.80～7.89)，均 P<0.05]。

　　总之，EMs 合并不孕的处理首先需要对其生育能力、病变严重程度以及其他不孕因素进行评估，EFI 是评判 EMs 患者生育力的简便可靠的评估系统。手术仍是治疗 EMs 的主要方案，腹腔镜作为首选的治疗方式，但手术应该尽量在 EMs 早期阶段进行，随着 EMs程度加重，术后妊娠率逐渐下降；但对于卵巢 EMs 囊肿，手术治疗使卵巢储备能力降低，双侧囊肿存在时尤其显著，故手术应在对患者全面评估后慎重考虑；对于重型 EMs 及 DIE患者，若第 1 次手术后患者未能生育，其再次手术妊娠概率将显著降低，且卵巢 EMs 囊肿剥除及 DIE 术后 ART 对其妊娠结局并没有积极效果。目前没有证据证明，药物治疗能够提高 EMs 患者生育能力，只能延缓复发，对有生育要求的 EMs 合并不孕患者，手术后不推荐进行药物治疗，但 ART 治疗前予连续 OCs 或 Gn RHa 周期治疗，可以明显改善妊娠结局。当手术治疗失败，或因持续性输卵管因素导致不孕，行 ART 是必要的，但 ART并未提高 EMs 患者的妊娠率，且手术似乎也不能改善其 IVF/ICSI 的妊娠结局，其结论有待前瞻性研究进一步证实。

（赵玉）

第十四章　子宫腺肌病

子宫腺肌病，以往又称内在性子宫内膜异位症。近年来，发现它与外在性子宫内膜异位症有许多不同之处。因此，已将其划分为一种独立的子宫疾病。子宫腺肌病和子宫内膜异位症一样，发病率有升高趋势，现已成为妇科常见病，而日益受到人们的重视。

由于子宫腺肌病的确诊需根据病理诊断，不可能在人群中进行普查。因此，它在妇女人群中的发生率不详。文献报道的发生率，一般指的是它在子宫切除标本中所占的比例，实际上是一种医院的构成比，即医院子宫腺肌病的发病率。子宫腺肌病的发病率，不同国家、不同种族、不同医院报道的结果差别很大。Chrysostomou 等报道希腊 646例子宫切除术，其中子宫腺肌病占 25.1%。而 Shaikh 等检查巴基斯坦 419 例手术切除的子宫标本，子宫腺肌病竟有 237 例，占 56.5%。甚至还有更高发病率的报道。发病率的差别如此之大，可能和子宫腺肌病的诊断标准有所不同，以及检查子宫是否仔细有密切关系。和非洲妇女相比，亚洲妇女易患子宫腺肌病。我国刘伯宁等报道子宫腺肌病的发病率为 13.4%，近年来有上升趋势。

第一节　子宫腺肌病病因

子宫腺肌病(Adenomyosis)是一种妇科常见病，从青春期至绝经后均有发病，但以育龄妇女多见。彭超等报道子宫腺肌病的发病率为 20.9%。患者多伴有明显的痛经、不孕、月经过多、贫血，严重影响患者的生活质量，且保守治疗效果多不满意。

一、基因遗传方面

(一)bcl-2 基因
该基因表达与细胞凋亡呈负相关。bcl-2 基因表达可抑制细胞凋亡，促使细胞存活，对异位内膜的种植、生长有重要意义。在位子宫内膜 bcl-2 基因表达有周期性变化，主要表达在增生期腺上皮，滤泡期末出现高峰，分泌期表达显著减少。Matsumoto 等发现bcl-2 基因表达在腺肌病病灶无周期性变化，分泌期及月经期高于在位内膜，增生期低于在位内膜，因此认为子宫腺肌病的发生与癌基因 bcl-2 的表达显著增高，细胞凋亡率明显下降有关。

(二)杂合子丢失
Goumenou 等选择 17 种微随体标志物(microsatellite marker)，观察了 31 例子宫腺肌病患者，发现 9 例(29.0%)至少存在一个位点的杂合子丢失。认为子宫腺肌病患者存在染色体 hMSH2，hMLH1，P16InK4，GALT 位点的杂合子丢失(LOH)，并首次认为腺肌病的发病可能与此有关。

(三)雌激素受体 α (ERα)基因多态性
ERα 基因存在三种基因型：PvuⅡPP、PvuⅡPp、PvuⅡpp。雌激素受体 α 基因多态性可能作为雌激素的调节剂影响它的功能,等位基因P较p更能保护局部雌激素的活性,因而增加局部内膜的增殖。Kitawaki等研究发现子宫腺肌病患者雌激素受体α基因PvuⅡPP型分布少于对照组,认为雌激素受体α基因多态性与腺肌症发生有关,而与疾病程度无关。

二、细胞破坏及凋亡减少

(1)细胞凋亡与许多疾病的发生有关,部分受bcl-2基因调控,该基因锁住凋亡通道,促使细胞存活。Rebecca等用TUNEL分析检测凋亡细胞,发现腺肌病患者的在位内膜、异位内膜均较少存在凋亡细胞。认为子宫腺肌病的发生可能与异位内膜细胞凋亡率明显下降有关。

(2)细胞的破坏与自由基的作用密切相关。羟自由基是最活跃的自由基之一,能破坏细胞内的DNA和细胞膜。谷光甘肽过氧化物酶(GPx)是体内一种清除羟自由基的酶,存在于子宫内膜的腺上皮,有周期性变化,受雌激素及其他性激素的调节。Ota等研究发现腺肌病子宫内膜谷光甘肽过氧化物酶表达始终高于正常对照组,并认为子宫腺肌病病灶释放自由基增多,且在腺肌症的发生过程中,免疫细胞也可释放自由基,导致清除自由基的GPx、SOD增多。Ota等在随后的研究中发现与自由基产生及清除有关的多种黄嘌呤氧化酶在子宫腺肌病的在位及异位内膜中均过度表达,包括:超氧化物歧化酶、谷光甘肽过氧化物酶、一氧化氮合成酶。机制尚不清楚。

三、细胞增生异常

Ki-67,作为增殖期标志物,仅在循环增殖细胞核表达,静止期不表达,功能层高于基底层。Matsumoto等发现Ki-67在腺肌症病灶始终高表达,不随月经周期的变化而变化,且不同于在位内膜的变化,因此作者认为:腺肌症病灶始终表现为高增殖活性,似乎并非来源于子宫内膜基底层。

四、侵蚀能力增加

子宫腺肌病是子宫内膜间质、腺体的异常生长,侵入肌层而致,该变化与细胞外基质的重建有关。基质金属蛋白酶(MMPs)是一类能降解细胞外基质的酶,主要参与细胞外基质的重建,在很多生理和病理过程中发挥作用。Sasabe等研究发现腺肌病子宫存在MMP-2和MMP-9 mRNA的高表达,认为基质金属蛋白酶可能与子宫腺肌病的发生有关。ONO-4817是一种MMPs的抑制物,具有广泛的抑制活性。Mori等发现垂体移植可诱发子宫腺肌病的发生,ONO-4817可明显抑制此过程。

五、异位病灶血管形成

异位病灶血管形成能增加腺肌症患者内膜功能层毛细血管数量及面积明显增加,这些变化可能促使异位病灶的存活,导致患者的痛经及月经过多。碱性成纤维生长因子(bFGF)是人类内膜和肌层的一种血管生成生长因子。腺肌症病灶的腺上皮内 bFGF 及 FGF-R 染色明显高于在位内膜,间质 bFGF 及 PCNA 染色明显多于在位内膜。Propst 等认为:bFGF 受体-配体系统的上调和细胞增殖的增加可能与子宫腺肌病患者的子宫异常出血有关。一氧化氮合成酶(NO)在正常育龄妇女的月经周期中，增殖早期表达最低，逐渐增加至分泌中期达峰值，后逐渐下降。腺肌症患者除分泌期外均高于对照组。一氧化氮是一种高反应性自由基，其作用包括：细胞损害、血管扩张和信号转导。一氧化氮合成酶的增加导致一氧化氮的合成增加，其可能的作用包括：增加了子宫内膜的血管面积，导致月经量增多；导致子宫异常收缩，影响精子活动度及运行引起不孕；影响早期胚胎发育，导致流产或畸形。

六、催乳素作用

高水平催乳素是促使鼠发生子宫腺肌病的主要原因。周应芳等曾测定 35 例子宫腺肌病、20 例子宫肌瘤和 20 例正常妇女的血催乳素水平，发现子宫腺肌病和子宫肌瘤患者血催乳素水平均较正常稍高。Yamashita 等以垂体移植诱发小鼠腺肌病，检测腺肌病子宫发现：泌乳素受体(PRLR)mRNA 增加。PRLRmRNA 主要存在于肌层的平滑肌细胞及腺上皮细胞，作者认为这可能与 PRL 的持续性刺激有关。同时，电镜观察发现 TUNEL 阳性信号存在于肌层内靠近血管和内膜侵袭末端的特定细胞，作者认为凋亡发生于子宫肌层 PRLRmRNA 高表达的区域。

七、雌孕激素作用

子宫腺肌病与子宫内膜异位症相似，是育龄妇女的常见病，绝经后病灶可萎缩或消失。二者均已被公认是雌、孕激素依赖性疾病，但激素治疗的效果却非常不同，子宫腺肌病对药物的反应要差，原因尚不清楚。动物实验证明，给鼠注射大剂量雌激素或/和孕激素可促使鼠发生子宫腺肌病。Umesaki 等发现 GnRH-a 治疗后患者外周血雌二醇浓度下降。Cohen 等发现绝经后乳腺癌患者三苯氧胺治疗后子宫腺肌病发生率高于未治疗者。腺肌症病灶雌激素受体低于内膜异位组织，而与健康的未绝经妇女相似，可能与三苯氧胺的雌激素样作用有关。Konopka 等发现腺肌症病灶与子宫内膜相似，增殖期 PR、ER 水平高于分泌期；腺肌症病灶 ERn(nuclear oestrogen)和 PRc(cytosol progesterone)在分泌期及增殖期均高于子宫内膜及肌层。关于子宫腺肌病雌孕激素受体亚型分布尚未见报道。关于病灶局部雌激素的研究相对较多。多位学者证实，子宫腺肌病患者病灶内促使雌激素合成的酶含量增加，可使这些组织中的雌激素水平异常增高，雌激素通过受体作用可刺激局部内膜的增殖，促使病灶生长。这些酶包括：芳香化酶细胞色素 P450、17β 羟类固醇脱氢酶 2 型、雌酮硫酸脂酶。

八、宫腔手术

周应芳等比较 135 例子宫腺肌病(病例组)和同期 328 例子宫肌瘤(对照组)的孕产史，发现平均孕次病例组高于对照组，有刮宫或人流史者病例组也高于对照组，平均刮宫及人流次数病例组为 1.39 ± 1.00，高于对照组的 1.09 ± 0.99，提示妊娠分娩和刮宫人流等与子宫腺肌病发病有密切关系。妊娠分娩及宫腔手术造成的子宫内膜及浅肌层的损伤有利于基底细胞增生并侵入子宫肌层。

（张斌）

第二节 子宫腺肌病的诊疗

一、病理

子宫多呈均匀增大，但很少超过 12 周妊娠子宫大小。子宫内病灶有弥漫型及局限型两种，一般为弥漫性生长，且多累及后壁，故后壁常较前壁厚。剖开子宫壁可见其肌层明显增厚且硬，剖面无肌瘤时所见到的那种明显且规则的旋涡状结构，仅在肌壁中见到粗厚的肌纤维带和微囊腔，腔中偶可见陈旧血液。少数子宫内膜在子宫肌层中呈局限性生长形成结节或团块，类似肌壁间肌瘤，称子宫腺肌瘤。腺肌瘤不同于肌瘤之处在于其周围无包膜存在，故与四周的肌层无明显分界，因而难以将其自肌层剥出。镜检见肌层内有呈岛状分布的子宫内膜腺体与间质。由于异位内膜细胞属基底层内膜，对卵巢激素、特别是对孕激素不敏感，故异位腺体常处于增生期，仅偶尔见到局部区域有分泌期改变。

二、临床表现

(1)痛经：半数以上患者有继发性痛经，且渐进性加重。

(2)月经异常：可表现为月经过多、经期延长及不规则出血。

(3)不孕。

(4)子宫增大：多为子宫均匀性增大，呈球形，也可为突起不平，质硬。

三、诊断

根据症状、盆腔检查及以下辅助检查可做出初步诊断。

(1)超声扫描显示子宫增大，肌层增厚，后壁更明显，内膜线前移。病变部位为等回声或回声增强，其间可见点状低回声，病灶与周围无明显界限。

(2)MRI 示子宫内存在界线不清、信号强度低的病灶，T_1、T_2 加强影像可有信号强度高的病灶，内膜与肌层结合区变宽，>12 mm。

(3)血清 CA，水平多数可升高。

(4)病理诊断是子宫腺肌病的金标准。

四、治疗

(1)期待治疗：对无症状、无生育要求者可定期观察。

(2)手术治疗：是主要的治疗方法，其中子宫切除是根治性手术。对年轻需要保留生育功能者，可以进行病灶切除或者子宫楔形切除，也可辅助行子宫神经去除术、骶前神经切除术或者子宫动脉阻断术。无生育要求伴月经量增多者，可进行子宫内膜去除术。

(3)药物治疗：同内异症。

(4)介入治疗。

(5)辅助生育治疗：对不孕患者可先用 GnRHa 治疗 3～6 个月，再行助孕治疗，对病变局限或子宫腺肌病者，可先行手术+GnRHa 治疗，再行助孕治疗。

（张斌）

第十五章　黏膜下子宫肌瘤

子宫肌瘤又称子宫纤维瘤，子宫纤维肌瘤，平滑肌瘤。好发于 30～50 岁的生育年龄妇女，是妇女生殖器官中最多见的良性肿瘤。由于肌瘤较小者无症状，不易被发现，据一般文献统计，其发生率仅占 4～11% 之间，但是据尸解发现，其发生率约占 20% 左右。

第一节　子宫肌瘤的病因

一、雌孕激素及其受体与子宫肌瘤

确切的发病因素尚不明了，Chiaffarino 认为子宫肌瘤的发病与饮食有关。Zhou 等报道子宫肌瘤患者存在免疫功能改变，主要是 NK 细胞活性低下。最近 Vanni 从细胞遗传学角度研究发现 7 号染色体长臂的缺失同肌瘤细胞的发生密切相关。Michel 等则认为体细胞突变是肿瘤发生的起因。但经典的研究证实子宫平滑肌瘤是一种卵巢性激素依赖性良性肿瘤，女性激素在其发生中起关键作用，然而，雌激素(E2)、孕激素(P)在肿瘤发生中哪一个更重要，观点不一。

(一)E2 在肌瘤发生中的作用

传统观点认为，E2 是肌瘤生长的主要促进因素，例如用 LHRHa(促黄体生成激素释放激素)治疗后出现的低 E2 状态可引起肌瘤缩小。Brandon 等研究证实子宫肌瘤内雌激素受体 mRNA 及其蛋白的表达高于周围正常肌组织。Deleo 等也发现肌瘤组织中雌激素受体(ER)、孕激素受体(PR)含量高于子宫正常肌层组织；而在同一激素水平下，激素在靶组织中产生生物学效应的强弱，取决于靶细胞受体的含量，因此作者推测 E2、P 在肌瘤组织的生物学效应更强，可能为肌瘤生长的原因之一。近年来大量研究发现肌瘤中雌二醇到雌酮的转化率较低，同时用三苯氧胺治疗子宫肌瘤后瘤组织 E2 及 ER 水平显著下降，说明肌瘤局部可能形成异常高的 E2 及 ER 环境。Bulun 等发现肌瘤内芳香化酶细胞色素 P450 的表达较邻近正常肌组织增高，该酶可催化 C19 类固醇转化为雌激素，亦表明肌瘤内有高雌激素环境。同时，一些 E2 调节因子(如 EGF、IGF-、促甲状腺激素释放肽等)和 E2 直接刺激引起的胞外基质中胶原 和 型 mRNA 以及缝隙连接蛋白-43 的表达在肌瘤中均较邻近肌层高。这些都说明肌瘤对 E2 的高度敏感在其发病机制中具有重要地位，但尚无证据表明 E2 直接刺激肌瘤的生长。

(二)P 在肌瘤发生中的作用

目前越来越多的证据表明 P 在肌瘤生长中发挥重要作用。用 Ru486 治疗后的子宫肌瘤孕激素受体(PR)明显降低，且肌瘤体积明显缩小。Friendman 等用 GnRHa(促生长激素释放激素激动剂)联合性激素进行肌瘤药物治疗发现，GnRHa 治疗 12 周后肌瘤缩小，然后加入高剂量孕激素(10mg/日)，24 周后肌瘤大小又增加到治疗前的 86%，52 周后增加到 92%，故推测高剂量的 P 以剂量依赖方式逆转 GnRHa 的作用。另外，肌瘤于孕期增加，而绝经后恢复亦与 P 水平增加或下降有关。Lamminen 等比较了绝经前和绝经后女性的肌瘤增生活动，表明绝经前肌瘤增生指数较绝经后明显高，绝经后用或不用 E2 替代治疗的肌瘤只有很低的增生活动，而接受 E2 加 P 联合治疗的肌瘤其增生指数与绝经前相同。Kawaguchi 等对月经周期中肌瘤有丝分裂活动的研究证明了分泌期的激素环境可增加肌瘤的有丝分裂活动，故推测其生长也受 P 影响。这些结果均表明 P 在肌瘤发生中也同样处于重要地位。

（三）肌瘤中 E2、P 的综合作用

肌瘤发生在体内复杂的环境下，受各种病理因素及生理条件的影响，虽然其依赖于卵巢激素，但要区分 E2 和 P 在发病中哪一个更重要是很困难的，二者互相依赖，缺一不可。Kawaguchi 研究发现：肌瘤细胞的生长及其平滑肌细胞特性的维持不仅依赖于体外培养系统中的 E2 环境，而且也依赖于 P 环境，而只含 P 环境下肌瘤和肌层平滑肌细胞数量都不能增加。故作者认为单独 P 不能促进肌瘤细胞的有丝分裂，E2、P 在体内不是独立地起作用，而是相互影响。Nardulli 等研究表明 E2 通过影响 PR 合成率而增加 PR 水平。亦有学者发现 ER 通过与配体结合或经磷酸化通路刺激 PR 的表达。E2 不仅刺激 PR 蛋白的合成，还能增加自身受体的胞浆含量；P 则有降低 ER 含量的趋势。性激素调节肌瘤生长的化学证据，还可通过月经周期对增殖细胞核抗原(PCNA)在肌瘤中表达的影响来证明。PCNA 含量的高低影响细胞的增殖活性，可作为肿瘤细胞增殖活性和预后判断的一个精确参数。故研究子宫肌瘤 PCNA 细胞水平的表达，可了解肌瘤细胞的增殖活性，而研究性激素对细胞中 PCNA 的影响可进一步了解性激素在肌瘤发病中的重要地位。Kawaguchi 发现绝经前肌瘤细胞的 PCNA 水平较绝经后明显高，肌瘤增生在分泌期更活跃，而更年期后由于缺乏激素供应肌瘤表现出无增生活动。Shimomura 等研究了性激素及月经周期对 PCNA 在肌瘤中表达的影响，结果证明肌瘤中 PCNA 标记指数在整个月经周期中的表达明显高于邻近正常肌层组织，且分泌期较增生期更高；同时发现，正常肌层细胞中 E2 作用可增加 PCNA 表达，P 则不能，而肌瘤细胞中 E2 或 P 均能显著增加 PCNA 表达，这表明肌瘤细胞中 E2 和 P 对细胞增殖活动都有上调作用，而正常子宫平滑肌细胞中仅 E2 对其有上调作用。由上述研究可知，肌层细胞转变成肌瘤细胞受 E2 和 P 的双重影响，E2 和 P 之间通过自/旁分泌互相调节，E2 可增加肌瘤细胞中 PR 数，P 反过来又可进一步促进和维持 E2 的变化，二者共同促进肌瘤的生长。然而，用抗 P 药物及抑制 E2 药物治疗子宫肌瘤虽都能达到一定效果，但均不能彻底治愈，可能在肌瘤发生的复杂环节中还有其他因素的作用，尚有待进一步研究。

（四）雌、孕激素受体与子宫肌瘤

雌激素受体(estrogen receptor，ER)、孕激素受体(progesterone receptor，PR)均是可溶性大分子糖蛋白，分别能识别特异性的雌、孕激素及其类似物并与之结合。雌、孕激素对靶器官作用的强弱与靶器官内 ER、PR 水平高低密切相关。许多研究证明子宫肌瘤内雌、孕激素受体 mRNA 及其蛋白的表达高于周围正常肌组织，相应的 ER、PR 的含量也高于子宫正常肌组织。且应用 GnRH a 治疗后的子宫肌瘤中 ER、PR 的表达均明显下降，说明肌瘤的生长与 ER、PR 的水平密切相关。研究发现：肌瘤组织中 PRmRNA 及其蛋白的表达比其邻近正常肌层均有增加，说明 P 对肌瘤局部的生物学效应较对周围正常肌层的作用强，细胞内转录活化作用强，提示 P 增强肌瘤增生活性的机制可能是通过局部受体表达增加来实现的或是刺激肌瘤局部产生多种生长因子及其受体来发挥作用的。Tomo 等利用针取活检标本作连续监测得出：子宫平滑肌细胞中 PR 含量与子宫肌瘤的生长密切相关，而 ER 的含量却无此相关性，进而认为 P 对子宫肌瘤的生长的作用强于 E2。雌、孕激素及其受体对子宫肌瘤的作用不是各自独立完成的，而是相互促进的。E2 能刺激 PR 的合成，也能增加自身受体的细胞含量；P 则可降低 ER 的含量。ER 可通过与配体结合或经磷酸化通路刺激 PR 的表达。它们共同促进肌瘤的生长，但其相互影响的具体机制还需进一步研究。但 Monik 等研究指出：同正常子宫肌组织相比，子宫肌瘤中 ER、PRmRNA 及蛋白的表达水平并没有发生变化，进而认为 ER，PR 在子宫肌瘤发生中的作用不大；Vollen 等也提出同样的看法。

二、生长因子与子宫肌瘤

近年来，越来越多的证据提示，E 和 P 的促有丝分裂活性是由一些生长因子介导的，胰岛素样生长因子(IGFs)、表皮生长因子(EGF)、转化生长因子 β (TGF-β)、血小板源性生长因子 A，B(PDGF A，B)等可能具有促子宫肌瘤生长的作用。IGFs 由 IGF Ⅰ和 Ⅱ组成。IGF Ⅰ由 70 个氨基酸组成，是一主要负责细胞生长、分化的合成代谢的物质，并且调节许多细胞中 GH(生长激素)的生物学效应。同正常肌组织相比，子宫肌瘤中表达高水平的 IGF-1 和 IGF-1RmRNA。GAO 等利用体外培养的子宫肌瘤细胞研究后认为：IGF-1 在肌瘤细胞的生长中发挥了关键的作用，其机制可能是：

(1)通过上调肌瘤细胞中 PCNA(增殖细胞核抗原)的表达来促进细胞的增生活性。

(2)通过上调肌瘤细胞中 BCL 2 蛋白的表达来下调细胞的凋亡。IGF-1Ⅰ由 67 个氨基酸组成，在胎儿的生长发育中发挥着重要的作用。IGF-1Ⅰ在成年个体中也有合成和分泌，但其生理作用还不清楚。许多恶性肿瘤中含有大量的 IGF-1ⅠmRNA，说明 IGF-1Ⅰ作为一个旁分泌/自分泌生长因子，具有维持和促进肿瘤生长的作用。Vollen 等报道 IGF-1Ⅰ在子宫肌瘤中的表达远高于在正常子宫肌组织中的表达。从而推测 IGF-1Ⅰ对肌瘤发生具有重要作用。TGF-β 是一多效性生长因子，可调节多种细胞活性，如细胞增生、分化、肥大；也可通过调节 ECM(细胞外基质)、MMPS(基质金属蛋白酶)、TIMPS(金属蛋白酶组织抑制因子)的表达，发挥对组织纤维化的重要作用。TGF-β 能结合 3 种膜蛋白：TGF-β R I ～Ⅲ，其中 I R 和ⅡR 是转膜丝氨酸 苏氨酸激酶，ⅢR 是固膜蛋白多糖。Dou 等指出子宫肌瘤、正常子宫肌组织、平滑肌细胞均有 TGF-β 1～3 和 TGF-β Ⅰ～ⅢRmRNA 及蛋白的表达，但 TGF-β 1 和 TGF-β 2mRNA 在肌瘤和正常肌组织中的表达高于 TGF-β 3，而在肌瘤组织中 TGF-β 1mRNA 的表达高于 TGF-β 2 和 TGF-β 3。而且，肌瘤组织中 TGF-β ⅡRmR NA 的表达高于 TGF-β IR。GnRH a 对肌瘤组织中 TGF-β 1～3 及其受体、ECM、MMPs 有下调作用，其治疗后的患者 TGF-β 及其受体和 ECM、MMPs 表达明显低于对照组，子宫肌层无此变化。因此可推测：TGF-β 可能是调节肌瘤生长的又一重要生长因子。

三、子宫肌瘤与生长激素及胎盘生乳素

临床研究发现，妊娠期子宫肌瘤的发展加速，可能是胎盘产生一种与生长激素结构和活性相似的生乳素。同时发现黑人比白人易发生子宫肌瘤与黑人具有较高的生长激素

有关。动物实验也证实生长激素有协同雌激素使小鼠子宫增大的作用。因此认为生长激素和妊娠期胎盘产生的生乳素可能促进雌激素对子宫肌瘤的发生和发展。

四、遗传因素对子宫肌瘤发生的影响

以往认为，良性肿瘤无细胞传学异常。近年研究发现，子宫肌瘤存在染色体异常，与某些基因畸变相关。许争峰等对子宫肌瘤 30 例进行细胞遗传学分析，结果发现存在克隆性细胞遗传异常 9 例。同一患者不同肌瘤可看到不同的基因亚型，因此，肌瘤的发生可能与多基因遗传有关。在美国，黑人子宫肌瘤的发病率较白人高，而非洲的纯黑人发病率却不高，可能是妇女遗传密码的差异，影响肿瘤的发病率及生长。Kurbanora 等在血缘关系统计资料中指出，遗传因素对子宫肌瘤的发生有重要影响，患子宫肌瘤的姐妹发生肌瘤的家庭危险性为 26.6%，患子宫肌瘤者的女儿(追踪至 44 岁)发生子宫肌瘤的危险性为 19.7%，患子宫肌瘤者的母亲发生子宫肌瘤的危险性为 15.8%。

五、子宫肌瘤与细胞凋亡

目前发现与细胞凋亡有关的基因有 p53，Bcl-2，c-my，Fas L 等。而有关其在子宫肌瘤组织中表达的文献极少。p53 基因位于细胞核内，p53 基因蛋白分为能促进细胞凋亡的野生型和抑制细胞凋亡的突变型。但目前没有参与子宫肌瘤发生过程的证据。Fas 位于细胞膜上，Fas 配体或能起配体作用的抗体与 Fas 结合而诱导细胞凋亡，从而抑制肿瘤的发生。Bcl-2 的主要作用是抑制细胞凋亡，延长细胞寿命。Bcl-2 不但可以阻止因生长因子缺乏引起的细胞凋亡，而且可以保护哺乳动物抵抗秋水仙碱、DNARNA 以及蛋白合成抑制剂等的作用。由实验推测，当 Bcl-2 基因突变而过度表达时，抑制了子宫肌瘤细胞的凋亡，使细胞生存时间延长，导致细胞堆积，引起肿瘤的发生。

总之，在子宫肌瘤组织中有 Bcl-2 的过度表达，Fas L 的表达降低，p53 的表达率不高，可推测子宫肌瘤的发生发展与细胞凋亡异常，尤其是细胞凋亡过度抑制有关。

六、子宫肌瘤与基因突变

目前的研究表明，子宫肌瘤的发生发展与许多细胞的基因突变有关。最常见的染色体异常位于 12 和 14 号染色体的长臂，即 t(12；14)(q14-15；q23-24)，其次是 7 号染色体长臂的缺失，前者占 20%，后者占 15%。应用定位的克隆技术的研究结果表明：12 号染色体长臂 1 区 5 带有一个高变区，HMGI C 在很多子宫肌瘤中都有异常表达，而 HMGI C 又影响 DNA 的合成。根据一项研究 t(12；14)在肌瘤中重排的实验结果推测，HMGI C 被激活导致生长因子的过度表达和肌细胞生长中雌激素作用的增强，这种作用最终导致肿瘤基因的扩增。另外，肿瘤抑制因子的缺失可能引起因 7 号染色体突变所致的子宫肌瘤的发生增加。这一区域潜在的肿瘤抑制因子包括 CUTL1 和 ORC5L。据一项研究推测，因 7 号染色体缺失所致的子宫肌瘤的发生可能与这一区域的肿瘤抑制因子丧失有关，最终导致了受影响的肌细胞在生长过程中转变为肌瘤细胞。子宫肌瘤的大小与在肿瘤上表达的染色体异常有关。单一的因 7 号染色体异常所致的子宫肌瘤的平均直径为 4.1cm，因 t(12；14)染色体异常所致的子宫肌瘤的平均直径为 10.6cm。此外，肌瘤所处的位置也与以上提到的染色体有关，与肌壁间肌瘤和黏膜下肌瘤相比，浆膜下肌瘤有较少的细

胞遗传学异常。

七、中医病因病机

子宫肌瘤属中医学的"石瘕"、"肠覃"范畴，近来不少人提出，情志内伤，肝郁日久，气机不畅而导致气滞血瘀，凝聚胞宫，或痰湿内聚，寒邪侵袭，与气血相搏，聚于胞宫，或经期空虚，或产后胞脉空虚，邪乘虚而入，冲任损伤，血凝聚胞宫，或气血亏虚，产后积血，血依附胞宫内外，是子宫肌瘤产生的主要病因病机。其次，阴虚内热，或肝肾不足，也是子宫肌瘤发生的常见病因，但其总病机乃与瘀血分不开。

（张斌）

第二节　子宫肌瘤的组织学发生

一、发病机制

子宫肌瘤的发生机理亦尚未明确，目前多认为肌瘤组织局部产生的多肽生长因子与性激素之间的相互调节在肌瘤发展中起重要作用，其中以表皮生长因子(EGF)及其受体EGFR更为重要。EGF及其受体作为促有丝分裂原和促细胞分化因子，在局部组织内以自分泌或旁分泌方式促进细胞增生和分化，是引起良性和恶性增生性疾病的重要生物学机制。EGF是使细胞有效地通过GO/G1期的"发展"因子，EGF刺激DNA的合成可能与EGF的促有丝分裂作用有关。EGFR在一些肿瘤细胞系中过表达，主要由于基因扩增或mRNA稳定性或转录增加而使受体位点数增加，EGFR有内源性蛋白激酶活性，通过与EGF结合被激活，从而调节细胞的生长。Schell等报道EGF、EGFR可被E2和P调节，因而在细胞分化和功能上发挥重要作用并参与子宫肌瘤发生的机制。

(一)E2与EGF及EGFR的相互作用

有证据表明EGF及EGFR在肌瘤细胞中的表达受E2环境的影响。Lumsden等报道当用LHRHa治疗而获得低E2状态后，EGF对肌瘤的结合力降低，但肌层则不然，说明治疗组EGF对肌瘤的结合同肌瘤和肌层水平的循环E2量明显相关，非治疗组则无此相关性。Heiner研究证明肌瘤组子宫内膜同正常子宫内膜比较EGFRmRNA表达水平在增生中期较其他期更高。Shimomura等通过抗EGFR单抗的免疫细胞化学分析证明了肌瘤细胞中EGFR的表达在E2条件下较对照组异常增加，但低剂量E2则不增加细胞中EGFR的表达，P也不影响细胞中EGFR的表达。这些结果说明E2与EGF、EGFR间密切相关，高剂量E2主要通过增加EGFR的表达而在肌瘤发生中发挥作用。

(二)P与EGF及EGFR的相互作用

P在肌瘤发生中也是不可缺少的因素。Harrison-Woolrych等在对肌瘤和肌层中EGFmRNA的定量表达研究中证明肌瘤中分泌期EGFmR-NA较正常肌层中明显升高，正常肌层中EGFmRNA无周期性变化。故作者推测EGF在肌瘤发展中可作为重要的生长因子，并且P是影响EGFmRNA产生的重要因素。Shimomura在对肌瘤细胞培养的研究中也证明了加入P会使细胞中133KD和71KD的EGF表达异常增加，E2条件下则仅能引起细胞中133KD

的 EGF 低表达。这些均说明 P 环境主要通过增加细胞中 EGF 的表达而在肌瘤发生中发挥作用。总之，子宫平滑肌瘤的病因及发生机理涉及到机体局部或整体的 E2、P 的变化、局部多肽生长因子反应、细胞有丝分裂率的改变及体细胞突变等诸方面，其中，E2 通过增加细胞中 EGFR 的表达来调节 PCNA 的增加；P 则通过增加细胞中 EGF 样蛋白的表达来调节 PCNA 的增加，最终导致子宫正常平滑肌层体细胞向肌瘤细胞的转变。这一途径可为肌瘤的发生提供一新的假设，并将有助于临床上采用新的方法进行治疗。

(三)癌基因和抑癌基因与子宫肌瘤

肌瘤中 jun 癌基因表达高于周围肌层和增生期内膜,雌激素可分别提高 Ha-ras、fos mRNA 和 c-myc mRNA 在肌瘤、肌层和内膜中的表达。c-myc 基因在子宫肌瘤、交界性平滑肌瘤和平滑肌肉瘤的表达率分别为 5.6%，33.3%，50%。Juan 等发现 ras 基因的表达产物 P21 蛋白在所有正常平滑肌细胞中表达阴性，在 50% 的子宫肌瘤中表达阳性，在 100% 子宫平滑肌肉瘤中表达阳性，提示 P21 在肿瘤的发生和转化中起重要作用。但 Leesl 等研究发现。c-fos mRNA 和其蛋白在肌瘤中的水平显著低于正常子宫肌组织,jun 和 c-myc 基因在肌瘤中的转录水平也低于正常子宫肌组织,且癌基因无论在肌瘤中还是在子宫肌层中均不受性激素调节,提示癌基因的低水平表达与肌瘤的发病有关。B 淋巴细胞瘤白血病-2 (bcl-2)蛋白是一种凋亡抑制基因产物。Maruo 发现 bcl-2 在肌瘤细胞中的含量离于正常子宫肌细胞,P4 可上调肌瘤细胞中 bcl-2 的表达,提示肌瘤的发病可能与 bcl-2 有关,P4 促进肌瘤生长的机制可能部分通过 bol-2 的介导。

有研究发现 P53 基因和 Rb 基因在子宫肌瘤中的表达水平明显低于分泌期子宫肌层组织,在子宫肉瘤中的表达水平低于子宫肌瘤,推测这两种基因参与子宫肌瘤的发生发展过程。但亦有作者发现在 60 例子宫平滑肌瘤 P53 蛋白总阳性表达率为 18.83%,良性平滑肌瘤组、富细胞型及子宫肉瘤组 P53 蛋白阳性率分别为 13.33%,15% 和 40%,肉瘤组 P53 蛋白阳性率明显高于良性子宫肌瘤组。Mac25mRNA 在大肌瘤中的表达显著低于其在邻近肌层组织和小肌瘤中的表达,且表达不受月经周期的影响;GnRH-a 治疗可降低 Mac25 基因在子宫肌瘤中的表达水平,推测肌瘤的生长与 Mac25 基因有关,且 GnRH-a 的治疗作用可能部分由 Mac25 介导。

(四)其他因素与子宫肌瘤

有研究发现,子宫局部微量元素分布处于不平衡状态。肌瘤组织中锌、镁含量较邻近正常子宫肌层组织低,而镍含量则较高;服用三苯氧胺可使子宫局部元素分布不平衡状态有所改善;鉴于许多元素有调节激素与受体的结合力及参与调控细胞生长的作用,故推侧肌瘤组织与正常子宫肌组织中微量元素的差异与肌瘤的发生、发展有关。

二、子宫肌瘤的组织学发生

组织学研究发现生长时间不长的微小子宫肌瘤,不但有富含肌丝的成熟平滑肌细胞,而且有在胎儿子宫见到的未成熟平滑肌细胞。表明人类子宫肌瘤的发生可能来自未分化间叶细胞即肌瘤原始细胞,是胚胎期具有多分化功能的细胞。进入性成熟期后,残存于肌层的未分化间叶细胞和未成熟的平滑肌细胞,在雌、孕激素周期作用下出现自身连续性增殖、分化及肥大过程,在长时间内反复进行,直至形成肌瘤。多发性子宫肌瘤可能是由于起源细胞在子宫肌层内多灶潜伏所致。

目前对子宫肌瘤的来源有三种认识：①正常子宫肌壁间残留来自胚胎时期原始组织的肌母细胞及未分化组织，存在潜分化能力，可能成为肌瘤细胞的始基；②在胎儿期，子宫内进入了少量异常间叶细胞，作为"芽"，在性成熟期发育，基因异常逐渐累积重叠而形成肌瘤；③子宫肌瘤的肿瘤基因自身突变形成肌瘤，雌激素、孕酮及 GF 的复杂作用促使肌瘤生长。

三、病理变化

子宫肌瘤可发生在子宫任何部位，一至多个(多发性子宫肌瘤)，也可几十个或上百个。小者肉眼难以辨认，大者可达 20～30cm，重达 10～20kg 以上，充满腹腔。肌瘤没有包膜，周围仅有被挤压的纤维形成所谓假包膜，使肌溜极易剥离，镜下所见主要由平滑肌和结缔组织所组成。当肌瘤生长速度过快或肌瘤较大时，出现血供障碍，使肌瘤的营养不足，同时引起下述一系列继发性变化。

(一)玻璃样变性

常见于肌瘤较大，生长迅速，血供不足，组织水肿变性，原肌纤维退化，结构消失，细胞溶解，血红蛋白逐渐被吸收，使组织呈黄色或淡粉红色，最后融合成透明样物质。镜下见细胞坏死，组织呈无结构状。一般已有较长的演变过程，是较多见的继发性病变之一。

(二)囊性变性

一般继发于玻璃样变性之后，原变性组织被液化成黏液样、水样液体后形成囊腔，但囊腔无上皮覆盖，肌瘤因此变软。

(三)红色变性

多发生在妊娠期、产褥期、肌瘤较大者，或发生在肌瘤扭转、梗塞缺血，组织溶解坏死时，肌瘤切面呈红色，如生牛肉状，肌纤维消失，没有组织结构，临床出现腹痛和持续高热，是较严重的一种并发症。

(四)钙化和脂肪变

变性的肌瘤组织在演变过程中有钙、磷盐和脂肪颗粒增多，皂化结合、形成结石样物体，是各种变性中较少的一种，

(五)萎缩性变

绝经后或放疗后肌瘤萎缩、退化、体积缩小。

(六)恶性变

肌瘤恶变成肉瘤。发生率较低，据文献统计不到 1%，一般认为约占肌瘤的 0.4～0.8%。

四、分类

根据肌瘤所在子宫的位置，可分为宫体肌瘤和宫颈肌瘤。

根据肌瘤发展方向可分为：①肌壁间型肌瘤：肌瘤居子宫肌层中，四周被子宫壁肌层包围，约占肌瘤的 60%～70%，②浆膜下肌瘤：肌瘤向腹腔方向生长，部分或全部突出子宫表面，有时仅有一条细蒂与宫体相连，易发生扭转，可并发急腹症。偶有肌瘤脱落种植在腹腔内脏表面，形成寄生性肌瘤。还有一种待殊的形式，肌瘤向阔韧带内

生长，形成所谓阔韧带肌瘤，是手术摘除时较为困难的一种。②黏膜下肌瘤：肌瘤向宫腔生长，成为黏膜下肌瘤。当蒂较细长时，肌瘤被排出宫口，在阴道内可见到，偶尔肌瘤自行脱落被排出体外。肌瘤所居位置，常随肌瘤的发展长大而变化，有时有几种类型同时存在。

（张斌）

第三节　子宫肌瘤的临床表现

一、症状

小肌瘤一般无任何自觉症状，但多数子宫肌瘤的典型症状为进行性月经过多，经期延长或有不规则出血，或因长期月经过多而引起继发性贫血。有时有痛经、不育等。大型肌瘤还会引起膀胱、直肠的压迫症状，伴发阴道分泌物增多。不同大小和类型的肌瘤，有不同的临床表现。①肌壁间肌瘤：小时常无症状，较大时随着子宫增大，宫腔拉长、变形，使黏膜面积相应增大，引起月经过多、经期延长。患者常伴有下坠感，有时还会自行扪到耻上部位有较大且坚硬光滑的痞块。②浆膜下肌瘤：多无症状，无月经变化，扭转时并发急腹痛，较大时易发生膀胱或直肠压迫症状。②黏膜下肌瘤：是症状最显著的一种，有月经过多、经期延长或不规则出血，成为不育或多次流产的原因。当肌瘤被排出宫口时，表面溃疡感染会出现白带过多，或赤带、有臭味，可伴有下腹部坠胀感，有时经后肌瘤回缩到宫腔内，下次经时又被排出。肌瘤较小时常在宫内操作或宫腔镜检查时始发现。

二、体征

较大肌瘤在下腹部可以扪到质埂、光滑的痞块，清晨排尿前更清楚，此是许多妇女就诊的原因之一。通过双合诊或三合诊可查到子宫增大，表面有结节状突出，质地坚硬、光滑，子宫活动度良好。浆膜下带蒂肌瘤，突出于子宫表面，可扪到实质性痞块，与子宫紧密相连，活动时牵连子宫，没有压痛，盆腔内无粘连感觉。

（张斌）

第四节　子宫肌瘤的诊断及鉴别诊断

子宫肌瘤一般都有相当时期的病史，渐进性月经增多，贫血，检查发现子宫增大及实质性结节状突出，一般诊断并不困难。必要时可通过辅助检查明确诊断。

一、诊断

（一）B超

盆腔 B 超检查可得到确切的诊断依据。

子宫肌瘤：腹部超声检查后位子宫的宫底部时，因声束经腹壁、充盈膀胱，宫颈、宫体到宫底部衰减很明显，该部处于声束的远场，回声往往偏低，很难鉴别有无肌瘤，而阴道超声检查时、后位子宫的宫底部处于超声声束的近场，又是高频率，所以显示清晰，这对鉴别有无肌瘤是很有帮助，对后屈位子宫更有利。

黏膜下子宫肌瘤：阴道超声对宫腔内病变显示清楚，尤其前位或后位子宫，中位子宫的宫腔也处于阴道探头的远场，显像就差些。宫腔内见实质不均质的球型稍强于肌层的回声区，与宫腔有分界，如有少量积液时，分界更清楚，实质不均质回声区的周边有一圈低回声区。用彩色多普勒超声可探及蒂部血流。

浆膜下子宫肌瘤：浆膜下肌瘤往往比较均质，如处于腹部超声的远场，易误认为囊性肿块。用阴道探头使肌瘤处于近场就能了解到肿块为实质性稍不均质肿块，能起到鉴别作用。

（二）X 线摄片

子宫输卵管碘油造影或气腹双重造影，对肌瘤大小、位置、类型能提供可靠依据，但一般诊断时很少采用本法。

（三）探条宫腔探查

宫腔壁高低不平，结节状突起及宫腔内存在活动的组织，感觉有黏膜下肌瘤存在的可能。

（四）宫腔镜检查

宫腔镜检查技术已经相当普及，可直视下看到宫腔内肌瘤的位置，大小和形状，并可在镜下手术切除黏膜下肌瘤。

二、鉴别诊断

（一）妊娠

妊娠子宫呈均匀增大，其大小和停经日期相符，质软。可从停经史、早孕反应、血与尿 HCG 测定、B 超检查(可靠而无损伤)与肌瘤相区别。

（二）卵巢肿瘤

当卵巢肿瘤与子宫粘连时，需与子宫浆膜下肌瘤区别，仔细询问病史和详细的妇科检查，从质地、活动度，并与子宫的关系来鉴别。B 超、x 线造影也是可靠的方法，有时需经剖腹探查.最后确诊。

（三）子宫肥大症

子宫肥大症常有卵巢功能障碍病史，子宫体均匀增大，一般不超过 2 个月孕的大小，可通过观察随访，予以鉴别，B 超等辅助检查也有帮助。

（四）子宫肌腺病

虽有子宫增大，但一般不超过 2～3 个月孕的大小，以痛经为主要症状，如能仔细检查，作月经前后对比(一般在经前子宫增大，经后缩小)，有助于诊断。

（五）畸形子宫

多为先天性畸形，如双子宫、双角子宫、残角子宫等，多无症状，大小一般无变化，也不引起月经症状，主要依据子宫输卵管碘油造影或腹腔镜检查，可以区分。

（张斌）

第五节　子宫肌瘤的治疗

一、西医治疗

(一)临床观察

或称期待疗法，当肌瘤较小，无症状时，一般以观察期待方法定期随访，3～6个月检查一次，如有增大趋势，应考虑手术治疗。

(二)药物治疗

一些不宜手术治疗的年轻妇女，和近绝经期或有手术禁忌和在观察期妇女，可试用药物治疗。

1. 中药治疗　子宫肌瘤同于祖国医学的"症瘕"范畴。中医认为本质的发生多因经期、产后伤于风寒，或情志内伤、脏腑功能失常和气血失调。所致气机阻滞，瘀血内停所致。故其治疗原则以行气破血、软坚散结为主，佐以益气养血、调补肝肾，从而达到消症散结。理气活血、软坚散症。方药根据临床病情而决定之。血瘀偏寒：治宜温经散寒、破瘀消症，方用桂枝获苓丸加味。血瘀偏气滞：治宜行气导滞、破瘀消症。方用香枝丸加味。血瘀偏湿热：治宜清热利湿、破瘀消症。方用大黄牡丹皮汤加味。

2. 雄激素　用以对抗雌激素的作用以促使肌瘤萎缩。常用药物有甲基睾丸素 5mg，2 次/日，口含，连续 20 天为一疗程，一般无不良反应；丙酸睾丸酮 25mg，2 次/周，肌注，经期可每天注射，控制每月总量不超过 300mg，无明显男性化作用。

3. 三苯氧胺　有拮抗雌激素作用，对肿瘤细胞的增殖有抑制作用，无明显毒性，有时会引起闭经，10mg 每天 2～3 次，连续 20 天为一疗程. 也可连续服用 3 个月，观察结果。

4. 促性腺激素释放激素激动药(GnRHa)　GnRHa 的作用是快速与受体结合并激活、释放促卵泡素(FSH)及黄体生成素(LH)，由于不断与 GnRHa 受体结合，GnRHa 受体减少，性激素的生成降至"去势"水平，使雌、孕激素降至很低水平，患者处于闭经状态，而使肌瘤缩小,达到治疗目的.Filicori 等首次用 GnRHa 治疗子宫肌瘤,可使肌瘤缩小 77%。曾春英报道 30 例患者用 GnRHa 治疗 3 个月后，肌瘤缩小 20% 以上者 27 例；8 例连续治疗 6 个月，瘤体均缩小 70% 以上，但停药 6 个月后，12 例肌瘤生长，占 40%。Donnez 等报道经 3～6 个月 GnRHa 治疗后，瘤体缩小 52%～77%，停药 4 个月左右肌瘤即恢复至用药前大小。其原因可能是 GnRHa 治疗后肌瘤的雌、孕激素受体有所增加，卵巢功能恢复，致雌、孕激素水平上升，从而使肌瘤易于复发。目前常用的 GnRHa 制剂有丙氨瑞林、亮丙瑞林(抑那通)、戈舍瑞林(诺雷德)等。GnRHa 类制剂的副作用主要是用药期间雌激素水平降低所引起的骨质疏松、更年期症状。采用反向添加治疗，即在低雌激素水平下，通过外源性投入，达到治疗阈值内的激素联合应用，可单独应用雌激素或雌、孕激素联合应用。

5. 孕三烯酮　孕三烯酮商品名为内美通，为人工合成的睾酮衍生物，具有较强的抗雌激素、孕激素及中度抗促性腺激素的作用。服用后可使体内雌、孕激素水平明显下降，抑制子宫肌瘤生长。可作为手术前用药或不宜手术的子宫肌瘤的治疗。用量为 2.5 mg，2 次/周，连续 6 个月，子宫肌瘤缩小，Coutinho 等报道用内美通治疗子宫肌瘤 6 个月，停药 18 个月后，89% 的患者肌瘤仍比治疗前小。内美通的副作用主要有体质量增加、痤疮、皮脂增多症和潮热等，少数可造成肝损害。故服药期间应同时用保肝药，并定期检查肝功能，若出现肝功能异常应停药，停药后肝功自然恢复。

6. 米非司酮(Ru486)　米非司酮是化学合成的类似孕激素和糖皮质激素的化合物，有更强的与孕激素受体相结合的能力。其通过与孕激素受体结合，阻断孕激素对肌瘤细胞的促生长作用及孕激素扩张肿瘤血管的作用，使肿瘤缩小。Murphy 等研究了 10 例子宫肌瘤患者，用 Ru486 50 mg/d 治疗 3 个月，结果肿瘤体积缩小 49%。张娟报道服用 Ru486 25 mg/d，连续 3 个月使子宫肌瘤缩小 54.76%，停药 3 个月内子宫无明显增大，其中 4 例患者在治疗后肌瘤消失。米非司酮的副作用较 GnRHa 轻且少，主要有恶心、食欲减退、潮热、性欲减退等。

(三)手术治疗

近年应用促性腺激素释放激素激动剂(GnRH-a)和抗孕激素制剂米非司酮(Ru486)可暂时缓解肌瘤症状，使肌瘤体积缩小，但肌瘤缩小是肌瘤细胞大小的减小和细胞基质的减少，而对肌细胞的实际数目没有减少，故停药后几乎 100% 肌瘤又重新长大，症状复发。且药物应用存在严重副反应，如类绝经症候群，表现为潮热、阴道干躁、性欲降低及骨密度降低等。故目前此类药物尚不能作为常规的药物治疗而仅选择应用于：①术前短期应用引起闭经，纠正贫血，使术前自储血输血成为可能，避免术中异体输血；②使大的肌瘤体积缩小，变经腹子宫切除为经阴道子宫切除或腹腔镜辅助下经阴道子宫切除；③宫腔镜切除大的黏膜下肌瘤前的应用。目前尚无有效的药物可以根除肌瘤，手术治疗是有症状肌瘤患者的最佳治疗方法。

1. 全子宫切除术　19 世纪中叶首次应用全子宫切除术治疗子宫肌瘤，至 1950 年此术成为治疗肌瘤患者的标准术式。Scott 等对低宫颈癌危险的妇女行全子宫切除术和次全子宫切除术的利弊进行了一项综合分析比较，两组手术死亡比、发生宫颈阴道癌的危险、远期性生活困难或排尿功能异常的危险均低，并发症发生率全切组感染 3.0%（3.0%～20.0%）、出血 2.0%（2.0%～15.4%）、邻近器官损伤 1.0%（0.7%～2.0%）；次全切组感染 1.4%（1.0%～5.0%）、出血 2.0%（0.7%～4.0%）、邻近器官损伤 0.7%（0.6%～1.0%）。结论认为，近期未见次全子宫切除的益处，全切仍是大多数妇女的选择。全子宫切除术有经腹、经阴道及腹腔镜协助下的阴式子宫切除术。子宫全切术的优点是可以全部完整地切除病变子宫，无宫颈残端癌之忧。缺点是：①手术相对复杂，术中并发症如出血、邻近器官损伤等发生率高；②子宫的切除，去除了性激素作用的靶器官；③切断卵巢固有韧带，阻断了子宫动脉上行支对卵巢的血液供应，使卵巢的血液供应减少至少 1/2，可引起卵巢功能早衰及早衰相关的并发症。近代研究显示，绝经前切除子宫即使保留卵巢，其术后 2 年卵巢功能衰退达 32%，4 年则达 54%，从而使更年期症状、动脉粥样硬化或冠心病提早来临；④切断了子宫的各组韧带，破坏了盆底的完整性，可发生阴道脱垂；5 缩短了阴道，性生活可能受到影响。

2. 次全子宫切除术　亦称阴道上子宫切除术、宫颈上子宫切除术。在 19 世纪和 20

世纪早期，子宫切除均是保留宫颈，因为手术较简单，可避免输尿管损伤及预防上行感染。在抗生素问世之前预防感染非常重要。到上世纪中期逐渐被废弃而代之以子宫全切术，原因是：

(1)术中所保留的宫颈有 1%～2%会发生宫颈癌，而此种所谓"残端癌"给手术治疗和放射治疗带来极大困难。

(2)由于阴道上子宫切除将支撑宫颈上部的各组韧带切断，所留宫颈象活塞一样冲击阴道穹窿，易导致所谓"残留宫颈-阴道穹窿脱垂"及阴道排液。上世纪 60 年代之后，子宫颈在性反射弧及分泌功能等方面的作用受到注意，遂又有主张采用阴道上子宫切除术，由于巴氏涂片和阴道镜的应用，使宫颈癌的有效筛查成为可能，近年不断有文献提出应重新评价次全子宫切除术。强调理由：①对膀胱功能影响小，如膀胱麻痹恢复快，术后发生尿路感染的机会减少；②对性功能影响小。此术保留了宫颈，阴道长度没有改变；③与子宫全切比，此术相对简单，术中并发症如出血、邻近器官损伤发生率低。但此术仍有影响卵巢功能的问题存在，术中切断卵巢固有韧带，将阻断保留卵巢约 1/2 的血供。因宫体全被切除，女性内分泌轴的子宫和子宫内膜被切除，破坏了此轴的完整性。

3.子宫肌瘤挖除术　鉴于子宫切除术(全切或次全切)所带来的弊端，近 10 余年来人们对子宫肌瘤保守性手术的兴趣日渐增高，肌瘤挖除术就是这种保守性手术的典型代表。理论上，此术把对下丘脑-垂体-卵巢-子宫(H-P-O-U)轴的影响减小到最低程度。此术优点：①保留生育功能。对尚未生育者，此术是惟一选择。当以不孕或重复性流产为指征而进行肌瘤挖除术时，术前必须先排除其他引起不孕的原因，进行子宫输卵管碘油造影和(或)宫腔镜检查以估计肌瘤的位置及确定导致患者不利生殖后果的可能性；因不孕行经腹肌瘤挖除的术后妊娠率是 40%。年龄对术后妊娠率有影响，30 岁以前手术者妊娠率高，而与肌瘤的数目无关。②黏膜下肌瘤或突向阴道的宫颈肌瘤可经宫腔镜或经阴道摘除。

此术缺点：①由于肌瘤属单细胞起源(unicellular origin)，可以十分微小，术中难以完全挖除殆尽，术后肌瘤复发率高达 14%～40%，其中 2/3 患者需再次手术治疗，此为肌瘤挖除术的严重弊端。②手术对内膜腔的大小无改变，对于那些因宫腔过大所致月经过多者的症状改善可能有限；③成形后的子宫在日后妊娠分娩中可能发生破裂。对于肌瘤挖除术后的妇女是否能安全阴道分娩尚有争论，历来的观点是若术中通宫腔将来分娩应剖宫产。但应注重个体情况。肌瘤挖除术时详细记录手术步骤及术中情况对日后的产科处理将是非常关键的。

4.子宫肌瘤的内窥镜手术　近 10 多年来妇科手术已从经典的剖腹术转向"最小损伤"的内窥镜手术。包括宫腔镜黏膜下肌瘤切除、子宫内膜切除和腹腔镜子宫切除等。

(1)宫腔镜下黏膜下肌瘤切除术：宫腔镜肌瘤挖除适应于有症状的黏膜下肌瘤、内突壁间肌瘤和宫颈肌瘤。要求肌瘤直径小于 5cm，数目不超过 2 个。对直径大于或等于 3cm 的肌瘤，术前应用 GnRH-a 或丹那唑可使肌瘤体积缩小，同时缩小子宫体积，抑制子宫内膜增生和血管再生，使术中出血减少，视野清晰，减少灌流液的回吸收。宫腔镜手术的优点是：1 不开腹，缩短了术后恢复时间；2 子宫无切口，对未生育者，大大减少了以后剖宫产几率；3 对出血严重又不要求再生育的妇女，可同时行子宫内膜切除术。缺点是：①手术技术要求高，目前尚不能在基层普及；②对于无蒂肌瘤，手术常需分期进行，一次难以切除干净。对于壁间肌瘤、浆膜下肌瘤无能为力；③手术有一定的并发症，可导致子宫穿孔及引起肠管、膀胱的损伤。④术中应用膨宫液，液体吸收导致体液超负荷，可能引起肺水肿和电解质紊乱(低钠血症)。

(2)腹腔镜下子宫切除术：目前采用腹腔镜下子宫切除的报道日渐增多，一些不适于阴式子宫切除的病例可借助腹腔镜完成手术。手术类型包括腹腔镜全子宫切除术、腹腔镜阴道上子宫切除术及腹腔镜筋膜内子宫切除术。腹腔镜手术的优点是避免了腹部大切口，并发症少，住院时间短，恢复快。缺点是：①此术对手术者技术要求高，手术时间长、费用高；②对手术不熟练者腹腔脏器损伤发生率高；③要求子宫小于10周妊娠。在利用切碎法行子宫切除时，有残留肌瘤于腹腔的可能。

5.保留部分宫体及子宫内膜的手术　1995年刘新民等首次报道了"保留子宫内膜的手术"，手术范围是对存在良性病变的宫体大部分予以切除，保留近子宫颈内口端的子宫内膜2cm，手术特点是：①不仅保留了宫颈，而且保留了性激素重要的靶组织——子宫内膜，从而尽量保持了H-P-O-U轴的完整性；②虽然术中暂时将卵巢固有韧带和圆韧带切断，但在小宫体形成过程中将上述韧带与宫体对应缝合，保证了各韧带对宫体的支撑作用，可以防止术后子宫脱垂；③所保留的2cm的子宫内膜，使患者在术后仍维持少量月经，将手术对患者的心理伤害减小到最低程度；④手术切除了好发肌瘤的大部分宫体，因此，因术中疏漏而引起肌瘤复发的可能性极小。但此术切断了供应卵巢部分血运的子宫动脉上行支，术后会对卵巢内分泌功能造成不良影响。故此术只是相对地而不是绝对地、基本上而不是完全地保持了H-P-U-O轴的完整性。

(四)子宫肌瘤放射介入治疗

1.子宫动脉造影和子宫动脉栓塞治疗(UAE)　正常情况下，子宫动脉造影可见子宫血供主要由双侧子宫动脉供应，其发出的螺旋动脉分支分布均匀，排列规整。肌瘤患者子宫动脉造影可见，子宫动脉明显增粗扭曲，螺旋动脉呈弧形受压移位，肌瘤血管异常丰富，肿瘤染色均匀浓密，瘤体边界清楚。子宫肌瘤由双侧子宫动脉供血者约占95%，以一侧为主，两条动脉分支在肌瘤假包膜内形成丰富的血管网，并有放射状分支进入肌瘤内部，相互交织形成两组不同大小的团状或不规则形杂乱血管网。子宫动脉的粗细与肌瘤大小呈正相关，肌瘤越大，动脉越粗，血管网越丰富。UAE治疗多采用Seldinger方法：在局麻下行股动脉穿刺插管，先置管到对侧，然后再到同侧进行子宫动脉栓塞治疗，并注入永久性栓塞剂，阻断肌瘤血供，使之发生缺血性改变而逐渐萎缩，甚至完全消失，从而达到治疗目的。子宫肌瘤多由双侧动脉供血，治疗时要栓塞双侧子宫动脉以确保阻断肌瘤血供。双侧子宫动脉栓塞后，肌瘤部位的血管征象完全消失。

2.UAE治疗的适应证和禁忌证

(1)UAE适应证：适用于要求或自愿接受动脉介入治疗的各年龄段、各种类型的子宫肌瘤患者：子宫肌瘤引起月经改变、疼痛、周围脏器压迫症状者；子宫肌瘤挖除术后复发者；需要手术治疗的子宫肌瘤患者而要求保留子宫者，但对要求生育者应慎重处理。

(2)UAE治疗禁忌证：心、肺、肝、肾等重要器官功能异常或凝血机制障碍；各种感染的急性炎症期；造影剂过敏；子宫肌瘤合并妊娠、附件包块、子宫脱垂、张力性尿失禁等；可疑肌瘤恶变、宫颈癌或子宫内膜癌；严重动脉硬化、严重盆腔动脉畸形、高龄患者为相对禁忌证。

3.UAE 治疗的术前准备和术后处理

(1)术前准备：①详细了解病史，尤其是有否重要脏器疾病史及药敏史，全面体检，排除妊娠和瘤体恶变。②常规的术前检查，必要时行阴道细胞学检查以及宫颈和子宫内膜活检。常规超声测定子宫、肌瘤体积及其血流信号，测定性激素水平，必要时行 CT 和 MRI 等检查。③栓塞时间除急症止血外，应尽量避开月经期。④栓塞剂选择：取决于栓塞血管的大小和需要栓塞时间的长短。应选择不易被溶解吸收、组织反应小的永久性栓塞剂。

国外多使用聚乙烯醇微粒(PVA)；国内有使用 PVA、真丝线段、白芨微粒等。可溶性栓塞剂明胶海绵、自身血凝块、凝血酶等易被组织吸收，一般不用于子宫肌瘤的栓塞治疗。⑤做好碘和普鲁卡因过敏试验、腹股沟区皮肤准备，穿刺 插管器材消毒和药品准备。术前 2h 禁饮禁食，排空膀胱和直肠(必要时给予导尿 /灌肠)，应用镇静剂和止痛剂，建立静脉通路。

(2)术后处理：①术后绝对卧床 24h，穿刺部位加压包扎并置沙袋压迫 12h，穿刺侧肢体制动 12h。给予抗生素预防感染。②术后严密观察生命征象、穿刺部位有否出血、远端动脉的供血情况及治疗反应，还应注意有否副反应及并发症发生。③注意症状体征有否消失和改善。④定期追踪子宫、肌瘤体积和血流信号以及性激素的变化。

4.治疗常见副反应、并发症及其处理

(1)栓塞后综合征：①缺血性盆腔疼痛：双侧子宫动脉栓塞后，大部分患者会出现不同程度的缺血性盆腔疼痛，表现为下腹、会阴、肛门及腰骶部坠胀痛，通常出现在术后 6～8h，持续 4～6h 后可逐渐减轻。肌瘤小者疼痛反应较轻，1 周左右消失；肌瘤较大者疼痛较重，可持续 20d 左右，口服或注射适量镇痛剂对症处理即可。栓塞后数月发生持续疼痛者，可能是由于肌瘤内大量坏死所致，要严密随访。②发热：约有 26%患者术后出现低热，主要是肌瘤缺血、部分坏死吸收所致，血象正常者，无需特殊处理，1 周后症状消失；若持续高热，就应寻找原因。③下肢酸胀无力：有 60%患者术后出现下肢酸胀无力感，约持续(7～14d 后自然消失。④恶心呕吐：少数患者栓塞后 1～2d 内会出现恶心、呕吐反应，可能与盆腔缺血性疼痛反射有关，对症处理即可。⑤不规则的阴道出血：约 1/5 的患者术后出现少量阴道流血，可能与栓塞治疗后子宫血供骤减，不足以维持内膜生长有关，无需特殊处理。

(2)穿刺部位血肿：与反复递送导管，压迫时间短及包扎时穿刺侧肢体活动有关。股动脉压力较高，拔管后局部要加压包扎 24h，压沙袋 6h 并嘱患者制动平卧 24h，可防止血肿发生。

(3)腹膜后血肿与血管内附壁血栓：有发生腹膜后血肿及血管内附壁血栓的个案报道，主要是在操作过程中损伤动脉或穿破动脉夹层所致。因此放置动脉导管时要顺血流送进，切不可粗暴强行引入。

(4)盆腔感染：有化脓性子宫内膜炎、宫腔积脓的个案报道，可能与无菌操作不严、栓塞时间选择不当、生殖道潜在感染灶等有关，除要避免这些情况外，应给予预防性抗感染治疗。

(5)过敏反应：采用非离子造影剂可大大减少其发生率。

(6)导管闭塞、折断及打结：极少发生。谨慎操作可以避免。

(7)闭经：有少数 45 岁以上的肌瘤患者子宫动脉栓塞后闭经，因其本身已处于更年期，这种闭经是否与 UAE 治疗有关，还需更多的临床资料证实。

(8)下肢感觉运动障碍：有发生此现象的个案报告，可能是栓塞治疗影响营养股神经和坐骨神经的血供所致。

(五)子宫肌瘤合并妊娠

肌瘤合并妊娠在临床上并不少见，肌瘤常对妊娠造成不良影响，如早期容易发生流产，肌瘤孕妇的流产率为一般妇女的二倍以上；造成胎位异常，难产率增高，也会造成前置胎盘晚期阻碍产道使产程延长，增加手术机会；产后影响子宫收缩，发生产后出血，产褥出血等不良反应。

妊娠期由于激素作用及盆腔血供充分，肌瘤会短期内迅速长大，并且在妊娠期或产褥期会发生红色变性，出现持续高热、腹痛等严重急腹症症状。

子宫肌瘤合并妊娠的处理，要视症状及产妇的年龄、今后是否分娩等情况决定，如能顺利渡过妊娠期，可以在产后处理，原则与一般肌瘤相同，否则可在剖宫取胎后作子宫切除术。

二、中医治疗

(一)内治法

1.古方治疗　桂枝茯苓丸，该方是古人用治子宫肌瘤的有效方。李氏等用本方加三棱丸治疗 13 例患者，治愈 6 例，好转 5 例。并通过 B 超追踪观察到，在治愈、好转患者中，肌瘤都有一个边缘模糊、瘤体缩小到最后消失的过程，提示这个过程似乎是瘤体边缘不断坏死，液化吸收过程。日本医家浮田彻也等，均用本方为主治疗该病，都获良效。

2.专方治疗　抵当汤合三甲散加味，王氏等用本方去虻虫加猫扑草、夏枯草、昆布、海藻为主方，水煎内服，外加大黄等药热敷下腹部，治疗 98 例患者，最少服药 12 剂，最多服药 60 剂，治愈 64 例(其中 5 例受孕)总有效率为 94%。王氏认为，抵当汤破血逐瘀，除旧生新，配以三甲散及昆布、海藻等软坚散结，以消结滞之肌瘤，并指出使用水蛭及鳖甲、龟板等血肉有情之品，活血滋阴，可改善患者体质状况，促进疾病痊愈，亦为疗效高的重要原因之一。子宫消瘤丸，马氏辨病与辨证相结合，在非经期活血消疒征，用丹皮、赤芍、乳香、海藻、昆布、夏枯草、三棱、莪术、当归、延胡索、香附拟方，治疗 81 例患者，总有效率为 91%。橘荔散结丸。罗氏等用橘核、荔枝核等 14 味中药制成丸剂，治疗 150 例患者，亦收到较好疗效。并通过药理实验研究证实，该方有轻度抗凝和抑制血栓形成，防止瘀血留滞作用，可消除、缩小、控制子宫肌瘤，减少月经量。肌瘤内消丸。肖氏等遵古人之训，治疗时注意"兼引气消痰，消瘀之药"，立足于软坚消疒征，活血化瘀的治疗大法，用山慈菇、夏枯草、射干、海藻、昆布、生首乌、远志等治疗 125 例患者，大部分患者主要症状及体征明显改善，经血减少，11 例肌瘤消失。

(二)中药外治

庞保珍等自拟症消宫春丹(炒穿山甲、炒桃仁、夏枯草、海藻、莪术、三棱、王不留行、香附、木通、马齿苋各 30g，半枝莲 25g，共研细末，装瓶备用)；临用时取 10g，以温水调和成团涂神阙穴，外敷纱布固定，3 天换 1 次，经期用药，对气滞血瘀型子宫肌瘤，特别是瘤体较小、肌壁间肌瘤较浆膜下肌瘤效果好。虎发光等用化滞消瘤散，药用：红藤、半枝莲、连翘、败酱草、牡蛎、赤芍、荔枝核各 24g，五灵脂、白芷、三棱、莪术、延胡索各 12g，皂角刺 30g，三七粉 9g(冲服)。每剂药煎 3 次，3 次药液与三七粉合在一起约 800g，留取 50～100g，每晚睡前冲洗阴道(将臀部垫高冲洗)，或灌肠并保留药液 4h 以上，其余药液饭后 3 次分服，每日 1 剂，1 疗程 20 剂。另将煎煮过的药渣晒干打碎，取 500g 左右，加芒硝 250g，食盐 50g，酒、醋各 80g，拌匀，同放锅内炒热，装入布袋，将布袋置脐及小腹部热敷，每晚 1 次，每次不少于 1.5h。治疗 196 例，总有效率 94.8%。路西明等用妇疾康胶囊(麝香、珍珠、琥珀、冰片等组成)阴道给药，每次 2 粒，每 3 日给药 1 次(月经高峰期停用)连用 2～3 个月，用药期间停用其他治疗肌瘤的药物和方法。治疗 66 例，痊愈 11 例，显效 31 例，有效 19 例，无效 5 例，总有效率 92.4%。何立鳌用水蛭蒲黄散内服，将此药末 20g，加入 60 度白酒适量，做成饼状，固定于脐部，2 天换药 1 次，15 天为 1 疗程。治疗 48 例，结果痊愈 13 例，显效 30 例，无效 5 例，平均外敷 38 次。

(三)针刺治疗

在认识到子宫肌瘤不单纯是局部病变，而与冲任脉及肝肾脾胃密切相关的基础上，各针灸医家也多采用任脉及肝肾脾胃经经穴为主(这也与古代文献记载相符)，运用辨病为主，辨证结合的方法治疗本病，取得较好疗效。赵氏率先试用针刺治疗本病，以瘤体上、中、下三个穴(局部取穴)及气海、关元(邻经取穴)为主穴，三阴交、足三里、太白、太冲、太溪(循经取穴)为配穴，其中关元，气海针三寸，用子午捣臼法，腹结、三阴交、委中平补平泻，太白、太冲、太溪。饿马摇铃法，局部瘤体以火针速刺后每一穴位灸七壮。结果 10 例中属肠覃者(8 例)有效率 100%，属石瘕者(2 例)无效。李氏以《玉龙赋》"取内关于照海，医腹疾之块"为依据，取内关、照海(均双侧)，直刺 0.6～0.8 寸，局部瘤体 3～4 针，平补平泻，体质差者加足三里、三阴交，腰痛小腹下坠者加关元，消化不良加中脘、合谷、公孙。结果 20 例中痊愈 15 例，显效 3 例，好转 2 例，有效率 100%。严氏采用虚补实泻手法治疗 50 例，取穴以气冲、曲骨、子宫(均直刺 1.0～1.5 寸)为一组，次髎、三阴交为一组。两组穴位交替使用，气滞加气海，肝郁加太冲，气血双虚加足三里，血瘀强刺激三阴交。每日 1 次，10 次为一疗程。平均治疗 3 个疗程，结果治愈 36 例，占 72%，总有效率 98%。通过 3 个月～2 年的随访，痊愈者无 1 例复发，显效有效病例停止治疗后肌瘤逐渐缩小，未见增大者。宋氏取用主穴为关元、中极、归来、血海、地机、子宫，配穴为秩边、三阴交、阴廉、足三里。每次选穴 5～6 个，采用苍龟探穴手法治疗 30 例，结果痊愈 20 例，显效 6 例，好转 3 例，无效 1 例，有效率 96.7%。且本法适宜治疗不同年龄组子宫肌瘤患者，病程长短对疗效亦无明显影响。边氏用不锈钢毫针采用轻泻(中极、气冲、次髎)，和平补平泻(三阴交、大赫)治疗 32 例，总有效率 81.25%。王氏等自 1978 年开始用针刺治疗了 1006 例肌瘤患者，结果痊愈率 70.67%，显效率 18.18%，好转率 8.35%，总有效率 97.2%。

取穴：子宫取双侧(斜刺 0.8～1.0 寸)、曲骨(直刺 0.6～0.8 寸)为主穴，肾俞、大肠俞(均取双侧，直刺 1.5 寸)、三阴交(双侧，直刺 1 寸)为配穴，耳穴取皮质下，用平补平泻。痊愈及显效者，随访无 1 例复发。郑氏选用子宫(双)、曲骨、三阴交(双)为一组，气海、中极、气冲(双)为一组，气滞肝郁加太冲，血瘀三阴交强刺激，痰滞加丰隆，气血亏虚加足三里，治疗36例，结果治愈率41.6%，总有效率97%，并认为病程短，肌瘤小者疗效理想。采用电针治疗本病者亦不乏其人。苏氏以双侧子宫穴为主，直刺0.8～1.5寸，得气后接G6805脉冲电针仪，疏密波。电针前对症作不留针针刺，气滞血瘀，针气海、血海、膈俞、三阴交；阴虚肝旺，针三阴交、肾俞、行间、太冲；脾虚气弱，针足三里、脾俞、中脘、气海，治疗112例，一般疗程2～3月，结果痊愈率61%，总有效率86%。李氏采用WQ-6F电针治疗仪，选用关元、子宫、秩边等穴位，治疗42例，结果治愈33例，其余9例症状消失，肌瘤缩小2/3，平均治疗9个疗程(每日1次，15次为1疗程)。胡氏以针刺关元、提托、子宫、足三里、三阴交(气虚血瘀加阴陵泉，肝瘀血瘀加蠡沟)为主穴(2次/周，10次1疗程，3疗程后观察疗效)，气虚血瘀型配合益气养血，消症化瘀之方(药用生黄芪、炒党参、炒白术、全当归、红花、桃仁、三棱、莪术、拔葜、石见草、生麦芽)，肝瘀血瘀型配合疏肝理气、活血化症之方(药用炒柴胡、青皮、郁金、三棱、莪术、拔葜、石见穿、水蛭、当归、川芎、生麦芽)治疗30例，结果痊愈1例，显效6例，有效17例，总有效率80%。另外，庞氏等以炒穿山甲、炒桃仁、夏枯草、海藻、莪术、三棱、王不留、香附、木通、半枝莲、马齿苋研细末，临用取10克温水调团涂于神阙穴治疗108例，结果治愈39例，总有效率89.81%。

针灸治疗子宫肌瘤，一般采用任脉及脾肾肝经穴位为主，其原理主要是通过疏通经络，理气化滞，活血化瘀，使过度增生的不成熟细胞分化瓦解，吸收变成代谢产物，排除体外，促使肌瘤停止发育，萎缩消失。在针灸治疗子宫肌瘤的过程中，由于针刺对经络的调节作用，对其他器官的功能也起到调节和促进作用，因此对有些子宫肌瘤合并失眠、食欲不振、肾炎、功血、盆腔炎、不孕、卵巢瘤、子宫肌腺症等，均能得到间接的改善和治疗。运用现代医学科学，对针灸治疗子宫肌瘤的疗效进行机理探讨的报道甚少。严氏等应用针刺治疗本病50例，并测定了11例愈显患者治疗前后雌二醇(E2)及T淋巴细胞(ANAE)含量，结果发现治疗前E2普遍高于正常值，治疗后明显降低(P<0.001)，ANAE则说明，针刺提高了细胞免疫功能。而且观察到肌瘤患者出现凝血机制异常及全血黏度改变，这与中医认为血瘀是本病的主要病理环节颇为吻合。

(四)中西医结合治疗

张主恩等采用中西医结合的方法治疗本病。中药予服桂枝茯苓丸并随症加减，同时服用维生素A、B、E，其中部分病例配合使用丙酸睾丸酮肌注或甲基睾丸素舌下含服，经期出血多、有血块者予口服麦角流浸膏、益母草流浸膏或肌注催产素，经量过多、经期延长，予静脉滴注抗血纤溶芳酸，肌注维生素K或安络血等止血，结果28例中治愈12例，其中加雄激素9例；好转14例，其中加雄激素8例；无效2例，未加雄激素。并发现加用雄激素可明显缩短疗程。林浩然等让患者口服自拟消瘤汤方的同时，对年龄大于40岁者，加用丙酸睾丸酮或甲基睾丸素，可控制子宫出血，并能延长月经周期。对年龄小于40岁者，多配合使用vitA，认为vitA能降低子宫肌层对已升高的雌激素的敏感性，促使瘤体性激素代谢正常化。

(张斌)

第十六章 性 病

第一节 妇产科感染的特点

由于女性解剖学的特点，借助输卵管和阴道外口使腹腔与外界相通，加之正常阴道内有病原体寄生形成阴道正常菌群及月经、性生活、妊娠、分娩等生理过程，更易造成生殖道感染。

一、女性生殖道感染的诱发因素

(一)机体抵抗力低下，自然防御机制受破坏

月经期、分娩期、产褥期卫生不良；手术操作、一些全身性疾病(如糖尿病)；长期服用免疫抑制药；长时期应用抗生素者均易引起菌群失调导致感染发生。

(二)性行为不良

不良性卫生习惯、与性病患者或带菌者有性行为。

(三)医源性因素

1.手术或创伤　阴道、宫颈裂伤、血肿；子宫切除；产后胎盘剥离处；人工流产术；宫内放置节育器；输卵管通液(造影)；持续留置尿管；引流管放置等，如操作不当。

2.避孕措施　采用工具避孕如避孕套、阴道隔膜等；宫内节育器，特别是选用带尾丝的节育器女性或合并阴道炎、宫颈炎或子宫内膜炎尚未治愈即进行宫内操作。

(四)全身或邻近器官感染的蔓延

多见于阑尾炎、腹膜炎、结核病等。

二、感染途径

病原体来源可分为内源性和外源性两种。前者是指生殖器内的常见菌群(一般为条件致病菌)和自身其他部位的病原体；后者是指通过物品、性交或妇科检查等方式自外界进入生殖器的病原体。病原体在体内传播方式有以下4种。

(一)上行蔓延

病原体经直接接触或间接接触感染外阴或阴道后，沿生殖道黏膜上行，经子宫颈、子宫内膜及输卵管黏膜达卵巢或盆腔腹膜，淋球菌、葡萄球菌常以这种方式传播。

(二)直接蔓延

腹腔内其他脏器感染后，直接蔓延到内生殖器，如阑尾炎可引起输卵管炎。

(三)经淋巴系统传播

病原体经外阴、阴道、宫颈及创伤处的淋巴管侵入盆腔结缔组织及内生殖器其他部分，是产后感染的主要途径。

(四)血行传播

身体其他系统感染后，病原体经血液循环传播到生殖器，是结核杆菌的主要传播途

径。

三、症状与体征特点

患者的症状绝大多数以局部为主，很少出现发热等全身症状。患者的体征也多以局部为主，只有在极少数情况下，当感染未能有效控制，出现感染性休克时，才会出现全身症状。如外阴炎和宫颈炎，主要表现为痒痛和分泌物增多等局部改变。

四、辅助检查

根据临床表现，有针对性地选择、查找病原体。包括血、尿常规等各种常规性检查，分泌物涂片，显微镜下检查病原菌，分泌物培养，检查病原菌并做药敏试验，后穹穿刺，脓汁涂片或培养，核酸检测，免疫试验，血清学抗体检测，DNA 分子杂交技术检测，PCR检测，阴道镜检查，病灶局部活检行病理学检查，脱落细胞检查，超声检查，特别是应用彩声多普勒超声进行辅助诊断。

五、治疗的特殊性

妇产科感染的病原体繁多，治疗有其特殊性。可根据疾病的种类和患病部位的不同选择全身用药或局部用药。孕期用药要考虑药物对胎儿的影响。外生殖器炎症常以局部用药为主。因此，妇产科感染在治疗前一定要综合评估患者的特殊性后合理选择药物和用药途径。

六、炎症的转归

(一)痊愈

多数情况下，机体防御动能占优势或得到有效治疗时，炎症反应轻微、局限，并能迅速痊愈。

(二)扩散

当机体的局部或整体防御功能下降或受到破坏，或病原体侵入量大，或其毒力过强，且未得到及时、有效地治疗时，炎症很快向周围或全身扩散，引起急性腹膜炎、败血症，甚至死亡。

(三)转为慢性

急性炎症治疗不彻底可转为慢性；少数病例无急性炎症过程而直接表现为慢性炎症。慢性炎症经治疗可好转或痊愈；当机体抵抗力低下时，也可急性发作。

(张斌)

第二节 梅 毒

梅毒(syphilis)是由梅毒螺旋体引起的一种性传播疾病。早期主要侵犯皮肤、黏膜，晚期侵犯心血管系统和中枢神经系统。梅毒螺旋体只感染人类，人是梅毒的唯一传染源。

梅毒螺旋体只有通过紧密的直接接触，经由皮肤黏膜处的破损或微小损伤，才能进入人体，造成感染，其中性接触感染占95%以上，通过间接途径如患者的污物、毛巾、食具、医疗器械等传播者，相当罕见。输入含有梅毒螺旋体的血液，可引起二期梅毒病变。梅毒螺旋体可通过胎盘传给胎儿，引起胎儿先天性梅毒或死胎，对胎儿危害极大。

一、诊断

(一) 症状

1. 一期梅毒　初期表现为在外阴、阴道处出现无痛性红色炎性硬结，称为硬下疳。经过1个月左右时间，可不治而愈，留下表浅瘢痕。在硬下疳出现1～2周后，局部淋巴结(多为腹股沟)肿大，多为单侧，较硬，表面无炎症，不化脓。

2. 二期梅毒　硬下疳消失至二期梅毒疹出现前无明显症状，在感染后7～10周或硬下疳出现后4～12周，出现流感样综合征以及全身无痛性淋巴结肿大，皮肤出现斑疹、丘疹、脓疱疹等。二期梅毒疹经2～3个月后可自行消退。

3. 三期梅毒(晚期梅毒)　在感染后3～4年，出现结节性梅毒疹、树胶肿，累及骨、眼、心血管和神经系统时，出现相应的症状。

4. 先天梅毒(胎传梅毒)　指经胎盘传染的梅毒，孩子出生后在早期(2岁以内)出现类似于成人二期梅毒的症状，晚期(2岁以上)出现类似成人三期梅毒的症状。

(二) 体征

1. 一期梅毒　硬下疳90%发生在外阴、阴唇、阴道、宫颈或肛周，也可以出现在口腔、乳房、眼等处。呈圆形或椭圆形，直径为1～2 cm，边界清楚，周围堤状隆起，基底平整，呈肉红色。上有少量浆液渗出物，内含大量梅毒螺旋体，传染性强。边缘毛细血管扩张成红晕，与周围表皮分界明显。

2. 二期梅毒　皮疹形态多样，表现多种多样如斑疹、丘疹、斑丘疹或脓疱疹，常出现在躯干前面和侧面、四肢屈侧、手掌等处，也可出现在面部与前额部。在肛门、外阴等皮肤摩擦和潮湿部位，可见丘疹性梅毒疹的特殊类型即扁平湿疣，其形态为扁平或分叶的疣状损害，基底宽而无蒂，直径1～3 cm，周围有暗红色浸润。颜面部毛发或阴毛受到螺旋体浸润性损伤后，发生梅毒性秃发，表现为0.5 cm左右大小的虫蚀状秃发斑。此外，在50%～85%的患者，有全身淋巴结肿大，但不痛、不化脓、不破溃。

3. 三期梅毒　皮肤黏膜损害有结节性梅毒疹和树胶肿，前者多发生于感染后3～4年内，好发于头、面、肩、背及四肢伸侧，表现为直径0.3～1.0 cm大小的结节，质硬，有浸润，结节可吸收，留下小的萎缩斑，愈后可留下表浅瘢痕。后者多在感染后3～5年内发生，多发生于皮肤黏膜，开始为无痛性皮下结节，暗红色，逐渐增大，而后中心破溃，形成特异性马蹄形溃疡，边界清楚，基底紫红，无疼痛，分泌黏稠脓汁似树胶，故为树胶肿。

4. 先天梅毒　早期先天梅毒相当于后天二期梅毒，但病情较重，出生后1～3周才出现临床症状，新生儿发育营养差，老人貌，梅毒疹与成人二期梅毒疹相似。晚期先天梅毒一般在5～8岁才开始发病，13～14岁才表现出多种症状，如间质性角膜炎、神经性耳聋、畸形牙、梅毒疹、鼻中隔穿孔、马球鞍鼻等。早期先天性梅毒的特点是没有硬下疳，有传染性，病变较后天梅毒为重，晚期先天性梅毒病变较轻，无传染性，心血管受累少，骨骼、感官系统如耳、眼鼻受累多见。

(三)检查

1.暗视野显微镜检查　早期患者的皮肤病灶渗出液或淋巴抽取标本进行暗视野显微镜检查，可见梅毒螺旋体，具有重要价值。

2.血清试验

(1)性病研究试验室试验(VDRL)：易操作，应用广泛，敏感性高，出结果快。感染4周即可出现阳性。适用于大规模普查筛选。

(2)不加热血清反应素玻片试验(USR)：价廉，出结果快，适于普查。

(3)快速血浆反应素环状卡片试验(RPR)：不用显微镜可看结果。

(4)自动反应素试验(ART)。

以上4种方法操作简便，可用于普查和判断疗效，但特异性较低。

(5)梅毒螺旋体荧光抗体吸收试验(FTA-ABS)：敏感性和特异性均高。用间接免疫荧光技术检测血清中抗梅毒螺旋体 IgG 抗体。

(6)梅毒螺旋体血凝试验(TPHA)：用被动血凝法检测抗梅毒螺旋体抗体，比 FTA-ABS 试验简单，费用亦低，且敏感性和特异性均高。

3.聚合酶链(PCR)方法利用体外酶促反应的方式，进行体外扩增特异体 DNA 片段技术，检测极微量梅毒螺旋体 DNA。方法简便、快捷、特异性强。

(四)诊断要点

1.后天梅毒

(1)病史：有与梅毒患者性交或类似性行为史。

(2)发生部位：一般为单个硬下疳，不痛不痒，发生于生殖器，少数在肛门、唇及其他部位，伴临近淋巴结肿大。

(3)渗出物涂片检查：一、二期梅毒均见螺旋体；三期梅毒为阴性。

(4)梅毒血清反应：一期梅毒阳性率低，须硬下疳出现数周后始呈阳性；二期梅毒阳性率达 100%；三期梅毒阳性率下降。

(5)梅毒螺旋体制动试验：三期梅毒阳性反应。

(6)赖氏蛋白补体结合试验：三期梅毒阳性反应。

2.先天梅毒

(1)病史：母体有梅毒感染史。

(2)早期：发生于 2 岁内，主要表现为营养不良，生活力低下，老人颜面，常有低热。出生 1 周即可出现类似后天一期梅毒皮疹，以脓疱疹为常见，多局限于手掌及足跖。黏膜损害以梅毒性鼻炎为常见，表现为鼻黏膜肿胀、鼻腔阻塞、呼吸及吮吸困难，甚至损害至鼻软骨及鼻骨，形成鞍状骨，骨骼损害以骨软骨炎及骨膜炎为常见。

(3)晚期：发生于 2 岁以后，表现为患儿体质虚弱，发育不良，智力较差，皮肤黏膜损害与后天三期梅毒相似，一般不出现心血管或神经梅毒，特殊表现为间质性角膜炎，神经性耳聋及齿损害。

(4)梅毒螺旋体抗原血清试验：40% 可呈阳性反应。

(五)鉴别诊断

早期梅毒病灶需与外阴溃疡、外阴癌、眼-口-生殖器综合征、结核性溃疡、生殖器疱疹、药疹、牛皮癣等相鉴别。梅毒性宫颈病变应与宫颈癌、宫颈结核相鉴别，鉴别方法主要依据病史、梅毒血清试验及活体组织检查。

二、治疗

(一)早期梅毒(一、二期梅毒及早期潜伏梅毒)

苄星青霉素 240 万单位，分两侧臀部肌内注射，1 次/周，共 2～3 次；普鲁卡因青霉素 80 万单位，肌内注射，1 次/天，连续 10～15 次，总量(800～1 200)万单位。青霉素过敏者服四环素 500 mg，4 次/天，连服 15 日。红霉素 500 mg，连服 15 日。多西环素 100 mg，2 次/天，连服 15 日。

(二)晚期梅毒(包括三期皮肤、黏膜、骨骼梅毒，晚期潜伏梅毒及二期复发梅毒)

苄星青霉素 240 万单位，肌内注射，1 次/周，共 3 次。普鲁卡因青霉素 80 万单位，肌内注射，1 次/天，连续 20 日。青霉素过敏者服四环素 500 mg，4 次/天，连续 30 日。多西环素 100 mg，2 次/天，口服，连续 30 日。亦可服用红霉素。

(三)梅毒合并妊娠

梅毒螺旋体能通过胎盘传播给胎儿(尤其妊娠 24 周以后)，可导致流产(多为晚期流产)、早产、死胎及先天梅毒儿，死亡率及致残率均高，故要及时治疗。治疗方法同非孕期。孕妇忌用四环素。

(四)治愈标准

治疗后定期随访 2～3 年，第 1 年最初 3 个月，每个月复查 1 次。以后每 3 个月复查 1 次。第 2 年每半年复查 1 次。第 3 年后再复查 1 次。检查包括临床和血清学检查。

三、病情观察

主要包括患者的症状、体征、皮疹的消退情况，采用青霉素治疗后注意是否引起 Herxhelmer 反应。

四、病历记录

(1)门诊病历要详细询问并记录患者的临床症状、性生活史、继往的生育史、感染史，对所进行的检查，如 RPR 试验结果等必须详细记录。

(2)由于梅毒是一种性传播疾病，往往患者的家属会看到其病历，为了给患者减少不必要的家庭纠纷，医师在诊断时可以用英文名称(syphilis)来代替。

(3)对于确诊为梅毒的患者必须及时上报防疫部门，填写传染病传报卡。

(4)告知患者潜伏期的先天梅毒可能到儿童期或成人期的早期才出现症状，及血清学试验阳性，故嘱其定期随诊。

五、注意事项

(一)医患沟通

(1)梅毒是一种性传播疾病，一般人对于这种疾病都会非常的敏感，医师在做出诊断前必须要有充分的证据，不能单凭临床症状和体征就草率地做出梅毒的诊断。即使是患者梅毒抗体阳性也不能说明患者现在患有梅毒，可能是以往感染梅毒后现在产生了免疫力，这样可以避免给患者带来巨大的精神上的痛苦和家庭纠纷。

(2)对于患者的病情，如果没有得到患者本人的同意不能随便告知他人，作为医师应当尊重患者的隐私权。

(3)要求患者进行正规、足疗程的治疗，并进行定期随访，还应该告知不配合治疗或不治疗的严重后果。

(二)经验指导

(1)梅毒的诊断应根据详细病史，如有无性病接触史及冶游史，是否有过生殖器部位不痛不痒的皮肤、黏膜发疹，并进行全面体检及正确可靠的化验三方面来可确诊，不可单靠某一项来诊断。

(2)复发患者应重复治疗，并将青霉素疗程延长1倍。

(3)症状严重的婴儿要防止发生 Herxheimer 反应，8岁以下儿童禁用四环素。

(4)妊娠妇女治疗时，对其配偶或性伴侣也要进行检查与治疗。治疗期间最好不要有性生活。治疗后每月都要进行随访，行血清学检查，了解治疗效果。

(5)在治疗前要询问是否进行过治疗，所用的药物疗程是否规则、剂量是否足够、有无药物过敏史等。

(6)治疗后应定期复查。治疗结束后最初3个月，每月查血清反应1次，以后每3个月查1次，共3次，两年末再查1次。第1年末查脑脊液1次，以血清反应原为阳性，以后始终为阴性，亦无再发症状者为痊愈。

(7)梅毒患者必须经足量青霉素治疗，症状消失，血清反应阴性后，方能结婚。

(张斌)

第三节　生殖器疱疹

生殖器疱疹是由单纯疱疹病毒(HSV)侵犯生殖器部位皮肤和黏膜引起的炎症性、复发性的性传播疾病。HSV 是一种 DNA 病毒，核心为线状双链 DNA，其外为一立体对称 20 面体的蛋白质衣壳，有 162 个多肽组成，衣壳外是脂质被膜。该病毒分两型：Ⅰ型单纯疱疹病毒和Ⅱ型单纯疱疹病毒，生殖器疱疹约 85%～90% 由 HSV-Ⅱ感染引起，原发性生殖器疱疹都是与疱疹病毒感染者性交直接接触，HSV 经过皮肤黏膜轻微的擦伤或裂口侵入上皮细胞，并在其中复制、繁殖，引起细胞的气球变性坏死，炎症细胞的浸润等炎症反应，并刺激机体的免疫反应。

一、临床表现

(一)原发性生殖器疱疹

患者既往无单纯疱疹的病史，血清中无 HSV 抗体。感染 HSV 后，临床表现最重。潜伏期3～14天，平均6天左右。首先在外阴部，男性好发于龟头、冠状沟、包皮、阴茎；女性好发于外阴、宫颈、肛周及臀部，出现数个或多个粟粒状丘疹、水疱，可以彼此融合成片，2～4天后破溃糜烂或成为溃疡，自觉灼痒、疼痛。侵及宫颈上皮时宫颈糜烂、溃疡、白带增多，患者腹股沟淋巴结肿大，压痛，但不会发生化脓及破溃，7～10天皮损最多，之后逐渐消退结痂，一般14～21天皮损完全消退，正常上皮长出。然后周而复始地反复发作。

(二)非原发性生殖器疱疹

患者既往由单纯疱疹如口唇部疱疹等病史，血清中有HSV抗体，非原发性生殖器疱疹的临床表现较原发性生殖器疱疹要轻，皮损局限，病程亦短，一般2周左右皮损完全结痂脱落。患者一般无全身症状，腹股沟淋巴结亦不肿大。

实验室检查：病毒培养：自水疱底取样本，女性还可从宫颈部取，做组织培养分离病毒，此法敏感，结果特异，为诊断的金标准，但所需技术条件高，从接种到做出鉴定需3～5天，培养阳性率达60%～90%。

直接检测病毒抗原：皮损处细胞涂片，用标记的特异抗体做直接免疫荧光检查。也可用免疫过氧化酶法，酶联免疫吸附试验等方法。其敏感性达到培养法的80%。

血清学方法检测血清抗体：以HSV-2特异的抗血清进行检测。尤其适于无症状携带者的检出。

分子生物学方法检测病毒DNA：常用的有聚合酶联反应、原位杂交等，由于技术要求高，目前尚不能在临床上做检测用。

二、治疗

是一种极难治愈的疾病，治疗以抗病毒治疗为主：阿昔洛韦、万乃洛韦和法昔洛韦三种药物都能选择性的抑制疱疹病毒DNA聚合酶的活性，抑制DNA合成，阻止病毒复制。用它们治疗生殖器疱疹可以减轻症状，缩短病程，减少排毒。长期服用可减少复发，减轻复发症状，不良反应轻，是治疗生殖器疱疹有效而安全的药物。局部治疗：保持患处清洁与干燥，皮损处可外涂1～5g阿昔洛韦软膏。若有继发细菌感染，应加用抗生素。

三、心理治疗

由于本病很易复发，反复发作常给患者带来烦恼和焦虑，应耐心对患者进行心理治疗，鼓励患者增强战胜疾病的信心，积极配合治疗。

(张斌)

第四节 淋 病

淋病(gonorrhea)是由淋病双球菌(淋病奈瑟菌，neisseria gonorrhea)引起的泌尿、生殖系统脓性感染，包括有症状的泌尿生殖器淋菌感染和无症状的泌尿生殖器淋菌感染，在女性表现为阴道炎、宫颈炎、盆腔炎和弥散性淋菌感染，是国内外最常见的性传播疾病之一。

一、流行病学资料

淋病是目前全世界发病率较高的性病之一，在欧美及非洲一些国家和地区，淋病发病率非常高，非洲有些国家孕妇发病率高达 10%，据世界卫生组织估计，全世界每年约有 2 亿人患淋病。近年来，总的发患者数还在不断增多，我国也不能例外，我国某些城市的发病率已超过法国。1992 年海南省发病率为 55.45/10 万，武汉市发病率为 32.43/10 万，1993 年广州市发病率高达 108/10 万。全国 1991～1995 年已高达 80 万例，目前仍为性病之首。由于不少患者不到正规医院诊治，个体游医或少数医师隐瞒病例，甚至很多患者自行买药，不去求医等因素，加上我国性病报病制度还不十分完善，有些单位不重视、不执行报病制度，故病例的漏报率很高，也就是说，我国目前淋病的发病率远远不只这个数字。在淋病中淋菌宫颈炎占 85%～95%，尿道炎占 65%～75%，输卵管炎占 10%。一般来说，淋病相对较易治愈，但由于慢性淋病在逐日增多，儿童患病率也在逐渐上升，而且出现了耐药菌株感染的病例，主要是产 β-内酰胺酶的耐青霉素淋球菌菌株。淋病不仅给患者本人带来很大危害，而且传染家属、子女，造成不育，严重影响子孙后代的健康，甚至危害人类，因此医师和患者都应该抱着对社会负责的态度，及时报告、诊断、治疗，并做好预防工作。

二、病因

淋病的病原菌为淋病奈瑟球菌，简称淋球菌或淋菌，属裂殖菌纲，真细菌目，奈瑟球菌科，奈瑟菌属，是 1879 年 Neisser 从急性尿道炎、阴道炎和新生儿结膜炎分泌物中首先发现的。其外形为卵圆形或豆形，革兰染色阴性，大小为 0.6～0.8 μm，常成对排列。人是淋菌唯一天然宿主，淋菌对单层柱状上皮和移行上皮细胞（尿道、子宫颈、膀胱黏膜）敏感，而对复层鳞状上皮细胞（舟状窝、阴道黏膜等）不敏感。女性在感染淋菌初期，仅影响尿道和子宫颈，淋菌进入这些部位后，借助于菌毛、蛋白 II 和 IgA 分解酶迅速与尿道、宫颈上皮黏合，继而淋菌被柱状上皮细胞吞噬，淋菌进入细胞后大量增殖，导致细胞损伤崩解，然后转至黏膜下层，通过脂多糖的内毒素与补体、IgM 等协同作用，于该处引起炎症反应，多核白细胞增多，黏膜糜烂、脱落，尿道或宫颈黏膜开始排出黄白色脓性分泌物，形成典型淋球性炎症。月经期或月经后，淋球菌进宫腔，致子宫内膜炎，上行破坏输卵管上皮，侵入黏膜下达浆肌层，引起急性输卵管炎、输卵管水肿、积脓，脓液从伞端流入盆腔，致成盆腔炎、盆腔脓肿或局限性腹膜炎，卵管伞与周围组织粘连、闭锁。如输卵管炎症波及卵巢，致使卵巢发炎，脓肿继续扩散形成弥漫性腹膜炎。如输卵管炎症或脓肿被控制，脓液被吸收，形成输卵管积水，输卵管部分阻塞，易发生异位妊娠。如双侧输卵管完全阻塞，可致不孕。若机体免疫力低，可扩散到整个泌尿生殖系统，侵入血液造成菌血症，并播散到其他部位，出现淋菌性皮炎、关节炎、心内膜炎、心肌心包炎、脑膜炎及中毒性肝炎等。

三、传播途径

淋病主要通过性交传染，也可通过接触淋病患者分泌物污染的衣物、便盆、医疗器械等间接传染。幼女主要通过被污染的毛巾、肛温表、尿布、浴巾及污染人员的手间接传染。新生儿、胎儿多通过母体垂直传染。

四、临床表现

淋病可发生于任何年龄，主要为性活跃的中青年，潜伏期一般为2～10d，平均3～5d，但身体虚弱、性生活过度、酗酒者潜伏期可缩短，应用抗生素者潜伏期可延长。淋病感染后部分患者还可有不同程度的全身症状，如发热、畏寒、恶心、呕吐、关节痛等。淋病可分为无症状性生殖泌尿系淋病、原发性淋病(无合并症淋病)、有合并症淋病和播散性淋病。

(一)无症状性淋病

亦称隐性淋病、潜伏淋病。淋菌感染可累及尿道、子宫颈等处，但无主观症状和客观体征，这是由于淋菌侵入机体后，机体抵抗力强，淋菌繁殖慢及致病力弱，受淋菌菌株、药力、患者反应及耐受状况等因素的影响，淋菌虽在人体内寄生，也未引起任何临床症状，但仍可通过性交互相传染。此种无症状状态可保持终生，也可引起输卵管炎或盆腔炎，甚至引起播散性淋病。

(二)原发性淋病(无合并症淋病)

1.淋菌性宫颈内膜炎　最常见，表现可轻重不一。轻者外观无明显异常；重者宫颈口红肿，周围糜烂，白带增多，常为脓性，有时略带血色，有臭味，外阴痒及烧灼感，偶有下腹痛及腰痛。

2.淋菌性前庭大腺炎及脓肿　前庭大腺腺体开口部位红、肿、热、痛，严重者双侧大阴唇明显红肿，伴有全身症状和发热，局部炎症可形成脓肿，腺口可有脓液溢出。

3.淋菌性尿道炎，尿道旁腺炎　患者有尿频、尿急、尿痛及排尿时烧灼感，甚至排尿困难、中断或血尿现象。尿道口充血发红、肿胀、压痛，有脓性分泌物，挤压尿道旁腺时有脓液溢出。

4.幼女淋菌性外阴阴道炎　与成年人不同，幼女阴道壁由柱状上皮组成，阴道上皮缺少糖原，阴道内缺乏杆菌生长，故易受淋菌侵袭感染。因宫颈腺体发育不全，淋菌不易侵入内生殖器。表现为外阴红肿痒痛、尿痛、阴道口有较多脓性分泌物，分泌物流到肛门周围，致成肛门周围皮肤红肿、糜烂，可引起直肠炎。

(三)有合并症淋病

主要合并症为淋菌性宫颈炎、子宫内膜炎、急性输卵管炎、继发性输卵管卵巢脓肿。脓肿破裂可导致盆腔炎及腹膜炎。

1.急性输卵管炎　淋病不治疗或治疗不彻底，约10%患者发生急性输卵管炎。在月经后突然高热、寒战、头痛、呕心、白带增多，双侧下腹疼痛。妇科检查，阴道分泌物呈脓性、量多，宫颈触痛，双侧附件增厚压痛。若经治疗体温持续不降，疼痛加剧，白细胞增高，盆腔包块，压痛明显，可能已形成脓肿。B超可协助确诊。如腹痛继续加重，且一侧剧痛，腹肌紧张、压痛、反跳痛明显，可考虑脓肿破裂。

2.慢性淋菌性输卵管炎　急性淋病未治疗或治疗不彻底，转入慢性。虽炎症减轻或消失，但淋球菌未被消灭，潜伏在尿道旁腺、前庭大腺、宫颈腺体和输卵管的皱褶内。妇科检查也不易发现，具有传染性。有些患者表现下腹坠痛、腰酸、背痛和白带增多。劳累和性交过度，可使炎症加重，急性盆腔炎反复发作。

(四)播散性淋病

是指淋菌自黏膜感染部位侵入血液，随血流带到全身而引起各个组织器官的感染。女性在月经期感染淋菌时，容易发生本病。

1.淋菌性菌血症　常因治疗不及时或治疗不彻底所致。患者可突然高热、寒战，体温 38～39℃，甚至高达 40℃，随后引起关节炎、心内膜炎、胸膜炎及心包炎等。此时白细胞增加，血培养可有淋菌生长。

2.淋菌性关节炎　淋菌侵入关节后，1～3d 发生炎症反应，局部红肿、疼痛，有明显滑膜积液和腱鞘炎，好发于踝、腕、手部小关节、肩关节等处，常为多发性。

3.淋菌性肝炎　约有一半播散性淋病并发肝炎，肝大，有叩击痛，引起肝周炎时症状加重，转氨酶升高。

其他如淋菌性心肌心包炎、心内膜炎、肺炎、骨髓炎、脑膜炎等均有发生，但少见。尤其是当今治疗方法多，抗菌药物效果好，只要能接受诊治，一般不易引起播散。

五、辅助检查

(一)直接涂片检查

方法：取尿道或宫颈分泌物，在玻片上涂抹均匀，95％乙醇固定空气中晾干，革兰染色，油镜下可见满视野多叶形白细胞，白细胞浆内有许多对革兰阴性双球菌，少则 2～3 对，多则 30～40 对。但一般不推荐做标本的直接涂片检查。因为：①女性患者阳性率低(40％～60％)；②有形态相似的莫拉菌、不动杆菌等，容易造成假阳性；③一些阴性结果也不能排除淋病的诊断。

(二)淋菌培养

培养是目前淋病筛选和发现病例的唯一推荐检查方法，对无症状的女性也很敏感。方法：阴道放入窥器暴露宫颈，用棉拭子插入宫颈口内 1～2cm，转动约 5 次，停留约 10s 再取出。取材后立即接种，标本离体时间越短越好。培养后要根据典型的菌落形态，菌落氧化酶试验阳性，纯培养染色镜检呈典型的革兰阴性双球菌，在 22℃中不能生长和只发酵葡萄糖等 5 大标准来进行淋菌的鉴定。取材时应注意取材部位和方法的准确。

六、诊断

(1)不洁性交史和阴道分泌物多脓性症状。

(2)典型体征：尿道口、宫颈口、前庭大腺有脓液。

(3)细菌检查：在白细胞内找到典型肾形的革兰阴性双球菌 6 对以上，或培养阳性可确诊。

七、鉴别诊断

一般典型的病例诊断不难，但个别情况下如慢性淋病也不容易确诊，需要与以下疾病相鉴别。

(一)非淋菌性尿道炎(NGU)

NGU 有时与淋菌性尿道炎同时发生或继发于淋病之后，病原体为沙眼衣原体和解脲支原体，淋病所有的症状在 NGU 都可以出现，只是较轻。有时症状不重，分泌物不多的淋病确实不易与之鉴别。关键在于细菌学的检查。鉴别可参考表 16-1。

表 16-1　非淋菌性尿道炎(NGU)与淋病的主要鉴别点

临床及辅助检查特征	淋菌性尿道炎	非淋菌性尿道炎
潜伏期	2~3d	1~3 周
排尿困难、尿痛	多见	轻度或无
全身症状	偶见	无
尿道分泌物	量多、脓性	少或无，常较稀薄
细胞内 G 双球菌	阳性	阴性
病原体培养	淋菌	沙眼衣原体和解脲支原体

(二)滴虫性阴道炎

外阴瘙痒及灼热感，白带稀、色黄绿、泡沫状、有恶臭，可查见滴虫，加 10%氯化钾液于分泌物内可闻到氨味。由于滴虫病常与淋病同时并发，在诊断滴虫阴道炎时，要做淋球菌镜检或淋菌培养，以明确诊断。

(三)念珠菌性阴道炎

白带为豆腐渣样，镜检可见菌丝，加 10%氢氧化钾液后无氨臭味。

(四)老年性阴道炎

多见于老年妇女，阴道分泌物量增多，呈黄色水状，阴道分泌物内查不到滴虫和淋菌。

(五)外阴湿疹

外阴有明显瘙痒，大小阴唇可见小红丘疹，有搔痕、血痂及脱屑，但阴道分泌物无异常，找不到滴虫、真菌及淋菌。

八、治疗

(一)治疗原则

(1)用药及时、定量、规范、彻底。

(2)用药前做药敏试验，在等待药敏试验结果期间，可先行常规用药。

(3)治疗期间禁止性生活；忌饮酒，不吃辛辣刺激性食物；局部注意卫生，用具注意消毒，以免造成非性接触传染；追诊性伴侣。

(二)急性宫颈炎(淋病性)

1.喹诺酮类　氟哌酸(norfloxacin) 200mg，每日 3 次口服，共用 3d，首次加倍。氧氟沙星(氟嗪酸，ofloxacin) 200mg 口服，每日 2 次，共用 3d，首次加倍。环丙沙星(环丙氟哌酸，ciprofloxacin) 250mg 口服，每日 2 次，共用 3d，首次加倍。依诺沙星(氟啶酸，enoxacin) 600mg，每日 2 次口服，共用 4d。环丙沙星 500mg 顿服或每日 2 次，共用 4d。

2.青霉素类　对青霉素敏感菌株。青霉素 G 1000 万 U 静点，每日 1 次，共用 5d；同时服用丙磺舒 1g。氨苄西林 3g 丙磺舒 1g 口服，再加用多西环素(强力霉素)或米诺环素(美满霉素)0.1g，每日 2 次，共用 7d。羧氨苄西林 3.5g，丙磺舒 1g 口服，再加多西环素或米诺环素 0.1g，每日 2 次，共用 7d。

3.对耐青霉素菌株 大观霉素(spectionmycin)2g,肌内注射,每日 1 次,共用 5d。首次加倍。头孢噻肟钠(cefotaxime)1g,用 1%利多卡因 4ml 稀释,肌内注射,每日 1 次,共用 5d。头孢曲松(头孢三嗪)(ceftriaxone) 1g,肌内注射,加服丙磺舒 1g,或 250mg 肌内注射,每日 1 次,共用 5d。舒他西林(优立新)(unasyn)即青霉烷砜/氨苄西林(sulbactam/ampicillin) 2g 肌内注射,每日 2 次,共用 3~5d。同时服用丙磺舒 1g,每日 2 次。多西环素 100mg 口服,每日 2 次,共用 7d。红霉素 0.5g 口服,每日 4 次,共用 7d。

4.局部用药 成年人用洁尔阴洗剂。每晚冲洗外阴后放药栓或药片如曼舒林等,每晚 1 次,置阴道内,共用 7d。

(5)近年有报道,对亚临床型淋病患者,单纯采用力醇罗(leximor) 800mg 一次性顿服,用 1~3 个疗程,有效率可达 97.9%(229/234 例)。

(三)儿童淋病

体重在 45kg 以上者按成年人剂量;小于 45kg 按以下方法治疗:

(1)大观霉素 40mg/kg,肌内注射,每日 1 次。

(2)头孢曲松 125mg,肌内注射,每日 1 次。

(3)对青霉素敏感菌株,氨苄西林 50mg/kg,肌内注射,加服丙磺舒 25mg/kg(最大量 1g)。水剂普鲁卡因青霉素 G 10 万 U/kg,肌内注射。加丙磺舒 25mg/kg(最大量 1g)。8 岁以上儿童也可用多西环素 50~100mg,每日 2 次,共用 7d。

(四)判断治愈标准

治疗结束后 2 周内,在无性病接触史的情况下,应符合以下标准。

(1)症状与体征全部消失。

(2)治疗结束后 4~7d 每日复检尿液、阴道分泌物常规,连续 3 次阴性。

(3)在治疗结束后 3~7d,患者阴道分泌物涂片和培养阴性。

九、预防

淋球菌对热很敏感,100℃立即死亡,故此,患者的衣物可煮沸消毒。淋球菌喜潮湿怕干燥,在脓液或潮湿的地方可存活数天;在完全干燥的情况下,只能生存 1~2d。因此,衣物需保持干燥,注意消毒,污染衣物用消毒剂浸泡。保持外阴清洁。

(张斌)

第五节　生殖器白色念珠菌病

生殖器念珠菌病是一种常见的男女生殖器的疾病,它是由白色念珠菌感染引起的生殖器疾病。本病在妇女中容易传播,引起白带增多,阴部瘙痒等症状。由于本病可以通过性生活传播,故世界卫生组织将其列入性传播疾病之中。

一、病原体

念珠菌广泛存在于自然界，也可见于健康人的皮肤、阴道、口腔和肠道等部位。生殖器官的念珠菌病主要由白色念珠菌、克柔氏念珠菌、热带念珠菌、星形念珠菌和高氏念珠菌等引起，但85%～90%是白色念珠菌，也称真菌。

真菌是一种条件致病菌，适宜在酸性环境下繁殖，约10%～20%健康妇女和30%的孕妇阴道内带有真菌而无任何症状。当机体抵抗力降低或局部环境发生改变时，它就会大量繁殖。如患糖尿病；严重消耗性疾病；妊娠期间；长期应用皮质类固醇激素、免疫抑制剂；长期大量使用广谱抗生素使机体菌群失调；长期应用雌激素和避孕药；在高温、潮湿环境及水中作业；食品加工行业或夏季炎热多汗等均可导致真菌繁殖增加，出现症状，并可经性接触而传染。

二、传染源

传染源为本病患者和带菌者。

三、传播途径

(一)内源性感染

也称自身感染，是由阴道内的真菌在某种条件下增殖或由外阴、直肠、宫颈、尿道等侵入阴道内感染所致。

(二)外源性感染

通过污染的手、洗澡水、浴盆、浴巾、衣裤、手纸、被褥或检查器械等引起。新生儿经产道分娩时也可获得感染。

(三)性接触感染

女性阴道内正常pH值是4.5，为一弱酸性环境，当因上述各种条件之一引起酸度增高时，则易于发生本病。与真菌性阴道炎有性接触的男性生殖器感染率达69.4%。男性念珠菌性龟头炎日益增多，即与性交传染有关。

四、临床表现

(一)念珠菌性外阴阴道炎

外阴瘙痒、灼痛，急性期白带增多，呈白色稠厚豆渣样，还可有尿频、尿痛及性交痛。检查时可见小阴唇内侧及阴道黏膜上附着白色膜状物，擦除后露出红肿黏膜面。急性期还可见到白色膜状物覆盖下有受损的糜烂面及浅溃疡。女性生殖器念珠菌病的并发症主要是女性念珠菌性阴道炎(真菌性阴道炎)，因为分泌物对外阴的刺激，加上继发感染，引起念珠菌性外阴炎。此时，大阴唇、小阴唇、阴阜、外阴周围及大腿内侧出现红斑、糜烂，表面有湿润性白色鳞屑，红斑周围可出现血丘疹、小水疱等，有明显的瘙痒感。

(二)念珠菌性龟头炎

男性念珠菌性包皮龟头炎多由于配偶患有念珠菌性阴道炎而被感染或由于不洁性交传染而来。症状为阴茎发痒，可见包皮内有黏液样或脓样分泌物，阴茎龟头和冠状沟红肿，阴茎头表面有糜烂面、斑丘疹，甚至有壁薄的脓疱，严重者，可波及阴茎体、阴囊、大腿内侧及腹股沟等处。男性念珠菌性尿道炎的症状不像其他尿道炎的症状那么明显，一般没有尿频、尿急、尿痛等急性尿道炎的症状，而是表现为尿道痒感，排尿灼热感，尿道分泌物很少，呈水样或黏液样。

五、实验室检查

(一)直接镜检
取分泌物用悬滴法在显微镜下可见成群的卵圆形孢子和假菌丝。
(二)涂片染色检查
涂片固定后用革兰染色镜检。
(三)培养检查
用沙氏培养基作念珠菌培养。

六、治疗

(一)消除病因
生殖器念珠菌病绝大多数是一种条件致病性感染，除不洁性交引起本病的感染外，个体所患的某些疾病也是引起本病的原因。所以，在治疗本病前，应该检查有否患糖尿病、免疫缺陷病等，患者有否长期应用抗生素、激素等药物。如果患者有这样的情况，应及时予以治疗。这对治疗本病是非常关键的。勤换内裤、床单，用过的内裤、毛巾、盆均用开水及碱性肥皂烫洗。避免性生活，以防传染他人。
(二)改变阴道酸碱度
用2%～4%碳酸氢钠液冲洗阴道，造成不利于念珠菌生存的环境，并以米可定阴道片、克霉唑栓等每晚1片塞入阴道，连用5～7日。
(三)抗真菌药物
遵医嘱服用制霉菌素、酮康唑、伊曲康唑等抗真菌药物防止生殖器与肠道念珠菌的互相感染。
(四)性伴侣的治疗
性伴侣也应同时检查治疗，以防再次交叉感染。
生殖器疱疹(GH)是由单纯疱疹病毒(HSV)感染引起的一种常见的性传播性疾病(STD)，HSV-1是其主要病原体。临床主要表现为生殖器皮肤黏膜炎症、水疱、溃疡、辣痛等。属祖国医学"热疮"、"阴疮"、"疳疮"范畴。该病不仅表现为生殖器炎性病变，还可诱发宫颈癌、阴茎癌和前列腺癌等生殖器恶性病变，孕妇可致流产、早产、死胎及新生儿感染。目前在西方国家，生殖器疱疹是仅次于非淋菌性尿道炎和淋病而居第三位的性传播性疾病。而在我国，该病发病率也不断上升。西医目前仍未有令人满意的治疗方法。随着中医对本病的深入研究，积累了较丰富的治疗经验，其治疗的重要作用和优势日益受到学者关注。

七、辨证治疗

徐宜厚将本病分两型论治：肺胃蕴热证治以清宣肺热，解毒止痛，方用解毒清热汤加减治疗：蒲公英、野菊花、大青叶各30g，紫花地丁、蚤休、花粉、青蒿各15g，生地、黄芩、焦山栀、泽泻各10g，柴胡、莲子芯各6g，灯芯3扎；气阴两虚证，治以益气养阴、扶正固本，方用四妙汤加减治疗：生黄芪 30g，党参、白术、甘草、白芍各 10～12g，麦冬、天冬、玄参、石斛各 12g，山药、干地黄各 15g，炒杜仲、生苡仁各 30g。张瑜贞等将本病分两型论治：肝经湿热下注型，治以清利下焦湿热，方用龙胆泻肝汤加蒲公英、川楝子、延胡索、木香各 10g，水煎 2 遍，早晚以服，每日 1 剂。溃疡愈合迟缓者加黄芪、茯苓、泽泻、车前子加至 20g；肝肾阴虚证，治以滋补肝肾，清解余毒，方用六味地黄汤加减治疗：生地黄、玄参、枸杞子、麦门冬、沙参、当归、牡丹皮、山药、茯苓、山茱萸、地骨皮、知母、黄柏、川楝子、马齿苋、补骨脂、桑椹、女贞子各 10g，水煎 2 遍，早晚分服，日 1 剂，失眠者加合欢皮、玫瑰花、白蒺藜各 10g，水煎 2 遍，早晚分服，日 1 剂，失眠者加合欢皮、玫瑰花、白蒺藜各 10g。结果痊愈 34 例，有效 10 例，无效 2 例。郭玉琴采用清热解毒法治疗本病，方用解毒清热汤加减：公英 30g，野菊花 30g，大青叶 30g，紫花地丁 15g，蚤休 15g，花粉 15g，赤芍 9g，虎杖 15g。湿热重者加胆草 5g，栀子 10g，木通 10；热重者加鱼腥草 10g，半枝莲 10g，生甘草 5g。每日 1 剂，服药 2 周后上方加入生黄芪 30g。结果 40 例患者全部治愈。原发性生殖器疱疹 30 例随访半年，15 例无复发，15 例复发 1 次，但症状较轻。

八、辨病治疗

孙维斌治疗本病则采用扶正祛邪法，药用马齿苋、薏苡仁各 30g，丹参 12g，板蓝根、夏枯草各 15g，柴胡 10g，猫爪草 15～20g，甘草 6g，每天 1 剂，水煎服。另口服金水宝胶囊，每次 3 粒，每天 3 次。1 个月为 1 个疗程。本组 30 例，经 1～2 个疗程后，结果治愈(皮损全部消失，3 个月以上无复发)19 例，好转(皮损干燥结痂，但 3 个月内有复发)11 例。林夏等治疗复发性生殖器疱疹采用清热利湿解毒法，自拟龙虎疱疹汤，药用龙胆草 12g，虎杖 12g，白花蛇舌草 40g，青木香 10g，生地 12g，赤芍 10g，蒲公英 12g，银花 15g，乌药 6g。红斑重者加生栀子 10g，贯众 12g，以凉血解毒；水疱多者，加白茅根 30g，以清热利湿；糜烂甚者，加黄柏 10g，苍术 10g，以燥湿解毒；损破溃者，用锡类散外涂。15 天为 1 个疗程，间隔 7 天，继服第二疗程，以阴部疱疹与红斑消失为痊愈，随访半年。结果：痊愈 18 例(78.3%)，复发 5 例(21.7%)。张昕则采用养阴清热解毒法治疗复发性生殖器疱疹，方用知柏地黄汤加减：知母、生地、熟地、丹皮、玄参各 15g，黄柏、泽泻各 12g，山萸肉、白芍、车前子各 10g，板蓝根 20g，每日 1 剂，7 天为一疗程。本组 56 例，治疗 5 个疗程，结果：痊愈 41 例(73.3%)，显效 5 例(8.9%)，有效 8 例(14.9%)，总有效率为 96.4%。杨嘉鑫用自拟方热疮饮治疗本病，药有板蓝根、马齿苋、土茯苓各 30g，黄芪、白术、防风各 10g，全蝎、蜈蚣、穿山甲各 12g，龙胆草 3g，生甘草 6g，黄柏、苡仁各 15g。20 剂为 1 疗程。本组 121 例，疗程结束 1 月后，采用 PCR 查 HSV-DNA，结果转为阴性 98 例，治愈率为 80.9%；随访 4 个月有 7 例复发，复发率为 7.14%。范瑞强等用抗病毒胶囊随机对照治疗复发性生殖器疱疹 35 例。选择具有清热解毒、利湿燥湿、补益养阴的中药研制成抗病毒胶囊 1 号和 2 号，其中抗病毒 1 号主要用于生殖器疱疹发作期的治疗，由板蓝根、虎杖、紫草、茵陈、苍术等药物组成；抗病毒 2 号主要用于非发作期的治疗，由板蓝根、知母、黄柏、西洋参、黄芪、白术等药组成。结果治疗组总有效率为 97.1%，西药阿昔洛韦对照组的总有效率为 83.3%，2 组总有效率比较，P＞0.05。临床观察治疗结果表明。中药抗病毒胶囊治疗复发性生殖器疱疹的疗效基本等同于目前公认的西药阿昔洛韦(P>0.05)，而在改善和减轻发作时症状方面优于阿昔洛韦(P<0.05)。

九、外治法治疗

徐宜厚治疗方法为：疱疹初期，仅有灼热或刺痛时，选用马齿苋水洗剂，煎汁、湿敷；若见糜烂时，选用青黛散，香油调搽或外敷黄边膏。张宁等采用30%藤黄酊外搽，每日2次，本组观察30例，结果痊愈(皮损于用药后4天内完全消失)12例(40%)，显效(皮损于用药后6天内消失)10例(33.3%)，有效(皮损于用药后7天内消失)7例(23.3%)，总有效率达96.7%。胡长春在治疗中则采用清热利湿，增强免疫，抑制疱疹病毒及雄性素分泌，解毒化腐、收敛生肌的方法。用龙胆草10g、栀子20g、黄芩15g、柴胡10g、泽泻30g。将上药煎沸待凉，加入雌性素3mg，聚肌胞4mg，坐入药液中浸泡20min，洗净分泌物，蘸干疱面，用龙胆紫涂疱面，敷锡类散盖平疱面至无分泌物止，治疗最长25天，最短10天，本组65例，结果治愈52例，显效13例，有效100%。

十、中西医结合治疗

中西医结合治疗生殖器疱疹是近年临床上来应用较多的治疗方法。刘传富采用口服无环鸟苷(ACV)每次0.2g，每日5次，连服10日。结合用中药病毒净(自拟方)加减：板蓝根、大青叶、蒲公英、金银花、白术、茯苓、山药。每日1剂煎服，连服10剂，并外用无环鸟苷软膏。本组治疗53例，结果治愈50例(94.3%)，显效3例(5.7%)，复发5例，(9.4%)。贺伟等采用口服阿昔络韦片，每次0.2g，每天5次，连服10天。同时服用补中益气汤加减(人参10g，黄芪30g，白术12g，甘草6g，当归12g，陈皮10g，升麻10g，柴胡12g，夏枯草30g，板篮根30，生薏苡仁30g，每日1剂，10天为1个疗程，连服3个疗程，本组24例，结果治疗10天后，痊愈19例，显效4例，有效1例。对痊愈病例进行随访，3个月内均无复发，6个月内复发1例，1年内复发1例。陈常彩等则以聚肌胞注射液6mg，每日1次，肌注，7日为1疗程；配合使用中药复方板蓝根合剂：黄芪30g，板蓝根15g，苍术12g，苦参15g，牡丹皮10g，泽泻10g，甘草3g，每日1剂，水煎早晚饭后服，7日为1疗程。局部先用洁尔阴洗净创面后，再用棉签蘸聚肌胞注射液外涂。结果28例患者经1个疗程治疗后痊愈25例，好转2例，总有效率为96.4%。杨瑛等等则采用中医辨证分型配合西药治疗，具体方法为：中医分型：①湿热下注型，主药用板蓝根、平地木、蛇舌草、薏仁、龙胆草、黄柏、半枝莲、川牛膝等；②阴虚火旺型，主药用生地、知母、丹皮、石斛、玉竹、玄参、马齿苋等；③气血双虚型，主药用党参、黄芪、当归、熟地、白芍、白术、云苓等。每日1剂，连服4周。同时口服阿昔洛韦200mg/次，5次/日，并配合使用转移因子2ml/次，腹股沟附近皮下注射，2次/周。均连续治疗4周，局部对症处理，共观察20例，结果治愈5例(25%)，显效7例(35%)，有效6例(30%)，总有效率90%。张雪梅采用万乃洛韦或阿昔洛韦(常规用量)加复方板蓝根合剂、聚肌胞及阿昔洛韦(常规用量)加复方板蓝根合剂，中药组成为：黄芪30g，板蓝根、大青叶、贯众、黄柏、苦参各15g，苍术12g，丹皮、泽泻各10g，甘草3g，水煎服，日1剂，7天为1疗程。治疗45例，痊愈29例，好转10例，总有效率86.6%。

生殖器疱疹在原发感染后，其病毒可潜伏于骶髓后根神经节中，患者可终生有泌尿生殖道 HSV 间歇性活动。当有焦虑、紧张、性生活过度、酗酒、月经、局部皮肤损伤等触发因素存在时，本病可出现复发。反复发作给患者造成很大思想负担，而心理因素、社会因素等又可影响其免疫功能，免疫功能低下使复发因素增多，因而减少和控制复发，是治疗本病的关键。目前西医治疗本病的药物主要有阿昔洛韦、万乃洛韦和泛昔洛韦等抗病毒药。这些药物治疗的效果只起到减轻发作症状，缩短病程的作用，而不能彻底根除潜伏病毒及预防复发，长期应用有一定的毒副作用，且价格昂贵，多数患者难以接受。综合目前临床报道资料和现阶段临床研究，中医对本病的治疗取得了较好的疗效，某些中药在改善和减轻发作时的症状方面明显优于阿昔洛韦；与西药比较，中药的治愈率明显升高，起效快，复发率明显降低；且中药资源丰富，价格低廉和无毒副作用等优势又更易为患者所接受。随着现代科学在中医方面的运用和中药实验研究的发展，中医对生殖器疱疹的治疗优势已愈来愈为医学界人士所关注。张宁等通过实验室观察藤黄对 HSV-1 的抑制性，结果在实验中观察到藤黄的质量浓度为 10^{-10}g/L 时，在 Vero 细胞上对 HSV-1 有直接抑制作用，外用有较好的疗效。范瑞强等为探讨中药抗病毒胶囊对 HSV-1 的作用现理，运用透射电镜采用免疫方法，观察药物与 HSV-1 相互作用后病毒颗粒形态改变情况。

结果病毒颗粒变形，大小有均匀，包膜裸露或破损，结构模糊不清，表明抗病毒胶囊在体外对 HSV-1 病毒颗粒的形态结构，表面成分和分散均有显著破坏作用。谢长才等采用原代兔肾细胞培养法进行了在三种给药途径下(同时给药途径、预防给药途径、临床治疗给药途径)紫草水煎液对 HSV-1 抑制作用进行实验研究，并同时进行了紫草液阻止病毒复制的动力学测定。结果表明紫草对 HSV-1 有直接灭活作用，在同时给药和临床治疗给药途径下有较好的抗 HSV-1 作用。通过实验为中医治疗 HSV-1 提供了实验室依据。此外现代药理研究证实，清热解毒类中药有增强体内血清各解素浓度、促进抗体生成、提高机体免疫功能、消除炎症，修复损害组织器官等功能，故中药治疗本病前景十分广阔。但仍须看到，中医对病治疗虽然取得较好疗效，但由于本病的复率极高，目前对治愈的评判尚缺少一个科学的统一规范的标准；同时，有的观察方法尚欠严谨和科学，用药方面尚存在同类药物堆砌现象。如何充分利用中医药对机体全身调整的优势，结合现代科学和临床实验进行研究，筛选出一些疗效确切的药物，组成专治本病方药，为彻底治愈本病闯出一条中医特色的新路子，这是我们应该努力的方向。

（张斌）

第六节　淋病的中医治疗

淋病(Gonorrhea)，是目前国内发病率最高的性传播疾病。虽然壮观霉素、头孢三嗪对其有特效，但因抗生素的滥用，使其耐药现象也日益增多，而中医药治疗淋病有很好疗效。

一、纯中医治疗

朱成彬将慢性淋病分2型论治：①湿热留滞，肝脾失调，方用丹栀逍遥散加减；②淫毒留恋，肝肾阴亏，自拟毒灵清汤(土茯苓、金银花、白花蛇舌草、虎杖、木通、知母、生地、山药、枸杞子、黄芪、甘草梢)，服药同时配合针灸治疗，主穴取足三里、三阴交、关元、肾俞、气海、长强。刘力以草薢分清饮治疗。商涛自拟消淋清浊饮(龙胆草、黄柏、苦参、茯苓、泽泻、滑石、草薢、甘草)随症加减治疗男性慢性淋病34例，总有效率91.18%。张建华以关玉散水煮冷却后取澄清液，以不保留自然冲洗法冲洗尿道，治疗80例均治愈。占盛青以复方八正散治疗41例，痊愈29例，显效9效。吴金娥应用五味消毒饮加味煎服，同时用药渣煎液做阴道冲洗，治疗淋菌性阴道炎76例，治愈57例，有效率75%。郑青松自拟清化淋带汤(土茯苓、鱼腥草、马齿苋、车前草、木通、滑石、草薢、鸭跖草、黄柏、赤芍、蒲公英、生大黄)随症加减煎服，另药渣浓煎坐浴，治疗68例，痊愈62例，显效5例，无效1例。邬斌梅自拟清淋汤(白花蛇舌草、鬼针草、败酱草、土茯苓、马齿苋、苦参、赤芍、黄柏、草薢、车前子、丹皮、甘草)，随症加减煎服，同时用苦参、鬼针草、黄柏、蛇床子、白蒺藜、明矾煎液冲洗阴道，治疗38例，显效14例，有效21例，无效3例。史宏以蒲灰散合白头翁汤化裁，治疗36例，总有效率91.67%。赵光用龙胆泻肝汤加味，治疗20例，痊愈18例，有效1例，无效1例。谷玉琴应用双黄连粉针剂按60mg/(kg·d)静脉滴注，连续7天，治疗36例，痊愈35例，无效1例。袁茂云以清利化瘀法(泽泻、瞿麦、川芎、车前子、栀子、王不留行、路路通、降香、桃仁、通草、灯芯草)治疗淋病后尿道综合征18例，痊愈14例，好转4例。袁庆丰应用大黄通泻汤治疗直肠淋病56例，治愈48例，好转6例，无效2例。钟捷以活血清利法(丹参、女贞子、瞿麦、莪术、王不留行、黄柏、牛膝、败酱草、白花蛇舌草、车前草、生地)治疗慢性淋菌性前列腺炎23例，总有效率87%。王海平将淋菌引起的尿道炎合并前列腺炎分为2型：①肾阴虚加湿毒型，予生地、熟地、地龙、紫花地丁、鱼腥草、杏仁、甘草梢、草薢、泽泻、桔梗、苍术；②肾阳虚加湿毒型，予附子、肉桂、淫羊藿、木通、巴戟天、鱼腥草、车前子、草薢、苍术、泽泻、甘草梢，头煎服，二煎取汁坐浴，治疗26例，总治愈率84.6%，总有效率100%。韩晓燕用苍术、木通、野菊花、黄连、鱼腥草、土茯苓、金钱草、车前子、黄柏等煎服，治疗46例，治愈33例，有效11例。

二、中西药结合治疗

时代强在应用单剂量壮观霉素4.0g或头孢噻肟1.0g同时，予服治淋安胎汤(紫花地丁、金银花、蒲公英、红藤、黄芩、杜仲、瞿麦、车前子、木通、甘草)，合并CT-DNA、UU-DNA阳性者，再加服红霉素0.5g每天2次，连用7天，治疗20例妊娠淋病，治愈19例，有效率95%。王开新自拟通淋汤(金银花、鱼腥草、苦参、车前子、地丁、野菊花、六一散、土茯苓、黄柏、瞿麦、草薢、栀子)，随症加减煎服，同时服环丙沙星500mg、呋喃妥因0.1g、强力霉素0.1g，均1日3次，5周为1疗程，复查PCR，治慢性淋病80例，治愈56例，显效16例，无效8例。李文全在连续10天肌注淋必治2.0g/天同时，应用八正散加减内服治58例均治愈。黄列生自拟消淋清腺汤(土茯苓、苦参、蒲公英、石韦、丹参、白花蛇舌草、车前子、赤芍、桃仁、红花、甘草)，同时配合壮观霉素2.0g，地塞米松5mg注入前列腺，每日1次，连续16天，并每3天作1次前列腺按摩，总有效率98.46%。张云鹏在应用青霉素800～1600万U，氧氟沙星200～400mg静滴，丙磺舒1.0g口服(青霉素过敏者改予红霉素2.0g静滴)，同时予中药熏洗外阴(蛇床子、苦参、明矾、川椒、百部)治疗50例女性生殖器疱疹、淋病，1周后均治愈。刘志新自拟通淋汤(土茯苓、金银花、白茅根、赤芍、丹皮、滑石、木通、甘草梢)同时口服泰利必妥0.8g，每日1次，连续3天，治疗36例，治愈18例，显效14例，有效4例。刘道香在连续7天静滴青霉素800万U/d的同时，应用萆薢分清饮加味煎服，并外用苦参、蛇床子、黄柏、野菊花、金银花、白矾、侧柏叶，水煎熏洗外阴，治急性淋病52例，治愈50例，好转2例。钟捷以龙胆泻肝汤煎服，同时外用等渗盐水冲洗患眼，再用0.5%氯霉素眼液点眼，治疗31例成人淋菌性结膜炎，治愈20例，显效8例，无效3例。邓平荟在青霉素钠注射同时，应用八正散加味，治疗男性急性淋病40例，治愈37例，好转3例。李社生在选用敏感抗生素同时，自拟通淋汤(黄连、黄柏、栀子、蒲公英、地丁、金银花、菊花、柴胡、丹皮、甘草等)，治耐药性淋病11例，经3个疗程均治愈。欧树国以男性患者用膏淋汤、程氏萆薢分清饮随症化裁，女性用程氏萆薢分清饮及龙胆泻肝汤、完带汤随症化裁，同时用氟哌酸胶囊0.4g每日3次口服，连服7天，合并有前列腺炎或盆腔炎者，加用头孢三嗪250mg每日1次肌注，连用10～15天。潘文娟以虎杖、黄连、鱼腥草、白鲜皮水煎为浓缩液，对男性包皮过长者，用药液浸泡，并反复清洗包皮，同时用青霉素160万U加生理盐水200ml清洗尿道；女性在浓缩液中加青霉素160万U坐浴，并用洁尔阴洗剂加青霉素160万U按妇科常规作阴道冲洗。宋丽丽自拟泻火解毒汤(土茯苓、白花蛇舌草、马齿苋、地肤子、金银花、苦参、赤芍、蒲公英、紫草)，随症加减煎服，药渣再煎加白矾，熏洗局部或坐浴；同时应用头孢三嗪(菌必治)1.0g每日1次肌注，治疗慢性淋病40例，经3～4疗程后，复查PCR，24例转阴。

三、针灸治疗

王侃遵"热者疾之，寒则留之"法则，取照海(泻)、中极(补，温针灸)、太冲(泻)为主穴，湿热型配膀胱俞(泻)、阴陵泉(泻)；阴虚型配肾俞(轻补)、阴谷(轻泻)；阳虚型配命门(补)、三阴交(补，温针灸)，治疗淋病595例，总有效率88.2%。张傲青取穴：膀胱俞、中极、气海、阴陵泉、三阴交、行间、太溪、足三里、肾俞，交替使用，先泻后补，同时内服清热利湿解毒止痛中药(土茯苓、蒲公英、连翘、金银花、黄柏、萆薢、菖蒲、车前子、生地、茯苓、泽泻、生甘草、苦参、白茅根、淡竹叶、川牛膝)，药渣水煎熏洗外阴，治疗14例均愈。

四、单方治疗

陶立军以单味苦参煎汤外洗，治疗38例，治愈率84.2%。张润民用紫草煎服，治疗62例男性淋病尿道狭窄，痊愈50例，好转(涂片仍阳性)12例。

五、实验研究

袁昌衡通过实验发现，大蒜、千里光、黄柏、黄连、虎杖，对淋球菌高度敏感；大黄、五味子、地榆、黄芩、射干、车前草、海桐皮、锦灯笼，对淋菌中度敏感；龙葵、地耳草，低敏感。张杰研究发现，中药石榴皮在体外对PPNG和NPPNG有明显抑制作用。

总之，近年来，在对淋病的治疗中，中医治疗，尤其是纯中药及针灸等治疗有了很大发展，这为治疗淋病等性传播疾病提供了更多的有效而价廉的方法和手段。为今后在中药剂型改革、中西医结合方向进一步拓深，为中药在防治淋病中发挥更大的作用，提供了有益的借鉴。

（张斌）

第七节　非淋菌性尿道炎中医药治疗

随着性传播疾病(STD)发病率不断增高，非淋菌性尿道(宫颈)炎(Nongonococcal Urethritis，NGU)的发病数已超过淋球菌感染，成为最常见的 STD 之一。NGU 主要由沙眼衣原体(CT)和解脲支原体(UU)引起。据报道在 STD 门诊患者中有 66.8％为 NGU，其中 43％由 UU 引起，15.4％由 CT 引起。它们既可以单独致病，又可以合并感染而引起混合感染，若治疗不彻底，可引起多种并发症，如前列腺炎、附睾炎、子宫内膜炎及输卵管炎等，有的可导致早产、流产或不育不孕，并且在女性常会发生母婴传播，CT 引起的生殖道感染使得感染 HIV-1 的危险性增加。为此，对 NGU 的治疗引起了国内外学者的高度关注。目前，用西医治疗 NGU 均有一定疗效，但都存在着耐药菌株逐年增加，复发率高，药物毒副作用大，加上长时间使用抗菌素又可能导致菌群失调等问题，给临床治疗带来了不少困扰。为此，近年来国内学者进行了大量中草药抗 NGU 的实验研究及临床应用，筛选出大量具有抗 UU、CT 作用的中草药，且运用其为主治疗 NGU 已取得了令人满意的效果。

一、中医病因病机

NGU 属于中医学"淋证"、"淋浊"、"溺浊"、"白浊"、"妇女带下病"等范畴，其病因多因房事不洁或感染秽浊之邪，由溺窍或阴户而入，阻滞下焦，蕴结膀胱，化热化火，导致膀胱气化不利，肝郁气滞，气血瘀阻而致。有作者认为本病日久，可致脾肾亏虚，膀胱气化无权，湿邪久恋，而成虚实夹杂证，并指出其病位在下焦，与脾、肾、膀胱等脏腑有关。何清胡等认为本病因房室不洁后感染秽浊之邪，与湿热互结，下注膀胱，熏灼尿道而成。湿热久留不去，影响厥阴疏泄，导致血脉瘀阻；湿毒化火，耗伤肾阴，而致肾阴亏耗，形成阴虚火旺证，故本病初期属实，中期为虚实夹杂，后期则以虚症为主。总之，医家对 NGU 的病因病机有比较一致的看法。

二、实验研究

(一)单味中药的研究

近年来，国内学者从中草药中寻找抗 NGU 药物，进行了大量的筛选工作。他们大多采用水提法制备中药煎剂后，采用微量稀释法进行定性、定量试验，测定药物的最小抑菌浓度(MIC)，筛选出一些对 UU、CT 有较好抑制作用的中草药。刘忠义等对 156 种中草药体外抗 UU 活性实验研究，发现黄柏、白芷、地肤子和大黄有较高敏感性，其

MIC90≤7.81g/L 生药；甘草、板蓝根、黄连、穿心莲、鱼腥草等有中度敏感性，苦楝皮和益母草等有低度敏感性。黄贝贝等对 25 种中草药体外抗 UU 活性实验研究，发现抑制 UU 作用较强的几种药物为：柴胡、黄连、龙胆草、枣皮、金银花、穿心莲等，其 0.021g/ml≤MICS≤0.042g/ml。李建军等应用微量 McCoy 细胞培养法对 14 味清热中药体外抗泌尿生殖道 CT 活性研究，结果表明这些中药在体外均有不同程度地抗 CT 活性，其 MIC 值从 0.49mg/ml 至 31.30mg/ml，其中抑制 CT 作用较强的几种药物依次为：金银花、秦皮、紫花地丁、蒲公英、白花蛇舌草等。

(二)中药复方的研究

随着中草药抗 UU、CT 的研究，为了增强抗菌活性及减少单味中药的副作用，国内研究者加强了中药复方的研究。汤洁等采用药基法研究双黄连注射液、复方蒲公英注射液和翘柏六味注射液抗 UU 活性，发现这 3 种配方药液在体外均具有抗 UU 活性，其 MIC 值分别为：12.5～50mg 原药材/ml，6.25～25mg 原药材/ml，6.25～25 原药材/ml。陆原等采用微量液体稀释法研究中药尿路清对 UU 的抑菌作用，结果显示尿路清对 63 株 UU 临床株的 MIC 范围为 0.48～15.63g/L，MIC50≤1.95g/L，MIC90≤3.91g/L，UU 临床株对尿路清的敏感性显著高于对四环素的敏感性，而且对耐四环素、红霉素的 UU 临床株亦有抑菌作用。这不仅提示尿路清在体外有较强的抗 UU 活性，而且也提示了在临床上可缓解西药的耐药状况。

近年来，国内外大量研究表明：UU 感染与男性不育密切相关，UU 可引起精子多种畸形(如卷尾、头尾折角)和精子聚集，严重者可引起少精子症。戚广崇等在建立 UU 感染动物模型基础上，观察了中药清精冲剂治疗 UU 感染的效果。结果显示：动物实验清精冲剂治疗使动物脏器转阴率为 81.7%，而红霉素的转阴率为 70.6%，提示清精冲剂可代替红霉素治疗 UU 感染而无明显副作用。胡海翔等研究中药杀虫汤对 UU 感染大鼠睾丸形态学的影响并观察了中药对其精子生成障碍的治疗作用，揭示 UU 感染可广泛引起睾丸病理损伤，进而影响睾丸功能，干扰精子发生过程，为 UU 感染与不育的关系提供了有力的形态学依据；在此基础上，用中药杀虫汤作为基础方治疗 UU 感染的动物，疗效显著，不仅能使 UU 转阴，而且睾丸的病理损伤也趋于恢复。综上，中药复方在体外有良好的抗 UU 活性，为中药应用于治疗 NGU 开拓了视野，提供了科学的依据，至于其在体内抗 UU、CT 活性还有待于进一步临床研究。

三、临床研究

(一)中药外用治疗

1.粉剂、散剂　因女性解剖学上的特点，用外治法治疗阴道(宫颈)炎有很大的优越性，既可使药物直接作用于患处，发挥其去湿化浊、解毒消炎等作用，使其有效成分经阴道(宫颈)黏膜迅速吸收，又可对患者起到清洁的作用，减少诱发因素。叶燕萍等用蚤休粉上药于患者阴道及宫颈处，治疗 UU 感染 200 例，治愈率 68.5%，总有效率 100%；治疗 CT 感染 80 例，显效 76 例，有效 4 例，CT-DNA 阴转 68 例。著者认为蚤休粉具有清热解毒、消肿止痛等功效，不仅能杀灭 UU 和 CT，而且对受损的宫颈组织有修复快的效果，故疗效高。张帆等用蚤清散阴道宫颈上药，治疗 UU、CT 感染取得了满意的效果(有效率 95.42%)。

2. 栓剂　男性NGU患者，若治疗不彻底，往往可累及前列腺而致慢性前列腺炎。采用经肛门直肠给药，使药物可直接与病灶接触，迅速改善临床症状，并且药物不断刺激局部，疏通经络，有利于药物穿透直肠壁进入前列腺体内，改善微循环，促进炎症吸收和前列腺体分泌，减轻前列腺瘀血和水肿，从而达到治疗目的。樊学忠等采用前列栓治疗本病284例，临床痊愈156例，好转118例，无效10例，有效率97.5%。李卫真等用自制中药解毒栓治疗本病54例，治愈35例，有效17例，无效2例，疗效明显优于口服美满霉素对照组。

3. 中药冲洗加西药内服　刘俐等采用美满霉素并中药方(黄柏、白芷、地肤子)煎水冲洗治疗UU性阴道炎70例，总有效率84.3%，疗效高于单服美满霉素。叶秀娟用交沙霉素配伍中药外洗方(黄芩、黄连、柴胡、白芷、板蓝根、地肤子、穿心莲、龙胆草)治疗本病45例，治愈37例，总有效率93.33%，疗效优于单用西药组，著者还发现经西药治疗失败或停药后复发的患者，经中西药联合治疗仍有效。覃雪梅等自拟妇外洗液(苦参、黄柏、山苦楝、九里明、鱼腥草、路边菊、银花藤、蛇床子、蒲公英、大青叶等)联合氧氟沙星治疗UU、CT阴道炎200例，治愈176例，好转14例，无效10例，总有效率95%。

(二)中药内服治疗

唐世清等自拟萆黄合剂用于治疗UU感染所致的男性NGU总有效率和治愈率分别达91.43%和74.28%，并能显著改善精液质量，有效促使抗精子抗体转阴，且无不良反应。尚博文等采用中药"活血生精丸"和"清肾解毒丸"治疗CT、UU感染导致男性不育症患者80例，有效75例，有效率93.75%。郑佑君用中药消支护精散治疗男性UU感染不育症162例，并与强力霉素作对照，结果显示：在对生殖系UU感染的清除作用上，两组比较差异无显著性，但消支护精散在改善精子质量和功能，提高男性生育能力方面明显优于强力霉素对照组。徐基乔等自拟中药复方消支汤治疗NGU150例，痊愈92例，显效38例，无效20例，有效率87%，明显优于口服美满霉素对照组。王自彬等自制中药方双草饮治疗UU尿道(宫颈)炎80例，治愈率和总有效率分别为70%和91%，显示了比口服四环素治疗该病的优越性。

(三)中西医结合治疗

将中医和西医两种治疗手段结合起来，不仅可以发挥协同作用，有效杀灭病原体，缩补疗程，提高疗效，消除复发率较高的弊端，而且还可明显改善症状，减轻西药毒副反应，缓解西药的耐药状况。在治疗UU、CT感染进入抗生素耐药新阶段的今天，研究中西医结合治疗NGU有着明显的优势。郑永平等采用中药八正散联合泰利必妥治疗NGU30例，显效16例，有效8例，总有效率80%，明显优于单用泰利必妥组。洪怀英等用中药龙胆泻肝汤联合克林霉素治疗NGU63例，痊愈58例，有效4例，无效1例，取得了优于阿奇霉素联合强力霉素的疗效。陈若明等自拟中药汤剂(金钱草、丹参、萆薢、生栀子、车前子、泽泻、石菖蒲、黄柏、茯苓、木通、甘草)联合交沙霉素治疗NGU，结果80例治愈72例，有效6例，无效2例，同单服交沙霉素对照组40例比较，差异有显著性；而且用药结束后4周随访发现中西医结合组均无复发而对照组复发4例。付宏伟等采用内服通淋散配合四环素治疗NGU50例，治愈36例，总有效率94%。黄清春等用综合法(西药阿奇霉素+自拟中药清精汤和七子二仙丹)治疗UU、CT感染所致不育症，取得满意效果,避免了纯中药治疗疗程长,疗效不稳定,或西药治疗症状缓解慢的不足。著者认为应用阿奇霉素、清精汤目的在于杀死病原体,改善精液液化时间和精子活力,配合七子二仙丹生精补肾,提高了精子的活力和数量,达到标本兼治,提高疗效的目的。王瑞如采用自拟通淋解毒汤联合强力霉素治疗 NGU67 例,治愈 61 例,疗效明显优于单服强力霉素组。

四、存在问题

目前在 NGU 中医药研究方面也存在一些亟待解决的问题。在实验领域里还有一些没有解决的难题,如中草药煎剂的色泽较深,在药物稀释浓度低时,使培养基亦染色而使指示剂色泽变化难以判断;有些中药加入培养基后出现沉淀和混浊,从而影响实验结果;有些脂溶性中草药,水煎剂影响其有效成分发挥作用。在治疗的标准化方面较差,疗效的判定不能令人信服;临床和实验脱节,鲜有实验数据为临床提供确实的佐证和指导;中药体外抗菌试验与体内治疗效果不尽一致,加之辩证用药方面存在主观因素,且无定量标准,难以扩大应用。总之,在 NGU 中医药研究领域还有许多工作需要我们付出更艰苦的努力,如在观察指标、科研手段等方面应进一步加强,这样才可能为验证和提高中医药治疗 NGU 提供更全面、科学的依据。

五、展望

中医和西医虽然是两种不同的学术体系,但研究和服务的对象相同,若将两者相互渗透、相互吸收、取长补短、共同发展,对临床无疑将起到很大的帮助作用。中医治疗着重于全局,重视内因,强调辨证论治,西医重视机体的生理病理、主张病因治疗,两者结合,不仅可以起到协同作用,促进药物吸收,提高感染组织的药物浓度,另外,中药在缓解症状、清除浆液性分泌物、防治并发症等方面效果较好;而且中西医结合治疗,可将原发病与并发症齐同治疗,有利于提高疗效。目前,对 NGU 开展中西医结合方面的研究虽然有一定基础,但还不够深入,尤其是缺少大样本研究。因此我们应加强中药对抗 NGU 抗生素的减毒增效的研究以及中药复方的研究,以便发挥更好的抗菌效果及降低毒副作用,达到更安全的治疗。总之,中医药在治疗 NGU 方面显示出独特的治疗效果,不仅能使 UU、CT 转阴或抑制其生长,而且有助于并发症的恢复。今后我们可加强这方面的实验研究和临床研究,探讨抗NGU中草药有效成分的抗菌作用及其作用机制的研究,开发出广谱、有效的中草药制剂,这对防治 NGU 是十分必要的。

(张斌)

第八节　中医药治疗艾滋病

随着人类免疫缺陷病毒(human immunodeficiency virus,HIV)感染在全球范围内的快速传播,人类面临着艾滋病(acquired immunodeficiency syndrome,AIDS)的严重威胁:据我国有关部门截至 2003 年 6 月 30 日的专项流行病学调查,初步分析,艾滋病

（AIDS）在我国的流行呈快速上升趋势，有关专家估计，实际感染者为104万，其中20～29岁者占53.6%，其感染人数之多在亚洲居第二位，在全球居第十四位。高效抗逆转录病毒疗法（HAART，鸡尾酒疗法）虽然大大降低了AIDS的发病率和死亡率，但是药物联合的发展受到许多限制，有高达60%的患者由于依从性、毒性、药物抵抗等原因导致抗病毒治疗的失败。此外，艾滋病感染者大多分布在发展中国家，"鸡尾酒"疗法药费每年至少需1万美元，远远超出一般患者经济承受能力。在艾滋病治疗方面，人们将目光转向传统的中医中药，期待着高效低毒价廉的药物（或合并用药减少鸡尾酒疗法不良反应、治疗机会感染）的研制开发。通过近十几年国内外运用中医药治疗艾滋病的实验和临床研究结果发现，中医药对艾滋病的治疗有一定优势，体现在中医药可以阶段性地增强和稳定机体的免疫功能；治疗某些机会性感染，改善患者的症状体征；提高患者的生活质量，延长生命等方面。因此，积极开展我国特有的中医药治疗AIDS的研究具有重大的现实意义。

一、中医对AIDS病因病机的认识

（一）中医病因

艾滋病属中医"疫病"范畴，其发病不外内外合因，符合《素问·刺法论》所称"五疫之至，皆相染易，无问大小，病状相似"的特点，本病主要是由于交合不洁或乖逆，触染淫秽疫毒而致。疫疠之气客居三焦，发病与否取决于正气强弱，正气强者，可不发或仅呈滞毒状态；正气虚者则毒邪乘虚而入，破坏了全身的气机和气化功能而发为艾滋病。由于疫毒深重，病发多直入营血，然后由里出表，一如"伏气温病"，病者最后多因邪盛正衰，阴涸液竭，阳气脱绝而不治身亡。艾滋病的发病，其外因主要是感受疫毒之邪，损伤机体元气；内因是长期性乱、药瘾、有偿供血等导致精气血耗损。

（二）中医病机

艾滋病的病机以命元肾虚为本，疫毒为标，涉及肺、脾、肝、心等脏腑，形成正虚邪盛、五脏俱衰，甚至命元败亡的病证。

1. 邪实的病机　人体感受艾滋病疫毒浊邪后，正气强者不即时发病，而潜伏于三焦膜原，或伏于营分血络；正气虚者，可出现急性感染征候群，此时疫毒湿热之邪流布三焦、郁伏血分，卫气营血俱可受累，随着正邪交争，邪势渐衰；然而疫毒酷烈，正不达邪，继之潜伏于三焦膜原或营阴血分，进入长达数年无症状感染期；伴随着正气的耗竭，疫毒之邪将伺机鸱张。

2. 正虚的病机　艾滋病病毒除具有疫毒的酷烈性、传染性、秽浊性、火热性，致郁、生痰、成瘀等特性，更能消灼五脏阴津、侵蚀三焦元气。因湿浊性质属阴，最易阻遏损伤五脏阳气；湿中蕴热，又可耗灼五脏阴津。如持续性五脏气血阴阳耗伤，则终至元阴元阳损伤，命元诸脏精气耗竭而死。因而形成中晚期全身性、虚损性临床改变。总之，疫毒之邪感染人体后所产生的病理变化概括为：一致卫气营血病理改变及三焦脏腑功能逆乱，进而产生湿浊、痰结、血瘀等中间病理产物；二致五脏精气血阴阳虚衰、三焦命门元气的耗竭；三为五脏元气虚损，进一步导致各种邪毒侵犯和留恋、内陷。此外，元气虚损，脏腑功能低下，又促进各种中间病理产物的形成。故整个艾滋病发生发展的过程中，始终贯穿着正邪虚实的动态病理变化。AIDS常见的脏腑虚损有：肺气虚、肺阴虚、心气虚、心血虚、脾气虚、脾阳虚、肝血虚、肝阴虚、肾阳虚、肾阴虚等，后期可见肾气不固或肾不纳气；由于脏腑虚损，运行无力，导致气血津液失常，可以出现各种不同类型的气血津液运行失常的表现如气虚、气陷、气滞、气逆、血虚、血寒、血热、津液不足、痰饮内停等等。当然，临床证候变化复杂，除了上述病机外，AIDS患者还可表现出其他不同的病机，在临床实践中要在中医整体观的指导下，准确加以辨证。

二、实验研究近况

(一) 单味中药研究

目前国内外已对200多种中草药经进行了抗HIV体外实验，发现六七十种具有不同程度地抑制HIV的作用。英国西方医学研究所、美国加州大学以及香港中文大学中药研究中心分别筛选出穿心莲、夏枯草、紫花地丁、白头翁、黄连、板蓝根、鱼腥草、虎杖、金银花、紫草、七叶莲、蟛蜞菊、牛蒡子等十几种大多为清热解毒的中药，认为对HIV有抑制生长作用，有的已进行化学分离和药理追踪工作，发现穿心莲的黄酮、紫花地丁和夏枯草的含硫多糖是具有抗AIDS病毒作用的成分。罗氏在体外抗艾滋病毒试验中筛选了500种中草药，发现其中50种可抗HIV活性，如桑白皮、紫草、巴豆、槟榔、白头翁、防风、蔓荆子、仙灵脾、金毛狗脊、黄芪、女贞子等。加州大学医学院张似满等对27种清热解毒中草药抗HIV活性进行了研究，发现有12味中药即蟛蜞菊、穿心莲、牛蒡子、黄连、淫羊藿、紫草、金银花、夏枯草、紫花地丁、狗脊、贯众、和苦参等对H9细胞系中HIV有抑制作用，但在细胞外则无此种作用；中科院昆明植物所罗士德教授先后筛选了1000多种中草药，发现150余种具有抗HIV活性，其中桑白皮具有较强活性，如甘草根、茎中的甘草甜素(GL)在机体具有诱导干扰素，增强NK细胞的功能，还可对HIV有抑制作用，可抑制病毒的抗原表达，抑制巨噬细胞的形成，抑制HIV的复制；天花粉可抑制HIV的复制，抑制逆转录酶的活性，阻止从感染的巨噬细胞中释放P24抗原，选择性地杀死感染HIV的巨噬细胞；从苦瓜中分离出3种蛋白，即 α-苦瓜素、β-苦瓜素和MAP-30，均有杀死感染HIV的巨噬细胞的作用，在临床上能使T_4细胞数明显增加；黄芩提取物有抑制HIV逆转录酶的作用，其活性成分为黄芩苷元和黄芩苷，静滴黄芩苷元可使P24抗原降低，T_4细胞数上升。灵芝提取物在体外对T5.6.V4细胞具有好的免疫调节作用。

(二) 复方研究

1. 小柴胡汤　日美科学家合作研究发现小柴胡汤能抑制70%艾滋患者的逆转录酶活性；能抑制PGE_2和过氧化物的产生；还能间接抑制HIV的复制，分解其方剂，发现其中的黄芩提取物有最强的抑制逆转录酶作用。

2. 复方艾可清　张奉学等以清热解毒中药(紫花地丁、夏枯草、黄芩、丹参等)为主组成复方艾可清水提物与阳性对照组32叠氮胸苷作试验，结果中药艾可清在亚细胞毒性浓度(1∶320)对抗原阳性细胞抑制率为69.16%，病毒产量显著下降，SIV21P27抗原表达抑制百分率为94.17%，基本可以抑制细胞病变，综合4项指标，艾可清抑制SIV活性ED50为1∶1280。提示该方在体外具有明显抑制SIV活性作用。

3. "中药2号"复方　张永容等将6味有抑制病毒作用的中药组成"中药2号"复方进行体外实验研究，结果全方体外对猴免疫缺陷病毒和HIV21有抑制作用，正交t值法 L12(211)药味组合分析实验证明,其中 3 味药为君药,极性提取法证明有效成分为水溶性部位,小鼠急性实验未检测到致死剂量,最大耐受量超过人用量的 225 倍以上。

4. 理中汤　由人参、干姜、白术、炙甘草组成,试用于 HIV 阳性的血友病患者。结果表明,可增加正在减少中的辅助性 T 细胞,并增加具有抑制 HIV 重组作用的抑制系统细胞,并明显增加天然杀伤细胞。在人参中所含金属元素锗可净化血液,提高肝脏解毒作用,进一步抑制艾滋病病毒。

5. 中研一号　中研Ⅰ号方由抑制 HIV 的紫花地丁和增强免疫的黄芪等 8 味中药组成,曾对坦桑尼亚临床确诊的 52 例艾滋病患者进行临床观察,结果显示有效率达 51.92%;对猴艾滋病模型,既能降低病毒浓度,抑制 HIV 及逆转录酶活性,又能提高 CD4 细胞数目,促进 T、B 淋巴细胞增殖,诱生干扰素,经病理学检查发现,该方能使淋巴结中细胞激活,促进受损淋巴细胞核修复,多项指标均优于 AZT 对照组。

6. 红毛五加多糖胶囊　黄尧洲等对 13 例确诊为 HIV 患者予红毛五加多糖胶囊治疗,结果显示总有效率为 84.6%,其中 AC 期、ARC 期、AIDS 期各期自身有效率分别为 50%、100%、90%。红毛五加多糖除可以改善 T_4 免疫细胞低下及贫血外,也可作为目前国内外其他治疗艾滋病贫血期的主要药物,减少其他药物(如 AZR 等)造成的骨髓抑制及其他毒副作用。

7. XQ-9302　中药制剂由大黄、黄柏、黄连、昆布、海藻、生牡蛎、猴枣等 20 多种中草药加工而成的粉末状灌装胶囊,系上海雄琪生物制品有限公司等单位经 10 年研制所得,经上海医药工业研究院对其理化特性、动物免疫反应和抑制肿瘤作用、急慢性毒性试验等研究,初步结果显示,该药不但具有提高机体免疫功能作用,而且确能抑制 HIV 在体内复制。

8. 艾通冲剂　黄卫平等用艾通治疗 22 例 HIV 患者总有效率为 54.5%。并指出 HIV 患者血液流变学的改变、免疫功能的改变和 HIV 阳性的关系。

9. 复方 SH　罗士德教授研制的由 5 味中药组成的"复方 SH"取得很大进展,并在泰国清迈 Sapatong 医院进行Ⅱ、Ⅲ期临床试验,在接受实验的 28 例 AIDS 患者中,有 9 例体内 HIV 载量显著减少,16 例 HIV 载量变得稳定,3 例无效,其控制 HIV21 人体载量有效率达 89%。

(三)有效成分的研究

1. 天花粉蛋白(trichosanthin, GLQ223)　天花粉蛋白是从中药瓜蒌根部提取的一种蛋白质,由美国 Mc2Grath 博士及其同事发现。GLQ223 能选择地杀死感染 HIV 细胞并制止病毒的繁殖。GLQ223 只进入被 HIV 感染的巨噬细胞,而对正常细胞无影响(合成药 AZT 只对淋巴细胞内的病毒有活性,而对感染的巨噬细胞无作用),并对正常 T 细胞有保护作用。

2. 甘草甜素(glycyrrhizin)　经日本学者研究证实甘草主要成分甘草甜素即甘草酸(glycyrrhizicacid),其在机体不仅具有诱导干扰素,增强 NK 细胞活性的功能,且具有抑制 HIV 增殖的效果。用 0.5mg/ml 的 GL 可抑制 98% 以上 HIV 增殖,将硫酸根与甘草甜素结合抑制 HIV 活性能力提高 4 倍。

3. 香菇多糖　香菇多糖是从香菇 Lentinusedodes 提取出的带侧链低聚糖,其硫化后生成香菇多糖酸酯。浓度在 3.3μg/ml 以上,可抑制人 MT-4 细胞由于感染 HIV 产生的病变。从香菇菌丝体提取 E-P-LEM 组分，0.4mg/ml 浓度可显著抑制 HIV 复制。

4.金丝桃蒽酮　从贯叶金丝桃（又称金子草、元宝草中提取的金丝桃蒽酮。在体外能防止感染细胞释放 HIV，并防止游离的 HIV 感染健康细胞，也能显著延长感染小鼠的存活时间。在艾滋患者身上，能抑制淋巴细胞和单核细胞内的 HIV，持续改善 T_4 细胞。

5.黄芩甙元　黄芩甙元从黄芩中提取而得。有抑制 HIV-RT 作用，静滴黄芩甙元可使 P24 抗原降低，T_4 细胞数上升。

三、临床应用

艾滋病临床表现以正气亏虚最为突出，中医治疗多以扶正培本为主，必要时应用"急则治标"或"标本同治"的治则。

（一）AIDS 的分期辨证治疗

由于艾滋病整个发生发展过程贯穿着邪正抗争的动态变化，因此根据其自身病理演变规律，在确定分期基础上进行辨证论治，较为符合艾滋病的临床实际情况。

1.无症状期(AC)　多有发热、咽痛等症状，一般采用解表法，对症选用银翘散（辛凉解表）或荆防败毒散（辛温解表）治疗；对 AC 期患者无明显临床表现者，可根据病原学确诊，辨证与辨病相结合，多采用扶正培本、补益气血兼驱邪解毒之品，如四君子汤、四物汤加上清热解毒的大青叶、板蓝根、土茯苓、紫花地丁等。

2.AIDS 相关综合征期(ARC)　根据患者症状，区分是气虚还是血虚，是阳虚还是阴虚，辨证加以施治。

3.艾滋病期(AIDS)　此期根据患者机会性感染的不同，可见气滞血瘀、湿热壅盛、痰浊内盛、热盛痰蒙等证，可对证选用隔下逐瘀汤、甘露消毒丹、二陈汤、安宫牛黄丸等进行治疗。

（二）AIDS 的辨病治疗

经过多年临床实践，对中医药治疗放、化疗毒副反应积累了一定经验，亦可用于 AIDS 患者。对化疗后消化道反应，多采用化湿健脾法，同时配合针灸治疗；对使用 AZT 及卡波济肉瘤放疗后皮肤黏膜反应，采用疏风活血法配合针灸治疗；对长期使用 AZT 所致骨髓抑制，采用气血双补方法；对神经系统反应，采用养心安神或活血通络法等，都取得了较好疗效。

（三）AIDS 的辨证分型治疗

有学者治疗艾滋病分 3 个时期：第一时期清热凉血、祛湿解毒，用甘露消毒丹为主；第二时期，用生脉散补元气益阴精；第三时期，以归脾汤为主，重用黄芪治疗。另有学者根据症状体征分为 4 型：肺胃阴虚型；脾胃虚损型；脾肾两亏型；热盛痰蒙型。也有学者分为体虚外感型和慢性虚损型；治则有 3 个方面：提高机体免疫力：用人参、黄芪等；抗感染：用银花、蒲公英、大青叶等；抗肿瘤：用三棱、莪术、山慈菇等。有人认为，本病早期，用黄芪生脉饮和归脾汤化裁。本病相关综合征期，用参苓白术丸、六君子汤和河车大造丸加减。本病伴机会性感染，用甘露消毒丹为主加减。并发卡波济肉瘤，用桃红四物汤、犀角地黄汤、清瘟败毒饮化裁。并发中枢神经系统感染或艾滋病病毒直接侵犯中枢神经系统者，用大补元煎合涤痰汤加减。另有人认为，艾滋病的治疗应该先分期再分型。早期(AC 期)一般无症状可辨，治疗则以辨病为主，以祛邪(抗 HIV)和扶正

（提高免疫）药物组成的固定方进行治疗；中晚期（ARC、AIDS）由于出现了各种机会性感染和肿瘤，病情复杂，呈现多病原体对多系统多器官的复合损害。治疗上应采取辨证为主、辨病为辅的原则，灵活多变地针对不同病情进行处方用药。

中医药治疗 AIDS 近十几年的研究，总体上侧重于中药复方、单味药及有效成分的研究工作，对 AIDS 中医理论及临床治疗研究也取得了一定的认识和经验，但还存在一些不足。首先，研究过程中存在明显的重实验研究、轻临床研究的倾向，表现为一些中药抗 AIDS 病毒的实验研究能紧跟学科前沿而有关临床研究则低水平重复。虽然中药具有抗艾滋病病毒作用，但这并不是中药的优势，单纯以抗病毒效果来判定中药的疗效是不公平的。今后应统一认识，制定全国性的统一的中医治疗艾滋病疗效标准，加强治疗艾滋病中药新品种的研制与开发，大力加强抗 AIDS 中药研制的标准化研究，以便研制出安全高效、稳定可靠的抗 HIV 中药，加强中药有效成分研究和结构改造的研究，研究抗 HIV 植物或中药的有效成分，可以发现新的有效药物，进行合成或设计合成类似物，使中医药早日在 AIDS 的治疗中发挥更大作用。

其次，艾滋病的中医基础理论及临床证治研究尚处在初级阶段，缺乏大范围、大宗病例的中医证候流行病学研究及分阶段分步骤的 RCT 临床证治研究；缺少国人艾滋病临床中医证性分析和演变规律。因此，中医药治疗 AIDS 研究应在中医基本理论指导下，辨证论治，突出中医特色；同时，参考艾滋病国际判定疗效标准，尽快地制定符合中医药治疗规律的临床治疗指导原则，使中医研究规范化。探讨中医药治疗艾滋病的研究定位问题，使之有的放矢；并要大力开展适合国情的中西医结合的研究工作。再者鸡尾酒疗法已在国内开展较大范围的应用，但缺少国人应用鸡尾酒疗法后临床不良反应的系统临床统计和分析。

总之，在艾滋病的治疗研究中，除引进西药，如 HARRT 疗法外，应充分发挥中医药优势，寻求对艾滋病的综合干预疗法。开展抗 HIV 治疗，寻找提高机体免疫功能的免疫调节剂及治疗机会性感染的方药，尽快研制出安全、有效、可控的中医方药，充分发掘中医药的潜力和优势。中医药在艾滋病的不同进程，有特殊的地位和作用，如在无症状期（AC）：该期一般不应用抗病毒药物，应用中药早期干预，通过兴奋免疫，调整机体功能，可延长无症状期时间，延缓发病进程，提高患者体质。在艾滋病期（AIDS）的机会感染，筛选具有独特作用的中成药用于治疗，可很快形成中西医药的联合治疗方案，并在临床推广，提高艾滋患者生活质量。在中医证型的量化、现代仪器技术引入中医证型的分析方面也有很多有意义的工作可做，相关工作的开展，必将推动中医药的发展。

（张斌）

第九节　生殖道感染与不孕不育

近年来，不孕不育的发病率呈显著上升的趋势，而大量研究表明，病原微生物的感染是造成不孕不育的重要原因，对于男性女性生殖系统的影响广泛而严重。感染性病原微生物可损害人的生殖功能，在男性生殖系统中通过感染精睾、附睾、附属生殖腺等部位，使精子的发育、成熟、转运受到影响。有 20%～60% 的女性不孕由感染引起，其中支原体、沙眼衣原体、淋病奈瑟菌、假丝酵母菌等均是常见的感染病原体。

一、生殖道支原体感染

支原体(Mycoplasma)是一类缺乏细胞壁、呈高度多形性、能通过滤菌器、可在无生命培养基中生长繁殖的最小原核细胞型微生物。常见的与泌尿生殖道感染有关的支原体有解脲脲原体(U.urealyticum，UU)、人型支原体(M.hominis，Mh)、生殖支原体(M.genitalium，Mg)。支原体在泌尿生殖道存在定植现象，人群中存在着相当数量的支原体携带者而没有症状和体征，以 UU 最为突出。支原体是泌尿系感染的常见致病微生物，例如 UU 和 Mg 已被证明是男性非淋菌性尿道炎病原体。而支原体在女性生殖道的感染多引发轻微的无症状的炎性反应，仅少数情况下可引起急性炎症反应。但支原体的感染很可能会引起不孕不育，其中以 UU 尤为突出。Abusarah 等研究了 92 例不孕症男性和 70 例生育力正常的男性的精液标本，其中 UU 和 Mg 在两组人群中的检出率分别为 10.8% 和 5.7%，3.2% 和 1.4%，该研究表明不孕症男性中 UU 和 Mg 的感染率高于正常人群。Liu 等的研究表明，感染了 UU 的人群和未感染人群相比较，精子浓度和活力均降低；而 Mh 感染和未感染人群中精子浓度和活力均无显著性差异。而 UU 可依附于精子上，随精子的游走传染给其女性性伴，导致女性生殖感染与不孕。国外一项研究建议在计划妊娠前应进行阴道分泌物的常规检查，因其研究了 100 名受生育问题困扰的女性及 96 例妊娠妇女，发现两者高滴度的 UU 检出率分别是 64% 和 60%，而高滴度的 Mh 检出率分别是 12% 和 10%。而从 Al-Daghistani 等的研究中可以看出，不孕症女性中抗精子抗体及抗透明带抗体比例显著高于对照组妇女(16.4%，8.2% 与 9.4%，0%)，提示支原体感染与抗精子抗体及抗透明带抗体之间有显著的关系，诱发了女性的免疫性不育。

国内一项研究总结了 UU 感染导致患者不孕不育的原因包括以下几点：①UU 感染导致女性患者生殖道产生炎症，可使输卵管的纤毛运动力低下；②女性体内的 UU 会影响精子运动功能，导致精子与卵子结合程度差；③UU 与精子膜的抗原体相同，容易导致不孕；④UU 感染后会对精液的黏稠度、精子活力有影响，提高了精子的死亡率，导致精液总畸形率增高，从而降低了精液的整体质量，使发生 UU 感染的患者出现不育不孕症状。在一些不明原因的不孕症妇女中，支原体的感染率有显著的统计学意义，其中 UU 更为明显，而且支原体的定植感染在 26～30 岁性活跃的妇女及经济水平较差的群体中更明显，不明原因的不孕症可考虑 UU 的感染并且对这类人群进行 UU 的筛查。然而学术界在支原体与不孕不育之间的关系上并非呈现完全一致的声音。例如 Günyeli 等的血清学研究发现，不孕组和对照组并未检测到支原体感染的显著差异，其认为不孕夫妇和对照组夫妇并无患病率差异，不需将其作为不孕症患者的常规筛查。不过目前大多数研究结果依旧倾向于认为生殖道支原体的感染与不孕不育还是存在一定关系。支原体感染与不孕不育关系及其影响机制有待进一步的研究，以得出一致的答案。

二、沙眼衣原体

衣原体是一类细胞内寄生的微生物，沙眼衣原体在生殖器官引起的感染对生殖健康影响较大，其主要传播途径为性传播；在男性中可表现为尿道炎、附睾炎、前列腺炎等，而在女性中主要表现为子宫颈炎、输卵管阻塞、慢性盆腔炎等，并且容易引起女性不育。多数情况下衣原体引起的下生殖道感染是轻微无症状。但即便是无症状的沙眼衣原体感染，也是不孕症的重要原因之一，建议对医院就诊的不孕症夫妇常规筛查沙眼衣原体。同样，Alfarraj 等对于当地不孕症患者的研究也证实了沙眼衣原体的感染与不孕症有密切关系。而如果这种无症状的感染未被及时发现和治疗则会蔓延至上生殖道并引起输卵管炎症，从而导致输卵管性不孕。

沙眼衣原体感染及相关连锁病理反应在女性输卵管性不孕中有重要作用，虽然具体机制尚不明确，但目前的研究证据可以肯定氧化应激反应扮演了重要角色。Nsonwu-Anyanwu 等通过利用氧化应激的生物标志物(TAC 和 8-OHGD)进行了前瞻性病例研究，发现感染衣原体的不孕妇女标志物水平显著高于感染衣原体的正常妇女，从而认为衣原体感染引起的氧化应激的基因损伤及抗氧化能力的下降可引起输卵管损伤，进而导致了不孕。同时诸多研究结果表明，沙眼衣原体热休克蛋白(c HSP60)也是输卵管性不孕的重要原因之一。Kinnunen 等在研究中指出，感染衣原体的患者，c HSP60 可诱导显著的 IL-10 分泌，说明衣原体感染期间 c HSP60 在调节免疫反应中起特异作用，并且影响随后的免疫病理作用。

生殖道被衣原体感染的细胞内产生一系列化学反应，在局部产生高水平的 c HSP60，这种重要的白细胞抗原通过信号传导激活白细胞，增生、释放炎症因子 Th1 和 Th2 因子，诱导了炎性免疫反应，导致输卵管的纤维化和管腔闭塞。而持续的反复的感染宿主细胞引起的免疫应答反应可导致永久的不可逆的输卵管的损伤。这些结论也相对有临床结果的呼应。Keltz 等研究了 1279 例就诊于当地医疗中心的不孕症夫妇，发现其中衣原体血清学阳性的患者和阴性组相比，在子宫输卵管造影术中有更明显的输卵管闭锁(37.5% 和 10.1%)，以及腹腔镜确诊的输卵管损伤(85.7% 和 48.9%)。而男性生殖系统沙眼衣原体的感染会降低精子质量，影响精子的游走和定植能力，增加了男性不育的概率，目前还需要进一步的量化研究。但也有其他的结果，如 Al-Moushaly 研究指出，男性生殖系统沙眼衣原体的感染会引起前列腺炎、附睾炎、尿道炎等一系列容易导致男性不育的疾病，但沙眼衣原体的感染对于男性不育及精液的直接影响目前仍有争议，尚无统一结论。

该研究认为沙眼衣原体似乎更倾向于通过引起配偶的输卵管功能障碍引起不育，而不是直接影响男性的生育力。而男性比较容易通过外源性因素感染衣原体，但感染后却很少表现出显著的临床症状，又很容易通过性行为传播给女性性伴侣。而男性通常在就诊不孕不育门诊检查时偶然发现感染，所以为临床的筛查及预防带来了一定难度。故衣原体感染与男性不育的关系有待进一步深层次的研究和调查，更好地指导临床工作。三、细菌、真菌、寄生虫等阴道内正常乳杆菌与病原细菌之间的平衡被打破后容易诱发细菌性阴道病，这是女性生殖道常见感染性疾病之一。

细菌性阴道病的持续感染带来的影响可贯穿于妇女的整个生育年龄段，尤其妊娠期感染可引起流产、早产、胎膜早破，那么其与不孕不育是否有一定的关系？Ghiasi 等研究了当地不孕症女性与细菌性阴道病患病率之间的关系，结果表明当地的不孕症女性中 70.34% 患有细菌性阴道病。因此临床医师应具有相应的意识并应用有效成熟的筛查方法筛查，并且及时治疗细菌性阴道病。同样 Salah 等进行了大规模的队列研究，发现在因多囊卵巢综合征导致的不孕症患者及不明原因的不孕症患者中细菌性阴道病的患病率高达 60.1% 和 37.4%，显著高于正常妇女的 15.4%，对此类患者及时的治疗细菌性阴道病可显著增高妊娠率。

但该研究并未详细阐述其中因果关系的发生机制。那么细菌性阴道病是否通过引起盆腔炎症疾病进而引发不孕？因其在盆腔炎症疾病的病因和发病机制中发挥的作用并未有广泛的研究，仅有一些研究指出与细菌性阴道病相关的微生物似乎与盆腔炎的发病有一定关系，但其因果关系尚未确定。另一种常见的生殖道感染病原菌为白假丝酵母菌，有研究发现它可以影响精子的活动并损伤了精子的超微结构，这可能与男性不育有关。而在另一项针对不孕症妇女的研究中发现，其中 12.88% 的受试者阴道分泌物检测出了假丝酵母菌，其中白假丝酵母菌最常见(40.47%)，其次是光滑假丝酵母菌(14.28%)。这提示外阴阴道假丝酵母菌的患者也存在不孕的可能性。但假丝酵母菌与不孕不育的关系研究目前仍较匮乏，还需深入研究。阴道滴虫也是常见的由性传播的病原微生物，它是目前公认的引起男性不育的重要原因之一。它与地区的经济发达程度有关，在发展中国家的发病率显著高于发达国家。Roh 等利用动物实验第一次直接证实了来自于阴道滴虫的胞外聚合物(extracellular polymeric substances, EPS)显著降低了精子的活力及功能的完整性，这种对精子质量的影响会直接影响到受精率，当然，进一步的研究应该通过人类的精液标本证实。

人乳头瘤病毒与宫颈癌的发病关系密切，这一点广为人知，然而，从 1994 年到 2014 年的多种研究证实，HPV 能给人类的生殖功能带来负面的影响，进而增加不孕不育的发病率，就像某些高危亚型的 HPV 更容易诱发宫颈癌一样，应该存在特定的亚型更容易引起不孕不育，这需要进一步的研究证实。而且 HPV 可以感染精子，从而损伤精子的活力、诱发抗精子抗体的出现，这其中的分子机制需要进一步证实。在实际的临床工作中，对于男性生育力的检查常常会忽略 HPV 感染的项目，这应当引起临床医师的重视，尤其在因男性不育的原因而接受辅助生殖技术的群体中，应该更加注意评估男性精子的 HPV 感染情况，可以提高不孕不育的诊断率，降低检查花费，达到更好的疗效。存在于人体生殖道的感染性病原微生物有很多种类，以上阐述的是临床上常见的种类。其中有些病原体与不孕不育的关系得到了相当数量的研究结论支持，而有些种类的研究还停在起步阶段，需要进一步深入的发掘。只有清楚地了解各种病原微生物感染引起不孕不育的发病机制，临床上才能更好地对此类患者进行密切监测与积极治疗，最大程度地预防不良后果的发生。生殖道 UU 感染与不孕不育相关性研究进展不孕不育在育龄夫妇中发病率为 10%～15%。其中，约 15% 的男性不育症和 20%～60% 的女性不孕症与生殖道感染有关，目前，引起感染的主要病原体有解脲支原体(ureaplasma urealyticum, UU)等。研究发现：UU 在不孕不育的患者中的发病率明显高于正常人群，其中女性的 UU 发病率高于男性。本文就 UU 与不孕不育的关系研究进展进行相关综述。

三、概述

UU 是无细胞壁、呈高度多形性、能通过滤菌器、在无生命培养基中能生长的最小原核细胞型微生物。兼性厌氧，繁殖方式多样，有二分裂、分节、断裂、出芽或分枝等多种方式。

四、UU 对不孕不育的影响机制

(一)UU 对男性不育的影响

沈翠婵等通过对 UU 感染者的和非感染者精液质量的比较发现：UU 感染者较未感染者的精液量、精子存活率的差异不显著，而 精液黏度增加、pH 值降低、液化时时间较长、精子畸形率上升、活力下降，其中与精子直线运动和穿卵能力直接相关的直线运动速度和前向性明显降低。UU 的致病机制可能为：

1.直接损伤宿主细胞 UU 可沿男性泌尿生殖道上行，黏附于输精管、附睾管、前列腺、精囊壁等的生殖道细胞，UU 表面有磷脂酶，可溶解宿主细胞膜上的卵磷脂，从宿主细胞膜吸取脂质和胆固醇，损伤宿主的细胞膜，影响膜的生物合成和免疫功能。

2.影响精子的影响(包括精子数量、形态及功能) UU 引起生 殖道炎症的同时破坏精子的生存环境，从而降低精子的活力，炎症严重时可引起管道阻塞，引起少精子症，甚至无精子症；当其侵入睾丸曲细精管，可破坏生精细胞，影响减数分裂过程，阻碍精子的发生和成熟，或启 动生精细胞凋亡机制，从而使精子数量减少；当 UU 吸附于精子，可使精子发生卷曲、肿胀等改变，导致精子畸形率增高；支原体的毒性成分和代谢产物可能对精子造成损伤，使精子活力下降，活率降低，出现弱精子症。在受精过程中，若 UU 吸附于精子表面，产生神经氨酸酶样物质，则会影响精子对卵细胞的穿透，妨碍精卵识别、融合。

3.继发免疫损害 炎症可破坏血睾屏障，刺激自身产生抗精子抗体(antisperm antibodies，AsAb)。赵晓岚等研究表明：不孕不育患者中支原体阳性组 AsAb 阳性率(32.05%)，明显高于支原体阴性组(20.44%)。在男性，AsAb 可使精子发生凝集和制动，当其沉积在曲细精管的基底膜上，影响睾丸的生精功能、精子的代谢活化和获能、干扰精子的输送过程，从而引起少或无精子症；其还有助于精子和巨噬细胞结合，促进杀精作用；同时，UU 与精子有共同抗原，机体感染后产生的抗体对精子也能造成免疫损伤。

(二)UU 对女性不孕的影响

1.UU 对女性生殖道的影响 多位学者通过对比均发现不孕组的宫颈分泌物 UU 检测阳性率约 40%明显高于对照组的 15%左右。张怡等研究发现：不孕患者中 UU 阳性患者输卵管阻塞率为 87.5%，明显高于 UU 阴性患者 的 64.6%，且阳性者输卵管粘连以无粘连或轻度粘连为主，达 50%，而阴性者以中、重度粘连为主，占 79.2%。其损伤机制可能为：黏附于输卵管内膜的 UU 会使纤毛细胞及分泌细胞发生变性，其代谢产物可使黏膜细胞发生坏死，输卵管纤毛运动停滞，甚至出现纤毛脱落、纤维瘢痕形成造成管腔狭窄和闭塞。持续存在的炎症可引起输卵管腔或伞端粘连或闭塞，当有渗出物储留时可形成输卵管积脓，脓液被逐渐吸收后浆液性物质积存于管腔则可造成输卵管积水；盆腔炎症可使输卵管与周围脏器发生粘连，阻碍输卵管蠕动，影响卵子及受精卵的运送而发生不孕或输卵管妊娠。

2.UU 感染对女性免疫功能的影响 UU 诱发的变态反应和自身免疫也是女性不孕的影响因素，UU 可刺激机体产生 As Ab、抗子宫内膜抗体(antiendometrial antibody，Em Ab)等自身免疫性抗体。黄玉兰等研究表明：UU 阳性患者 AsAb 和 EmAb 阳性比例分别为 31.6% 和 26.9%，显著高于 UU 阴性患者的 7.1% 和 9.5%。女性生殖道具有屏障作用，精液属于同种异体抗原，一般不直接接触女性体内免疫系统。在生殖道黏膜损伤、月经期及子宫内膜炎时，生理屏障被破坏，可致女性产生 As Ab，干扰精子穿透宫颈黏液，加速女性生殖道内的精子的清除，干扰精子获能及顶体反应从而阻碍精子与卵子的结合及受精卵着床，干扰已着床胚囊的生长发育；UU 造成子宫内膜炎时可诱导自身产生 Em Ab，其能与子宫内膜中靶细胞抗原结合，激活补体引起子宫内膜免疫损伤，不利于精子和卵子的运送及胚胎着床，造成子宫和输卵管粘连、子宫活动度差等。女性 UU 感染还可使进入生殖道的精子制动或死亡，受孕后还存在侵入胎儿体内造成胎儿发育不良、胚停、流产、畸胎、死胎、早产等风险。总之，UU 作为生殖健康的重要影响因素，感染夫妇常无明显症状，生育检查检测为阳性时，应积极治疗，以增加生育成功率、减少胎儿畸形率。

（张斌）

第十七章　免疫功能失调与不孕

免疫是指生物体能够"识别异己"和"排斥异己"的功能。在生殖过程的各个环节均存在复杂的免疫反应问题，神经内分泌系统与免疫系统通过肽类激素、神经递质和细胞因子形成作用网络，调节人体的生殖功能。免疫功能失调与多种妇科疾病有关，如子宫内膜异位症、抗精子抗体导致的不孕、反复流产和卵巢早衰。

第一节　抗精子抗体

一、形成原因

抗精子抗体(antisperm antibody, AsAb)防御机制：因为精子不是由女性产生，而是由男性在青春期后产生的，所以，对男性和女性来说精子抗原都是异物。

在成年男性，血睾屏障阻挡了对精子抗原的自身免疫。抑制性T细胞也起到了防止自身免疫的作用。在男性有四种原因可能形成抗精子抗体：①抑制性T细胞的数目减少或活性减弱。②精液中招募抑制性T细胞的因子减少。③精子抗原活性改变导致免疫反应不适当的减弱。④血睾屏障破坏使精子抗原进入血循环。至少50％的输精管切除术男性血清中可以检测到AsAb。研究显示输精管复通术之前AsAb的滴度越高，其恢复生育的希望越小。

尽管每次性交都会排出数百万的精子，但大多数妇女并不对精子抗原发生反应。干扰精子表面抗原表达的原因可能为：精浆中的免疫抑制因素，如精浆中的TGF-β或前列腺素起到了保护作用；精子进入阴道后其表面很快被一层来自女性生殖道的蛋白所包裹，对精子有保护作用；性交后进入宫腔的只有少数精子，故其致敏作用不大；宫颈是女性生殖道中免疫活性最强的部分，宫颈黏液中含有免疫球蛋白，与精子携带的抗原发生免疫反应使精子制动；宫颈黏液又可保护精子免受排斥和吞噬，为精子提供能量以及防御性过滤作用。

二、生成及不孕机制

宫颈管黏膜上皮固有层可与一种由黏膜上皮合成的蛋白结合，形成补体的分泌片段，称为分泌性IgA(sIgA)，具有很强的促凝集作用。当精子穿透宫颈黏液时，精液中所含的有核细胞成分，如淋巴细胞、巨噬细胞、副睾上皮细胞等，均具有抗原性，可使女性致敏。当精子与黏液中的致敏IgA结合后，被覆在精子表面，使精子制动，不能进入宫腔。IgG则起补体固定作用，直接发挥细胞毒作用，使精子发生凝集。

由于外伤、感染、物理和化学等因素造成生殖道的生理屏障破坏，精子通过淋巴管进入血液循环或直接通过破损的黏膜上皮屏障进入上皮下的B淋巴细胞，导致AsAb的产生。其中，不容忽视生殖道感染与AsAb形成的关系。Cunningham曾调查不同程度生殖道感染妇女，结果有56%～69%妇女在宫颈分泌物中检出AsAb，除了感染造成生殖道屏障破坏的原因外，感染使局部的非特异性反应增强也可能造成AsAb形成。

精子和精浆有许多抗原物质，阴道和子宫可以吸收这些抗原并分泌抗体。性交后反复进入阴道的精子抗原却未产生抗体，原因可能是精浆内含有免疫抑制物。如果此抑制物受到破坏或女性生殖道黏膜破损或出血时性交，则精子抗原通过上皮屏障进入上皮下的淋巴细胞产生抗精子抗体导致不孕，约占5%～10%。

有些妇女出现AsAb的原因还不清楚。将精子直接注入腹腔进行人工授精可能在一些妇女会诱导免疫反应的发生。性传播疾病等生殖道感染的女性比对照组AsAb的阳性多。口淫或性交时在肛门内射精可能会增强对精子抗原的免疫反应。

已经在男性和女性的血清中、女性的宫颈黏液中、男性的精浆中和精子附着处发现AsAb。许多研究均证实AsAb在众多环节抑制生育能力，包括在宫颈黏液和上生殖道中使精子制动及卵子受精障碍。在生育力正常的男性和女性中AsAh的阳性率为2%，而在不孕夫妇中为5%～25%。在精浆中，使精子制动的抗体为IgG抗体，凝集抗体是IgA抗体。在男性血循环中发现AsAh IgM，但在生殖道中尚未发现。

结合于精子头部的AsAb对生育力损伤较大，而结合于尾部的与生育力无关。AsAb可以阻止精子穿过宫颈黏液。精液或宫颈黏液中存在AsAh使精子产生"颤动现象"。随AsAb滴度升高，精子穿透性下降，输卵管含免疫物质增多，并在此发生局部免疫作用，阻止精子的进入。AsAb还可抑制精子的顶体反应，使体外授精及透明带下显微授精的成功率显著下降，但也有报道无明显差别。

三、实验室检查及临床应用

性交后试验，性交后1小时以内检查宫颈黏液中的精子是否正常存活。精子黏液接触试验，将精液和宫颈黏液在玻片上混合，镜下观察精子有无颤动现象或凝集、制动现象。混合球蛋白反应试验或直接免疫球方法测定精液中AsAb。酶联免疫吸附试验测定女方血液中AsAb。

已经识别出一些与生育有关的精子抗原，如乳酸脱氢酶(latate dehydrogenase, LDH)、PH-20、精子蛋白-10(sperm protein-10, Sp-10)、受精抗原(fertilization antigen-1, FA-1)、清除信号(clearage signal-1, cs-1)、YLP12肽、NZ-1、NZ-2等。在临床上，可以用于免疫性不孕的特异诊断和治疗以及免疫源性、特异、有效、可逆的抗精子疫苗的免疫避孕方法。

四、抗免疫助孕对策

包括短期使用避孕套，对男性和女性进行强的松免疫抑制治疗，宫腔内注入处理后的精液受精，体外授精-胚胎移植。

避孕套阻断疗法指短期使用避孕套使精子不接触宫颈黏液，长时间以后宫颈黏液抗体可自动消失，但并不增加妊娠率。

免疫抑制疗法指肾上腺糖皮质激素可以降低AsAb的滴定度，如在排卵前7天服用强的松20mg，每日3次连用7天，有成功的可能。但免疫抑制治疗仍有争议，一些研究显示有效，而另外一些研究显示并不增加AsAb阳性男性的生育能力。

宫腔内授精（intrauterine insemination，IUI）指将精子洗涤后，在诱发排卵的条件下选择排卵时间进行，可以克服精子不能越过宫颈管，直接将其注入宫腔上端，提高受孕率。IUI可以帮助15%的AsAb阳性不孕夫妇妊娠。

体外授精-胚胎移植技术（in vitro fertilizalion and embryotransfer，IVF-ET）是在实验室里将取自女性的卵子与男性配偶的精子混合的过程，即配子在体外授精、培养成早期胚胎，转移到子宫内。关于IVF-ET时AsAb阳性影响的研究很多，一个大型的回顾性研究提示精子质量异常比AsAh阳性的成功率低，IVF对AsAb阳性与精子质量异常妊娠的机会均等。其他小的回顾性研究也认为IVF-ET是一个良好的治疗方法。卵细胞浆内单精子注射针对这类患者的疗效还不清楚。

（魏本翠）

第二节　自身免疫疾病

一、免疫细胞的缺如对妊娠的影响

子宫内膜分布的免疫细胞随着月经周期和妊娠而变化。T细胞、巨噬细胞在排卵后逐渐增加，具有大颗粒淋巴细胞（large granular lymphocyte，LGL）形态的细胞在黄体中期（着床期）迅速上升，这种LGL具有NK细胞的特点，占妊娠初期子宫内膜淋巴细胞的60%以上。而B细胞占少数，没有周期性变化。所以，免疫细胞（T细胞、LGL）的变化是妊娠的建立、维持所必须的。着床期前后T细胞、LGL变化的意义很大。T细胞、NK细胞缺如的TgE26大鼠胚胎死亡、流产率高。

（一）T细胞失衡

排卵后激素的变化以及伴随着的子宫内膜微环境的变化，使局部Th2＞Th1对妊娠至关重要。在妊娠初期，子宫内膜内产生细胞因子是IL-4、IL-5、IL-10等辅助性T细胞（Th2）为主，在子宫内膜局部Th2＞Th1即在黄体期，损伤排斥细胞的Th1细胞（分泌IFN-α、TNF-α、IL-2）减少，分泌对胎儿有利的细胞因子，Th2细胞占优势，限制局部杀伤细胞的活性，从而接受胚胎着床并使胚胎发育。如果因某种原因转变为Th1细胞占优势，就可能引起着床障碍或流产。

（二）LGL细胞

在前列腺素及一些未知的因子作用下增殖、分化的LGL，具有NK细胞防止绒毛细胞浸润子宫的作用，同时又分泌促进绒毛发育的细胞因子。着床前后急速上升的LGL是CD56抗原强阳性，而CD1抗原、CD57抗原等一般的NK细胞的标志阴性，故与末梢血中大多数NK细胞不同，是一种特殊的抗原类型。其形态与NK细胞类似，并在体外证实具有NK细胞活性，但是很弱，这种子宫内膜NK细胞样作用能够防止母体被绒毛细胞浸润。这种细胞内发现有多种细胞因子的基因，提示它是分泌有利于维持妊娠的细胞因子的重要细胞。子宫内膜的NK细胞在妊娠免疫中的功能是最受关注的。

二、细胞因子的表达失常对着床的影响

随着月经周期及妊娠变化的子宫内膜内细胞因子中，LIF、M-CSF、IL-1在黄体期增加，是妊娠的建立和维持所必须的。

(一)LIF 基因表达下降

主要由子宫内膜腺上皮细胞分泌。在人子宫内，黄体期LIF基因的表达比卵泡期明显增强。绒毛细胞里也发现LIF基因，可以促进绒毛细胞的增殖。不孕女性比对照组的卵泡期、黄体期LIF分泌均低，尤其是黄体期更明显。LIF基因敲除大鼠受孕力低下，但将其胚胎移植到正常大鼠子宫后可获得正常妊娠，提示子宫内膜异常导致着床障碍。

(二)M-CSF 受体缺乏

子宫内膜中也发现内膜细胞分泌的M-CSF基因，M-CSF受体在免疫细胞、内膜细胞、胎盘(绒毛细胞)上广泛分布，是免疫系统和内分泌系统内自分泌或旁分泌因子之一。黄体期比卵泡期子宫内膜M-CSF基因明显增加，妊娠初期增加更明显。在胎盘绒毛细胞和着床前胚胎阶段均发现M-CSF受体，提示子宫内膜分泌的M-CSF对着床期胚胎发育起作用。M-CSF缺乏的op/op雌性大鼠性周期和卵巢功能异常，但没有着床异常，提示存在受精前或着床后功能障碍，可导致妊娠能力低下。

(三)IL-1 的低表达

子宫内膜中发现的主要为组织型巨噬细胞，在血管内皮细胞、子宫内膜细胞均发现IL-1 基因。黄体期时子宫内膜中 IL-1 基因增加，同时巨噬细胞也增加。IL-1 受体类似物(IL-1ra, IL-1 recepter angonist)在血和组织中制约 IL-1 的功能。子宫内膜组织中存在 IL-ra，在月经周期无变化。供卵体外授精周期中测定末梢血和子宫宫腔液体中 IL-1α、IL-1β、IL-1ra，发现末梢血中无变化，在着床期子宫内液体中 IL-1α、IL-1β 水平增加。OHSS 时高水平雌激素导致着床率低，同时 IL-1 也低。给予大鼠 IL-1ra 可以干扰胚胎着床。

（魏本翠）

第三节　生殖自身免疫失调综合征

大鼠等动物实验的资料提示正常妊娠需要辅助T细胞(Th-2)优势的免疫反应，人类不孕、反复流产及一些妊娠并发症提示存在异常的Th-1优势的反应。人类生殖自身免疫失调综合征(reproductive autoimmune failure syndromce, RAFS)可能不是特异性自身抗体异常或NK细胞异常的结果，而可能是范围更广的免疫反应失调的结果。Gleicher。报道EM患者中有多克隆B细胞活化，在不明原因不孕患者和复发性流产患者也可出现多克隆B细胞活化。

所以，Gleicher等认为不明原因不孕、复发性流产、EM以及引起生殖功能损害的自身免疫疾病均具有多克隆B细胞活化的特点，应列为RAFs。这一概念的要点如下：①健康女性的自身抗体水平比健康男性的高。②自身免疫疾病在女性多见，而且在健康女性中也存在相当一部分亚临床的自身免疫状态(多克隆B细胞活化)。③自身免疫倾向可能对女性特有的生殖现象——妊娠的维持有利。④胎儿具有从父亲来源的HLA抗原与母亲来源的HLA抗原，所以必须对非己成分和自己成分都呈免疫宽容才能维持妊娠。⑤与男性相比，女性的高自身抗体水平是对胎儿这一最大的自身抗原的免疫耐受为目的的现象。⑥RAFs是不同程度的多克隆B细胞活化的亢进，导致生殖现象不同程度的损害。

如果这一概念推广，必须回答以下问题：是否所有的刺激都能引起多克隆B细胞活化是否所有自身抗体通过所有途径都引起生殖损害？是否亚临床型自身免疫状态的健康女性更易罹患自身免疫疾病？但是这种免疫性生殖障碍的概念仍无定论，关于免疫功能异常能否导致不孕也有争论。关于RAFs的诊断、治疗仍需评价。

（魏本翠）

第四节　其他不孕抗体异常与妊娠

一、抗透明带抗体与不孕之间的关系

受精是一个复杂的过程，包括获能、顶体反应、与透明带（zone pellucida，ZP）结合、穿透ZP，与卵细胞的细胞膜融合。ZP是一种成熟卵泡的细胞外透明基质，介导受精中的重要步骤：顶体反应、与精子结合、确保无多个精子受精。卵巢ZP作为器官特异性抗原具有很强的抗原性。最近，随着包括人等动物的透明带蛋白基因克隆成功，ZP的结构与功能之间的关系、抗ZP抗体和不孕的关系逐渐明了。

Shivers等利用人卵和猪卵透明带抗原的抗原交叉性的原理，用猪卵采取间接免疫荧光法从不孕妇女血中检测出抗透明带抗体。之后，很多研究者又采取放免法、酶联法、血清凝集反应调查了抗透明带抗体与不孕之间的关系。结果，不但在不孕女性，在对照女性和男性也检测出抗体，至今仍没有取得一致的意见。今后，有必要尝试用人卵透明带抗原检测抗透明带抗体。在治疗上，IVF-ET中卵泡液里检测出抗透明带抗体的病例，受精成功率明显下降，对这种病例采用卵细胞浆内单精子注射是否合适仍值得探讨。

二、抗子宫内膜抗体对子宫内膜生殖功能影响

子宫内膜异位症（EM）患者血清和腹腔积液中可以检测出高浓度的EMAh，提示EM是一种器官特异性自身免疫疾病。EMAb是EM的病因还是组织损伤产生的结果尚存在争论。目前，众多研究者认为它是EM的结果。但是，因为在非EM患者中也可检测到EMAb，可能在EM发生之前就有明显的自身免疫现象，也不能完全否认它是EM的病因。

异位于宫腔外的子宫内膜，在卵巢激素的作用下，周期性脱落、出血、不断刺激机体免疫系统，引起广泛性体液和细胞免疫反应而产生自身抗体EMAb。有人认为，人工流产常导致宫腔血逆流，为EM的形成提供了条件，从而产生EMAb。不孕妇女中，EM约占30%~40%，成为不孕的重要病因。有报道指出EM中不孕患者EMAh阳性率高达84%，而其他原因不孕组及对照组分别为26%、16%，提示此抗体可能是影响EM患者生殖能力的重要因素。抗子宫内膜抗体与子宫内膜抗原的抗原抗体反应及其引起的补体活化均直接对子宫内膜产生免疫病理损伤，妨碍孕卵的着床以及着床后胚胎的发育。异位的内膜所激活的免疫反应可改变输卵管周围及子宫内膜局部微环境，影响精子活力及卵子穿透力

而致不孕。目前可采用酶联免疫吸附试验(ELISA)检测血和(或)宫颈分泌物中的EMAh。女性体内产生的EMAh在女性不孕中具有重要作用，应对育龄妇女给予避孕指导，尽量减少人流，并积极治疗生殖道炎症及EM。也有报道应用免疫抑制剂、辅助生殖技术治疗成功病例。

三、子宫内膜异位症与免疫性不孕

子宫内膜异位症(EM)是生殖年龄女性特有的疾病，轻度的EM患者也多合并有不孕、复发性流产。

健康女性腹腔内巨噬细胞去除随经血逆流的子宫内膜组织，如果免疫系统异常就会产生EM：细胞免疫功能低下，即巨噬细胞识别能力受损时，子宫内膜组织可以在异位生长。如果子宫内膜组织在腹腔内种植，巨噬细胞反应性地增加细胞因子(IL-1、IL-6、TNF)的生成，细胞因子使T细胞活化，产生T细胞功能的不均一，然后促使B细胞活化，产生各种异常的抗体。所以EM腹腔积液中发生局部炎症修复及外周血单核细胞浸润，这些异位内膜分泌的细胞因子及活化的细胞可以营造一个适合异位内膜种植和疾病进展的微环境。

EM从病因、病理以及其相关的不孕均与免疫系统有密切的关系，EM患者从卵泡形成障碍(不论年龄、期别均存在卵巢储备能力的降低)、受精不佳(EM卵泡液中培育的精子与透明带结合能力差)、种植缺陷(与子宫内缺陷、子宫外缺陷如腹腔积液、胚胎本身有关)、卵泡及腹膜和生殖道体液中感染因素即免疫应答(EM存在对内膜和卵巢抗原的自身免疫反应，从腹腔积液中提取的抗体在体外可以抑制精子活动能力)四方面导致不孕。

(一)细胞免疫

EM患者NK细胞明显减少，细胞毒性也减弱。细胞毒性T细胞对子宫内膜识别能力低下，巨噬细胞对子宫内膜识别能力也低下。异位内膜中的辅助及抑制T细胞浓度比在位内膜高，所以内膜细胞可以异位种植并生长。

(二)体液免疫

EM导致不孕的机制可能是异位子宫内膜引起自身免疫反应，产生抗子宫内膜抗体，这种自身抗体附着于子宫内膜，妨碍着床。患者子宫内膜腺上皮有C3、C4、IgG、IgA沉着，含量比正常对照高，血清、腹腔积液中Ig、C与对照组比较结论不一致，可能与采样时间、对照组不一致有关。

(三)自身抗体

子宫内膜中已检测到抗子宫内膜抗体、抗卵巢抗体、抗颗粒细胞抗体、抗磷脂抗体、抗组胺抗体、抗肽类抗体，这些自身抗体是导致疾病进展的原因还是疾病的结果还不清楚。Gkicher认为这与自身免疫中的多克隆B细胞活化是同一现象，支持EM是自身免疫疾病的一种。

(四)腹腔积液中的炎症反应

腹腔积液中有巨噬细胞，其数目随月经周期而变化，在卵泡期最多。不孕EM妇女腹腔积液中巨噬细胞数量比正常无不孕妇女高，EM腹腔积液中巨噬细胞吞噬能力增强，分泌可溶性物质(蛋白分解酶、细胞因子、PG和生长因子)。腹腔积液中补体成分也增加，但其病理作用还不清楚。在EM腹腔积液中识别出单核-巨噬细胞(MCP-1)和中性粒细胞

(IL-8)两种炎症趋化因子,随病情加重而浓度增加。

(五)生长因子和细胞因子

EM产生成纤维生长因子、血小板源性生长因子、EGF、TGF-13等生长因子使巨噬细胞活性增加,这些生长因子还能促使内膜细胞异位种植。腹腔内多种因子综合作用来维持异位内膜生长,出现EM临床症状。EM腹腔积液中IL-1、TNF-α、IL-2、IL-8、MCP-1、IFN-γ的浓度也增加,腹腔积液对精子活动、精卵结合、胚胎发育均有毒性作用,所以EM腹腔积液在诱导异位内膜生长的同时,还具有抑制早期胚胎的作用。

(六)妊娠后流产率高

其机制可能为抗磷脂抗体在血管内皮抑制具有舒张血管、抑制血栓形成作用的前列环素,而且对血小板有拮抗前列环素、促进TXA_2产生的作用,从而在体内促进血栓形成,尤其是早孕期在绒毛间隙形成血栓,使胚胎、胎儿发育障碍,最终流产。EM供卵周期的种植率和妊娠率都低,这可能是卵子、胚胎质量不佳或子宫内、子宫外缺陷的结果。

(七)达那唑的免疫调节作用

针对这种免疫异常可以起到免疫调节的作用,文献报道可引起多种免疫系统细胞因子改变,所以能够理解达那唑对EM的治疗效果。由此推断EM的发病机制可能是自身免疫疾病。

免疫系统与生殖系统互相影响,尽管已经有了一些证据,但还不足以完全解释其中的机制。必须明确妊娠的生理和病理情况,包括免疫系统组成成分的作用,这样可以对不孕进行更加科学、有效地诊断和治疗。

四、抗心磷脂抗体活跃表达致妊娠不良结局

抗磷脂综合征如系统性红斑狼疮患者妊娠后发生妊高征、IUGR 的危险性显著增加,一旦出现妊娠并发症,病情也较重。有研究结果表明,妊娠并发症患者的 ACA 水平显著增高,而且以 IgM 和 IgA 为主,但 ACA 水平与并发症的严重程度无明显相关性;提示血清 ACA 异常可能与以妊高征为中心的妊娠并发症的发生关系密切。

Lockshin 等研究了妊娠合并系统性红斑狼疮的 ACA 水平与胎儿预后的关系,发现发生胎儿宫内窘迫或死胎的孕妇血清 ACA 水平显著增高,认为 ACA 是导致胎儿宫内窘迫及死胎的重要病理因素,孕妇血清 ACA 增高是早期(早至妊娠 20 周前)提示胎儿窘迫的指标,而且具有较高的灵敏度和特异度。Bocciolone 等在病例对照研究中发现妊娠 20 周后发生死胎的健康孕妇的 ACA 滴度和阳性率显著增高。王利权的结果显示,无妊娠并发症及合并症的孕妇发生新生儿低出生体重、胎儿宫内窘迫和/或新生儿窒息时,其血清 ACA 水平显著增高;表明尽管孕妇无妊娠合并症或并发症,ACA 水平增高与围产儿预后不良密切相关。抗心磷脂抗体导致妊娠结局不良的确切机制尚未阐明。ACA 与位于血管内皮细胞和血小板膜等细胞膜上的靶抗原结合致使血管内皮细胞受损和血小板激活,导致局部 PGI2/TAX2 比例失调,全身小血管张力增加,对血管收缩物质的反应性增强,血液凝固性亢进,最终导致组织血供减少和脏器缺血、缺氧。全身小血管受累使血压增高;胎盘、肝脏等重要脏器受影响,则出现相应的临床表现。绒毛血管病变和胎盘血管内广泛的血栓形成及梗死是 ACA 阳性患者妊娠结局不良的主要病理基础。ACA 对人脐静脉血管内皮细胞增生具有抑制作用,并抑制早孕蜕膜细胞释放前列腺素;提示 AcA 在妊娠早

期阻碍了胎盘着床。Lockshin 等发现 ACA 水平增高患者的胎盘重量及胎盘重量/新生儿出生体重比值显著降低；认为 ACA 可能与胎盘磷脂抗原结合，抑制胎盘着床、生长和发育，并妨碍经胎盘的营养物质转运，最终导致胎盘-胎儿单位乏氧和营养不良，影响妊娠结局和围产儿预后。

五、抗卵巢抗体与卵巢多囊

多囊卵巢综合征是以月经失调（月经稀少或过多、不规则出血、宫血甚至闭经），双侧卵巢增大，包膜增厚，多囊样改变，排卵障碍性不孕，多毛，肥胖，皮肤色素沉着，痤疮，乳房发育不良，溢乳等为主要临床表现呈多态性的内分泌综合征；发病时间越长以上的症状和体征越多。

多囊卵巢综合征的治疗应该根据每个患者不同的发病机制（有高泌乳素型，高雄激素型，LH/FSH 比值大于 3 型，胰岛素抵抗型及综合型等），对症用药是关键。

根据众多专家的临床用药观察并发症很多（如：肝肾功能损害，脂肪及糖代谢异常，服药期间不规律阴道出血等），停药后多出现：体重快速增加，多毛，泌乳，闭经，情绪烦燥等；而用促排卵药物过多还会出现卵巢过度刺激综合征、未破裂卵泡黄体化综合征、妊娠后流产率较高、黄体功能不全、血管神经功能失调、卵巢萎缩等；用激素药物期间月经会正常，可这是药物替代疗法，停药后停经，使内分泌失调再进行性加重的女性很多。

女性抗精子抗体、抗心磷脂抗体呈阳性，属于免疫性不孕的范畴，男性的精子、精浆，对女性来说皆属特异性抗原，接触到血液后，男女均可引起免疫反应，产生相应的抗体，阻碍精子与卵子结合，而致不孕。

（一）自身免疫性卵巢炎

将卵巢组织用同种或异种动物强化免疫，就会产生卵巢内大量淋巴细胞或单核细胞浸润的自身免疫性卵巢炎。血液中出现抗卵巢抗体或针对甾体激素生成细胞的抗体，破坏卵泡发育导致卵巢功能障碍、卵巢萎缩，发生卵巢早衰（premature ovarian failure,POF）。组织学上，中性粒细胞浸润集中在生长卵泡周围、初始卵泡明显减少。免疫组化分析显示浸润细胞主要为T淋巴细胞、少量B淋巴细胞、巨噬细胞、自然杀伤细胞以及大量浆细胞。Hoek等总结了近30年来报道的215例POF患者卵巢活检结果，其中11%有卵巢炎的组织学证据，卵巢炎中78%类固醇细胞抗体阳性，在合并Addison病的POF患者中淋巴细胞性卵巢炎更常见。

临床上40岁以前发生高促性腺激素性闭经为POF。Addison病患者具有对肾上腺、卵巢甾体激素生成细胞的自身抗体，卵巢活检显示卵泡周围有明显的细胞浸润，符合自身免疫性卵巢炎的改变。其他如甲状腺炎、糖尿病、恶性贫血等自身免疫病患者中也有类似发现，证实POF为自身免疫性内分泌疾病，但是对不伴有其他疾病、有卵巢萎缩、自身抗体阳性患者也可能是自身免疫性卵巢炎。

自身免疫性卵巢炎的发病与局部免疫因子作用有关。某种原因刺激卵巢T细胞，产生IFN-γ，IFN-γ增强卵巢颗粒细胞识别HLA Ⅰ型和Ⅱ型抗原，诱导局部产生针对卵巢自身抗原的免疫应答，然后产生IL-1，IL-1刺激淋巴细胞、巨噬细胞产生IL-2、IFN-γ、TNF-β、FGF。这些细胞因子又刺激T细胞，促进T细胞产生IL-1、IFN-γ，再导致卵巢颗粒细胞识别HLA Ⅰ型和Ⅱ型抗原的增强，如此产生恶性循环，针对卵巢抗原的免疫应答不断进行。

（二）甲状腺自身免疫与不孕

Wakin等证实颗粒细胞具有与T₃受体相似的核结合部位，之后又在人卵泡液中检测到T_3、T_4的存在，卵巢间质细胞存在甲状腺受体的mRNA，以上资料均提示甲状腺素可在卵泡形成，而且在间质细胞产生、分泌雄激素的过程中起效。在人黄体中发现了甲状腺素核结合位点。

临床上，Da Silva提示血清中和卵泡液中TSH浓度在甲低范围的患者不能在辅助生育中妊娠。亚临床型甲低患者补充甲状腺素片之后妊娠率提高。但甲状腺功能正常、甲状腺自身抗体阳性患者妊娠率是否也低还不清楚。

对149名不孕妇女检查甲状腺功能、甲状腺自身抗体，其中结果异常者检查甲状腺超声。结果30名（20.1%）有甲状腺疾病，17.4%甲状腺自身抗体阳性。甲状腺功能正常、抗体阳性者，不孕时间无变化；甲状腺功能异常、排卵异常患者比对照者不孕时间长。所以，甲状腺功能异常的不孕患者不孕时间长，在排卵异常的患者中尤其明显。甲状腺自身抗体阳性，而没有亚临床型甲低或甲亢，则不影响怀孕。Shalev等研究提示仅在排卵异常患者中有必要筛查甲状腺功能。

（魏本翠）

第五节　免疫性不孕中医研究进展

在已婚妇女中约20%患有不孕症，其中20%左右的不孕症属免疫性不孕症。免疫性不孕症的发病机制中，已被证实的抗体有抗精子抗体（ASAb）、抗卵巢抗体（AOAb）、抗子宫内膜抗体（EMAb）、抗心磷脂抗体（ACA）、抗绒毛膜促性腺激素抗体（HCGAb）等，现代医学的治疗方法有隔绝疗法、免疫抑制疗法、宫腔内人工授精、体外受精等，但疗效不佳，副作用较多，不宜于推广。近年来，中医在此领域获得了很好的效果。

一、病因病机

张振雯认为本病以素体之阴阳气血失调及其消长转化节律异常为发病内因，湿热、瘀血、邪毒为发病诱因。来叶根认为该病以肾虚为本，它始终贯穿于整个疾病过程中，瘀血、热毒为标，此与经期、产后感染邪毒，或房事不节有密切关系。赵凯认为ASAb阳性不孕病机为肾虚、冲任损伤，精血凝集，痰瘀夹杂，结于胞中，阻碍摄精故不能成孕。莫蕙等认为免疫功能低下与肾虚有关，而ASAb阳性多为肾阴不足所致。周亚萍认为本病多因肾亏精少，冲任胞脉失于濡养，冲任气血不足滞而成瘀，瘀阻精卵不能相合成孕。罗颂萍等的研究提示本病病机为肾虚冲任损伤，精血凝聚，瘀结胞中，不能摄精成孕，临床表现以肾虚、血瘀证候为主。吴延红认为本病的主要病机是肾虚与血瘀。王臻等认为本病是由各种因素导致气滞血瘀，痰浊内阻而致。陈金荣等认为本病病位在肝肾，次在脾肺，病之本为正气亏虚，病之际为邪实。

二、实验研究

(一)抗 ASAb 的实验研究

梁国珍等以精子混悬液加福氏佐剂及死卡介苗制成抗原,分别给助孕 I 号方组、助孕 II 号方组及对照组 SD 大鼠腹股沟皮下注射,制作动物模型。于首次免疫后 1 周灌胃助孕 I 号方与 II 号方,对照组灌同容量清水,连续 4 周。于免疫前及停药后第 1,6 天分别行眼球取血,用浅盘凝集法测定 ASAb。实验结果表明有滋肾补肾、活血化瘀作用的助孕 I 号方、助孕 II 号方有降低 SD 大鼠对精子抗原的免疫反应、抑制抗精子抗体产生的作用。赖安妮等将人精子膜抗原注入雌性小鼠腹腔,精子抗体阳性者为免疫不育模型,分别灌胃中药胎宝冲剂、强的松及生理盐水,结果生理盐水组受孕率为 38.98%,强的松组为 47.06%,胎宝冲剂高、低剂量组分别为 70% 与 75%,胎宝冲剂低剂量组与生理盐水组比较有显著性差异($P < 0.05$)。

胎宝冲剂低剂量组孕鼠平均着床数为 (10.93 ± 2.91) 只,明显高于强的松组 $[(6.75 \pm 4.59)$ 只]。酶联免疫吸附实验(ELISA)和微量细胞毒实验测定 ASAb,显示抗体下降,胎宝冲剂低剂量组和强的松组细胞毒百分率均显著低于生理盐水组($P < 0.05$,$P < 0.01$)。提示中药胎宝冲剂对生殖免疫有调节作用,能够抑制精子细胞毒抗体,促进免疫不育小鼠的生育力。王望九等用精子抗原免疫昆明种雌鼠,建立免疫不育动物模型,同时分别饲喂中药复方免不 1 号、2 号,醋酸强的松,生理盐水。

结果:免疫不育症鼠血清、宫颈黏液 ASAb 水平高,卵巢和子宫内膜免疫复合物沉积多,卵巢闭锁卵泡多;中药能降低卵巢子宫内膜免疫复合物沉积率,降低血清和宫颈黏液 ASAb 水平。提示免不方通过调节免疫系统,吸收、清除循环和局部抗精子抗体、免疫复合物,降低和修复组织损伤,从而提高小鼠的妊娠率。何燕平等将 80 只 SD 大鼠分为 4 组,采用主动免疫法建立血清 ASAb 阳性大鼠模型,并于造模时间同期分别用针刺法(取关元俞、次髎穴)、归肾液及针药结合治疗,结果针药结合组 SD 大鼠血清 ASAb 转阴率明显高于归肾液组、针刺组(P 均<0.05),说明针药结合有较好的抑制 ASAb 产生的作用。

(二)抗卵透明带的实验研究

孙晓溪等为了观察透明带抗独特型抗体免疫生育中 IL-2,IL-4 两种细胞因子含量的变化,分别用猪卵透明带(PZP)抗小鼠抗 PZP 单克隆抗体(17D3mAb)亲和提纯的透明带抗原和 PZP 的抗独特抗体(Ab2)免疫小鼠,通过与细胞体外诱生,测定上清液中 IL-2 和 IL-4 含量,结果表明 Ab2 免疫组主要介导的是 Th2 型免疫反应,而 PZP 免疫组和 17D3mAb 靶抗原免疫组 IL-2 水平明显升高,可能介导的是 Th1 型免疫反应。此项研究为抗透明带免疫不孕的实验研究提供了动物模型,也在一定程度上说明了抗透明带所致不孕的机制。

三、临床研究

(一)辨证分型治疗

李凤仪将本病分为 3 型,脾肾阳虚型治宜补气健脾、益肾壮阳,肾阴亏虚型治宜滋补肾阴,肝胆湿热型治宜清泻湿热、疏肝利胆。罗颂萍等对免疫性自然流产与不孕之肾阴虚型治以滋肾、活血化瘀，用助孕 1 号丸；肾阳虚型治以补肾益气、活血化瘀，用助孕 2 号丸。朱惠云将 ASAb 异常所致不孕与流产分 4 型治疗：肾阴虚型治宜滋阴养血、调补冲任，方用杞菊地黄汤加减；肾阳虚型治宜温补肾气、调补冲任，方用寿胎饮合右归饮加减；肝郁型治宜疏肝解郁、养血健脾，方用逍遥散加减；血瘀型治宜活血化瘀调经，方用血府逐瘀汤加减。

(二) 基本方加减及专方治疗

袁少英用抗阳助孕方，卵泡期、排卵期、黄体期根据各自不同的生理特点随证加减，对照组用强的松，两组治疗期间用避孕套避孕。结果治疗组与对照组比较，有效率及妊娠率均有显著性差异。梁文珍将 78 例免疫性不孕患者随机分为 2 组，治疗组 47 例用补肾泻浊汤加减；对照组或常规口服抗生素，或用灭滴灵片塞阴道，或行下腹理疗。结果治疗组 10 个月内妊娠 36 例，ASAb 转阴 10 例；对照组妊娠 8 例，ASAb 转阴 5 例。两组经统计学处理有极显著性差异 (P<0.01)。韩林等自拟消抗方配合避孕套治疗 ASAb 阳性患者 298 例，全部患者均用该方，随证加减，服药期间，如有性生活男方必须用避孕套，经 1～3 个疗程后 ASAb 转阴率为 98.7%。莫蕙等将 86 例免疫性不孕患者分为单纯性不孕组 (除 ASAb 阳性外，无异常症状体征) 和兼性不孕组 (除 ASAb 阳性外，兼有痛经、月经不调、带下病者)，两组均用抑清汤治疗，结果单纯性不孕组 ASAb 转阴率为 100%，妊娠率为 76.7%；兼性不孕组 ASAb 转阴率为 60.9%，妊娠率为 33.9%，两组抗体转阴率和妊娠率有显著性差异或极显著性差异 (P<0.05，P<0.01)。陈旦平等用清敏助孕汤治疗 100 例 ASAb 阳性不孕患者；对照组 40 例服强的松、维生素 E，治疗期间用工具避孕，精子制动实验 (SIT) 转阴后在排卵期行性生活，结果治疗组与对照组比较，SIT 转阴率及妊娠率均有显著性差异 (P<0.05)。治疗前后观察免疫球蛋白，治疗组 IgA 比对照组下降明显，而 IgG 则明显升高。

(三) 中西医结合治疗

齐玲玲等将抗 ASAb 阳性患者 60 例、EMAb 阳性患者 60 例 (伴子宫内膜异位患者 11 例)、ACA 阳性 60 例患者 (其中习惯性流产患者 20 例，死胎患者 10 例) 随机分为 2 组，各 90 例。治疗组用自拟抑抗灵配合西药 (ASAb 及 EMAb 阳性者，口服地塞米松、维生素 C；ACA 阳性者，服用肠溶阿司匹林) 治疗，2 个月为 1 个疗程，受孕后停服西药，将抑抗灵中的活血化瘀药去掉，加以补肾保胎药；对照组则单用西药。治疗组治疗 2 个疗程以上痊愈率为 63.3%～73.2%，受孕率为 61.0%；对照组治疗 3 个疗程以上痊愈率为 56.6%～66.6%，受孕率为 36.6%，提示中西医结合治疗免疫性不孕疗程短，且受孕率明显提高。顾美娟等用知柏地黄汤加味配合强的松治疗 18 例免疫性不孕患者，3 个月为 1 个疗程，抗体转阴后，逐渐减量，总疗程不超过 6 个月，结果 3 个月内妊娠 13 例，妊娠率为 72%，总有效率为 83.3%。连方等比较贞芪转阴汤配合宫腔内人工受精 (IUI) 与单纯贞芪转阴汤、单纯 IUI 治疗女性 ASAb 阳性不育的疗效。结果三组 ASAb 的转阴率分别为 76.47%、82.35%、8.57%；妊娠率 41.18%、20.59%、11.43%；前两组治疗后 CD4 下降，CD4/CD8 比值下降，与本组治疗前及单纯 IUI 治疗后比较有显著性差异 (P<0.05，P<0.01)。提示对女性 ASAb 所致的不育症，以补肾健脾为法的贞芪转阴汤配合适时 IUI 的中西医结合疗法，优于单纯的贞芪转阴汤及单纯 IUI 治疗。

(四) 外治法

刘福阳等用纯中药制剂孕宝 1 支浸湿无菌带线棉球后(先用棉签将药液涂在宫颈管内 2~3min)安放在宫颈内，8h 后取出，1 次/天，10 次为 1 个疗程，治疗 102 例免疫性不孕患者，ASAb 转阴率为 96.1%，妊娠率为 12.7%。

总之，免疫性不孕的病因病机多数研究者倾向于肾虚为本，湿瘀为标。实验研究复制出了抗精子抗体及抗透明带抗体动物模型，取得了一定的进展，但其他免疫不孕模型未见报道，有待于进一步探讨。随着生殖免疫学的发展、分子生物技术的引入和研究的逐步深入，将会丰富发展"肾主生殖"的理论，为人类生殖医学作贡献。临床研究说明，中医治疗免疫性不孕确有疗效，但目前仍存在不足之处：多数未采用随机双盲法对照；诊断标准、疗程、疗效判定没有统一的量化指标；多种疗法的作用机制尚未阐明；多数仅对 ASAb 加以研究，而未及其他。将来研究可以从以下方面入手：①研究采用随机双盲法对照；②加强对除 ASAb 外其他抗体的研究；③研究各种疗法的作用机制；④研究评价免疫性不孕疗效的量化指标；⑤筛选一定行之有效的中药，开发中药新制剂。通过以上方法于进一步加强临床研究，把免疫性不孕的治疗提高到一个新水平。

（魏本翠）

第六节　抗精子抗体阳性不孕不育的中医药治疗

抗精子抗体(AsAb)是免疫性不孕不育的重要因素之一。在人类的整个生殖过程中，精子抗体影响精子在女性生殖道的存活、运动，干扰卵细胞的受精和受精卵的着床过程，影响胚胎的发育，从而导致不孕不育。目前西医主要采用隔绝疗法、免疫抑制疗法、子宫腔内人工授精、体外授精等，但疗效不确切，且副作用大。近年来，不少学者采用中医药方法治疗本病，取得了可喜的成绩。

一、病因病机

(一)以肝肾为病变中心，涉及脾肺

1.肾　肾藏精，主生殖。肾对人体免疫功能起稳定调节作用，是免疫之本。故免疫性不孕不育首先责之于肾，且以肾虚为本。肾气虚衰，冲任胞脉失养，胞宫不能摄精成孕或精元失充；先天不足或肾阳亏耗，胞宫或精室失于温煦；房劳过度或先天禀赋不足，或久病伤肾，肾阴损耗，阴虚生热，胞宫或精室失宁所致。

2.肝　肝主疏泄，肝肾同源。此类患者盼子心切，心情抑郁，房事过度，以致肝郁气滞，血行滞碍，精血暗耗，虚热内生，蕴浊成毒。气滞血瘀或肝经湿热下注，阻于胞宫则不能摄精成孕，瘀阻精络则精子凝聚。故肝脏亦是免疫性不孕不育的重要脏腑。常见的有肝肾阴虚、肝气郁结和肝经湿热等。

3.脾、肺　脾为后天之本，是免疫活动的物质基础，具有促进免疫功能的作用。肺主气，合皮毛，肺卫之气是机体免疫功能强弱的外在表现。故肺脾气虚亦是临床上常见的证型。

(二)气滞、血瘀、痰凝、湿热

为病理关键内伤七情，气机郁滞，血行涩滞；或感受寒冷之邪，凝涩血脉而成瘀；或因损伤、感染，湿热瘀毒乘虚而入。故气滞血瘀痰凝，或湿毒内蕴，导致胞宫不能摄精成孕或精子凝聚或胚胎不能正常发育。总之，本病病位首在肝肾，次在肺脾，病因为本虚，夹杂有气滞、血瘀、痰凝、湿热等，诸多因素互为因果所致，为虚实夹杂、正虚邪恋之证。

二、治疗

(一)辨证分型

夏桂成分为两证：①阴虚火旺证，方用滋阴抑抗汤(当归、赤芍、白芍、山萸肉、甘草、丹皮、山药、钩藤、地黄)加减，②阳虚瘀浊证，方用助阳抑抗汤(黄芪、党参、鹿角片、丹参、赤芍、白芍、茯苓、川断、山楂)加减，治疗本病 50 例，AsAb 转阴 36 例(其中妊娠 17 例)，好转 8 例，无效 6 例。

徐福松等分为两证：①肝肾阴虚湿热证，药用生地、泽泻、茯苓、车前子、白芍、丹皮、知母、黄柏、碧玉散、生鳖甲；②肺脾气虚易感证，药用人参、木香、白术、茯苓、山药、芡实、砂仁、黄连、苡仁、益元散，治疗 33 例，AsAb 转阴 25 例，怀孕 16 例。

罗颂平等分为两证：①肾阴虚证，方用助孕 1 号丸(菟丝子、女贞子、金樱子、甘草、当归、桃仁、熟地等)；②肾阳虚证，方用助孕 2 号丸(菟丝子、仙灵脾、党参、金樱子、赤芍、丹参、甘草等)，治疗 62 例，AsAb 转阴 58 例(其中妊娠 18 例)，无效 4 例。

裴业民分为四证：①阴虚血热证，药用女贞子、旱莲草、生地、丹参、赤芍、玄参、丹皮、枸杞、五味子、麦冬、大青叶、栀子；②湿热蕴毒证，药用龙胆草、栀子、黄芩、生地、车前子、泽泻、白花蛇舌草、紫花地丁、蒲公英、大黄；③气虚肾亏证，药用炙黄芪、白术、炙甘草、桂枝、菟丝子、川断、熟地、熟附片、枸杞、覆盆子、仙灵脾；④瘀血阻滞证，药用桃仁、红花、川芎、赤芍、丹皮、丹参、三棱、莪术，治疗 52 例，AsAb 转阴 39 例(其中妊娠 25 例)，无效 13 例。

(二)主方化裁

陆遥用消抗汤(红花、桃仁、赤芍、淫羊藿、土茯苓、白花蛇舌草、柴胡、郁金、黄芪、白术)治疗 AsAb 阳性 80 例，湿热证加黄柏、车前子、薏苡仁、银花，血瘀证加生地、牛膝、丹参，肾虚证加熟地、菟丝子、女贞子、旱莲草，治疗 3～6 个月，结果 AsAb 转阴 65 例，滴度下降 8 例，无效 7 例。陈金荣等采用抗免汤(黄芪、熟地、山药、山萸肉、菟丝子、丹皮、丹参、桃仁、当归、知母、生苡仁、白花蛇舌草)治疗 64 例，肾精亏虚者加枸杞子、覆盆子，肾阴亏虚加旱莲草、女贞子，肾阳不足者加鹿角霜、仙灵脾，肝气郁滞加柴胡、香附，瘀血阻滞者加三七、茜草，湿热下注者加败酱草、虎杖，治疗 3 个月，结果 AsAb 转阴 57 例(其中妊娠 17 例)，无效 7 例。袁少英采用抗阳助孕方(黄柏、知母、贯众、青皮、水蛭、蜂房、黄芪、当归、菟丝子、山萸肉)治疗 42 例，阴虚甚者加女贞子、旱莲草，阳虚者加鹿角霜，肝气郁结加台乌药，湿热下注加败酱草，治疗 6 个月，结果 AsAb 转阴 37 例(其中妊娠 16 例)，无效 5 例。周安方等用调免毓麟汤(生地、黄柏、知母、蒲公英、白花蛇舌草、败酱草、虎杖、丹参、赤芍、甘草)治疗

45 例,精液或前列腺液脓细胞多加金银花、连翘,附睾硬结、精索静脉曲张加王不留行、炮山甲,精囊囊肿、鞘膜积液加益母草、川牛膝,睾丸质软萎缩加熟地、鹿角霜,会阴或睾丸坠痛加川楝子、延胡索,治疗 2～6 个月,结果 AsAb 转阴 37 例(妊娠 19 例),无效 8 例。

(三)专方专药

莫蕙用自拟抑抗汤(菟丝子、山萸肉、杞子、白芍、女贞子、山药、桑寄生、赤芍、红花、益母草、白花蛇舌草、生甘草)治疗 86 例,治疗 3 个排卵周期后,结果 AsAb 转阴率为 74.5%,其中 30 例单纯免疫性不孕症患者抗体全部转阴,妊娠 22 例。徐吉祥等用自拟消抗汤(柴胡、香附、郁金、秦艽、益母草、何首乌、黄芪、生苡仁、合欢皮、当归、白芍、熟地)治疗 60 例,其中男 26 例,女 34 例,治疗 2 个月后,结果治愈 46 例(其中妊娠 26 例),显效 8 例,有效 4 例,无效 2 例。曹淑俐用自拟消体汤(丹参、桃仁、归尾、黄芪、枸杞子、菟丝子、鹿角胶、虎杖、徐长卿、女贞子、甘草)治疗 128 例,治疗 1～3 个疗程后治愈 117 例,总治愈率为 91.41%。陈晓平等用固阴煎(生晒参、熟地、山药、山萸肉、菟丝子、炙远志、五味子、炙甘草)治疗 60 例,治疗 1～3 个月,结果 AsAb 转阴 51 例,妊娠 19 例。

(四)结合分期调周法

夏桂成应用滋阴抑抗汤和助阳抑抗汤治疗本病,认为经后期为阴长阶段,滋阴养血是重要方面,滋阴抑抗应在此时服用,排卵期加入川断、菟丝子、鹿角片等助阳药。经前期基础体温上升,是应用助阳抑抗汤的重要时期。袁少英用抗阳助孕方(黄柏、知母、贯众、青皮、水蛭、蜂房、黄芪、当归、菟丝子、山萸肉)治疗 42 例,卵泡期加党参、淮山药、熟地、白芍,排卵前期加茺蔚子、路路通、川断,黄体期加仙茅、仙灵脾、鹿角胶、紫河车,治疗半年,结果 AsAb 转阴 37 例,其中妊娠 16 例。

(五)中成药

李大金等用知柏地黄丸治疗 32 例,每次 6g,每日 3 次,连服 3 个月,结果抗体转阴 26 例,妊娠 8 例。李祥元用自拟转阴合剂(当归、白芍、黄精、杞子、槐花、白花蛇舌草、仙鹤草、生地、紫花地丁、熟苡仁、桑寄生、徐长卿、生黄芪)治疗男性免疫不育症 28 例,每次 10ml,每日 3 次,3 个月后痊愈 19 例,有效 4 例,无效 5 例。

(六)中西医结合

周文隆采用中药还精煎口服液和强的松治疗 258 例,结果 3 个疗程后 AsAb 转阴率为 95%,其中 60 例单纯免疫性不育夫妇抗体全部转阴,39 例受孕。

总之,AsAb 免疫性不孕不育虚实夹杂、正虚邪恋的病变,在治疗上多采用扶正祛邪、标本兼顾的原则。除辨证论治和审因论治外,亦可采用单方施治,尤其对于无症状者;在女性患者,顺应女性生理特点而结合调周法,往往能提高疗效;同时积极汲取现代药理学、免疫学对中药作用机制的研究成果,选取既符合中医辨证用药又能针对抗体的药物,常常取得良效。

(魏本翠)

第十八章　子宫性不孕

　　子宫性不孕约占女性不孕症 30%～40%。子宫在生殖生理和生殖内分泌功能的重要性表现在以下几个方面：①月经功能；②储存和输送精子；③精子获能；④孕卵灌床；⑤胎儿发育；⑥分娩；⑦卵巢激素靶器官。子宫发育和功能受遗传因素与生殖激亥的调节，呈现与年龄相关的器官形态、组织结构、生理和内分泌功能的变化，而这些变化均与月经和生殖功能密切相关。造成子宫性不孕的原因包括子宫畸形、宫腔粘连、子宫内膜炎、子宫肌瘤和子宫内膜息肉等。

第一节　子宫畸形引起的不孕

　　子宫为胚胎期双侧米勒管(Müllerian duct)中段发育并融合而成，其发育受性染色体核型和性激素的调节，子宫畸形或发育不全往往伴随卵巢发育不全和功能低下，从而导致月经不调和生育功能障碍。

一、子宫畸形类别

　　(1)部分纵隔子宫(uterus subseptus unicollis)。

　　(2)单颈纵隔双子宫(uterus septus duplex)。

　　(3)双阴道双颈纵隔子宫(uteru, septus duplex with double vagina)。

　　(4)宫颈闭锁(heroiated level of cervix)。

　　(5)单颈双角子宫(uterusb bicornis unicolli)。

　　(6)双阴双颈双子宫(uterus didelphys with double vagina)。

　　(7)单阴双颈纵隔双角子宫(uteru, bicornis septus)。

　　(8)单角并非交通残角子宫(uteru, bicornis unicollis with one unconnected rudimenta - ry horn)。

　　(9)吹单角子宫(uterus unicornis)。

　　(10)非交通双角子宫并无阴道(uterus acollis with absence of vagina)。

　　(11)交通性纵隔子宫并宫颈阴道纵隔(uterus communicans, ptus, Cervixseptu, vagina septus)。

　　(12)交通性双角子宫并双宫颈阴道纵隔单侧闭锁(uterus communicansbicornis, cervix duplex, vagina septus unilateralis atretica)。

　　(13)交通性双角子宫并双宫颈阴道纵隔(uterus communicans bicornis, cervix duplex, vagina septus)。

　　(14)交通性纵隔子宫并双宫颈阴道纵隔(uterus communicans septus, cervix duplex, vagina septus)。

　　(15)交通性双角子宫并宫颈纵隔单阴道(uterus communicans bicornis, cervix

Septus, vagina simplex)。

二、引起不孕的机制

(1)子宫不能容受精液和精子，从而不能使精子获能和受孕。

(2)子宫形态和容积异常，不利于孕卵着床、植入和胚胎发育。

(3)子宫内膜发育不良或并存卵巢功能低下(无排卵，性激素分泌不足)，不利于精子成活，受精，孕卵着床、植入和胚胎发育。

(4)子宫肌层发育不良，不能容受孕卵和胚胎发育而致早期妊娠流产。

(5)畸形子宫不利于胎盘附着和发育，而致胎盘位置异常、胎儿宫内发育迟缓(IU-GR)或早产。

三、临床表现

(1)原发或继发性不孕。

(2)原发性闭经或月经不调如稀发月经，月经过少，痛经或功能失调性子宫出血等。

(3)生殖道畸形如外阴阴道、宫颈和子宫畸形。

(4)生殖器和乳房发育不良如性幼稚型、乳房和第二性征发育不良。

(5)卵巢功能低下如无排卵、月经失调、功能失调性子宫出血、痛经等。

(6)性交困难或性功能障碍如性交痛、阴道痉挛、性冷淡和无性高潮等。

(7)经血睹留如宫腔积血、积液、积脓和腹腔积血等。

(8)盆腹腔包块见于双子宫、残角子宫、双角子宫等。

(9)病理妊娠史如重复或习惯性流产、早产、IUGR、胎位异常、胎盘位置异常或死胎等，偶有发生异位妊娠者。

(10)泌尿系统畸形如多囊肾、马蹄肾、游走肾、输尿管异常等。

四、诊断

(1)病史、症状和体征。

(2)医学影像学检查如超声检查、电子计算机断层扫描(CT)、磁共振成像(MRI)、泌尿系统造影、生殖道造影(泌尿生殖窦造影，子宫输卵管造影等)。

(3)内镜如腹腔镜、陷窝镜、膀胱镜等。

(4)内分泌功能检查如下丘脑-垂体-卵巢轴、甲状腺和肾上腺轴功能检查等。

(5)细胞遗传学检查如性染色体核型、性染色质体和染色体带型分析等。

五、治疗

(1)矫治生殖器官畸形：如宫颈子宫纵隔切开或分离术、子宫纵隔切除成形术、阴道纵隔/斜隔切除成形术等。

(2)矫治泌尿道畸形：如切除多囊肾、矫治泌尿生殖窦畸形等。

(3)促进生殖器官发育：如性激素人工周期疗法、促排卵疗法、甲状腺激素和乳素(溴隐亭)等。

(4)加强孕期保健：如卧床休息，加强营养，予保胎药物(HCG，孕激素)，抑宫药物，如舒喘灵、硫酸镁、盐酸苯丙酚胺、盐酸羟苄羟麻黄碱(ritodrine hydrochloride)、间羟舒喘宁(terbutaline)、酚丙喘宁(fenoterol)、异丙肾上腺素(orciprenaline)等。

(5)分娩期处理：提前住院待产，临产后适当放宽手术助产指征，如剖宫产和道助产等，并注意防止产时和产后流血，部分畸形在产程进展受阻进一步检查时发此时应根据畸形种类与其对分娩的阻碍进行处理，如阴道横隔及纵隔可临时切开以助娩，有的畸形则非当时可以纠正的，如双阴道、双宫颈与子宫畸形等，则宜及时宫产。

六、预后

(1)子宫畸形：自然妊娠率明显低于子宫发育正常者，即使妊娠其自然流产率、早率、IUGR 率、异常胎位、胎盘位置异常率、围产儿死亡率均明显增加，故畸形子宫娠为高危妊娠，应加强围产期保健。

(2)子宫矫形术后：妊娠者子宫自发破裂机率明显增加，故应加强孕晚期管理，提前住院并适时剖宫产。

（魏本翠）

第二节　宫腔粘连症引起的不孕

宫腔粘连(intrauterine adhesion，IUA)也称 Asherman syndrome，Moricard syndrome，其发病率逐年增加是引起不孕的重要原因，占继发性闭经 1.7% (Jones，1964)，占不孕症 40%(Sirbu，1957)。

一、分类

依粘连的部位和范围可分为完全性、部分性和边缘性 IUA，依内膜腔完整性和组织相可分为内膜粘连、瘢痕结缔组织粘连和平滑肌组织粘连，其组织学改与临床症状相关。

二、病因

(1)损伤性刮宫：据文献报道(Schenker & Margalioth,1955)，欧美 11 个国 2981 例 IUA 中妊娠刮宫术后并发 IUA 者占91%,其中人流术后占66.7%,足月产刮宫占21.5%,剖宫产术后占2%，葡萄胎刮宫后占6%，宫颈手术后占4.2%。

(2)感染：包括一般和特异性感染，如结核、血吸虫病、阿米巴和放线菌病等。

(3)妇科手术损伤：如子宫肌瘤挖除术和畸形子宫矫治术后。

三、引起不孕的机制

(1)损伤和感染：损伤和感染破坏子宫内膜层完整性，引起宫壁组织瘢痕粘连愈着而致宫腔闭锁，降低了子宫容受性。

(2)子宫内膜组织变化：据观察(Foix,1966)IUA 时子宫内膜组织相中呈分泌相者占80%，增生相12%，萎缩相5%，过度增生相3%；刮出物为子宫内者占65%，纤维组织 25%，颈管内膜 12.5%，内膜基底层 6%，子宫平滑肌组织 4%(Elgueta & Pena)。IUA 内膜组织学上述改变不利于精子储存、成活和获能，也不利于孕卵着床、胎盘植入和胚胎发育。

四、临床表现

据 Schenker & Margalioth(1985) 2151 例 IUA 临床症状的统计。
(1)原发性或继发性不孕占 43%。
(2)月经失调：闭经 37%，稀发月经和月经稀少 33%，痛经 2.5%，月经过多 1%，月经仍正常者 6%。
(3)妊娠后并发症：习惯性流产 14%，胎盘早剥 1%，早产 0.5%，前置胎盘 0.1%。
(4)合并颈管粘连者偶可引起血潴留，宫腔积血、积液和积脓。

五、诊断

1.病史、病状和体征　刮宫和妇科手术史，妇科感染史，不孕和月经失调等。
2.下丘脑-垂体-卵巢轴功能检查　表现为粗性腺激素、催乳素、雌激素、孕激素、雄激素分泌正常，孕激素实验无撤退性出血，雌激素实验也无撤退性出血。基础体温双相，宫颈黏液功能正常，阴道细胞学有周期性变化提示为子宫性闭经。
3.医学影像学检查　包括超声检查、CT、子宫输卵管造影(HSG)时可见宫腔瘢痕粘连变形，充盈缺损。如宫腔粘连时则导管在宫颈管处插入受阻。
4.妇科检查和诊刮　如子宫探针检查、宫颈扩张和诊刮以了解内膜组织学病理学改变。
5.宫腔镜检查　是 IUA 最可靠的诊断手段,还可同时分离粘连恢复宫腔的正常结构,宫腔镜下可见纵形或斜形粘连，有时呈新月形粘连，两侧输卵管开口可被遮盖而不见，粘连多呈现苍白色，根据宫颈闭塞程度，特别是两侧输卵管开口与宫底粘连程度分度。
(1)轻度：少于 1/4 宫腔，有致密粘连，宫底和输卵管开口仅少许粘连或未波及。
(2)中度：约 3/4 宫腔有粘连，但宫壁未黏着(agglutination)，宫底及两侧输卵管开口部分闭锁。
(3)重度：3/4 以上宫腔的厚实粘连，宫壁黏着，输卵管开口及宫底粘连。
宫腔镜下见宫腔形状的改变，有时子宫腔下段可见，如内口有粘连时则可见宫腔积血，残留的子宫内膜可对激素起反应也可呈现纤维化，在作宫腔镜下子宫内膜切除术(hysteroscopic endometrial ablation)后宫腔广泛粘连。

六、治疗

(1)分离粘连：可采用子宫探针或宫腔镜分离粘连后放置 IUD 或细小 Foley 导管，以防再粘连，有生育要求者可于 3 个月后取出，并宫腔内注药治疗，手术前后予抗生素预防感染。
(2)刺激子宫内膜生长：给予雌/孕激素周期治疗。

七、预防与预后

(1)妇科检查或宫颈宫腔治疗时，避免暴力损伤或感染。

(2)子宫肌瘤挖除术时避免穿通宫腔和损伤子宫内膜。

(3)积极治疗和预防宫内感染，如结核和子宫内膜炎等。

(4)经分离粘连和宫腔注药治疗月经重建率为84%，月经稀少率11%，仍闭经者5%，总妊娠率5%～16%。

（魏本翠）

第三节　子宫肌瘤性不孕

子宫肌瘤性不孕约占不孕症 1%～2.4%，而子宫肌瘤合并不孕的机率高达 27%（12.7%～73.4%）（Wallach & Kempers，1933～1980）。子宫肌瘤是一种性激素依核性肿瘤，尤多发生于生育年龄妇女，东方妇女肌瘤发生率高于西方妇女，故其肌瘤性不孕的发生率也较高，值得注意。

一、原因

(1)病因肌瘤的发生与遗传、种族、地域、卵巢功能失调和性激素分泌紊乱有关，如知雌激素、孕激素、生长激素、催乳素、胰岛素和某些细胞生长因子与肌瘤发生有密切关系，而孕激素及其受体功能升调与肌瘤生长直接相关。肌瘤性卵巢(myoneier-stock)性激素分泌失调是肌瘤发生内源性病理学基础，外源性性激素如口服避孕药、不恰当性激素治疗也是诱发肌瘤发生的重要因素。

(2)种类依子宫肌瘤生长部位可分为壁间(43%)、黏膜下(23.3%)、浆膜下(16.8%)、宫颈(8.5%)、阔韧带(3.5%)、脱入阴道(2.5%)、多发性肌瘤和合并子宫内膜异位症(8%)。子宫体部肌瘤约占全部肌瘤的94%，是构成肌瘤性不孕的主要原因。

二、引起不孕的机制

临床观察认为，单纯性肌瘤引起的不孕并不多见，仅占不孕症1%～2.4%，而临床所见肌瘤性不孕为以肌瘤为主合并多种生殖生理和生殖内分泌功能紊乱所致，分析如下。

(1)无排卵：肌瘤性卵巢呈现与多囊卵巢相似病理改变，其主要特点是无排卵和性激素分泌紊乱，尤其呈单一或高雌激素分泌特征，雌激素引起子宫肌细胞内孕激素受体及其功能的升调，从而促进肌细胞增生和肥大而致肌瘤的生长，无排卵本身是构成不孕的直接原因(waillach & Kempers, 1985)，也有观察认为罹患肌瘤仍可有正常排卵而与上述观点相左。

(2)子宫内膜组织和功能学紊乱：包括子宫内膜腔形态变异不利于精子储存、成活、上游，进入输卵管获能和授精，子宫内膜组织学在罹患肌瘤时常呈现增生、增殖、分化不良，或与卵巢激素分泌失同步化(asynchrony)，不利于孕卵着床、胎盘植入和胚胎发育。

(3)毛子宫内分泌功能失调：现知，人类子宫具有内分泌功能，在卵巢激素的影响下分泌前列腺素(PGI$_2$/TxA$_2$)、催乳素、内啡肽(β-endorphin)和特异性子宫蛋白质和酶类，上述功能对于精子储存和成活具有重要意义，罹患肌瘤时子宫内分泌功能失调，改变局部内环境而不利于受孕。

(4)子宫平滑肌舒缩活动性紊乱：罹患肌瘤时，子宫内膜间质分泌 PG 增加从而引起子宫肌收缩活动增强而不利于精子存留和孕卵着床，PG 增加诱发局部炎症使子宫内膜和肌瘤坏死和溃疡，细菌和内毒素促进炎症细胞如巨噬细胞、中性粒细胞内诱生型一氧氮合成酶(induciable nitric oxide synthase, INOS)生成并合成一氧化氮(NO)，NO 细胞毒作用不利于精子和孕卵的成活，位于子宫角部和子宫颈部肌瘤影响正常子宫收的活动性和节律性，降低子宫对精子和孕卵容受性，也是导致不孕原因。

(5)子宫内膜和肌层血管系统和微循环功能失调：Miller & Ludovici(1985)研究发现，子宫肌瘤合并无排卵时，单一雌激素刺激所诱发子宫内膜增生过长除引起月经过多补，同时也引起子宫内膜血管系统和微循环功能失调，如异常血管增生，子宫内膜基底静脉、螺旋静脉和周围静脉丛充血和扩张，导致内膜营养不良和缺氧，多发性和黏膜下肌瘤可使宫腔变形和内膜面积增大至正常宫腔内膜的数倍到数十倍，以上变化均不利于妊娠。

三、临床表现

综合国外 1933～1980 年间文献 1698 例子宫肌瘤的临床表现，各种症状发生机率如下。

(1)盆腔痛 34% 如下腹坠痛，腰背痛，深部盆腔痛，痛经，性交痛等。

(2)月经失调 30% 如月经过多，经期延长，频发月经，经间出血等，月经改变与子宫肌瘤生长部位有关，尤多见于黏膜下肌瘤和多发性肌瘤。

(3)不孕 27%(12.7%～73.4%)可为原发性或继发性不孕。

(4)病理妊娠 3% 如流产，异位妊娠，早产，胎盘位置异常，胎位异常，难产等。

(5)盆腔包块 9% 见于巨大多发性肌瘤和浆膜下肌瘤，同时可出现局部压迫症状如排便困难、尿频、输尿管和肾盂积水等。

(6)继发性贫血 25% 见于黏膜下肌瘤和多发性肌瘤，长期月经过多而未及时治疗者，黏膜下肌瘤合并感染时可出现阴道排液和白带增多。

四、诊断

(1)病史、症状和体征。
(2)医学影像学检查：超声扫描，CT，MRI，HSG。
(3)内分泌学检查：HPO 轴、甲状腺轴、胰腺轴功能和激素测定，如生殖激素测定，排卵功能、宫颈黏液功能，甲状腺激素测定，血糖和糖耐量试验等。
(4)诊刮和子宫内膜病理学检查。
(5)内镜：如宫腔镜和(或)腹腔镜检查。

五、治疗

子宫肌瘤性不孕的治疗依患者的生育要求，肌瘤大小、部位、数目，输卵管通畅状况，以及患者全身状况，决定保守或手术治疗。

（一）保守治疗

1.指征　＜35 岁，希望生育者，浆膜下肌瘤，子宫＜12 周妊娠大小，肌瘤生长缓慢，双侧输卵管通畅或梗阻不严重且可望疏通者；肌瘤直径＜6cm 而无变性，月经改变不明显者。

2.方法　观察随访，药物治疗和促排卵治疗。对尚不急于妊娠者可予观察随访，对月经过多、痛经和子宫 10～12 周大小应予药物治疗。

常用药物包括：

（1）摒弃合成孕激素治疗：现在分子内分泌学研究发现，子宫肌瘤为性激素（雌、孕激素）依赖性肿瘤，其发生与细胞内雌激素受体（estrogen receptor，ER）特别是孕激素受体（progestins receptor，PR）功能升调（up-regulation）密切相关。如知，孕酮或甲地孕酮治疗时肌瘤细胞有丝分裂增强，细胞增殖活跃（Tiltman，1985）。绝经前妇女罹患肌瘤细胞核分裂指数明显地高于绝经后期（Lamminen，1992），平滑肌细胞肌瘤细胞于雌-孕激素混合培养时，细胞肌丝和致密体增多（Kawaguchi，1985），生育期妇女子宫肌瘤细胞有丝分裂指数黄体期明显高于卵泡期（Kawaguchi，1985）。另发现孕激素促进表皮生长因子受体（epiderm growth factor receptor，EGFR）mRNA 过表达，且仅在黄体期出现（Harrison-Woolrych，1994），雌激素经促进 PR 生成和功能调而呈现对子宫肌瘤的促长作用（Brandon，1993）。临床观察表明，雌激素、合成孕素（炔诺酮，安宫黄体酮）以剂量相关方式拮抗 GnRH 抑瘤作用（Friedman，1993）另一方面，抗雌激素或抗孕激素则明显抑制子宫肌瘤的生长（Murphy，1995）。据此，目前认为，合成孕激素，包括 19 去甲基睾酮衍生物（炔诺酮）或 17α-羟基孕酮衍生物（甲地孕酮，安宫黄体酮）均不宜用于子宫肌瘤的治疗。

（2）达那唑（danazoi）：200mg，一日 3 次，3～6 月。该药为 17α-乙炔睾酮衍生物，具有强力的抗促性腺激素，抗雌、抗孕和高雄激素活性，其拮抗 ER、PR，抑制性激素结合球蛋白（SHBG）功能，抑排卵和卵巢性激素合成，并呈现免疫抑制作用，长期应用可诱发子宫内膜和肌瘤萎缩，该疗法适合于＜8 周的肌瘤和（或）合并子宫肌腺病、子宫内膜异位症、肌瘤性月经过多并子宫内膜增生过长者，副反应为钠水潴留、体重增加和肝功能损害，多见于长程治疗者。

（3）内美通（nemestrane，R2323，三烯高诺酮）：2.5mg，每周两次，口服，3～6 月。该药也为 17α-乙炔睾酮衍生物，为幽体类抗雌、抗孕激素药物，其直接抑制下丘脑垂体系统 GnRH-GnH 的合成和分泌，抑排卵，其竞争结合 ER、PR 和醛固醇受体而呈现抗雌、抗孕和类雄激素活性，该药优点为生物学半衰期长，安全剂量范围大，雄素活性和肝功损害轻。

（4）他莫昔芬（三苯氧胺，tamoxifen）：20mg，每日一次，3～6 月。该药为非幽体类抗雌激素三苯乙烯衍生物，具有强力的抗雌激素作用，可在靶组织和靶细胞水平竞争性结合 ER，干扰细胞内代谢，抑制肌瘤生长。

（5）Ru-486（mifepristone，米非司酮）：10mg（5～50mg），每日一次，3 月，口服。该药为 19 去甲基睾酮衍生物，新型强力抗孕激素，其与靶细胞内 PR 和肾上腺糖皮质激素受体竞争性结合，可导致 PR 功能降调而抑制肌瘤生长。

(6)GnRHa——戈舍瑞林(goserelin)：3.6mg，皮下注射，四周 1 次，共 6 次。该药为新一代长效缓释型 GnRH 增效剂，其经超短反馈机制阻抑下丘脑性中枢 GnRH 合成和分泌，而诱发 HP 功能降调(down regulation)、垂体脱敏(pituitary desensitization)和低雌激素血症，引起子宫肌瘤快速缩小(40%～80%)，故常术前应用以迅速缩小肌瘤而利于手术，该药也用于治疗肌瘤合并子宫内膜异位症和子宫肌腺病者。

(7)肌瘤合并无排卵——促排卵治疗：包括 CC、CC-HCG、GnRHa 脉冲疗法，HMG -HCG、FSH-HCG 疗法等。

(二)手术治疗

(1)指征：<35 岁，迫切要求生育者，多发性肌瘤，肌瘤直径>6cm；黏膜下肌瘤，子宫>12 周妊娠大小，肌瘤生长迅速，症状明显，肌瘤变性者。

(2)方法：肌瘤挖除术：术前 B 超检查了解肌瘤数目、部位和与宫腔的关系，可采用腹腔镜或经腹手术，为保证手术效果和防止并发症，手术操作应谨慎、仔细和彻底，冬量切除可见肿瘤，并避免穿通宫腔损伤内膜、注意防止出血和粘连。为防止日后复发，术后可酌情予药物治疗 3～6 月，对子较大的肌瘤为便于手术可先给予 GnRHa 或 Ru-486 治疗 3～6 个月，使肌瘤明显缩小后再予手术为妥。术后应劝告患者至少避孕 2 年，欲妊娠前应例行妇科检查和生育指导，加强孕期保健，近预产期应提前住院，临产后放宽剖宫产指征以保证母儿平安。

六、预后

(1)据文献报道(Wallach & Kempers，1985)，术后月经恢复正常者占 81%(40%～93%)，肌瘤挖除术后妊娠率为 40%(10%～89%)。

(2)妊娠预后：1941 例随访报道，保守治疗者围产儿成活率和死亡率分别为 59% 和 41%；而手术治疗后妊娠，围产儿成活率和死亡率分别为 81% 和 19%，明显地优于前者，如山东省立医院妇产科曾为一妇女手术挖除 116 个大小不等肌瘤，术后喜获妊娠并经剖宫产分娩 4400 克健康婴儿。

(3)术后肌瘤复发率：据文献报道，3206 例随访结果，术后 1 年以上肌瘤的复发率为 15%(4%～30%)，术后仍需药物治疗者为 10%(3%～32%)。

(魏本翠)

第四节　子宫内膜炎与不孕

子宫内膜炎多由外阴阴道感染上行蔓延所致，子宫内膜炎的病原菌可为细菌、病会毒、真核和原核微生物、原虫等。轻型子宫内膜炎仅限于子宫内膜层，而慢性或迁延型乡感染往往累及输卵管、卵巢，子宫肌层和盆腔腹膜引起附件炎、盆腔炎，盆腔腹膜和脏：器粘连而致不孕。值得注意的是目前妇产科性病病毒感染发生率明显增加，除引起不孕外，更重要的是妊娠期病毒性宫内感染可经胎盘垂直传染胎儿而致畸，故无论非孕期抑或妊娠期子宫内感染的防治均具有重要的临床意义。

一、病因和病原体

(1)细菌感染:可为 G^+ 或 G^- 菌,G^+ 菌中葡萄球菌(甲,乙,丙)和链球菌(金黄色、白色和柠檬色)感染最为常见,其临床特点为发病急、进展快、易致败血症、转移性脓肿和产生耐药性。G^- 或厌氧菌在女性生殖道感染中占重要地位,据上海第二医科大学(1984)调查,其菌种包括 9 属 22 种,其中厌氧乳酸杆菌、类杆菌、消化球菌、消化链球菌、大肠杆菌、产气杆菌、绿脓杆菌和脆弱杆菌多见,其他包括克氏杆菌属(Klebsiella)、韦氏球菌属(Veillonella)和梭状芽泡杆菌属(Clostridium)。另据日本(松田静治,1984)报道,宫内感染厌氧菌检出率 47.7%,盆腔脓肿检出率为 41.7%,需氧和厌氧菌混合感染为 31.2%,厌氧菌感染细菌内毒素是引起中毒性休克的重要原因。

(2)性病毒感染:多经性交传染。性病毒包括:单纯疱疹病毒(HSVⅡ)、巨细胞病毒(CMV)、人类乳头瘤病毒(HPV)、人类免疫缺陷病毒(HlV)、埃可病毒(ECHO-virus)、柯萨奇病毒(Coxsachie virus)、流感病毒(influence virus)、流行腮腺炎病毒(epidemic parotitis,mumps virus)、水痘-带状疱疹病毒(V-Z virus)、脊髓灰质炎病毒(poliomyeliti,virus)和风疹病毒(rubell virus)等。宫内感染的最大危害性是垂直传染胎儿而致畸。

(3)沙眼衣原体(Chlamydia trachomatis,CT)、解脲支原体(Ureaplasma urealyticum,UU)和人型支原体(Mycoplasma hominis)感染:它们引起非淋菌性尿道炎(non-gonorrnea urethritis)和生殖器官感染。

(4)原虫感染:弓形体(Toxoplasmosis gondii)、阿米巴原虫(Ameoba proteus)、疟原虫和滴虫(Trichomonas hominis)感染。

(5)螺旋病体 梅毒螺旋体(Treponema pallidum)感染。

(6)真菌和放线菌病(actinomycosis)。

(7)生殖器官能结核。

二、引起不孕的机制

(1)子宫内膜的生理功能表现在以下几个方面:行经、生殖、屏障作用、排泄和分泌功能,一旦发生子宫内膜炎,以上功能失调,将出现月经失调和不孕。

(2)内膜炎症时,局部炎性细胞浸润和炎症介质的渗出呈现胚胎毒作用,不利于精子成活和孕卵着床,炎症累计输卵管可引起梗阻性不孕。

(3)细菌、病毒和其他病原体所呈现的抗原作用,可激发机体的细胞和体液免疫反应,产生大量致敏的活性细胞如巨噬细胞、大单核细胞、多形核粒细胞、辅助性 T 淋巴细胞(T_H),并产生多种细胞因子,炎性细胞杀灭和吞噬精子外,还呈现对孕卵的胚胎毒作用,免疫抗体可通过干扰正常胚胎和内膜间的组织相容性而不利于孕卵的着床、胎盘植入和胚胎发育。

(4)细菌毒素和细胞因子可促进巨噬细胞和多形核粒细胞 INOS 的生成,并释放大量的 NO,NO 作为细胞信使分子可经自分泌或旁分泌机制呈现对精子和孕卵的细胞毒作用,NO 对于子宫内膜下血管和局部微循环的扩张作用和对平滑肌的舒张作用改变了正常内膜组织功能和子宫容受性,而不利于妊娠。

(5) 严重的子宫内膜炎，如结核、阿米巴和血吸虫感染时，内膜组织的溃疡和炎性渗出可导致宫腔粘连和愈着，从而破坏内膜的完整性和功能，引起月经失调和不孕。

(6) 病毒性子宫内膜炎除引起不孕外，如妊娠期感染后最大的危害是经胎盘垂直感染胎儿引起畸形、流产、IUGR、早产、胎膜早破、新生儿感染和日后的生长发育障碍（如痴愚，弱智）等。

三、临床表现

（一）临床经过

(1) 急性子宫内膜炎：急性起病，多有明显的诱因入围月经期，不洁性交后，宫腔操作如流产，阑尾炎和全身感染等。由于抗生素广泛应用，急性子宫内膜炎已很少见。

(2) 慢性子宫内膜炎：系急性子宫内膜炎未经系统治疗或治疗不彻底而迁延所致慢性炎症，如子宫内膜结核是致成不孕的重要原因。

（二）临床表现

(1) 原发或继发性不孕。

(2) 白带增多：白带数量和性质与病原体种类有关，多呈现黏液脓性、浆液脓性或血性白带并带有恶臭味。

(3) 下腹部坠痛、不适和低烧。

(4) 月经失调：如月经过多，经期延长，痛经，经间期出血等。

(5) 妇科检查：宫颈炎，输卵管炎，子宫增大、压痛或举痛，附件和宫旁增厚和压痛，血象中性粒细胞增多等。

四、诊断

(1) 病史、症状和体征尤注意询问结核、性病、传染病及妇科诊疗史，以期发现，感染始因、传染途径和病原体类别。

(2) 阴道、宫颈和宫腔分泌物检查：包括细胞学、细菌学和病原体检查。

(3) 微生物及血清学检查：包括细菌培养和药敏，病原菌检查等。

(4) 免疫学检查：包括 CD_{50}，IgG，IgM，IgA，IgE，T 淋巴细胞分群等。

(5) 医学影像学检查：包括超声扫描，CT，HSG 等。如子宫内膜结核 HSG 呈现下列特征性影像：①子宫腔挛缩变形；②宫腔内充盈缺损；③子宫角部梗阻；④子宫内膜疾病；⑤造影剂进入子宫静脉丛；⑥合并输卵管结核，如出现输卵管僵直、梗阻、串珠状改变和伞端闭锁等。

(6) 内镜：如宫腔镜检查。

(7) 诊刮：了解子宫内膜组织学变化，如内膜结核、内膜息肉等。

五、治疗

（一）抗生素

急性期以微生物学和药敏为指导，选择敏感而广谱的抗生素，混合感染者则应采用 1～3 种抗生素联合治疗，经 3 天治疗症状和体征不改善者应及时更换抗生素，肾功能不全者禁用肾毒性抗生素。

（二）宫腔引流和药物注射

对于慢性子宫内膜炎和颈管炎应注意保持宫腔引流通畅，有颈管宫腔粘连、宫腔积液和积脓者应行颈管扩张、T 型管引流或宫腔抗生素注药或低压灌洗。

（三）宫腔粘连愈着者

（1）一般治疗：解除患者思想顾虑，增强治疗的信心，增加营养，锻炼身体，注意劳逸结合，提高机体抵抗力。

（2）中药腹腔灌注疗法：针对宫腔粘连的发病特点，采用高新技术，运用祖国传统医学辩证施治，配合独特的中药方剂，促进炎症的吸收和消退。其临床效果显著。

（3）宫腔镜疗法：宫腔镜在临床中的应用，一些较难处理的妇科疾病能直观、简单、安全地解决。不但可以判断粘连的程度、粘连的类型，且可以判断粘连的坚韧度。对于膜性粘连、纤维肌性粘连可在宫腔镜下分离或用手术剪除；而对于结缔组织样致密粘连则需在 B 超监护下行电切分离术，术后放置宫内节育器防再粘连，并给予雌孕激素续贯用药，促使内膜生长。使患者恢复月经来潮，有的患者可以再次怀孕。

六、预后

（1）急性子宫内膜炎：如经及时而有效地治疗可完全恢复，并不影响生育功能。

（2）慢性子宫内膜炎：多同时合并宫颈炎、子宫肌炎、附件炎和盆腔结缔组织炎，故治疗预后较差。

（魏本翠）

第五节　子宫内膜息肉与不孕

子宫内膜息肉（Endometrial Polyps，EP）是局部的内膜组织过度增生形成的有蒂或无蒂的赘生物，由少量致密的纤维结缔组织组成的间质、管壁较厚的血管以及子宫内膜腺体组成，可呈圆形、椭圆形、丘形或乳头形，可单发或多发，是一种常见的良性病变。根据人口调查研究发现患病率为 7.8%～34.9%，常表现为阴道不规则出血、月经量增多、经期延长等，约 41% 患者可无临床表现，仅在行超声检查时发现宫腔内异常回声，并且可导致不孕、反复流产等，有一定的恶变率。有文献报道，恶变的高危因素为绝经、异常阴道流血，绝经后恶变率可高达 10%。随着宫腔镜的发展，子宫内膜息肉的检出率明显增加，在所有常规进行助孕前宫腔镜检查不孕患者中的检出率高达23.6%，虽然宫腔镜下行子宫内膜息肉摘除是治疗的最佳方式，但仍存在低的复发率。因此，了解子宫内膜息肉的发病机制对于其防治更为重要。

一、EP 发生的高危因素

子宫内膜息肉是一种常见的内膜良性病变，年龄、子宫腺肌症是发生子宫内膜息肉的独立危险因素，绝经、宫颈息肉、使用激素替代治疗或者他莫西芬药物的患者均易发生子宫内膜息肉，也有文献报道肥胖增加了发生子宫内膜息肉的风险。

二、EP 的发生与雌激素的关系

陈海霞等通过研究发现：EP 的发生是由于高效能的雌二醇蓄积于子宫内膜引起内膜过度增生所致。国外有学者发现息肉组患者测得的血清雌激素水平与正常内膜组患者比较差异无统计学意义($P > 0.05$)，单纯的研究血清雌激素水平与息肉发生的关系是没有意义的，而且提出了一种"细胞内分泌"理论，他认为妇女在绝经前 75% 雌激素和绝经后 100% 的雌激素由周围靶器官利用前体物质在靶器官局部合成，这种局部合成的性激素具有活性，不释放进循环系统，但在靶器官内发挥重要作用；而血液循环中的大部分性激素都被转化为低活性或无活性的物质，只有非常少的一部分在靶器官内起作用。因此，血清中的雌激素水平和靶器官中的激素水平是不平行的，这就解释了息肉组患者与正常内膜组患者血清雌激素水平差异并无统计学意义($P > 0.05$)。因此，可认为 EP 是由局部环境中高效能的雌二醇蓄积刺激子宫内膜引起的过度反应性增生。

三、EP 的发生与 ER 和 PR 表达失衡的关系

相关文献报道，与正常内膜相比，息肉组腺上皮细胞孕激素受体表达多于间质细胞，间质细胞雌激素受体和孕激素受体表达明显减少。基于这些发现可推测间质细胞雌、孕激素受体表达减少造成内膜组织对血清雌、孕激素变化不敏感，最终导致子宫内膜息肉的发生。然而，有些文献研究结果与上述相反。Lopes 等发现息肉组雌受体表达比正常内膜组织高，但息肉组间质细胞雌、孕激素受体表达与正常内膜组织无明显差异。鉴于这些发现，可认为对于缺乏高雌激素刺激的子宫内膜息肉的发生是由于子宫内膜上皮细胞性激素受体高表达，尤其是与雌激素受体有关。国内也有一些学者研究了子宫内膜息肉的发生与雌、孕激素受体表达的关系。任丽萍等发现绝经后患者息肉组上皮细胞雌、孕受体表达比正常内膜组织高。李素春等在研究中发现 PR 在息肉组织中表达减少，说明该处对孕激素不敏感或无反应，致使雌激素刺激内膜过度增生引起子宫内膜息肉。就目前研究而言，雌、孕激素受体表达与子宫内膜息肉的具体关系还不能达成共识，但是从上述研究可以发现雌、孕激素受体表达在子宫内膜息肉的发生中有重要的作用，尤其是雌激素受体的高表达。

四、EP 对不孕的影响

子宫内膜息肉为突入宫腔内的有蒂或无蒂的赘生物，使宫腔内环境发生改变，不利于胚胎的着床。有文献报道，不孕症患者子宫内膜息肉的发病率高达 14.89，而且年龄越大发病的风险增加，在行子宫内膜息肉摘除术后不孕症患者的妊娠孕率可以提高到 35%～65%。曹华斌等对子宫内膜息肉的位置、大小、数量做回顾性分析研究发现，切除多发性子宫内膜息肉后妊娠率提高；在单发子宫内膜息肉中，切除输卵管开口周围的子宫内膜息肉后妊娠率显著高于其他位置的息肉切除；切除直径<2 cm 的息肉患者，妊娠率差异无统计学意义，但当息肉直径≥2 cm 时切除后妊娠率明显高于息肉直径<2 cm 患者。输卵管开口周围的息肉阻碍了精子进入输卵管或受精卵形成后移出输卵管影响妊娠，多发性息肉可能是通过影响宫腔形态使宫腔面积缩小阻碍精子的运行和影响受精卵的着床；也有可能是息肉的发生引起子宫内膜容受性改变，影响受精卵的着床导致

不孕。当息肉摘除后，宫腔形态和子宫内膜的容受性恢复正常，受精卵易于着床。陈玉清等通过对助孕失败、摘除子宫内膜息肉的不孕患者与正常宫腔的不孕患者妊娠结局的研究发现，摘除息肉后的不孕患者妊娠率明显提高，说明子宫内膜息肉的发生是不孕的原因之一。

因此，对于多次助孕失败的不孕患者，在胚胎移植前可行宫腔镜检查，看是否有息肉的存在，从而增加患者受孕的机会。也有文献报道，不孕对子宫内膜息肉的发生也有影响。李宇彬等研究发现不孕年限及孕产史可影响息肉的发生。随着不孕年限的增加，子宫内膜息肉的发病率升高；原发不孕的患者发生子宫内膜息肉的风险高于继发不孕者。此种现象的发生可能与内分泌水平变化有关，但具体的发病机理还有待于进一步研究。促排卵方法治疗不孕同样影响着息肉的发生。李悦等通过回顾性分析发现经过>3 次促排卵治疗不孕患者发生 EP 的风险高于<3 次促排卵药物治疗患者；使用促性腺激素释放激素激动剂（GnRHa）的不孕患者比未使用的不孕患者的发生率低。

由于多次促排卵患者长期使用促性腺激素(Gn)，使得体内的雌激素水平增高，内膜长期暴露于高雌激素水平下，诱发了 EP 的发生；而使用 GnRHa，短期内使用能够诱发 Gn 的分泌，但持续使用产生降调作用，使体内雌激素水平降低，子宫内膜息肉的发生率降低。对于不孕患者子宫内膜息肉的治疗，黄路路在应用宫腔镜下行子宫内膜息肉电切术或刮匙刮宫术时发现，术后 12 个月内妊娠率无明显差异，且妊娠率均>60%。据报道在患者月经干净 3~7 d 行宫腔镜下子宫内膜息肉电切术，于术后当日开始给予达英-35，1 次/d，连服 21 d，停药第 7 天后开始第 2 个周期，连服 3 个周期后停药，或者于术后第 3 天放置左炔诺孕酮内缓释系统（LNG-IUS）。

随访 2 年，发现宫腔镜手术联合药物治疗子宫内膜息肉，术后复发率明显降低。近年来，关于子宫内膜息肉的发病机制有较多种观点，有些学者认为 EP 的发生是机体的一种炎症反应，是子宫内膜受到长期反复的机械刺激和生物炎性因子作用，使得内膜产生反应性增生；有些学者认为 EP 的发生与局部雌激素过度蓄积有关；大多数学者认为 EP 的发生与局部环境中雌、孕激素受体表达失衡有关；还有些学者认为 EP 的发生是细胞增殖亢进和凋亡抑制共同作用的结果。总之，子宫内膜息肉的发生可能与雌激素水平、局部环境中雌孕激素受体表达失衡有关，但具体的发病机制还需进一步研究。同时，子宫内膜息肉对大多数不孕患者造成了困扰，研究其发病机制、找到防治办法等问题亟待解决。对于多次行 IVF-ET 不孕的患者，在征得患者及家属同意时行宫腔镜检查，以达到早发现、早诊断、早治疗，增加受孕机会。

（魏本翠）

第六节　子宫内膜异位症的不孕

传统的观点认为子宫内膜异位症是指子宫内膜组织出现在子宫腔被覆浆膜以外的身体其他部位。近年来有学者提出，卵巢激素依赖的子宫内膜异位的现象是一种生理情况，仅当异位的内膜反复周期性出血，并出现临床症状时才可以定义为子宫内膜异位症。

子宫内膜异位症定义为子宫内膜组织(腺体和间质)在子宫腔被覆内膜及子宫肌层以外的部位出现、生长、浸润、反复出血,可形成结节及包块,引起疼痛、不育等。

一、发病特点

子宫内膜异位症(endometriosis)多发生于生育年龄妇女,以 25～45 岁妇女居多,以腹痛和不孕为特征。既往以药物治疗和手术治疗相辅,而对于严重的不孕患者,手术起重要作用。20 世纪 70 年代末辅助生育技术的发展为不孕的治疗开辟了一条新的途径。国外曾统计约有 16％的内膜异位症患者进行了辅助生育技术(assisted reproductive technology,ART)的治疗,子宫内膜异位症目前已成为进行辅助生育技术治疗不孕的第二大病因。

二、神经、内分泌改变

胡电等研究发现 EMT 不孕妇女的血中内源性阿片肽(EOP)β-EP,DYNA1～13 水平显著升高。EOP 是发现较晚的体内调节多肽,参与体内神经-内分泌-免疫网络的调节,具复杂的生理功能,与各种生殖功能障碍发病机制有关。许多研究证实,EOP 尤其 β-EP 对丘脑下部-垂体-卵巢轴的神经内分泌有调节作用。其受体拮抗剂纳洛酮可使 21～23 周人胚下丘脑 GnRH 释放增加,而将等摩尔浓度的 β-EP 与纳洛酮同时应用,可抑制纳洛酮引起的促性腺激素释放激素(GnRH)的分泌,表明 EOP 对下丘脑 GnRH 释放有直接抑制作用,影响其脉冲释放节律及阻抑排卵。一些研究发现 μ 和 κ 型阿片肽可增加血中泌乳素(PRL)水平及降低血黄体生成素(LH)水平,此效应可被纳洛酮逆转。EMT 患者可能由于腹腔异位灶的刺激,经传入神经,将刺激信息传至中枢,反射地引起 β-EP 和 PRL 的分泌增加,并通过下丘脑 GnRH 抑制垂体促卵泡激素(FSH)、LH 的分泌。以上因素可影响卵巢功能,导致卵泡发育不良或发育迟缓,排卵异常,而致不孕。

有研究表明,β-EP 对促性腺激素的影响是通过 LH 受体而作用的。Hirschowitz 等认为 EMT 患者易合并高泌乳素血症,并首先提出了"泌乳子宫内膜异位症"这一概念。贺又娥报道 EMT 原发不孕患者高 PRL 血症占 61.5％。Chew 还证明了黄体期的 EMT 患者腹腔液的泌乳素较对照组显著升高。这可能与异位灶同宫腔内膜一样具有分泌泌乳素的功能,异位灶的疼痛刺激及垂体泌乳细胞对疼痛过度敏感等有关。同时研究表明,升高的泌乳素可抑制 GnRH 和促性腺激素的分泌及释放;并且卵泡期的泌乳素升高尚可干扰卵巢旁分泌或自分泌卵泡调控系统,抑制性激素的合成及分泌,从而影响卵泡的发育、成熟及排卵。此外,PRL 可降低 LH 受体的数量,使卵泡对 LH 的刺激失去敏感性,在 LH 峰出现时,因卵泡不破裂,发生未破裂卵泡黄素化综合征(LUFS),从而影响排卵,干扰生育。

有报道 EMT 患者的 LUFS 的发生率为 13％～79％。由于 LUFS 的存在,腹腔液中孕酮水平降低,造成内自由浮动的内膜细胞不受抑制而种植和扩散,反过来又促进 EMT 的发生和发展。而 PRL 亢进与黄体期雌孕激素比值增高有关,EMT 患者黄体期血清及腹腔液雌二醇相对偏高,而孕激素水平相对偏低。Harlow 等通过对离体排卵前颗粒细胞培养,并测定其芳香化酶的活性及雌孕激素的合成量,发现 EMT 患者的颗粒细胞存在缺陷,其芳香化酶的活性及雌孕激素的合成量明显低于对照组,这可能与 IVF-ET(体外受精-胚胎移植)的低成功率有关。通过测定患者孕激素和孕激素受体的浓度,认为 EMT 患者易发生黄体功能不健(LPD),影响孕卵着床。Chew 测定 EMT 患者腹腔液 LH 水平在卵泡期、黄体期均明显高于正常组,从侧面反映 LUFS 和 LPD 的存在。

此外,Ayers 等研究发现,EMT 患者卵泡早期卵巢静脉血中雌二醇(E_2)的水平较非EMT 低,而外周血及卵巢静脉血中的孕激素水平高于非 EMT 组,从而提示黄体萎缩不全。卵泡早期孕激素升高,将影响下个周期卵泡的发育和干扰卵巢颗粒细胞 LH 受体的形成,从而影响排卵及胚胎着床而导致不孕。Li 等发现 EMT 不孕患者黄体期子宫内膜延迟的发生率,显著高于其他原因不孕组和对照组,而黄体期孕激素水平各组间无明显差异,说明 EMT 患者的子宫内膜对正常孕激素的异常反应比异常孕激素所导致的异常反应更为常见,提示 EMT 患者孕激素-子宫内膜不协调。目前,越来越多研究证明,EOP 与免疫系统功能有密切关系。β-EP 增强细胞毒性 T 淋巴细胞(CTL)增殖和自然杀伤(NK)细胞活性。故推测可能由于 EMT 患者血 β-EP 水平升高,使免疫功能改变,干扰了精子的正常运转和受精、着床过程,从而导致不孕。

三、免疫系统改变

近年来,大量研究表明,免疫学变化在该病的病理生理学中具有重要的作用,患者常伴有局部及全身细胞和体液免疫功能异常,主要表现为免疫细胞及功能异常,自身抗体产生,细胞因子含量及活性改变以及补体沉积等。

(一)细胞免疫

EMT 与细胞免疫密切相关,主要表现在巨噬细胞、NK 细胞、杀伤性 T 淋巴细胞对异位内膜细胞的杀伤活性降低,单核细胞则对异位内膜细胞的增殖有促进作用,T 辅助细胞/T 抑制细胞比值升高导致体液免疫系统改变,各种免疫活性细胞分泌物质的增多可能与不孕和自然流产有关。

1.单核-巨噬细胞 单核-巨噬细胞是重要的免疫活性细胞,不仅能吞噬老化细胞、细胞碎片、细菌、精子,还是重要的抗原识别、提呈细胞,并能分泌多种细胞因子,如白细胞介素 1(IL-1)、肿瘤坏死因子(TNF)等以调节免疫效应。EMT 患者外周血单核细胞的数量及百分比均无变化,但活性却大大提高,而腹腔液中巨噬细胞数量增多,并且与病变程度成正比。Weinberg 等发现 EMT 患者腹腔液中的单核细胞集落刺激因子(M-CSF)水平明显升高。M-CSF 可显著促进单核细胞的分化和巨噬细胞的增殖。Braun 等发现轻度(Ⅰ~Ⅱ期)EMT 患者腹腔液中的巨噬细胞对体外培养细胞系的毒性作用明显增强,严重(Ⅲ~Ⅳ期)患者巨噬细胞毒性则下降。同时还发现腹腔巨噬细胞无论对内膜异位组还是对照组均能抑制内膜细胞的体外增殖;而单核细胞抑制对照组增殖,却刺激内膜异位组的内膜增殖。熊光武等报道 EMT 患者腹腔液内巨噬细胞浓度、噬菌率、噬菌指数、杀菌率、面积,酸性磷酸酶均高于对照组。单核-巨噬细胞活性增强,能吞噬盆腔内精子,则受孕率降低。另有研究对 EMT 患者腹腔液巨噬细胞的 Bcl-2(+),Bax(-)染色发现,Bcl-2 阳性较对照组明显增高,Bax 染色阳性的巨噬细胞下降,Bcl-2 Bax 比例增加将使这些巨噬细胞对凋亡的易感性降低,从而抑制凋亡,使巨噬细胞增多,由于巨噬细胞为高活性细胞,能分泌大量细胞因子,促进 EMT 的发展。

2.NK 细胞 NK 细胞作为非特异性杀伤细胞,不须预先致敏即杀伤靶细胞,不受组织相容性抗原系统(MHC)限制，在机体的抗肿瘤发生和抗病毒感染发挥重要的免疫监护作用。令狐华等研究发现，EMT患者的NK细胞数量虽无明显改变，但活性明显下降，腹腔液和外周血中NK细胞分别为对照组的38.8%和39.5%。Wilson等认为，腹腔液中NK活性下降较外周血更为明显。此外，卵泡期较之排卵期后NK活性下降更显著，由此认为，逆流经血的种植很可能发生在卵泡期。Oosterlynk等发现在CO_2激光去除异位灶前后NK细胞活性无明显变化，但仍较正常为低。提示NK活性下降在EMT进行性发展前已存在，有可能是一种细胞原发性缺陷。但Kikuchi等的研究表明，手术后未成熟NK细胞(CD57$^+$ CD16$^-$)明显下降，中度分化的NK细胞(CD57$^+$ CD16$^+$)及成熟NK细胞(CD57$^-$ CD16$^+$)则明显增多。一般认为NK细胞的活性与其分化程度成正比。由此认为，NK细胞活性下降为继发的。组织学已证实，NK细胞可通过抑制B细胞功能以维持体内自身稳定。EMT患者NK细胞活性下降，推测子宫内膜异位症可能是由于NK细胞功能缺陷，导致B细胞去抑制，因而过度活化、增殖以导致子宫内膜抗体等自身抗体的产生增多，引起抗原抗体反应及生成各种免疫复合物，破坏生殖内环境所致。

3.T淋巴细胞及其亚群　T淋巴细胞是一类特异性免疫细胞，主要包括T辅助细胞(Th)、T抑制细胞(Ts)、T杀伤细胞或细胞毒T细胞(Tk或Tc)。与CD3反应的细胞是总T淋巴细胞，与CD4反应的细胞主要为辅助性T淋巴细胞，与CD8反应的细胞主要为抑制性T淋巴细胞。朱关玲等研究Ⅲ、Ⅳ期EMT患者外周血CD3和CD4细胞及CD4/CD8比值，结果明显低于对照组，并有显著性差异。但Opsahl发现其中活化T细胞增多。而Hill等在研究却发现Ⅰ、Ⅱ期患者腹腔液T抑制细胞明显减少，T辅助细胞则在病情较严重时(Ⅲ、Ⅳ期)有增加趋势。说明EMT先影响T抑制细胞使之减少，严重时再影响T辅助细胞的增加，最终影响体液免疫，如T细胞依赖性B细胞增殖，自身抗体增多等导致不孕。EMT的免疫状况与分期有关，可能早期免疫亢进，而后期免疫抑制。

(二)体液免疫

用不同免疫学方法检测发现：EMT患者抗子宫内膜抗体(EmAb)的检出率为70%～80%，而对照组的血清及腹腔液很少发现EmAb。进一步研究发现血清EmAb仅作用于EMT患者的内膜及异位灶，很少与正常生育组内膜抗原反应。因此，EMT患者的子宫内膜及异位灶内膜抗原性改变可能是患者体内产生EmAb的一种原因。Ota等报道异位的子宫内膜能表达MHCⅡ类抗原，因而能向T辅助细胞提呈抗原，诱导机体产生EmAb。而抗原抗体结合沉积于子宫和异位灶中，通过激活补体，破坏子宫内膜结构。朱关玲等发现EMT患者外周血的非特异性的抗磷脂抗体阳性率较对照组高。因而EMT患者体内可能产生多种自身抗体，体内存在多克隆B细胞激活。以上致敏淋巴细胞或自身抗体损伤相应自身抗原的器官组织引起内膜分泌不足，干扰排卵，不利于孕卵着床，导致不孕或反复流产。EMT患者体内存在CA125抗原高度表达，而且腹腔液中的浓度高于外周血，可能由于异位灶及子宫内膜上皮细胞共同分泌所致。多数研究表明，随着EMT的加重，CA125抗原浓度及发生率均明显增加。朱关玲等发现EMT患者的血清IgG及补体C3、C4明显升高。腹腔液IgG、IgA、IgM及补体C3、C4水平显著低于血清水平。说明EMT患者体内存在多克隆B细胞激活，体液免疫异常升高，腹腔内体液免疫功能指标异常降低，可能是子宫内膜异位灶干扰盆腔局部免疫功能的结果。

(三)细胞因子

280

由于异位灶的存在，抗原抗体介导炎症和免疫反应使免疫细胞合成和分泌一类多肽蛋白为细胞因子。许多研究表明，轻、中度 EMT 不孕患者的腹腔液、卵泡液和(或)血清中尤其在腹腔液中白细胞介素-1(IL-1)、IL-2、IL-6、IL-8、肿瘤坏死因子(TNF)及许多生长因子浓度升高。正常腹腔液是由卵泡破裂而来，与卵泡的质量，黄体血管化及激素分泌情况有关。这些细胞因子可通过干扰精子的活力、影响卵泡的发育及成熟、抑制精卵的结合、抑制早期胚胎的发育、影响输卵管对卵子的捕获及孕卵的输送等途径导致不孕。

1.白细胞介素类

(1)IL-1：IL-1 是由单核细胞和其他多种类型细胞分泌的一种多肽类细胞因子。近年来的研究表明，EMT 患者腹腔液中 IL-1 的含量及活性明显升高，并与病程呈负相关，病程越长，腹腔液中 IL-1 水平越低。IL-1 通过激活 T、B 淋巴细胞，介导免疫和炎症反应，干扰下丘脑-垂体-卵巢功能，导致机体内分泌功能紊乱，抑制精卵结合并影响胚胎的发育及着床。研究表明 IL-1 能抑制兔下丘脑促黄体生成素释放激素(LHRH)的释放及卵巢甾体激素诱导的 LH 峰形成，同时阻止 FSH 引起的颗粒细胞分化，抑制 LH 受体形成及孕激素的分泌，导致 LUFS 和 LPD。IL-1 抑制精子穿过人卵细胞透明带。EMT 患者腹腔液 IL-1 含量达 4～25IU/ml，对 2～4 细胞囊胚有明显的毒性作用，抑制早期胚胎的发育及卵裂，并能降低子宫内膜腺上皮细胞的糖原含量，阻滞其蜕膜化而影响着床。此外，IL-1 还可刺激分泌单核细胞趋化因子蛋白 1，使腹腔内单核细胞增多，并分泌其他的细胞因子。随着分子生物学的深入研究，发现 IL-1α mRNA 在 EMT 病灶的表达高于正常对照组。同时发现 EMT 患者腹腔液的 IL-1 水平与 IL-1Rα mRNA 负相关，而与 IL-1β mRNA 正相关。

(2)IL-2：研究发现，IL-2 在 EMT 不孕患者腹腔液中明显高于对照组。IL-2 是 T 细胞增殖和发挥细胞免疫效应的必需因子，也是促进 B 细胞活化增殖和产生抗体的重要因子。IL-2 可以降低精子对仓鼠卵的穿透力影响受精过程，促进淋巴细胞增生影响有效封闭抗体的形成，使母体对胚胎产生免疫攻击。此外，IL-2 还可通过刺激脾细胞产生干扰素 γ，抑制子宫内膜分泌生长因子，直接影响滋养层的发育及刺激子宫收缩，导致早期胚胎的丢失，引起不孕。而 IL-2R 在轻度 EMT 患者增多，其低亲和力结合和释放 IL-2，延长 IL-2 在体内的半衰期，增强 IL-2 作用。

(3)IL-6、IL-8、IL-10：Harada 等的结果显示，EMT 患者腹腔液中的 IL-6 的含量明显高于正常对照组，其来自于巨噬细胞和异位内膜间质细胞分泌。正常情况下，IL-6 对正常的在位内膜细胞的增殖起作用，但异位内膜组织由于 IL-6R 表达减弱，对 IL-6 的抑制作用具有抵抗效应，这样过量的 IL-6 对异位不但没有抑制效应，反而经输卵管进入宫腔，却抑制了在位内膜的增殖，从而影响了孕卵的着床，导致不孕或流产。也有实验表明，IL-6 对胚胎有毒性作用。此外，IL-6 调节内膜异位生长的机制可能与 IL-6 调节 P450 芳香酶 D 表达，使 C19 类固醇激素向雌激素转化增强。同时 IL-6 促进 B 淋巴细胞分化为 IgG 分泌细胞产生多克隆 IgG，进一步激活补体。IL-8 是一种强生血管活性的细胞因子，并有高度的炎性趋化性。IL-10 是 EMT 患者强效的 B 细胞生长、分化促进因子，是 EMT 患者自身抗体产生增高的部分原因。

2.前列腺素(PGs)　Sano 研究发现，腹腔液中 PGs 浓度低的 EMT 不孕妇女，治疗后怀孕率高于 PGs 浓度高者。由于检测方法的不同，PGs 不稳定，代谢快及采集日期和病情的不同，PGs 测定结果各家报道不一。Deleon 等报道 EMT 不孕妇女腹腔液中 PGE₂、PGF2α、6-酮 PGF1α 及 TXB2 平均含量均升高，而曹善津更证明前三者浓度还高于其他不孕妇女，说明 EMT 的特异性。PGE 可以降低平滑肌收缩的幅度和频率，PGF 可增加其收缩的强度。PG 含量增高和比例失调，可导致输卵管蠕动异常，影响孕卵的运送。PG 水平增高通过影响卵泡发育，抑制排卵，通过促黄体溶解，抑制黄体分泌，导致黄体功能不全。此外，PG 水平增高还可能直接作用于下丘脑、垂体，影响促性腺激素释放、卵巢激素合成，引起内分泌障碍。

3. TNF-α TNF 是由单核巨噬细胞或致敏淋巴细胞产生。刘义等报道 EMT 患者腹腔液中 TNF 含量升高。研究发现腹腔液 TNF 浓度与精子直线向前运动率和总活动率呈负相关关系，提示 TNF 对精子有抑制作用。供精者的精子经 EMT 患者腹腔液孵育后，低渗肿胀率下降，且与 TNF 呈负相关，提示精子质膜损害可能与 TNF 有关。重组的 TNF-α 体外还能明显抑制小鼠早期胚胎发育。另有研究发现血中 TNF 含量升高。TNF 能刺激颗粒细胞内贮存的 Ca^{2+} 释放和细胞外 Ca^{2+} 内流，导致细胞内 Ca^{2+} 浓度升高，与卵泡期的 E_2 的分泌和分泌期的黄体形成有关。

4. 内皮素(ET) ET 是一种内皮细胞产生的强血管收缩肽。Abae 等发现 EMT 不孕妇女卵泡液 ET-1 IR 水平明显高于无 EMT 妇女，提出卵泡液 ET-1 的升高可能是卵泡周围血管床上皮细胞和颗粒细胞的 ET-1 产生率和清除率较高，引起局部蓄积。ILs、TNF 可刺激 ET 的分泌。升高的 ET 可能通过以下三个途径影响受孕。①降低颗粒层 LH 受体水平，显著抑制卵巢颗粒细胞孕酮的基础分泌和 LH 的诱导分泌，从而影响卵泡的发育、成熟和排卵。②影响子宫平滑肌的收缩和输卵管的蠕动，阻碍精卵结合及孕卵的输送。③增加子宫动脉的阻力，减少子宫的血供，影响孕卵的着床及胚胎的发育。

5. 血管生长因子类 血管发生是形成新生毛细血管的过程，常见于损伤修复，与 EMT 的发病有关。研究表明，EMT 患者腹腔液中生血管活性物质增多，使腹壁微血管形成增加，导致局部对子宫内膜种植的接受性增强。这类生血管活性物质又称血管生长因子，包括表皮生长因子(EGF)，转化生长因子(TGF)及纤维母细胞生长因子(FGF)。它们除了有强烈的生血管活性外，对卵泡的发育成熟，精子的获能，孕卵的种植及胚胎的发育都起着重要的作用。同时还具有介导炎症反应及免疫调节作用。另有研究发现 TNF 亦有生血管活性。此外，血小板源性的生长因子(PDGF)及胰岛素样生长因子(IGF)等亦能促进 EMT 发展。除以上细胞因子以外，纤维结合蛋白(Fn)、P 物质及热应激蛋白等亦参与 EMT 的发病。Fn 由巨噬细胞产生，一方面可能参与粘连的形成，另一方面还抑制胚胎的发育，共同导致不孕。P 物质属于神经多肽，具有内皮活性，能抑制大脑分泌 GnRH，并能影响输卵管的蠕动，存在于卵泡液中，与卵巢功能有关。热应激蛋白主要保护细胞免受各种不良刺激的损害，其在 EMT 患者血浆中含量升高，参与炎症的免疫过程。

(四)分子免疫

细胞膜表面有一类糖蛋白具有介导细胞间或细胞与基质间相互接触和结合的作用成为细胞黏附分子(CAMs)。研究发现，人类子宫内膜的腺上皮及基底膜均有多种 CAMs 的表达，有些呈周期性变化，并参与子宫内膜"着床窗"的同步开放。某些 CAMs 的异常表达可能参与了 EMT 的发病，并可能通过干扰子宫内膜的接受性导致部分患者不孕。

伍俊萍等发现，EMT 患者的分泌期子宫内膜的整合素 β3 和细胞黏附分子(ICAM)蛋白表达量均明显低于对照组同期子宫内膜的表达量；而异位病灶组织整合素 β3 的表达较对照组明显降低，ICAM 表达却明显高于对照组。这说明 EMT 患者的子宫内膜已经发生变化，而且，由于整合素 β3 蛋白在维持细胞形态、分化等方面有重要作用，导致子宫内膜的稳定性、与基底膜的黏附性降低，从而容易异位。另一方面，分泌期的整合素 β3 表达缺失或延迟表达使子宫内膜对胚胎的接受性发生改变，并参与了着床过程及子宫内膜与滋养细胞的相互作用而导致不孕。ICAM 的升高可能产生免疫抑制和降低 NK 细胞的杀细胞毒性，有助于异位组织逃逸机体免疫系统监视。另有研究发现，EMT 患者的红细胞免疫黏附功能降低，但可能在不孕方面不起作用。

(五)抗氧化能力

由于 EMT 患者腹腔液中血小板活化因子乙酰水解酶的降低，致使血小板活化因子(PAF)的半衰期延长，同时刺激巨噬细胞分泌 IL-1、TNF 及 PG，并与之协同增加氧自由基(OFR)的产生。而盆腔异位内膜中含铁血黄素也可能是 OFR 产生的原因之一。增加的 OFR 若不能被体内抗氧化物完全清除，将使组织细胞破坏，产生脂质过氧化物(LOP)。祝育德等测定轻度 EMT 患者腹腔液及血清 LOP、过氧化物歧化酶(SOD)、维生素 E 发现腹腔液中 LOP 显著高于正常组，SOD 明显低于正常组，而在血清中 EMT 组与正常组无显著性差异。维生素 E 在腹腔液和血清中均低于正常组。升高的 LOP 可使细胞膜的破坏或通透性增加，如累及细胞器可释放出各种水解酶。这一系列非细菌性的炎性反应使盆腔内生殖环境发生改变，包括病灶及周围组织的渗出、纤维素沉着、腹腔液容积及成分变化，致使卵子的发育、排卵、精子的运动及精卵结合而致不孕。总之，子宫内膜异位症不孕的发病机制是错综复杂的，神经-内分泌-免疫网络系统功能失调且交互作用导致发病，调整其功能对治疗本病有重要意义。

四、子宫内膜异位症与不孕

约 30%～50% 的不孕症患者合并子宫内膜异位症，约有 20%～30% 子宫内膜异位症患者合并不孕症。子宫内膜异位症与不孕症有密切的相关性。Strathy 等报道患子宫内膜异位症的人群中，不孕症的发病率为非子宫内膜异位症人群的 20 倍。比较有说服力的证明是在患子宫内膜异位症的无精症患者中，人工授精的成功率低于无子宫内膜异位症的妇女。有关子宫内膜异位症是否可以导致不孕各家看法不一，有报道认为两者之间不存在绝对的相关性，根据是轻症子宫内膜异位症仅仅采用期待疗法，即可获得妊娠。而且，临床上也不可能对生育妇女前瞻性多次腹腔镜检查，以明确子宫内膜异位症对生育的影响，故而子宫内膜异位症与不孕的关系一直无法阐明。目前认为子宫内膜异位症对不孕的影响是多因素、多环节作用。

(一)盆腔机械性因素

在严重的内膜异位症导致盆腔正常解剖位置的改变和输卵管机械性梗阻。子宫内膜异位症可能为免疫抑制与免疫促进失衡导致免疫失控。免疫活性细胞主要是巨噬细胞的活性增强，活化的巨噬细胞释放 IL-1、IL-6 及 TNF 等一系列细胞因子，导致腹腔液中上述细胞因子水平升高，刺激 T、B 淋巴细胞增殖、活性增强，促进前列腺素合成及局部纤维母细胞增生，胶原沉积和纤维蛋白形成，造成纤维化和粘连。同时这些细胞因子和免疫反应，均可损伤腹膜表面，使间质内肥大细胞释放出组胺及激酶，血管通透性增加，导致水肿、纤维素和血浆液渗出。正常情况下，当纤维蛋白沉着后，通过纤维蛋白溶解酶使纤维蛋白溶解，损伤愈合，而不发生粘连。当血管供血不足时，纤维蛋白沉着后，由于纤溶酶活性物减少降低了纤维蛋白的溶解能力，纤维蛋白介质增加，其中纤维母细胞和微血管增生，管腔阻塞加重了局部缺血，形成了永久性瘢痕。这种变化与炎症或损伤的程度成正比。在缺乏纤维蛋白溶解酶的作用下，毛细血管堵塞，纤维母细胞及毛细血管增生而形成永久性粘连和包块等。其粘连的特点是范围大而致密，容易使盆腔内器官的解剖功能异常，干扰了输卵；分管的拾卵和受精卵的运输功能，如卵巢周围粘连严重，可妨碍卵子的排出。

(二)输卵管功能异常

内异症时，由于输卵管粘连影响伞端拾卵、甚至输卵管扭曲、包裹、阻塞等，可致其功能异常。其次子宫内膜异位症患者腹腔液中前列腺素升高，由于前列腺素具有刺激平滑肌收缩作用，可能影响输卵管蠕动功能，导致输卵管伞拾卵和精子、卵子、受精卵输送功能失调，引起不孕。

(三)排卵障碍

尽管缺乏直接的证据表明子宫内膜异位症患者无排卵或黄体功能不足，但认为排卵功能失调存在于子宫内膜异位症合并不孕的患者中，约占17%～27%。许多学者观察到月经周期延长伴有不孕是该病的特有症状，据认为腹腔液中的前列腺素水平升高可能会导致黄体功能的改变，造成黄体功能不足，但用克罗米芬和黄体酮并不能改善妊娠率。更有资料表明，子宫内膜异位症患者的黄体期子宫内膜活检提示无黄体功能不全的表现。因此，排卵障碍引起子宫内膜异位症患者的不孕有待进一步阐明。

(四)卵泡功能障碍

许多学者发现子宫内膜异位症患者雌二醇峰值下降、黄体生成素分泌受损、卵泡期延长等，这些都减低了卵泡细胞的质量。最近又发现体外培养的颗粒细胞芳香化酶活性及孕酮的累积在子宫内膜异位症患者均受损，产生雄激素转化障碍，影响卵母细胞功能。Nakahara 等发现卵巢颗粒细胞中的细胞凋亡小体发生率与妊娠结局密切有关，细胞凋亡小体发生率低，胚胎质量好，可以用凋亡小体发生率作为评价卵巢功能和卵母细胞质量的指标，同时他们检测了子宫内膜异位症患者颗粒细胞中细胞凋亡小体的发生率远高于其他原因的不孕患者，并且其发生率随内异评分升高而升高，卵巢巧克力囊肿患者的细胞凋亡小体发生率远高于无巧克力囊肿患者。因此子宫内膜异位症患者内异评分与卵母细胞质量密切有关，巧克力囊肿加重了卵泡发育的破坏作用，卵母细胞质量下降，导致了卵母细胞受精、发育、种植的能力受损。

(五)黄素化卵泡不破裂综合征（luteinized unruptured follicle syndrome, LUFS）

有文献认为子宫内膜异位症导致的不孕与LUFS有关，依据为：黄体期腹腔液中雌、孕激素水平无突发性升高；月经中期LH峰后2日B超监测卵泡持续生长；腹腔镜下在应有的排卵后早期未在卵巢表面发现排卵孔或血体，子宫内膜异位症患者合并LUFS占18%～79%，此病患者基础体温双相，子宫内膜呈分泌期改变，但成熟的卵子不能排出，且卵泡细胞出现黄素化，无受孕可能，亦是导致不孕的原因。其发生机制可能是由于内分泌功能失调，由于异位内膜分泌的催乳素增加，抑制促性腺激素的分泌，继而影响卵巢功能、或由于催乳素增加影响卵巢促黄体生成素受体的合成和维持，使卵泡对黄体生成素反应迟钝，无法排卵而直接黄素化，其次高泌乳素血症直接抑制卵巢颗粒细胞对促性腺激素的反应性，导致血清雌、孕激素水平低下，卵泡液中 PRL 水平增高，卵泡发育不良，排卵受阻而发生黄素化卵泡未破裂综合征。但也有学者未发现子宫内膜异位症与 LUFS 的关系，实际上正常生育妇女卵巢表面可以没有排卵孔或黄体。所以，子宫内膜异位症与 LUFS 之间的关系有待于进一步的研究。

(六)在位子宫内膜的改变

近年的研究发现子宫内膜异位症患者的在位子宫内膜细胞与正常妇女的子宫内膜比较有重要的生化、生理差异，如子宫内膜细胞中整合素、芳香化酶、NO 合酶等表达的差异，在子宫内膜异位症不孕发生中起一定作用。

1.整合素 属于黏附分子家族，能与多种细胞外基质成分结合，通过细胞黏附和移动，介导细胞与细胞、细胞与基质之间的相互作用。人类子宫内膜中有多种整合素分子的表达，整合素 $\alpha v \beta 3$ 阳因其在子宫内膜种植窗期间(月经周期20～24天)特异性表达被视为子宫内膜容受性的标志。整合素的表达受雌、孕激素及多种生长因子、细胞因子的调节，在生殖系统中整合素参与精卵结合、胚胎发生、母体滋养细胞侵蚀蜕膜等生理过程。子宫内膜异位症患者 $\alpha v \beta 3$ 的表达缺陷，子宫内膜胚胎相互作用受阻，减低种植率。

2.芳香化酶细胞色素 P_{450} 的表达异常 芳香化酶催化 C-19 雄激素向 E_2 的转化，存在于人体的多种组织器官中。最近有研究报道芳香化酶在人体正常子宫内膜不表达，而在子宫内膜异位症的内膜中有表达，子宫内膜异位症患者宫腔内膜及腹腔种植物中均有芳香化酶的表达。提示异位内膜有能力局部合成 E_2，从而有助于异位内膜种植和增生。芳香化酶的表达受多种细胞因子和生长因子的调控。Noble 等发现 PGE_2 能促进子宫内膜异位症异位内膜细胞增生，其作用机制即促进芳香化酶的表达，致 E_2 分泌增多，从而促进异位内膜种植生长。同时 De Ziegler 等报道过高水平的 E_2 可增加子宫收缩性，影响种植率，因此芳香化酶的表达致局部 E_2 量增多使子宫内膜局部内分泌微环境改变不利受孕。

3.NO 合成酶异常 Ota 等报道子宫内膜异位症患者内膜NO合成酶持续高于正常对照内膜，正常内膜 NO 合成酶表达有周期依赖性，正常水平的 NO 参与内膜的生理过程，而过高、持续分泌的 NO 则导致不孕。其机制可能有：过多 NO 影响子宫收缩力，影响精子运输过程；降低精子活动度和诱导毒性；NO 过量或不足影响胚胎早期发育。

(七)内膜结构及子宫蠕动性改变

子宫蠕动是非孕子宫的一种基本功能，蠕动的方向、强度和频率均随月经周期发生周期性的变化。正常妇女月经期子宫蠕动频率、强度最低，蠕动方向为从子宫体向子宫颈。内异症患者蠕动异常，在月经期仍为逆行性收缩，增加了内膜细胞运输至腹腔并异位种植的机会。并且内异症患者的子宫收缩频率较正常妇女高，子宫内膜腺体细胞数较高。

(八)细胞凋亡率降低

细胞凋亡是机体用以消除多余细胞的一种生理过程。整个育龄期内膜的周期性生长和重建与之有关。B 细胞淋巴瘤-2(bcl-2)是一个原癌基因，编码细胞内蛋白，可保护特异的细胞类型免受凋亡,正常情况下表达随月经周期发生改变,在增殖期的腺细胞中强表达,到分泌期,凋亡前体蛋白(bax)水平急剧增加,而异位内膜中 bcl-2 的表达无周期性变化。以前的研究表明内膜细胞的凋亡可能与 bcl-2 蛋白保护作用的缺失及 bax 的出现有关,异位内膜中 bcl-2 表达缺少周期性变化,一直维持高水平,使其不易发生凋亡,干扰了子宫内膜的周期性变化。

(九)血管发生增强

与正常内膜相比,内异症患者在位内膜血管形成增加,血管生成标记物在表达增加,这种差异在分泌期尤为明显,内膜内皮细胞增殖指标数显著增加,以增殖期最为显著。子宫内膜内皮细胞增殖及血管形成能力的增强,为异位内膜细胞在子宫外获得充足的血液供应并植入、存活提供了基础。同时,内膜增殖能力的增强干扰了正常着床,造成流产或不育。

(十)细胞成分的改变

研究发现内异症患者的一些免疫系统成分发生改变。正常子宫内膜中存在大量淋巴细胞,基质中淋巴细胞的数量占总细胞数的 5%～10%,自增殖期开始增加,到分泌期达到 20%～25%,这些淋巴细胞主要为表型特别颗粒淋巴细胞(EGLs)。EGLs 具有淋巴增殖活性,在内异症病灶中缺乏可导致内膜功能的紊乱,造成不孕。

(十一)甲基化受体趋化性蛋白-1 (MCP-1) 及同源盒(HOX)基因表达异常

研究发现内异症患者在位内膜的 MCP-1 表达增强,并随着病情的严重程度而变化,分泌期的表达量在蛋白质及 mRNA 水平均高于增殖期。MCP-1 是一种趋化因子,激活并富集巨噬细胞,活化的巨噬细胞将影响受精卵的种植和等的妊娠的维持,干扰正常生育。HOX10 及 HOX11 在成人内膜基质细胞及腺细胞中表达,受类固醇激素的调节,表达随月经周期表现为周期性变化,分泌中期表达量最高,与着床窗口的开放同步,内异症患者的 HOX 基因表达调控有缺陷,分泌中期表达量不增加。HOX 基因是着床及内膜发育早期重要的信号转导启动者,在内膜胚胎容受态建立中起作用。因此,HOX 基因表达的异常,可能是内异症患者不育的原因。

(十二)白细胞介素(IL)-6 含量的变化

异位内膜间质细胞中 IL-6mRNA 表达及其蛋白质的产生明显比在位内膜间质强,大量产生的 IL-6 释放到腹腔液中,参与多种免疫活性细胞如巨噬细胞和单核细胞的生长和分化,这些免疫细胞进一步产生多种细胞因子和生长因子,造成特异性的免疫环境,不利于受精、着床。

(十三)免疫功能异常

许多学者注意到子宫内膜异位症患者免疫功能异常导致不孕。对子宫内膜异位症 T 淋巴细胞及亚群的研究表明,患者的外周血及腹腔液中抑制 T 细胞显著升高,而细胞毒性 T 细胞显著降低,CD4/CD8 比值降低,但患者腹腔液中巨噬细胞的数目和活性增加,且可分泌多种间质的大量报道提出腹腔液微环境中巨噬细胞的多种活性可能与子宫内膜异位症的发病以及对生育的干扰有关。巨噬细胞具有摄取抗原和强化免疫原的能力,异位内膜的碎屑被巨噬细胞吞噬后,其抗原决定簇被识别和强化,继而提呈给 T、B 淋巴细胞,激活体内的免疫系统、产生抗子宫内膜抗体。当这些自身抗体由于反复刺激而大量产生达到一定的含量时,可与自身靶细胞-子宫内膜组织发生抗原抗体反应,并激活补体引起损伤效应，造成子宫内膜组织细胞的生化代谢及生理功能的损害，干扰和妨碍精卵结合、受精卵的着床和胚囊的发育而导致不孕和流产，同时激活的巨噬细胞产生各种细胞因子，如 TNF、IL-1、IL-6、酸性磷酸酶等。TNF、IL-1 通过对胚胎发育的毒性作用及精子活动力的影响而导致不孕。巨噬细胞的活化能破坏细胞并吞噬精子。酸性磷酸酶可促进细胞合成前列腺素，后者参与调节卵泡的发育，卵集激素的分泌、排卵及黄体溶解的过程。前列腺素的增加还可以影响孕卵的运行，导致孕卵的发育与子宫内膜的蜕膜变化不同步，影响孕卵着床。

（十四）腹腔内环境的改变

腹腔液包围着卵巢和输卵管，与异位子宫内膜病灶接触。其所含的细胞成分及各类生物活性因子与子宫、输卵管的功能和卵巢排卵有密切关系，形成了生殖功能活动的微环境因素，正常生育妇女腹腔液中存在少量白细胞，而且细胞数和活性随着月经周期而改变。行经后期腹腔液中细胞数和活性最高，单核细胞占多数，仅有少部分淋巴细胞。而子宫内膜异位症合并不孕患者腹腔液中单核细胞数目增多，活性增强，且没有周期性变化。腹腔液中单核细胞分泌的产物如蛋白酶、各类细胞因子和生长因子水平也增加，子宫内膜异位症和不明原因的不孕患者的腹腔液中均存在这种改变。

腹腔液内细胞因子和炎症细胞分泌的其他物质对卵子和精子及胚胎均有细胞毒作用，它们妨碍精子的穿透能力、受精及受精卵的分裂，影响精子的存活时间。另外，还有腹水中与不孕症有关而为研究者所关注的物质为 PGs，PGs 与排卵、黄体功能及输卵管运动的生理现已阐明，PGs 的病理性增加也成为不孕的原因。

五、子宫内膜异位症的诊断和临床分期

凡育龄期妇女有继发性痛经进行性加剧和不孕史，盆腔检查们及触痛性结节或子宫旁不活动的囊性包块，既需考虑子宫内膜异位症。但临床上尚需借助下列辅助检查，特别是腹腔镜检查，最后确诊和确定期别。

（一）B 型超声检查

可确定卵巢子宫内膜异位囊肿的位置、大小和形状，偶能发现盆腔检查时为能扪及的包块。B 超显示卵巢内膜异位囊肿壁较厚，且粗糙不平，与周围盆腔脏器特别是与子宫贴近。囊肿内容物呈囊性、混合性或实性，囊液较黏稠。

（二）CA125 值测定

子宫内膜异位症患者血清 CA125 值可能升高，但一般不超过 200U/ml。将 CA125 值 ≥35U/ml 作为诊断子宫内膜异位症的标准，敏感性为 44%，特异性为 88%，阳性预测率为 72%，阴性预测率 70%。虽然卵巢癌患者 CA125 值远较内膜异位症为高，但两者间的升高值有一定范围的重叠，故临床上无法单独利用将两者加以鉴别。CA125 测定还可以用于监测子宫内膜异位症病变活动情况，若药物或手术治疗有效时，CA125 值测定，复发时又升高。

腹腔液的浓度可直接反映子宫内膜异位症病情，其浓度较血清高 100 倍以上。因此，其意义更大，是诊断轻症子宫内膜异位症的一个重要手段。腹腔液中 CA125 值≥2500U/ml，敏感性为 83%，特异性为 64%，阳性预测率为 57%，阴性预测率 88%。

（三）抗子宫内膜抗体

抗子宫内膜抗体是子宫内膜的标志性抗体，其靶抗原是子宫内膜腺体细胞中的一种孕激素依赖糖蛋白，其产生与异位子宫内膜的刺激及机体免疫达环境失衡有关。测定抗子宫内膜抗体有助于子宫内膜异位症的诊断与疗效观察。

(四)腹腔镜检查

是目前诊断子宫内膜异位症的最佳方法，特别是对盆腔检查和 B 超检查均无阳性发现的不育或腹痛患者更是唯一的手段，往往在腹腔镜下对可疑的病变进行活检即可确诊为子宫内膜异位症。此外，子宫内膜异位症的临床分期也只有在腹腔镜检查或剖腹探察的直视下方可确定。子宫内膜异位症在腹腔镜下表现多种多样，有盆腔腹膜充血、腹膜窗样结构、白色斑块、小囊样病变、出血病灶、腹膜皱缩、瘢痕形成、紫色或褐色病灶、囊肿形成和盆腔广泛粘连等。对不典型病灶在腹腔镜下行热色试验，可提高子宫内膜异位症的检出率。

(五)子宫内膜异位症的分期

子宫内膜异位症的分期方案甚多。但以 1985 年美国生殖学会(AFS)提出的修正的子宫内膜异位症分期法较为明确，有利于评估疾病严重程度及选择治疗方案。此分期法需经腹腔镜检查或剖腹探查确诊，并要求详细观察和记录病灶的部位、数目、大小、深度和粘连程度，最后以评分法表达。

若输卵管伞部全部包入应改为 16 分；1~5 分，Ⅰ期(微型)；6~15 分，Ⅱ期(轻型)；16~40 分，Ⅲ期(中型)；>40 分，Ⅳ期(重型)。

六、子宫内膜异位症合并不孕的治疗

内异症发病及其导致不孕的机制尚不清楚，因此内异症合并不孕的治疗方针也无定论。美国生殖学会将子宫内膜异位症分四期，虽然上述原因相互影响、相互作用都可致病变的进一步发展，但各期内异的主要病理表现又有所不同。Ⅰ、Ⅱ期的内异往往与盆腔局部环境中免疫、内分泌的异常对卵巢功能、卵泡生产、子宫内膜代谢以及种植率降低方面的影响有关，而Ⅲ、Ⅳ期内异与盆腔粘连、输卵管卵巢解剖关系改变、输卵管功能障碍有关，因此内异的治疗要根据分期作出不同的决策。强调不孕妇女的治疗方案应个体化，年轻妇女轻微或轻度内异症，期待疗法可能是最适合的措施。然而，年龄已接近生育末期的妇女，妊娠机会直线下降，在这些妇女，控制下超促排卵或宫腔内人工受精或体外受精妊娠可能性更大。价廉而并发症少的排卵诱导和宫腔内人工受精成为诱人的第一步。然而，对严重的内异患者，或内异合并管性不孕、男性因素或多个原因不孕，需要辅助生育如体外受精。

(一)期待疗法

为对症治疗，口服止痛药物或肛门内放置消炎痛栓。对于年轻的轻微或轻度内异症既往采用期待疗法，认为期待治疗可使 50%患者自然受孕。但必须注意，随着年龄增长，卵子的数量及质量下降，应尽早解决生育问题。现在的观点是子宫内膜异位症是一种进行性疾患，如不及时去除，势必影响患者以后的受孕机会，所以目前主张积极治疗。仅对年轻轻微或轻度内异患者可采用期待疗法。

(二)药物治疗

药物治疗的目的是通过缩小病灶、降低异位内膜的活性来恢复生育功能，适用于早期的内膜异位症合并不孕的患者。药物治疗是根据异位内膜的激素依赖特性而设计，包括假孕疗法和假绝经疗法。现大多采用促性腺激素释放激素的类似物或增强剂 (gonadotrophin releasing hormone analogue or agonist, GnRHa)。GnRH。为九肽，其作用强度是 GnRH10 肽的数十倍，通过和下丘脑 GnRH 受体结合抑制促卵泡素、黄体生成素分泌，从而降低雌激素水平，形成药物去卵巢状态。

应该指出，药物疗法对自觉症状改善，异位病灶姜缩、消失起一定作用。但大量报道指出，药物治疗并未提高妊娠率。另外，药物治疗存在两个问题，一是药物本身的副反应，如肝功能损害、男性化表现、体重增加以及 GnRHa 所致的骨量丢失等问题。另一方面药物治疗后复发率高疗效有限。有人提出对于早期内异症性不孕暂不用药物而考虑其他方法；但也有人提出这可能与轻症内膜异位症不孕患者以 50% 患者在期待中可以自行妊娠有关，并建议通过缩短治疗时间(如三个月药物治疗)，增加观察时间来解决。因此在药物治疗方面仍需寻找临床疗效更稳定、副反应小的药物，疗效评估也需精确设计研究。

(三)手术治疗

手术仍是治疗子宫内膜异位症的主要方法，通过清除异位病灶，分离粘连，恢复正常盆腔结构等保守性方法来达到治疗不孕的目的，可以提高不同期别的内膜异位症患者的妊娠率.手术的途径由经腹腔镜手术和开腹手术，随着腹腔镜技术的不断完善和发展，进行镜下诊断同时通过电凝、内凝、激光烧灼、抽吸、活检、剔除手段治疗。由于腹腔镜手术痛苦少、恢复快、粘连发生率低，术后受孕率提高，已被广大医务工作者接受，特别针对早期进行腹腔镜下手术后妊娠率明显提高，因此有人提出腹腔镜不仅是诊断子宫内膜异位症最确切的手段，而且在保守性手术治疗上比开腹手术更有价值。而开腹手术适应于广泛粘连的Ⅳ期患者或合并巨大囊肿的患者，通过松解粘连，输卵管造口，囊肿剔除，圆韧带悬吊恢复正常解剖结构。尽管留置防止粘连液，但术后创面仍可再次粘连，不孕的情况也将继续存在。无论采取何种手术，由于病灶的影响都有输尿管、肠道的损伤可能，并且术后有一定的复发率。故有学者建议术前应用 GnRHa，使术中易于清除病灶，术后预防内膜异位症的复发。但术后用或不用抑制治疗仍有争议，有人提出如手术残留病灶则应补充药物治疗。据报道保守性手术后妊娠率亦呈逐年下降趋势，术后 1 年妊娠率 32.75%，第 2 年为 12.55%，第 3 年仅为 6.75%，考虑与病灶复发有关；而且术后妊娠率与术前不孕的年限相关，不孕少于 5 年，术后妊娠率为 62.5%，不孕超过 5 年则为 25% 以下；故对于有生育要求的患者仍应尽快手术，术后尽快受孕。

七、EMT 引起不孕的中医与中西医结合治疗

(一)中医治疗

1.内治法气滞血瘀型　任艳丽等认为，血瘀会影响气机的运行，形成气滞血瘀，治疗以行气化瘀为主，采用祛瘀通经汤，其药物组成为三棱、莪术、丹参、郁金、赤芍、鸡内金、浙贝、鳖甲、当归和口服达那唑相比，效果显著。气虚血瘀型：廖维认为，其病机为气血失调，瘀血阻滞，积久成癥；治以益气活血为主，故采用益气化瘀软坚方。肾虚血瘀型：朱惠云治以清热利湿、活血消癥、兼以补肾，采用四妙散加减治疗。痰热互结型：张小中以血清热、化瘀通络，采用红藤饮治疗，其药物组成：大血藤、紫草、

败酱草、薏苡仁、桃仁、丹参、赤芍药等治疗。痰瘀互结型：侯建峰等以温肾疏肝、祛痰化瘀为法，自创消癥饮等治疗，其药物组成：鹿角胶、熟地黄、淫羊藿、三棱、芥子、醋柴胡、延胡索。寒凝血瘀型：王雨波自拟温阳化瘀消异汤(其药物组成：巴戟天、菟丝子、党参、黄芪、丹参等)治疗。

2.外治法灌肠法　王叶秀等应用化瘀止痛液，其药物组成：水蛭、莪术、没药、虻虫、延胡索、五灵脂、桂枝、小茴香、丹参等保留灌肠治疗。外敷法：庞保珍等用消异种子丹，其药物组成：桃仁、红花、丹参、赤芍药、水蛭、穿山甲珠、蒲公英、败酱草、黄柏、虎杖等贴脐治疗。

（二）中西医结合治疗

陈碧晖等将符合标准的EMT合并不孕患者分为治疗组即经腹腔镜分期、治疗后，采用补肾、活血、化瘀中药治疗3个月后开始应用促排卵、人工授精技术辅助生育；而对照组患者在术后使用长效促性腺激素释放激素激动剂(GnRHa)治疗3个月，患者恢复月经后行同样的辅助生育措施，结果两者均可提高其妊娠率。黄礼云将符合标准的EMT患者随机分为对照组即应用醋酸亮丙瑞林，0.375mg/kg，皮下注射，1次/月，共6次；中西药联合治疗组即在对照治疗的基础上，加用中药汤剂内服和肛门灌肠；结果发现中西药结合治疗组具有疗效好，不良反应小，复发率低的特点。刘立群等将180例EMT腹腔镜术后患者分为6组：5mg米非司酮联合当归四逆汤组、10mg米非司酮联合当归四逆汤组、10mg米非司酮组、5mg米非司酮组、孕三烯酮组、空白组，均于手术前5d开始用药，疗程6个月。比较各组的术后疗效、不良反应情况。结果发现各组患者疼痛症状都得到不同程度缓解，但10mg米非司酮联合当归四逆汤组疗效明显高于其他几组。

总之，EMT导致的不孕是多因素、多环节、多层次作用的结果，在治疗上，笔者认为有条件者应首选腹腔镜手术，而术后选中药治疗具有整体调节、多途径作用、疗效较好、无明显毒副作用的优点，西药毒副作用较明显。如果术后一定时间内仍未妊娠，说明患者仍然存在引起不孕的其他因素，应及时采取进一步人工助孕等治疗。

（魏本翠）

第七节　子宫颈异常的不孕

一、子宫颈异常及治疗

（一）宫颈发育不全的治疗

1.分类与病理解剖依据　子宫颈发育不全可分为4种类型：①子宫颈由纤维组织构成，子宫颈管未形成；②宫腔和子宫颈管正常，仅子宫颈外口闭锁；③子宫颈中段狭窄，末端膨大呈球形，但子宫颈管未形成；④子宫颈组织呈片段状，并与子宫下段相互分离。

2.手术治疗

(1)双宫颈畸形双侧副中肾管中段未融合所致，常合并双子宫畸形。双宫颈双子宫畸形虽可妊娠但易致流产和早产，可行子宫矫形术。

(2)先天性宫颈管畸形，多见于DEs综合征，颈管狭窄者行宫颈扩张术。

（3）先天性宫颈延长症伴有宫颈管狭窄和子宫畸形，宫颈延长者可行部分宫颈切除术。

（二）宫颈糜烂及宫颈癌的筛查

1. 宫颈糜烂的治疗　物理疗法为主的综合治疗，包括激光、冷冻、微波、射频和聚焦超声波（因术后宫颈极少产生瘢痕，适用于未产妇）治疗。局部药物治疗效果差。雌激素缺乏者可局部应用倍美力软膏或口服倍美力。

2. 宫颈癌的筛查与治疗原则

（1）筛查：

①细胞学检查：宫颈脱落细胞检查（宫颈刮片）。

方法：从子宫颈部取少量的细胞样品，放在玻璃片上，然后在显微镜下研究是否异常。通过简单的宫颈抹片，医生可以侦测到子宫颈细胞微小的极早期变化，这使致命的癌症甚至在还没真正发生之前就被狙击了。宫颈刮片是目前广泛检查子宫颈癌最简便有效的诊断方法。

TCT（液基薄层细胞学检测）：

方法：医生将采集到的细胞放入装有细胞保存液的标本瓶中送达实验室，制片过程由计算机程序控制。主要步骤有，细胞混匀；细胞负压采集；细胞转移。其优点是清除了杂质，形成一个清晰的细胞单层涂片，病理医生可以一目了然，使宫颈癌尤其是癌前病变的诊断率显著提高。此外，TCT 的保存液还可以直接用于人乳头瘤病毒基因检测。液基细胞学检查（TCT）方法是用细丝毛刷放置于宫颈管内约 1cm 旋转 4～5 圈后取出，立即将毛刷放入细胞保存液中，毛刷上取下的宫颈细胞全部留在保存液瓶中，去掉了黏液和炎性细胞，避免了细胞的重叠，使波片中细胞的结构清晰，易于辨别。提高了对异常细胞的检出率，避免了漏诊和误诊。细胞学自动阅片系统是对初次筛查的一场细胞涂片进行再次筛查、确诊。特别是对未确定意义的非典型鳞状细胞、不能除外高度鳞状上皮病变的非典型鳞状细胞和低度鳞状上皮内病变时，降低了假阳性率，提高了准确性，也提高了工作效率。

②阴道镜检查：方法：当宫颈细胞学涂片检查发现异常时，就需做阴道镜检查以确定病变，必要时取若干块组织送病理检查，为手术治疗提供依据。阴道镜是一种内窥镜，是用肉眼直接观察被放大了的宫颈上皮组织。为了提高活检的阳性率和诊断的准确率，可借助于 VIA 和 VILI，在病变区域取活检，结合细胞学检查，达到早发现、早治疗的目的。

③宫颈活检与宫颈刮术：活组织病理检查是诊断子宫颈癌最可靠的依据。对阴道细胞学、阴道镜检查可疑或阳性；对临床表现可疑宫颈癌或子宫颈其他疾病不易与宫颈癌鉴别时，均应进行活组织检查。

④宫颈锥形切除术与宫颈环状电切术：对阴道细胞学屡次阳性，而阴道镜或活检阴性者；宫颈多点活检证实为原位癌，但又不能排除浸润癌者，治疗前应考虑宫颈锥切，作连续切片进一步明确诊断。医学上曾有这样的病例，多次宫颈刮片阳性，但多次多点活检及颈管搔刮均未查见癌，最后行宫颈锥切，作连续切片 1500 张，才确诊为原位癌累及腺体。虽然宫颈锥切的诊断准确率较高，但操作较复杂，须住院，术后并发症亦较多。

（2）宫颈癌的治疗原则：①临床分期；②病变范围；③年龄；④全身状况；⑤并发症；⑥生育要求。以上决定治疗措施(高度个体化原则)。

3.治疗

（1）放射治疗：几乎所有期别都可采用。

（2）手术治疗：早期宫颈癌首选的治疗方法。

（3）化学治疗：新辅助化疗是现阶段对中青年不可手术的患者化疗后再手术的新选择。而配合放疗是晚期和复发癌的主要治疗手段。

选择子宫颈癌治疗方式的变化多年来的治疗原则正在发生变化，原以放疗为主、手术早期、化疗不宜的原则已经不适合当前的情况由于年轻患者的增多、强调保留功能的治疗。放疗可用于一切不适合手术的病例，多用于中，晚期腔内，体外配合。过去手术仅限于Ⅰb2以前早期，现在可对年轻Ⅰb2～Ⅲb期病例采用术前新辅助化疗，待瘤体缩小(降低了临床期别)后手术。

（三）宫颈癌并妊娠

宫颈癌合并妊娠患者占宫颈癌患者的0.7%～9.5%。一般胎儿不受影响，但合并妊娠的宫颈癌患者预后较非妊娠患者差，淋巴转移快而广泛，妊娠晚期宫颈癌的预后又差于妊娠早期，产后发现则预后更差。因此，在妊娠期任何怀疑时可作宫颈活检并不会有出血危险，但不能做颈管搔刮。锥切可能引起出血、流产、早产等。因此，可在锥切同时做一环扎术。但一经确诊就应该立即处理，如果为早期Ⅰb或Ⅱa而胎儿小于28周时，可连同胎儿一起作广泛子宫切除术+盆腔淋巴清扫术，除非患者坚持要保胎儿，但要详细告诉患者继续妊娠的危险。Ⅰa1可作锥切至分娩产后6周再查，但要告知经阴道分娩有一定复发危险。晚期、大肿瘤必须剖宫产避免出血和扩散。如为Ⅰb1或Ⅱa可在剖宫产同时作广泛子宫切除术+盆腔淋巴清扫术，是对早期癌和胎儿成熟时的最好选择。晚期癌应作放化疗，不管胎儿是否可活，通常胎儿流产后再作腔内放疗，个别患者局限晚期，可考虑辅助化疗直到胎儿成熟后处理。

相关研究显示宫颈癌合并妊娠5年存活率，比同期治疗非妊娠宫颈浸润癌低，并随妊娠早、中、晚期的变化，生存率逐渐下降。因此建议妊娠早期也应开展防癌检查，有利于早期发现、早期诊断、早期治疗。

子宫颈癌合并妊娠的诊治要点：①特别注意妊娠期阴道出血的严重性，阴道检查的必要性，延误诊断将带来严重后果。②治疗原则与一般未妊娠相同，但病情发展较非妊娠快，极易发生局部浸润和广泛淋巴转移。③放疗时只能外照射，手术时应考虑解剖的变异和容易出血，以避免术中损伤和出血。④根据胎儿可存活与否，决定及时终止妊娠或短期观察。⑤终止妊娠采取药物流产或剖宫产，再根据临床期别进行手术，化学治疗或放射治疗。

二、宫颈黏液不良与雌激素的关系

宫颈黏液的周期性变化宫颈黏液受雌、孕激素变化的影响，具有周期性变化的特点，从而只在特定时期内允许精子通过。评价精子穿越宫颈黏液能力的各种方法都是以此为依据的。因此，宫颈黏液功能异常引起的不孕。

雌激素增加宫颈黏液分泌、随着卵泡生长和雌激素分泌增加，宫颈黏液的分泌量也逐渐增加，变得透明、水样、易于精子穿过。孕酮抑制宫颈黏液分泌、增加黏稠度不利于精子穿过。宫颈黏液周期性变化有助于解释月经周期不同时间的受孕率，其中围排卵期妊娠率最高。

雌激素分泌不足可表现为排卵期宫颈管黏液量少于 0.2ml 且不透明，结晶阴性，阴道涂片角化指数不足 60%；此外，还可以通过血清内分泌学检查辅助诊断可补充雌激素以改善宫颈黏液状况。

卵泡期使用雌激素可能引发副反馈而延迟排卵，因此补充雌激素需达到既增加宫颈管的黏液量，又不抑制排卵的目的。补充原则是：①接近排卵时（排卵前 3～4 天）开始。②排卵后（基础体温呈高温相后）停止使用。③为尽可能维持子宫颈管局部高浓度和血液中的相对低浓度，以阴道雌激素栓剂或软膏为首选。④如阴道栓剂不能增加黏液量，亦未改善性交后试验结果时，可在上述的时间内口服雌激素。

三、宫颈免疫调控异常

人类宫颈和宫颈黏液具有生殖免疫屏障作用，也是精子及其抗原进入机体的重要通道。人类精子和精浆抗原是一个庞大的抗原系统，此类抗原可经宫颈及阴道黏膜创面进入机体，刺激免疫系统产生相关抗体，从而导致不孕。

原因不明性不孕，无明显男性和女性生殖道器质性病变、性腺轴功能正常者应行宫颈生殖免疫学检查。宫颈免疫性不孕的检测包括：①精子凝集试验；②混合凝集试验；③精子制动试验；④酶联免疫吸附试验；⑤免疫荧光试验；⑥抗球蛋白放免法；⑦免疫珠结合试验。生殖免疫学研究认为，宫颈黏液中抗精子抗体浓度测定诊断不孕的临床意义远远大于血清抗体浓度测定。宫颈精子凝集素和精子结合后，将明显地抑制精子活力和穿透力。抗精子抗体 IgA、IgG 通过凝集反应可引起精子原位颤动，或通过改变宫颈黏液的构型抑制精子活力而导致不孕。

(一)避免抗原刺激

采用阴茎套、性交中断或体外排精法避孕 3～6 月，待抗体转为阴性后，于排卵期进行性生活以期妊娠。

(二)免疫抑制剂

甲泼尼龙 32mg，1 日 2 次，于月经周期的第 5～11 天，夫妇同服。泼尼松龙 40～80mg/d，从月经周期的第 1～10 天，夫妇同服。

(三)辅助生育

包括供精人工授精(AID)和夫精优化后人工授精(AIH)。人工授精方式包括阴道内授精(IVI)、宫腔内授精(IUI)、体外受精-胚胎移植(IVF/ET)。显微授精技术，包括透明带部分分离术、透明带下显微授精、卵胞浆内单精子注射(ICSI)、显微授精和辅助性孵化技术等。

四、宫颈粘连与结核性子宫内膜炎

(一)宫腔粘连

宫腔粘连是由于手术、刮宫、电灼和药物腐蚀等原因导致子宫内膜损伤和感染引起的子宫颈管、子宫内膜和子宫肌层粘连，宫腔变形、月经失调和不孕等；多次自然流产并刮宫，或曾于产后第 2～4 周刮宫者，应考虑宫腔粘连的可能。继发闭经，有刮宫史，雌、孕激素撤退无反应者，亦应考虑宫腔粘连。此外，结核性子宫内膜炎是引起宫腔粘连的重要原因。

(二)病因

(1)损伤性刮宫

(2)宫腔感染　包括结核、血吸虫病、阿米巴和放线菌病感染等。

(3)妇科手术损伤　包括子宫肌瘤切除术和畸形子宫矫治术后。

(三)诊断方法

1.宫腔镜是首选的诊断方法。宫腔粘连时，宫腔镜检查可见子宫腔内纵形、斜形或新月形灰白色粘连带(区)。两侧输卵管开口被瘢痕组织遮盖而难以显示。

根据宫腔粘连闭锁程度，特别是两侧输卵管开口与宫底粘连程度可分为：

(1)轻度：粘连范围≤1/4 宫腔，粘连较致密，子宫底和输卵管开口仅少或无粘连。

(2)中度：粘连范围≥3/4 宫腔，但宫壁未完全黏着，宫底及两侧输卵管开口部分闭锁。

(3)重度：粘连范围≥3/4，且为肥厚坚实性粘连，宫壁完全黏着，输卵管开口和宫底粘连。

宫腔镜下除可见宫腔形态异常和瘢痕外，还可见残存的片状，对卵巢激素呈现不同反应的子宫内膜岛，甚至有月经期出血。

2.子宫输卵管造影亦为诊断的有效方法。在三角形的子宫腔影像中，可见一处或数处缺损斑块。可伴有一侧或双侧输卵管阻塞。

3.病史、症状和体征。特别是子宫损伤和感染史、闭经、月经过少和不孕史。

4.妇科检查包括子宫探针、宫颈扩张和诊刮进行子宫内膜组织病理检查。

5.下丘脑-垂体-卵巢轴功能检查患者 FSH、LH、PRL、雌激素、孕激素、雄激素分泌正常，但孕激素和雌激素试验均无撤退性出血。基础体温双相、宫颈黏液功能正常、阴道细胞学有周期性变化提示为子宫性闭经，可考虑宫腔粘连。

(四)治疗

1.分离子宫腔粘连，可采用子宫探针或宫腔镜分离粘连，粘连分离后可放置接触面较大的避孕环于宫腔内。同时给予大剂量雌激素治疗 3 个月，然后黄体酮撤退出血，血止后取环，积极助孕。

2.反复流产　刮宫及产后 2～4 周内刮宫者，可考虑预防性使用宫内避孕器加雌、孕激素替代治疗 2～3 个月。

3.结核性子宫内膜炎　肺结核与生殖器官结核可同时成为首次感染，但肺结核能够自然痊愈，生殖器官结核却经常潜伏下来。生殖器官结核的好发部位为输卵管，其次是子宫内膜。月经血结核菌培养、子宫内膜组织病理可确定结核性子宫内膜炎的诊断。子宫输卵管造影可了解有无输卵管结核。必要时可进行腹腔镜检查，行卵巢、输卵管等器官活检，以便了解生殖器结核感染的全貌。

药物选择以结核菌的药物敏感和耐药试验为准。常用口服药物有：①异烟肼。②乙胺丁醇。③链霉素。④利福平等，可以单药口服，也可以联合用药。如：①、②、③并用 3 个月后，改为①、②、④并用，应连续用药 1～2 年。在治疗期间应每年行 2～3 次月经血结核菌培养。

（魏本翠）

第十九章　黄体功能不全性不孕

黄体功能不全性不孕指排卵后卵泡形成的黄体发育及功能不全，孕酮的合成分泌不足，或者子宫内膜对孕酮反应不良引起子宫内膜分泌反应落后而引起的不孕。其隶属于不孕症，病因复杂，西医研究下丘脑-垂体-卵巢-子宫轴其中的任一环节紊乱均可造成黄体功能不全，与神经内分泌因素、各种细胞因子、克罗米芬等促排药物、微量元素缺乏、植物神经功能紊乱、免疫机制、卵巢血供损伤、子宫内膜局部导致容受性降低的各种因素均有关。根据本病患者临床证候表现归纳此病的临床证型，总结为肾虚为本，涉及肝、脾，有气、血、阴、阳亏虚之不同或并见，病理因素可为气滞、血瘀、痰湿。

一、中医药治疗

(一)补肾

中医认为肾主生殖，隶属于不孕症范畴的黄体功能不全性不孕的发病与肾虚导致肾-天癸-冲任-胞宫生殖轴机能紊乱关系密切。

1.补肾助阳　胡洪瑞提出黄体期肾阳逐渐旺盛，则胞宫温暖以待受孕。临床常见患者月经规律而周期缩短，经血颜色淡质地清稀，自觉畏寒，舌淡脉沉，辨证属肾阳虚，治以补肾助阳。潘意坚选药菟丝子、山药、仙茅、覆盆子、桑寄生、淫羊藿组成助黄体生成汤治疗辨证属肾阳虚弱者，总有效率 91%，治愈率 55%。徐晶萍以二仙汤加味(熟地黄、淫羊藿、菟丝子、仙茅、鹿角霜、肉苁蓉、巴戟天、补骨脂等)组成益肾助孕汤调理肾阳，助阳暖宫。何贵翔治以温肾补肾法，拟方益肾温阳汤(菟丝子、熟地黄、鹿角胶、巴戟天、肉苁蓉、覆盆子、补骨脂等)总有效率82.1%，妊娠率 42.85%。叶里红治疗本病选用温肾助阳汤(熟附子、仙茅、续断、紫石英、淫羊藿、川椒等)，共治疗32 例，有效率 93.8%。黄体功能不全性不孕补肾助阳法治疗中常用药物分析主要是在使用党参、黄芪、菟丝子、山药补肾气加上仙茅、淫羊藿、鹿角霜等助阳药。

2.滋阴益肾　夏桂成认为"重阴必阳"，阴阳是对立统一的，重阴中与之对立的阳同样亦有较高水平。将滋阴益肾法运用在经后期帮助卵泡发育可间接改善黄体功能。黄邦萍等方以知柏地黄汤加减滋阴补肾，调理冲任，治疗肾阴虚者。张梅治疗有血分虚热表现的黄体功能不全者选方调经方(当归、生地黄、白芍、麦冬、玄参、女贞子、五味子、枸杞子、旱莲草)滋补肝肾之阴，清热养阴，调经止血。孟东红自拟助黄汤(熟地黄、枸杞子、何首乌、玄参、牡丹皮、麦冬等)滋阴益肾、调补冲任，临床疗效不错。滋阴益肾法治疗黄体功能不全性不孕常选用熟地黄、女贞子、枸杞子、玄参、麦冬等养阴药滋肾阴或资肺阴以养肾阴。

(二)疏肝理气

毕焕英提出黄体期若肝气郁滞不畅失于条达，阳气升发不及，则会导致黄体功能不健。黄邦萍等治疗辨证肝郁气滞的黄体功能不全者用丹栀逍遥散加减疏肝理气，调理冲任。北京中医医院院内制剂坤宝Ⅲ号，遣药丝瓜络、郁金、柴胡、炒栀子、橘叶等，尤其适用于肝郁化热证，总有效率 96.7%，妊娠率 30%。张芬莲以自拟促黄体健全方治疗 42 例中医辨证属于肾阳不足、肝郁气滞的黄体气滞的黄体功能不全的患者，方药组成主要为柴胡、鹿角霜等。肾桂生以疏肝达木为治则拟柴胡、薄荷、香附组成基本方，其中肝郁气滞入仙茅、巴戟天；肝郁阴虚入女贞子、枸杞子，治疗 69 例，治愈率 69.6%，总有效率 81.2%。黄体功能不全性不孕疏肝解郁法治疗常用柴胡、醋香附、薄荷、橘叶、丝瓜络、郁金等药，常配伍补肾气肾阳的药物，如鹿角霜、巴戟天、仙茅等通过补肾阳以宣发肝气，缓解经前乳房胀痛，肝郁脾虚便溏，焦虑不安，抑郁烦躁等临床上黄体功能不全患者常出现的一系列经前期综合征的症状。

(三) 益阴养血

女子以血为本，精血同源，阴虚血少不能摄精成孕致黄体功能不全性不孕。刘玉芳等以胶艾汤加减治疗 30 例黄体功能不全性不孕，气血不足加参芪，肾阴虚加二至丸，血瘀加失笑散等，治疗 3 个月经周期后总有效率 90.0%。苑淑肖用妇科常用基本方四物汤治疗黄体功能不全辨证属血虚者，治疗后基础体温、排卵期子宫内膜厚度等有明显改善。周丐芳以白芍、当归养血敛阴，山萸肉、菟丝子、淮山药滋肾养阴，醋柴胡疏肝解郁组方助孕汤治疗黄体功能不全性不孕，总有效率 94.51%，观察其黄体期激素水平明显升高，PRL 下降。

(四) 益气健脾

临床见 LPD 性不孕患者常有经前腹泻，神疲乏力，舌淡胖见齿痕等脾虚证表现。连方等以参芪寿胎丸治疗有脾虚型黄体功能不全，治以补肾益气，理血调冲，研究证实可增加子宫内膜灌注量。黄邦萍等以健脾补肾，温养冲任之法治疗脾肾阳虚型黄体功能不全，选方右归丸、归脾丸。彭宝珍等以毓麟珠益肾健脾，治疗本病经研究可明显改善脾虚症状，改善黄体期 BBT 及提高妊娠率。黄体功能不全性不孕具有明显脾虚证候者，常选用党参、炒白术、黄芪、菟丝子等益气健脾药，可明显改善月经前便溏等症状。同时补后天以养先天，本病通常以肾虚为本，不论何种证型均兼有肾虚，因此同时选用补肾气的药物，脾肾兼顾。

(五) 活血化瘀

王慧颖等发现补肾活血方药可升调子宫内膜血管内皮生长因子的表达，使血管数目增多，表明其具有显著促血管生成作用。临床见部分 LPD 性不孕患者兼有经血中夹有血块，痛经、舌质紫黯等血瘀表现。郑建宙对于黄体功能不全性不孕治以补肾活血法，平时补肾辨证加以活血化瘀药，月经周期第 1~4 天用少腹逐瘀汤活血化瘀为主。沈坚华等治疗 136 例黄体功能不全兼有子宫肌瘤、卵巢囊肿，盆腔炎、输卵管通而不畅或积水等，以自拟化瘀通络散结方活血化瘀治疗，总有效率为 88.2%。治疗后肌瘤或囊肿未见明显缩小，但激素水平、基础体温等提示黄体功能得到了明显改善。彭宝珍等药用五灵脂、三棱、莪术、海藻、延胡索、香附、王不留行等化瘀行气，治疗气滞血瘀型黄体功能不全 17 例。活血化瘀药在有妊娠需求的周期黄体期能否应用存在争议，考虑是否不利于受精卵着床。但如果患者体质有明显瘀血表现，参考"有故无陨，亦无陨也"应也可应用一些具有活血作用的药物，但一般不选用破血消癥等强力活血药。

(六) 人工周期疗法

中药周期疗法最早由符式皂将中医"肾主生殖""肾-天癸-冲任-胞宫"理论及现代医学卵巢内分泌周期性变化相结合、总结提出，正契中医"因时制宜"思想。国医大师夏桂成提出"补肾调周法"更侧重"排卵期"及"月经期"的论述,根据《灵枢·论疾诊尺》:"重阴必阳,重阳必阴",提出七期阴阳转化理论。谢剑南治疗 105 例黄体功能不全性不孕患者以辨证论治为基础同时应用调周法,行经期服用桃红四物汤,经净后服用促卵泡汤,排卵前服排卵汤,排卵后服促黄体汤,疗效不错。刘建华等应用调周法治疗黄体功能不全性不孕经前期用毓麟珠,并且整个周期兼顾心、肝、脾及气血阴阳之平衡辨证加减。郭淑睿等治疗黄体功能不全性不孕在培源达郁法基础上,卵泡期重用鹿角胶、桑葚子,排卵期重用淫羊藿、香附、仙茅,黄体期去墨旱莲,妊娠率 66.7%,有效率 86.7%。郑姜钦等应用调周法以补肾养血为中心,月经期以固益冲任汤补肾固冲任,卵泡期以促卵泡汤补肾益精,益气补血,排卵期以促排卵汤补肾养血调血,黄体期以促黄体汤,补肾养肝固冲任,总有效率 82.1%。黄习韬等根据月经周期阴阳转化的不同,月经期理气活血调经,以泽兰、乌药、赤芍、五灵脂等组方;经后期滋阴益肾,养血调肝,以旱莲草、怀牛膝、山药等组方;排卵期温阳通络促进气血运行,以当归、桂枝、红花、香附、牛膝、川芎等组方;经前期温肾助阳,以仙茅、淫羊藿、菟丝子、鹿角胶等组方,治疗 1 年后妊娠率 60.0%。笔者认为总结各医家观点调周法经后期重视滋阴填精以长卵泡,经间期温阳活血以助排卵,经前期疏肝温阳以助着床,经期活血利水去瘀生新。

(七)针灸治疗

针灸治疗主要通过对女性内分泌性腺轴的良性调整作用,改善患者的排卵及黄体功能,并使 FSH、LH、E2、P 的分泌趋于恢复正常。与月经孕育密切相关的脏腑经络主要是肝、脾、肾,冲任督。常用取穴如任脉与足三阴交点关元穴,肾经交冲脉穴大赫穴等。纪军等通过针刺治疗促进卵泡发育间接改善黄体功能,主要采用针灸结合穴位注射、埋藏、挑治,微波,激光穴位照射等多种手段。张迎春等应用川椒、细辛药灸神阙穴配合内服"毓麟丹"治疗 46 例,受孕率 47.8%,显效率 76.1%。刘涓经后期以补法针刺百会、命门、腰阳关、肾俞等;经间期以泻法针刺气海、血海、太冲、合谷、三阴交等;经前期以补法针刺中极、关元、气海、子宫等穴位,同时配合内服补肾调周中药治疗 30 例黄体功能不全性不孕。汤海霞等治疗黄体功能不全性不孕从基础体温升高 2～3 d 开始针刺关元、三阴交、足三里、气海等穴,直至月经来潮,治疗 3 个疗程后,基础体温、血清雌激素及孕酮值明显升高,总有效率达 90.58%。

二、西医治疗进展

(一)促进卵泡发育

黄体主要由来源于卵泡颗粒细胞的大黄体细胞和来源于卵泡膜细胞的小黄体细胞组成。卵泡期随着卵泡长大,其颗粒细胞及卵泡膜细胞也在增生,优势卵泡破裂塌陷逐渐形成黄体分泌孕酮。若卵泡质量不佳或成熟度不够即破裂,其形成的黄体功能必然受到影响,即所谓黄体功能不全。

1. 克罗米芬 克罗米芬是促排卵临床经典用药,使用方法是在月经周期或撤退性出血第 5 天开始应用,50 mg/次,1 次/d,连续服用 5 d,卵巢反应不佳则每次剂量增加 50 mg,最大剂量不宜超过 150 mg,用药过程中密切监测卵巢反应。LE 起始量是 2.5 mg/d,反应不佳则每次递增 2.5 mg。文献中报道在促排卵中应用 LE 可抑制非优势卵泡生长，有利于单一排卵，降低多胎妊娠及 OHSS 风险。CC 的抗雌激素作用可导致排卵时内膜变薄，降低子宫内膜容受性，表现出排卵率高，妊娠率低的结果。因此临床有逐渐以 LE 代替克罗米芬促排卵治疗的趋势。

2.Gn　Gn 临床上常用的主要是 HMG 及 FSH。HMG 同时含有 FSH、LH，价格低廉，促排效果好，临床相当常用。有研究表明序贯使用 CC/HMG 能有效减少 Gn 的用量，减少不良反应，且妊娠率显著高于单纯 HMG 组。Gn 临床用药要求个体化，根据超声监测卵泡发育同时检测雌激素水平指导用药剂量。促进卵泡生长的主要是 FSH 因此单独应用 FSH 促排效果更好。但是有研究表明较之 FSH、LH 连用其雌激素水平明显不足，研究发现 LH 的不足会影响卵母细胞的成熟、受精甚至对后期胚胎发育均可产生不利影响。

3.促性腺激素释放激素(GnRH)　GnRH-a 作用于垂体的 GnRH 受体，促进垂体释放 Gn，促进卵泡生长发育。有 2 种给药方式：脉冲式给药，周期第 1～4 天，每 90 min 皮下注射 GnRH 50 µg 直至周期来潮或妊娠；单次给药，监测卵泡成熟时，皮下注射 Gn-RH 100 mg，诱发 LH 峰，较之应用 HCG 可减轻 OHSS 发生，但可引起 LPD，后期应加强黄体支持。

(二)辅助黄体功能

1.黄体功能替代　又称孕酮疗法，常用排卵后肌注黄体酮 10～12 d 健黄体治疗。经典的肌注黄体酮较其他方式孕酮生物利用度高，能保证有效的血清孕酮浓度，黄体支持疗效确切。因肌注部位局部疼痛、硬结、局部过敏反应及无菌性脓肿比较常见。为减轻患者痛苦单纯为健黄体一般选择口服或阴道置药。阴道给药由于子宫首过效应以及局部动静脉之间的渗透，子宫动脉黄体酮浓度显著高于外周桡动脉，提示阴道给药发挥局部作用优势，血药浓度显著低于肌注黄体酮。国外研究通过内膜活检证实，每天给予阴道黄体酮缓释凝胶 90 mg 可以确保全部患者子宫内膜黄体期呈现同步转化，而对照组每天肌注黄体酮 100 mg，95.5％ 的患者内膜实现同步化。地屈孕酮的分子结构表现出其作用于相关受体具有高度选择性，其不良反应少。董金芳等研究表明口服地屈孕酮(10 mg，3 次/d) 组与肌注黄体酮(20 mg/d) 组疗效无明显差异。王俊梅等采用黄体酮胶囊予黄体支持(100 mg，3 次/d)，总有效率93.8％。

2.黄体功能刺激　由于 HCG 能与黄体细胞上的 LH 受体结合，刺激黄体细胞合成性激素，单独应用时可 HCG 1000 IU 每天 1 次肌注或 HCG 2000 IU 每天 1 次肌注，或 HCG 5000 IU 在排卵后一次性肌注。临床上应用时应提醒患者使用后可能有疲倦、头痛、情绪变化、水肿及注射部位疼痛等不良反应，还可引起 OHSS。

(三)溴隐亭

高 PRL 使性腺轴分泌功能紊乱，刺激下丘脑多巴胺的释放，抑制 LH 脉冲分泌，导致 LPD。溴隐亭作为多巴胺受体激动剂，可促进催乳素抑制素的释放，降低血 PRL 水平。使用初始溴隐亭剂量为 1.25 mg，服用后可出现恶心呕吐头晕等不良反应 7 d 后患者可耐受后改为 2.5 mg。用药期间定期监测血 PRL 水平，降至正常则以最小剂量长期维持治疗。

(四)地塞米松

黄体功能不全性不孕患者常合并其他内分泌失调，肾性高雄激素血症患者查硫酸脱氢表雄酮偏高可给予地塞米松治疗，予 25 mg 每晚 20：00 口服。

（五）改善黄体血供

黄体细胞的血供与黄体功能有密切关系。TAKASAKIA 将黄体中期血 P<10ng/mL 且黄体血流阻力指数高(CL-RI≥0.51)的患者，分 4 组分别给予维生素 E(600mg/d)、L-精氨酸(6g/d)、褪黑激素(3mg/d)、HCG(2000IU/d)，结果显示：维生素 E、L-精氨酸、HCG 可改善黄体血供从而提高血孕酮。

（六）生长激素(GH)

生长激素也可以用于治疗黄体功能不全性不孕，其治疗机理如下：①GH 在下丘脑和垂体水平可增加 Gn 的分泌，在卵巢的水平可提高其对 Gn 的反应性，从而促进卵泡生长，改善卵泡治疗。②GH 通过参与细胞增殖和凋亡机制，调节早期非 Gn 依赖性的卵泡发育。③GH 还可通过 IGF-1 间接参与卵泡募集、早期卵泡生长、后期卵泡生长和黄素化、卵母细胞成熟、排卵、改善内膜对胚胎的接受性。④GH 与 Gn 可协同作用促进类固醇激素的分泌。

（七）雌激素

雌激素可通过提高子宫内膜受体含量，改善内膜对雌激素、孕激素的反应性，与黄体替代疗法配合可增加其疗效、提高妊娠率。黄体功能不全性不孕治疗可于 B 超监测卵泡直径达到 14 mm 后常规口服补佳乐，以促进卵泡生长成熟与黄体的生长，纠正 LPD。

三、心理疗法

选择辨证属肝郁的黄体功能不全性不孕患者，对其进行人格特征及个性发展的分析，有相似的抗压、抗打击能力差，对新环境适应慢，平日与人相处交际困难及沉默寡言等特点，导致不孕的观点与中医心肝肾理论完全符合。高月平提出此类患者日常活动具有不合群、情绪不稳定、忧郁焦虑的特点，认为可给予开导法、松弛法、自我暗示法等心理治疗。

四、饮食疗法

杨红提出要重视饮食疗法。药食同源，他认为在卵泡期应进食营养丰富的食品，如海鲜类，特别是可服用鸡蛋，达到以卵补卵的作用，也可用黄米和香菜煮粥，自月经干净后连服 8 d。研究表明薏米可诱发和促进家兔排卵，而香菜亦可协助排卵。临床上单纯黄体功能不全造成的不孕较少见，多有其他导致不孕的因素同时存在。但是只要有黄体期孕酮测定、基础体温、临床表现、甚至是子宫内膜活检提示有黄体功能不全的患者即可使用上述方案进行治疗。及时纠正黄体功能不全的状态是临床助孕治疗一项针对性强、疗效明显的措施，是妇科医生所必须掌握的。

（刘强）

第二十章　排卵障碍性不孕

凡婚后未避孕、有正常性生活、同居 2 年而未受孕者，称为不孕症。多 项 流行病学调查结果显示，不孕夫妇中，女方因素占 40%～55%，男方因素占 25%～40%，男女双方共同因素占 20%～30%，不明原因的约占 10%。女性不孕因素包括输卵管因素、排卵障碍、宫颈与子宫因素、外阴与阴道因素等，其中排卵障碍占到 25%～51%，排卵障碍是指下丘脑-垂体-卵巢轴(HPOA)及卵巢的旁/自分泌功能失常致使卵泡不发育、发育停滞、闭锁、未成熟卵泡排卵等从而导致不孕症的发生。

一、病因研究

(一)中医

认识中医虽然没有排卵障碍性不孕症的病名，但根据临床表现可归属无子、绝嗣等范畴。《素问·金匮真言论》云："肾者主蛰，封藏之本，精之处也。""夫精者，身之本也。" 中医学认为，肾在女性生殖过程中起主导作用，《圣济总录》亦云："妇人所以无子者，冲任不足，肾气虚寒也。"《傅青主女科》中有云："寒冰之地，不生草木；重阴之渊，不生鱼龙，今胞宫既寒，何能受孕。" 肾虚宫寒，寒凝血瘀，以致胞宫失养，故而不孕。《万氏妇人科》云："妇人无子皆由经水不调，经水所以不调者，皆由内有七情之伤。"肝气郁结，气血失调，充任不能相资，故不孕。《医宗金鉴》云："因体盛痰多，脂膜壅塞胞中不可孕。"《丹溪心法·子嗣》中提出："若是肥盛妇人，禀受甚厚，恣于酒食之人，经水不调，不能成胎，谓之躯脂满溢，闭塞子宫，宜行湿燥痰。"痰阻充任，遮隔子宫，不能摄精成孕而致不孕。《医学衷中参西录 》指出 ："是以女子不育，多责之冲任。… … 冲脉无病，未有不生育者。" 冲任二脉的旺盛与流通调节着全身的阴阳气血。

(二)西医

认识卵母细胞及包绕它的卵丘颗粒细胞一起排出的过程称排卵。西医学认为生殖内分泌的核心是 HPOA 的相互调节和相互制约，凡是干扰 HPOA 的某一环节，引起其功能性障碍或器质性损害的疾病都可导致排卵障碍。姚成莲对 215 例因排卵障碍所致的不孕症妇女行甲功筛查，得出结论：甲状腺激素异常与不孕症有密切的关系。甲亢妇女由于垂体分泌促甲状腺激素(TSH)减少，血清中游离三碘甲状腺原氨酸(T3)或 T4 水平上升。因此，可引起月经紊乱、排卵障碍，从而引起不孕症。高雄 激素血症、胰岛素抵抗和高胰岛素血症亦可能是导致卵泡发育障碍的原因之一，外周组织对胰岛素敏感性降低，使胰岛素的生物效能低于正常，机体代偿性升高胰岛素水平形成高胰岛素血症，高胰岛素血症抑制性激素结合球蛋白合成，使体内游离性激素增加。雄激素更增加垂体促黄体生成素(LH)分泌，过多的 LH 和胰岛素共同刺激卵巢的卵泡膜细胞和间质细胞产生过量的雄激素。而促卵泡生成素(FSH)相对不足，使卵泡发育停滞，导致无排卵和多囊卵巢形成。高泌乳素血症亦可导致排卵障碍，泌乳素(PRL)由垂体前叶催乳细胞分泌，过多的 PRL 可作用于下丘脑的周期中枢，促使黄体生成激素释放激素(LHRH)失去正常脉冲或分泌节律，从而抑制 FSH、LH 合成和释放；过高的 PRL 作用于卵巢，可以抑制卵泡成熟，明显降低雌、孕激素合成而导致排卵障碍。魏美霞等对 500 例排卵障碍性不孕患者进行问卷调查，得出结论：年龄、行为方式、人格心理因素、家庭关系、家庭收入、个人经历、文化程度等是影响女性排卵障碍性不孕的重要因素。

二、治疗

(一)中医治疗

1. 辩证论治　张宗圣等自拟补肾方药治疗肾虚型排卵障碍性不孕 65 例，方药组月经周期情况优于西药组，用药过程中出现优势排卵 50 例，方药组服药期间和停药后共有 42 例妊娠(64.6%)。徐梅等总结蔡小荪教授常法有三：育肾调周，顺应月经周期；通补兼施，应和藏泻生殖；阴平阳秘，巧谙健康作息。月经期胞气血由满而溢泻渐至空虚，肾气、天癸作用减弱，以养血活血为主，予四物汤加减；经后期胞气血由虚至盈，肾气渐复渐盛，宜育肾通络，补益肝肾，予益肾通络方加减；经前期肾气实而均衡，阳胜阴长，气血充盈，均以育肾培元之法，予育肾培元方加减。赵春景运用罗氏促排卵方法治疗 20 例多囊卵巢综合征(PCOS)患者，总有效率 85%。陈雁运用疏肝补肾汤治疗 40 例排卵障碍性不孕患者，妊娠率为 55%。孙青凤认为排卵障碍的最大原因在于肾虚，肾-天癸-气血之间的平衡失调是引起排卵功能障碍性不孕症的主要因素，以五子衍宗丸加减治疗，治疗组治愈率 46.4%。李小平等认为肝郁气滞血瘀是子宫内膜异位症排卵障碍性不孕的重要原因，以木达汤加减治疗，妊娠率达 51.72%。

2. 针灸治疗　针灸治疗排卵障碍性不孕症是通过针刺冲、任、督、带脉的穴位，以疏通经气，恢复人体气血脏腑的功能，从而达到治病的目的。郭建芳等在经前期针刺以冲、任二脉及足少阴肾经为主的穴位使肾中精血逐渐滋生，并以补法来促进卵泡发育成熟。

3. 中医其他疗法　文怡等运用耳穴联合温盒灸治疗肾阳虚型排卵障碍性疾病，通过活血祛瘀，温经散寒，补肾调冲任的作用而促排卵。月经周期第 5 天给予行耳穴贴压选穴：肾、卵巢、内分泌、皮质下、肝、心、盆腔。同时给予温盒灸：关元、神阙、三阴交、肾俞、子宫。肝藏血，主疏泄而司血海，冲脉为血海，三阴交为肝脾肾三经之交会穴，三阴交埋羊肠线可健脾益气，调补肝肾，使肝脾肾经血充盈，胞脉得养，冲任自调。庞文妃运用三阴交埋线与坤六方治疗不孕症获得良效。邓云志用穴位埋线治疗无排卵不孕症 41 例，妊娠率 31.7%。取穴：主穴为足三里、三阴交、太冲；肾虚加肾俞、关元；痰湿加中脘、丰隆、脾俞；血瘀加膈俞。

(二)西医治疗

西药主要通过对 HOPA 轴的调节、调节机体激素水平而达到促排卵的目的，常用药物如下。

1. 氯米芬(CC)　CC 一直是多囊卵巢综合症促排卵的首选药物。具有较强的抗刺激作用和较弱的雌激素活性，与下丘脑和垂体内性雌激素受体相竞争，解除对垂体分泌促性腺激素的抑制，促进垂体促性腺激素的分泌，从而诱发排卵。CC 促排卵妊娠率仅 10%～40%，主要原因是 CC 的抗雌激素作用，一方面影响宫颈黏液不利于精子穿行与生存；另一方面影响输卵管及子宫内膜发育，干扰胚胎着床。若使用剂量过大可能发生

302

卵巢过度刺激综合征(OHSS)。

2. 人促性腺激素(Gn) 目前应用的主要有人绒毛膜促性腺激素(HCG)和人绝经期促性腺激素(HMG)。HCG 能促进和维持黄体功能,使黄体合成孕激素,可促进卵泡生成和成熟,并可模拟生理性的促黄体生成素的高峰而促发排卵;HMG 具有 FSH、LH 的作用,促进卵泡发育成熟,诱发排卵,并使子宫内膜增生。

3. 溴隐婷 非特异性多巴胺激动剂,通过与多巴胺受体结合,抑制垂体前叶分泌泌乳素,降低血泌乳素水平,从而解除高泌乳素血症对 Gn RH 脉冲式分泌的抑制,恢复排卵。

4. 胰岛素增敏剂(二甲双胍) 二甲双胍抑制肝糖异生,增加外周组织对胰岛素的敏感性及与其受体的结合,提高了受体后作用。对 PCOS 患者,二甲双胍减少胰岛素分泌,改善胰岛素抵抗,进而降低 LH 的生成,调节机体激素紊乱状态,达到促进卵泡发育和排卵的治疗目的。

5. 促性腺激素释放激素激动剂(Gn RH-a) Gn RH-a 对 Gn RH 受体有高度亲和力,形成具有生物活性的激素受体复合物,刺激垂体促性腺激素 FSH 和 LH 妇人急剧释放,从而达到促排卵的目的。

6. 来曲唑(LE) 有较强的抑制雌激素产生的作用。由于雌激素对 FSH 的分泌具有负反馈抑制作用,当给予来曲唑后,雄激素向雌激素的转换受到抑制,循环中的雌激素明显降低,其对下丘脑-垂体轴的负反馈抑制被解除,FSH分泌显著增加,从而刺激卵泡生长,增加窦前卵泡和窦状卵泡的数目,诱发排卵。

(三)中西医结合治疗

凤婧等观察归肾丸合克罗米芬治疗排卵障碍性不孕症的临床效果,观察组于月经周期第 5 天起服用 CC50 mg/d,共 5 d,并服用归肾丸,结果发现观察组排卵率及妊娠率均高于对照组。丁雪梅等运用坤灵丸联合氯米芬治疗排卵障碍性不孕症,于月经周期第 3 天开始服用 CC,第 5 天开始服用坤灵丸,疗效明显,提高妊娠率,同时减轻西药的不良反应。

排卵障碍性不孕病因和病机复杂,中医认为病本在肾,多采用补肾法,在补肾的基础上采用疏肝理气、健脾化痰、调理气血、活血化瘀等治法,也可配合针灸、耳针等易于接受的疗法,在促进卵泡发育、诱导排卵、提高妊娠率方面获得满意疗效,且未见明显不良反应。但也存在一些问题:目前临床研究大多是经验性总结,未采用随机对照分组和双盲对照,样本量小,缺乏大规模及多个医疗单位大规模的研究;缺乏规范的诊断标准和疗效指标,可信度受到影响;也未对安全指标进行监测,缺少随访,对后期胚胎毒性的研究基本未见,故探索中药促排卵的规范化模式,从细胞和分子生物学水平研究其治疗机制是今后的努力方向。西药促排卵有效周期短,见效快,但不良反应多、价格昂贵都是其弊端。中西医结合治疗取长补短,优势互补,共同发挥促排卵功效,此可为安全有效促排卵,且提高安全妊娠率探索新的途径。

(刘强)

第二十一章　输卵管性不孕

第一节　输卵管结构病变引发不孕的诊疗

WHO 在 31 届年会报告中指出，各国的不孕率占育龄夫妇 的 5%～15%。我国的调查结果初婚育龄妇女的不孕率在3.35%～19.08%，平均 6.89%。目前不孕症患者日益增加，且35～44 岁的大龄妇女比例增至 37%，所以不孕症也是世界性的健康与社会医学问题。

一、不孕症是妇科常见的多发病

不孕症是妇科的一种常见病、多发病，是由男女双方生殖因素异常而引起，原因较复杂，女方因素占 60%，男方因素占30%，男女双方因素占 10%，因其病因复杂，涉及面广，诊治难度大，堪称妇科疑难病之首。输卵管性不孕是不孕症的主要原因，约占女性不孕症30%～50%，近年来随着性传播疾病、宫内感染、子宫内膜异位症等疾病的增多，输卵管性不孕的发生率也呈逐年增加的趋势。对于输卵管性不孕的目前仍是不孕症的难题，同时也是众多学者研究的对象。

二、输卵管性不孕的解剖学基础

输卵管是女性生殖系统的重要组成部分之一，长为 6～15cm，由黏膜和环状平滑肌构成，是精子、卵子、受精卵运行的通道，也是精子与卵子结合受精的场所。在解剖上，输卵管分伞部、壶腹部、峡部和间质部。输卵管伞端又称漏斗部，是输卵管的末端，如一把撑开的伞覆盖于卵巢的表面，起着拾卵子的作用。伞的顶端为输卵管腹腔端的开口，直径为 1～1.5 cm。输卵管壶腹部是峡部外侧形成的膨大部分，长约 5～10cm，管腔大，在靠近伞部直径可达 1 cm，内含有大量皱襞，是精子和卵子停留、结合形成受精卵的场所。输卵管峡部的肌层较厚，由内纵、中环和外纵三层平滑肌组成。管腔直径仅为0.1～0.5 mm，是精子获能、顶体反应和精子贮存的主要部位。一旦排卵，贮存于峡部的精子便可缓慢地释放至壶腹部，使卵子得以受精。输卵管间质部也称子宫部，是穿透入子宫肌壁的部分，短而窄，长约 1～2.5 cm，直径为 0.1～4 mm，并随平滑肌舒缩而变化。输卵管性不孕是指在排除了其他因素后，由于输卵管阻塞或粘连引起的不孕，占女性不孕症的三分之一。输卵管阻塞大多是由于炎症引起，无论通过血源性、上行性途径引起的生殖道感染均可引起输卵管功能和结构的改变，导致输卵管内出现碎片、浓缩稠厚的黏液、细小的纤维丝等病变。病变原因以炎症为主，但非炎症病变率却在逐渐地增加，也不可忽视。因不孕前来就诊属输卵管炎病变者一般均为慢性输卵管炎，其形成可由急性输卵管炎治疗不彻底或不及时而导致输卵管黏膜粘连或盆腔炎，也可以是外阴阴道上皮和(或)子宫内膜局部形成病灶而引起上行感染，形成慢性输卵管炎阻塞输卵管通道。

三、输卵管性不孕的诊疗现状及进展

输卵管各个部位的结构不同,生理功能不同,这就决定了不同部位的输卵管堵塞的诊疗方法不同,且疗效差异也较大。目前主要的诊疗途径有以下几种:子宫输卵管造影、介入治疗、外科手术治疗、中医药治疗等方法。

(一)子宫输卵管造影术

子宫输卵管造影检查是通过导管向宫腔及输卵管注入造影剂,利用影像学技术根据造影剂在输卵管及盆腔内的显影情况来了解输卵管是否通畅、阻塞部位及宫腔形态的一种检查方法,能明确了解输卵管的全程通畅情况及具体阻塞部位和性质。该检查损伤小,在有经验的医生操作下并辅以数字X光机的应用就能对输卵管堵塞作出正确诊断,准确率达98%,且具有一定的治疗作用,是现在用来了解输卵管是否通畅及通畅的程度和具体堵塞部位的最常用的检查方法。

(二)输卵管介入法

输卵管介入治疗就是利用超声、CT、MRI、X线等影像导向技术,定向对病变所在的组织和器官进行诊疗,属于介入放射学范畴。介入治疗具有创伤小、花费少、手术时间短、可门诊操作,比腹腔镜输卵管显微外科技术和体外受精并发症少而轻等优势,国外已广泛应用于妇产科临床,是目前国际上最先进的治疗方法,我国的连芳于20世纪90年代首先采用输卵管介入术治疗输卵管阻塞性不孕,但因其技术,设备要求高,还不能广泛开展。目前介入治疗的原理即采用一根导丝插入阻塞的输卵管内进行,插管可在 X 线透视、B 超、宫腔镜的监视下进行。插管成功率为 94%~100%,治愈率为 89%,自然受孕率约为30%,近端阻塞再通率显著高于中远端阻塞的再通率。

(三)外科开腹输卵管成形术

外科开腹手术治疗输卵管阻塞常有输卵管粘连分离术、输卵管造口术、输卵管移植术及卵巢移植术等,其优点是在直视下手术操作易控制,但手术力求精细,损伤大,且易造成术后盆腔再次粘连,故除少数不宜行微创腔镜手术的患者外,目前临床上已经较少采用开腹输卵管成形术。

(四)外科微创手术

1. 宫腔镜手术　宫腔镜检查主要是用来了解子宫腔内部情况的一种检查方法,可治疗输卵管堵塞,同时可发现没有症状的宫腔因素的存在,如子宫内膜息肉、宫腔粘连、内膜结核等。宫腔镜下输卵管插管疏通术的优点是能将导管插入输卵管间质部内 5~8 cm,对宫角和间质部起到机械性疏通作用;再则,插管后能使压力直接作用于输卵管腔,对输卵管内轻度粘连或有血块、组织碎屑堵塞输卵管均起到较好的疏通作用。它是目前治疗输卵管不孕症的重要手段,具有操作方法简单、安全、并发症少、不需住院、效果满意等优点,但对输卵管近端阻塞或管腔部分粘连的治疗效果较好,对中段及远端效差,且无法了解盆腔情况。

2. 腹腔镜手术　腹腔镜手术创伤小、对盆腹腔影响小,可全面评估整个盆腔情况,所以腹腔镜是目前判定输卵管是否通畅最可靠的方法。对于盆腔粘连、输卵管阻塞、扭曲、积水、伞端包裹者可以分离粘连,行输卵管形或造口术,恢复盆腔与输卵管的正常解剖关系,术中可放置防黏剂预防术后再粘连,提高术后宫内妊娠率;对于输卵管形态

欠佳、僵硬、蠕动差、近端梗阻的患者，可以及早行体外受精与胚胎移植术，以免错过最佳年龄和排卵时间。但腹腔镜手术只对远端阻塞有效，对于中段堵塞及近端效果差不能处理较长距离、致密管腔堵塞及病变较重者，对设备、技术、医务人员配合要求较高，且费用较高，不能在基层医院广泛开展。

3. 输卵管镜手术　随着光导纤维技术的进步，输卵管镜是 20世纪90 年代初发展起来的一种用于诊断输卵管通畅性的新型内窥镜技术，可直接观察到输卵管管腔内部局部微细病变，具有创伤小、并发症少等优点，是诊断和治疗输卵管性不孕最重要的方法之一，也是唯一一种对输卵管内膜病变及程度进行直接评价的方法。输卵管镜可作为了解输卵管腔内正常解剖生理及病理学改变，排除管腔内部结构和功能异常的一种内镜检查，也是输卵管病因检查的最后方法。但由于输卵管镜是一种较为新兴的内窥镜检查技术，对其研究尚存许多争议。

(五) 辅助生殖技术

辅助生殖技术是妇产科、男性学科临床、生殖生物学、胚胎学、内分泌学等基础理论与技术相结合的特殊边缘学科。辅助生殖技术包括人工受精、体外受精及胚胎移植、配子腹腔内移植、配子/合子输卵管内移植、单精子卵细胞浆内注射以及无性生殖技术等。然而，因其费用昂贵，实验室技术条件要求高所以不能算是治疗不孕症最理想的诊疗技术，也无法得到广泛应用，并且随着新技术的发展，辅助生殖技术所涉及的敏感的伦理道德问题，将会日渐突出。

(六) 中药治疗

中医认为输卵管阻塞导致不孕主要是由于多种原因造成的气血瘀结，壅阻经脉的输卵管出现充血、水肿、炎症浸润、积脓、积水及肉芽性增生等病理改变，输卵管整形术虽可使输卵管解剖结构得到恢复，但局部的内分泌环境尚有待于进一步改善。输卵管卵巢局部的微循环障碍与中医"血瘀"病理相符，而其卵泡发育障碍符合中医"肾虚"病机特点，采用活血化瘀，散结通络等方法配合西医的治疗，可达到疏通输卵管的作用。全方攻补兼施，通补共济，补肾与活血相结合，可有效地改善血液循环，促进卵巢、输卵管及子宫间激素和受体的传递，提高排卵前期血清雌激素水平，促使卵泡发育，子宫内膜增生，从而有效提高妊娠率。

总之，虽然输卵管性不孕症的病因已基本明确，治疗的目的就是使输卵管恢复通畅，提高受孕机会，临床上的诊疗方法很多，本文仅将几种常见的方法简要对比分析，为临床医生提供参考。真正在临床上面对个性化的病情如何选择更有效的诊疗方法仍然需要我们医务工作者认真权衡，因人而异，选取出最优的诊疗方案为患者带来孕育的希望。

(刘强)

第二节　输卵管炎性阻塞性不孕的中医治疗

不孕症指夫妻双方有正常性生活，未避孕1年未妊娠者。女性不孕症患者中，输卵管因素所致的不孕症居首位，而其中20%～50%的输卵管性不孕症是由于输卵管阻塞性疾病引起。输卵管阻塞性不孕的主要病因包括盆腔炎性疾病、子宫内膜异位症及输卵管的发育异常，其中主要为盆腔炎性疾病引起的输卵管炎性梗阻性不孕为主。中医学对不孕症治疗有众多的经验，而科技的发展也我们诊断和治疗输卵管炎性梗阻性不孕提供了新的手段。

一、中医对不孕症的认识

《周易》中首次提出不孕病名，《针灸甲乙经》中"女子绝子，虾血在内不下，关元主之"率先提出瘀血导致不孕的机理。中医认为在女性在经、带、胎、产等生理过程中，都涉及到气血津液的变化，往往会出现瘀血停滞、痰浊湿阻的情况。现代中医认为输卵管炎性梗阻性不孕属于有形实邪阻于胞络，男女之精气不相搏而致久久不孕。"瘀"为此病的主要病因、也是主要的病理产物，研究表明气滞血瘀占输卵管性不孕的60%以上，是导致此病的重要因素。

二、中医内治法

刘宇新将本病分为湿热瘀阻、气滞血瘀、寒凝血瘀、痰湿瘀滞、气虚血瘀五个症型，但都与"瘀"有关，治疗上以活血化瘀为治则，药用：金银花25 g，红藤20 g，败酱草20 g，黄芩15 g，连翘15 g，水蛭10 g，蒲公英15 g，三棱15 g，莪术15 g，五灵脂15 g，小茴香10 g，荔枝核15 g，甘草10 g，丝瓜络1 g，路路通15 g，随证加减。傅萍认为本病"血瘀"为标，"肾虚"为本，治疗上主张活血化瘀、温肾通络，除运用活血化瘀之品外，主张运用鹿角片、巴戟天等温肾之品，辅以香附、川芎等行气之品，以促活血化瘀之效。张喆自拟疏通汤(丹参20 g，穿山甲20 g，枳实15 g，赤芍15 g，柴胡10 g，路路通10 g，桂枝10 g，桃仁10 g，蟅虫10 g，甘草10 g)予65例本病患者，妊娠15例，通畅18例，有效23例，总有效率达86%。夏桂成认为本病主要病机为瘀滞，兼夹湿热、寒湿等病邪，治疗上以学府逐瘀汤和活络效灵丹临证加减。有活血行气，化瘀通络之功。

三、中药外治法

余世强等予疏管通络汤(桃仁15 g，红花15 g，薏苡仁30g，三棱15 g，莪术15 g，穿山甲10 g，水蛭15 g，桂枝10 g，路路通15 g)灌肠治疗本病30例，患者经净后第2天该方浓煎剂灌肠，10 d为1个疗程，3个疗程后宫腔镜检查行疗效判定，总有效率为96.67%。苗曼华中药煎剂(红藤、败酱草、蒲公英、紫花地丁30 g，皂角刺、三棱、莪术各15 g，露蜂房9 g，大黄5 g)治疗本病31例，嘱患者100 ml浓煎药业灌肠，连续10次为1个疗程，总有效率达93.3%。

四、中医针灸治疗

王芳针刺气海、关元等穴位配合当归注射液宫腔注射治疗本病82例，选太溪、气海、关元透中极为主穴。在双太溪穴针，适度提插捻转；从气海穴进针，适度提插捻转，使针感达会阴；2～3寸长针，从关元进针，透刺中极穴，体针与皮肤呈30度角，适当提插，使针感达会阴。每2日针1次，1个疗程为1个月经周期，针灸后配合当归注射于宫腔注射，此法治疗改变有效率为79.3%。韩培玲通过自拟"针灸通管方"治疗本病，主要方法为针刺子宫穴、气海、太冲、三阴交、太溪等穴位，韩氏认为输卵管阻塞性疾病属于中医"癥瘕"范畴，应当联合温针灸行气活血，化瘀通络治疗本病，并运用耳压疗法联合针灸协同治疗，效力较单一方法更甚。

五、中西医结合治疗

近年来，临床上有许多中西结合治疗该病的经验，也有相关基础性研究证明其有效性。梁琦等予85例衣原体感染所致输卵管性不孕患者阿奇霉素联合通管冲剂，证明两者两者联合用药能够有效治疗输卵管性不孕。陈慧娟等对94例梗阻性输卵管不孕的患者的观察证明输卵管通液后予以中药活血化瘀、软坚通络煎剂口服及中药浓煎剂(红藤、败酱草、鱼腥草、王不留行各等)灌肠，可提高输卵管阻塞性不孕患者输卵管通液术的有效率，较单纯的输卵管通液术治疗本病有明显优势。杨湖珍等对54例本病患者予以中药煎剂口服、外敷联合输卵管通液术治疗，有效率为88.9%，明显优于采用输卵管通液术联合经期抗感染治疗的对照组。陈素敏等对71例本病接受宫腹腔镜手术治疗患者予少妇逐瘀汤保留观察，月经第5天开始用药，10天为1个疗程，共6个疗程，有效者64例，明显高于单纯行手术治疗者。邱芳等针对1327例本病行宫腹腔镜手术治疗患者术后予以中药煎剂清热解毒、化瘀消痈口服，术后1年宫内妊娠者为672例，有效率明显高于术后期待疗法者。辅助生殖技术作为本病愈合不良者的一种生殖替代手段，也手到了越来越多的关注，而中医药能够提高辅助生殖的成功率也越来越受到关注。谈勇认为运用中药调周法于本病期于辅助生殖技术者，可达到调整月经周期，改善体质状态、逆转敏感性，调理气血，突破低水平的平衡的目的。抗生素的使用可有效的抑制部分病原体所致的输卵管炎症，但存在病原体的耐药性问题日益严重。宫腹腔镜手术可对输卵管形态、器质性改变提供很好的治疗手段，但无法对输卵管微环境干预，往往有再次发生粘连积水的可能，并不能完全治愈此病。辅助生殖技术虽成为了一种重要的生殖替代技术，但其价格高昂，对患者身体要求较高等不足。

输卵管炎性疾病已成为育龄妇女的常见病、多发病，而由此引起的女性不孕占女性不孕因素的首位。中医对于本病的治疗有着相当丰富的经验，中西医结合治疗此病也弥补了单纯西医治疗本病的不足，众多研究证明中西医结合治疗有较好的疗效，希望在进一步的研究中制定规范的中西医结合治疗本病的规范，发挥中医药治疗此病的优势。

(刘强)

第三节　输卵管阻塞性不孕治疗后粘连的防治

输卵管阻塞性不孕是指因输卵管炎症等多种原因引起的输卵管阻塞导致的不孕。输卵管再通术能够对输卵管近端阻塞导致的不孕产生很好的治疗效果，但是目前常见的输卵管再通术是机械性地导通闭塞的输卵管，仅局限于输卵管近端闭塞的导通，而大部分输卵管性不孕患者并不仅仅是输卵管的阻塞，大部分患者有合并盆腔粘连、子宫疾患、卵巢疾患、子宫内膜异位症等其他疾病。目前大量研究发现，壶腹部和壶腹部远端的阻塞造成大部分输卵管僵硬，导管再通后管腔功能难以恢复，再粘连率高，远期疗效相对差。因此，如何减少治疗后再粘连率，提高宫内妊娠率，仍是我们需要解决的问题。

一、灌注治疗药物

（一）庆大霉素

输卵管炎症导致输卵管阻塞性不孕的常见病原体是沙眼衣原体、支原体，这些病原体可在输卵管内长期寄生，导致输卵管黏膜发生炎性改变，从而导致术后再粘连率高。庆大霉素可抑制细菌蛋白质的正常合成，使细菌细胞膜的通透性增强，细菌胞内重要物质外漏，导致细菌死亡，亦对支原体较敏感，因此常作为输卵管再通术灌注药物使用，但目前发现多数链球菌（化脓链球菌、肺炎链球菌）、厌氧菌、立克次氏体和真菌对本药耐药，这可能是导致对输卵管炎的治疗效果不佳的原因。

（二）地塞米松

地塞米松在输卵管通液中，一方面能够抑制嗜中性粒细胞向炎症部位的聚集，使血管收缩，血管的通透性下降，阻止炎症化学介质的合成和释放，另一方面能够减少炎性物质渗出，并能抑制组胺和其他毒性物质的形成与释放。输卵管阻塞性不孕大部分是由于输卵管非特异性炎症引起，所以地塞米松起到抗炎的作用。但它对疾病没有治疗作用，只能减轻炎症的反应。

（三）糜蛋白酶

糜蛋白酶为蛋白分解酶类药，能够迅速清除血凝块、脓性分泌物和坏死物质等，输卵管再通术后使用可有效清除坏死组织，减轻局部炎症，减少局部分泌和水肿。临床上对于输卵管阻塞性不孕患者经再通术后常应用以上 3 种药物进行通液，但疗效欠佳，再粘连率仍较高。

二、抗粘连药物

为防止输卵管再通术后的粘连，抗粘连药物已取得较大进展，目前抗粘连的药物包括：几丁糖、透明质酸钠、臭氧（O_3）。

（一）几丁糖

输卵管阻塞多由于炎症所致粘连阻塞，病程稍长会导致瘢痕闭塞，不孕时间较长。输卵管再通术是通过导丝对阻塞部位进行机械疏通扩张治疗，而输卵管管腔狭小，且走形不规则，故即使再通成功后，由于管腔狭窄，阻塞部位由于机械性损伤后有部分炎性组织渗出而易再次粘连阻塞；其次，输卵管再通术由于反复插管造成的损伤、出血可引起子宫内膜的细胞破坏，组织水肿、炎性渗出和继发感染等病理变化，导致输卵管粘连并重新发生阻塞。几丁糖是公认的生物材料，具有无毒、生物相容性和低过敏性，生物降解性。许多报告显示，几丁糖具有抗菌活性，但实际的机制尚未完全阐明。已经提出了几种假说，其阳离子性质，低分子量壳聚糖能穿透细菌细胞壁，与核酸结合，抑制核酸转录和转录合成。几丁糖及其衍生物具有生物降解、生物相容性、抗菌活性和低免疫原性，有利于发展作为伤口愈合的生物材料。赵波等曾对几丁糖、玻璃酸钠、糜蛋白酶的防粘连效果进行了比较分析，发现几丁糖的使用可有效预防术后粘连发生，黄益等的研究也支持术后使用，几丁糖可有效预防再粘连，提高妊娠率。李辉杰等对几丁糖的分析中发现，对介入治疗输卵管再通术后再粘连、提高术后的妊娠率具有明显疗效。

(二)透明质酸钠

透明质酸钠在妇产科领域应用很广，据报道，透明质酸钠能减少腹膜损伤，促进创面愈合和增加间皮细胞生长，它还可以在腹膜表面损伤后形成光滑的防粘连屏障。还有文献表明，透明质酸衍生物在腹膜表面附着 6～7 d，而粘连力在腹膜损伤后5～7 d 最强，粘连机制在这一段时间生效。透明质酸钠溶液在组织修复中起重要作用，它可以隔离组织，防止脏器表面粘连。李群英等研究发现透明质酸钠能明显降低介入治疗术后再粘连的发生。但目前临床上广泛使用的防粘连药物和防粘连屏障都只能减少粘连的产生，还无法达到消除粘连的目的。

(三)O_3的治疗作用

随着医用 O_3临床应用领域的不断拓宽，在治疗妇科炎症方面已取得良好效果，陈凤佳等曾用 O_3治疗一组细菌性阴道病，效果显著，目前医用 O_3在输卵管阻塞性不孕中有了一定的防粘连作用，可能与下列因素有关：

(1)O_3和细菌、病毒有很好的结合力，三者结合后有更强的杀菌能力，能很快将细菌和病毒杀灭。

(2)O_3可以使内皮细胞释放NO 使血管舒张，减轻局部组织缺氧，从而促进炎症的消退．胡文军等对于应用医用 O_3预防输卵管再通术后的粘连，随访可有效减少再通术后闭塞率，但是过高的O_3浓度也会对组织产生损害，因此注射时严格控制 O_3浓度是至关重要的，能够精确显示浓度的 O_3发生器有利于提高治疗的安全性。

三、中药治疗

输卵管阻塞性病变中医辨证为"血瘀"，治疗以活血化瘀通络为主，输卵管阻塞多为炎症所导致，管腔存在不同程度的粘连变性和功能损伤，符合中医血瘀证的特点。丹参可抗血栓形成，改善微循环，调节组织修复和再生，抗菌消炎，尤其是金黄色葡萄球菌有较强的抑制作用。严英等采用介入再通术+输卵管内丹参注射液灌注术联合丹参注射液宫腔通液术及口服中药治疗输卵管阻塞性不孕症，术后随访 12 个月内的输卵管通畅率较高，再闭率较低，但输卵管异位妊娠率亦较高。王初容将 118 例输卵管阻塞患者分为对照组和治疗组，治疗组在对照组基础上给予丹参注射液 20 ml，分别比较术后再通率、通畅率和妊娠率，治疗组通畅率和妊娠率分别为 89.74%、38.5%，对照组分别为 72.5%、25%，认为丹参注射液能减少介入术后输卵管再粘连的发生。因此输卵管术后丹参的使用可有效降低输卵管再粘连率，提高术后通畅度。

四、中药联合理疗

中医认为，输卵管阻塞性不孕患者，管腔存在不同程度的粘连变性和功能损伤，符合中医血瘀症病理的特点。中药包括口服和灌肠的方法，所用中药以活血化瘀为主，其药理学作用为：减少输卵管局部血瘀和组织张力，改变盆腔局部的血液微循环，促进输卵管粘连的松解。微波治疗是对下腹部进行照射，是近几年新兴起的一门治疗方法，它可使病变部位的血流加速、组织细胞膜通透性增高、血管扩张，并改善局部组织营养代谢，起到促进炎症吸收等疗效．理疗方法无创，且能较好缓解轻度输卵管粘连，对于其致密性输卵管粘连效果较差，所以开始出现了理疗联合中药相结合的治疗方法。有学者报道中药配合输卵管再通术后再闭塞率仅为8.7%，邬素珍等对 42 例输卵管再通后加用中药口服和灌肠的病例，对 26 例输卵管再通后没有系统用药，进行术后 3、6、12 个月的妊娠数进行比较。两组术后 3、6 个月的妊娠数比较差异无统计学意义，而术后 12 个月，治疗组妊娠率 59.5%，对照组妊娠率 23.1%，王瑞峰等把 154 例输卵管再通术成功者分别分为实验组和对照组，实验组采用用药联合理疗，对照组未采用任何干预措施，随访 1 年，实验组受孕率为 55.0%，再粘连率为22.6%，对照组受孕率为 33.8%，再粘连率为 44.4%。中药保留灌肠加理疗治疗输卵管阻塞性不孕症有较好疗效，患者易于接受，毒副作用少，经济、方便。另外王瑞峰认为再通方式的不同对于术后再粘连也有着很大的影响，根据临床经验认为有以下 3 个方面的因素导致这一结果：①通过加压再通术能够再通成功的患者其粘连情况比采用导丝再通术的患者要轻，因此术后预后会更好；②导丝再通容易对输卵管造成损伤，虽然暂时再通成功，但是术后容易发生粘连，而加压再通术不存在这方面的因素；③笔者推测可能与假阳性率有关。现在面对的问题是部分患者不能很好地配合，以致灌肠操作不到位，需提前做好指导工作。

五、基因治疗

盆腔粘连是导致输卵管阻塞性不孕、慢性盆腔疼痛的主要原因，因个体遗传差异，有些人更易发生术后粘连。没有可用的标记来预测术前粘连的发生或程度和严重程度，缺血一直被认为是导致粘连的重要因素。目前临床上广泛使用的防粘连药物和防粘连屏障都只能减少粘连的产生，还无法达到消除粘连的目的。基因治疗是未来预防输卵管再通术后粘连治疗的一个方向，理论上可采用基因载体携带特定的基因片段调节腹腔局部的细胞因子的表达，以达到预防粘连的目的。虽然基因治疗还处于初始阶段，但是随着有关非病毒基因传递系统的突破性进展，加上更低免疫性和高效性表达的质粒的研发，基因治疗应用于临床预防组织粘连指日可待。

总之，在预防输卵管再通术后粘连的治疗过程中，已有很多治疗方法，但目前每一种治疗方法都有一定的不足，尚无统一治疗指南形成，但基因治疗在各种治疗中有不错的前景。

（刘强）

第二十二章 辅助生殖技术的临床应用

第一节 诱发排卵概述

高雄激素是多囊卵巢的主要病理生理表现之一，其卵巢内众多的闭锁卵泡内含高水平的雄激素并进一步抑制其他卵泡的发育，进入血液循环后在外周组织转化为雌酮，改变了各种雌激素的比例，失调的雌激素比例可影响下丘脑、垂体的 LH 和 FSH 的分泌，形成多囊卵巢特有的激素改变。手术治疗多囊卵巢综合征的机制被认为是手术引流和减少了局部的雄激素，解除了对卵泡发育的抑制.或增加了局部的血流量，有利于卵泡的发育和成熟。研究也观察到手术后血中雄激素如睾酮以及 LH/FSH 比值的下降。

目前普遍认为手术治疗多囊卵巢综合征的短期效果是满意的，但长期疗效难尽人意。对于该种患者，必须针对性地制定超排卵方案。递增或递减方案是可供选择的方法之一。

递增方案是从最低剂量开始，逐渐增加剂量，直至选择出对促性腺激素最敏感的少数几个卵泡，再以维持剂量使之生长发育直至成熟。启动剂量从 FSH 37.5～75IU/d 始，首次隔 10 至 14 天、以后每 7 至 10 天递增剂量 FSH 37.5～75IU/d，直至超声或激素监测显示卵泡开始生长时，此时的剂量为阈值剂量，再以此剂量作为维持量至卵泡成熟。该方法对患者和医生均要求有足够的耐心。

递减方案是以较高的剂量启动一批卵泡的生长，然后通过减量降低促性腺激素的水平，只让最敏感的卵泡继续生长和发育，其他较小敏感的卵泡通过选择机制而闭锁。启动剂量可从 150～225IU/d 始，当超声监测显示卵泡开始生长达直径 10～12mm 时开始减量。这样的治疗方案更接近于自然周期的激素变化过程。

无论采用何种超排卵方案，都要求在超排卵的过程中严密监测，为治疗方案的调整提供参考。

一、诱发卵母细胞的最后成熟和触发排卵

随着卵泡的生长发育和成熟，卵泡内的卵母细胞也发生一系列的变化，但卵母细胞的最后成熟特别是核的成熟和卵子最后从卵泡的排出即排卵的过程需要 LH 峰的激发。促排卵中通常使用 HCG 模拟 LH 峰达到这一目的。正确掌握注射 HCG 的时机是获得高质量的卵子的关键。过早使用 HCG，卵泡的形态和功能未完全成熟，卵泡的颗粒细胞上的 LH 受体不够丰富，不能对 HCG 做出恰当的反应，卵子不能在恰当的时间排出，或回收的卵丘复合体不够松散且紧附于卵泡壁，卵子回收率低；也可能影响卵母细胞的最后成熟，回收的卵子中不成熟卵比例增高，随后的受精率、卵裂率受影响。过迟使用 HCG，卵子可能已度过了最适当的受精时机，特别卵泡分泌的雌激素达到一定水平后，如果没有恰当的抑制 LH 峰的措施或者个别患者的垂体在促性腺激素释放激素激动剂或抑制剂的抑制下依然可发生"逃逸"现象，从而出现内源性的 LH 峰时，卵子的质量将受到严重的干扰，以后的受精和种植也会受到影响，甚至会引至染色体方面的变化。

一般情况下，决定 HCG 使用的时机主要参考卵泡直径的大小和外周血中的雌激素的水平以及卵泡的数目。如以诱发排卵为目的，当主导卵泡直径达 18mm 后，可使用 HCG，但当有多个主导卵泡达直径 16mm 或以上时，为避免多卵泡同时排卵而导致多胎妊娠，该周期应当终止治疗，并嘱患者避孕。如以超排卵和卵子回收为目的，当主导卵泡中有一个直径达 18mm 或两个达 17mm 或三个达 16mm 时，可于当天停用促性腺激素，于外源性促性腺激素最后一次给药后的 36 小时注射 HCG 5000～10000IU；如外周血中的 E_2 水平达 11100pmol/ml/每个主导卵泡时也可使用HCG；如发育达成熟阶段的卵泡数目较多，为避免增高的 E_2 水平诱发内源性的 LH 峰，可适当提前注射 HCG 的时间。此外，也要参考患者的具体情况，对过去资料显示卵泡期短的或排卵时卵泡直径小的患者，可适当提前注射 HCG 的时间，反之亦然。

二、调整卵泡期的 LH 水平和抑制早发的 LH 峰

在生理状态下，LH 在卵巢的激素生成和卵子的发生过程中发挥重要的生物学作用。LH 可促进卵泡膜细胞的增殖和分化，促进卵泡膜细胞产生雄激素，刺激颗粒细胞芳香化酶活性，协同增加雌激素的产生；LH 在卵泡晚期促进产生微量的黄体酮从而促进雌激素的正反馈；此外，LH 也促进卵泡的生长，促进卵子的成熟。LH 峰触发卵母细胞的减数分裂恢复和卵泡细胞的黄素化，使原来较紧密的卵丘复合体的颗粒细胞变得较为分散，并促使卵细胞壁改变导致卵泡破裂和排卵发生。因此，生理水平的 LH 对卵巢的功能显然是重要的。

在超排卵周期中，LH 的异常分泌主要有卵泡期过高的 LH 水平或发生早发的 LH 峰 (premature LH surge)。卵泡期过高的 LH 水平在典型的 PCOS 患者中是常见的表现。早发的 LH 峰指在超排卵周期中，在主导卵泡成熟前即出现不同幅度的 LH 峰。一般认为出现这种早发的 LH 峰是由于多个卵泡发育，雌激素水平比自然周期迅速升高，从而更早达到足以产生正反馈而诱发垂体促性腺激素高峰的水平。如无一定的干预措施(如垂体的降调节)，在超排卵周期中多达 5%至 20%的患者可出现早发的 LH 峰，这种内源性早发 LH 峰相对自然周期的 LH 峰而言，峰值较低、延续、隐匿(attenuate)。

曾有许多临床和研究资料证实，无论是卵泡期过高的 LH 水平或早发的 LH 峰，均可对卵子的质量造成有害的影响，从而影响卵子的受精，乃至此后受精卵的分裂、植入前胚胎的发育、胚胎的植入、早期胚胎的生长发育，从而导致辅助生育临床中的低取卵率、低受精率、低卵裂率、低植入率和低妊娠率以及高的流产率。

自然卵泡周期中，卵丘-放射冠细胞-卵子轴通过细胞间的相互作用(例如卵子成熟抑制因子(OMI)或 cAMP 向卵细胞的输送)使卵子维持停滞于减数分裂的核网期。排卵期的 LH 峰通过颗粒细胞的 LH 受体发挥作用，使卵泡过早发生黄素化(premature follicular luteinization)，这将使上述卵丘放射冠细胞卵子轴的细胞间相互作用解偶联，卵子重新启动停滞的减数分裂。卵泡期过高的 LH 水平或早发的 LH 峰可能正是通过这一机制，在卵泡还未完全成熟时的某个非特定的时刻(常在注射 HCG 之前)使卵子在不合适的时机自动恢复减数分裂，而到取卵时这些卵子已经度过了它们的最合适受精的时间。这种卵子难以受精，即使受精后，胚胎也不易种植而引起妊娠早期流产。

也有资料提示如果卵子暴露于高水平 LH 的时间比自然的 LH 峰提前 12 小时以上，

将严重影响受精卵的卵裂。另外一种可能的机制是，卵泡期过高的 LH 水平或早发的 LH 峰导致卵泡细胞激素生成的改变，从而改变了卵泡的内环境如卵泡液内含过高的黄体酮，这也将影响卵子的质量。

此外，这种早发的 LH 峰由于和卵泡还未成熟时出现，或由于其峰值不足，卵泡中各种参与排卵的机制不能对这种 LH 峰做出恰当的反应，从而导致卵泡的黄素化不排卵。如果早发的 LH 峰的幅度足够，亦可以导致在卵泡抽吸回收卵子前发生排卵，使卵子回收率低、受精率下降、妊娠率下降。

因此，卵泡期过高的 LH 水平或早发的 LH 峰可明显影响超排卵的质量特别是在辅助生育技术中卵子的质量，常常导致治疗的中断即取消周期（cancelling cycles）。

因此，调整卵泡期的 LH 水平和抑制早发的 LH 峰成为保证超排卵质量的重要手段之一，特别对减少早发 LH 峰的出现、降低取消周期的发生率有显著的作用。文献报道在采用促性腺激素释放激素激动剂进行垂体降调节后，取消周期的发生率可降至 5％ 以下。

三、超排卵前的处理

许多的研究已经证明，卵子暴露于高水平的 LH 环境下，不但影响卵子的质量，也因此影响卵子的受精乃至受精后的卵裂、胚胎的发育甚至导致流产率的升高。升高的雄激素水平可以导致卵泡的闭锁，抑制卵泡的生长，干扰内膜的发育。从而导致超排卵和胚胎的植入失败。

PCOS 患者特别是顽固性 PCOS 的患者存在复杂的内分泌异常。高血清 LH 和 T 水平是 PCOS 的特征性表现。这些异常是导致在这些患者的超排卵治疗失败的原因。在超排卵前进行一定的处理是必要的。对这些患者在超排卵前可使用 1～2 周期的醋酸环丙孕酮（CPA）或其复合制剂如 Diane-35（含 CPA 2mg，炔雌醇 EE 35ng），可明显降低血 LH 及 T 水平。必要时同时加用雄激素受体拮抗体安体舒通（spironolactone）40～80 mg/d。这对于改善 PCOS 患者的卵巢对促排卵的反应性和减少流产率有一定帮助。也有的作者在超排卵前采用一般的避孕药 1～2 个月，也可取得一定的效果。

PCOS 患者还存在复杂的代谢异常，肥胖和胰岛素抵抗及继发性高胰岛素血症是一些 PCOS 患者的表现之一。对肥胖的患者在超排卵前采取一定的措施减低体重，以降低血胰岛素水平和 IGF-1 水平，从而减少卵巢源性的雄激素产生及外周转化来的雄激素，对于改善超排卵的效果也有一定的帮助。

超排卵前的这种治疗，可以因为部分纠正了患者的内分泌异常，如减少了雄激素的产生，降低了外周血中的雄激素水平或改变了外周血中各种雌激素的比例，从而纠正了它们对垂体的异常反馈，使后续周期的 LH 分泌或雄激素产生减少，从而有利于改善超排卵的质量。

四、使用 FSH 进行超排卵

如前所述，认识到卵泡期的高 LH 水平对卵子质量有不良影响后，使用更高纯度的 FSH 进行促排卵成为降低卵泡期 LH 水平的常规手段。伴随这一过程的是促性腺激素产品多次的更新换代。以瑞士雪兰诺公司的产品为例，1962 年 hMG 制品 Pergonal（每支含 FSH 75IU 及 LH 75IU）、1983 年尿源性促卵泡素（u-FSH，商品名：Metrodin）、1993 年高纯度尿源性促卵泡素(u-FSHHP，商品名：Metrodin-HP)先后应用于临床，次年即 1994 年经基因重组技术生产的促卵泡素 a(r-hFSH，商品名：果纳芬、Gonal-F)也首次应用于临床。对超高水平 LH 的不良影响的认识以及新产品信息的传播，使应用高纯度的 FSH 的概念深入人心。而同一时期，许多临床观察包括一些设计严密的临床研究和发表文献的荟萃分析(Meta 分析)的结果提示了新产品在治疗中的优势。其主要的好处包括低 LH 甚至无 LH 活性和低含量甚至不含尿蛋白。

此外，Gonal-F 除了不含 LH 和尿杂质蛋白外，它的降解 FSH 含量更低，也不受不稳定的原料来源的影响。卵泡期使用，可引起多卵泡的生长发育，个别患者且即使在黄体期使用，也会导致卵巢内囊肿的形成。为避免激发作用对卵泡周期的影响，最常使用的激动剂长方案将开始使用激动剂的时间安排在超排卵周期的上一个周期的黄体期。因此整个方案必须事先刻意设计和安排，无法根据具体情况随时调整，而且用药时间较长。GnRH 拮抗剂则可在任何必要的时间(如过早 LH 峰将可能产生的时间前)开始使用，从而在使用的灵活性上有更大的自由度，并且可根据卵泡生长情况进行相应的调节，有利于治疗方案的个体化。其二，使用激动剂时在部分患者存在对内源性的促性腺激素分泌的过度抑制，其后果可能导致超排卵的 Gn 使用时间延长、Gn 总用量加大、或会影响超排卵周期的雌激素的产生甚至黄体期黄体酮的水平，而且使部分患者对超排卵反应不良从而导致取消周期。而 GnRH 拮抗剂仅短时间使用，对卵泡的生长发育及其激素的生成以及黄体功能影响较小。

此外，在那些可能发生卵巢过度刺激综合征的患者，尚可以 GnRH 激动剂逆转拮抗剂对垂体的抑制作用，触发垂体产生 LH 峰，代替 HCG 诱发卵泡的最后成熟，以减少卵巢过度刺激综合征的发生。使用 GnRH 激动剂诱发排卵有以下优点：①同时出现的 LH 和 FSH 峰刺激卵子的最后成熟更接近生理过程；②减少未破裂卵泡黄素化的发生；③减少 OHSS；④减少注射 HCG 引起妊娠试验假阳性的可能。

文献报道的 GnRH 拮抗剂的应用方案主要有"单剂量"和"连续给药"两种。单剂量方案可在超排卵周期使用 Gn 后，于周期第 8 天(如卵泡生长速度较慢，则至血 E_2 水平达 1 468nmol/L 时)，或主导卵泡达到 14mm 直径后一次注射拮抗剂如 Centrorelix 3mg，如 72 小时后仍未使用 HCG 触发排卵，则再使用同样剂量的拮抗剂一次。连续给药方案则于超排卵周期的月经第 7 天或第 8 天或主导卵泡达到或超过 14mm 直径后，开始每天使用一次拮抗剂，一般认为最小有效剂量是 Centrorelix 0.25mg/d。观察资料提示上述方案均可有效防止早发 LH 峰的发生。

对照的研究认为使用拮抗剂方案较之激动剂方案其临床治疗效果无统计学上的显著差异。但也有未达统计学上显著水平的资料显示，妊娠率的绝对数较对照组为低，或随拮抗剂的剂量上升，妊娠率下降。

因此，GnRH 拮抗剂的使用在超排卵中是安全、有效且更为方便的手段，其综合的效果有待进一步的观察。

五、黄体期的支持

由于在促超排卵下多使用降调节，停药后垂体分泌促性腺激素的能力未能迅速从降调节中恢复，因而一般进行黄体期的支持。特别是使用长效的 GnRH 激动剂进行垂体降调节的超排卵周期，取卵时间通常还在垂体降调节的有效时间内，内源性的 LH 还处于低水平，更要及时进行黄体支持。另一个需要黄体支持的理由是，有的作者认为在超排卵周期，多卵泡的发育导致高雌激素水平，向吸取卵泡的时候可能使颗粒黄体细胞减少，一方面导致黄体功能不足，另一方面高雌激素导致雌/孕激素的比例失调，可能对胚胎的植入不利。

（魏本翠）

第二节　诱发排卵和超排卵的药物

辅助生殖技术的重要内容之一是调节卵巢的排卵功能。最早期的体外受精与胚胎移植技术在自然周期取卵进行，每一周期可供应用的卵子通常只有一个。经过一系列复杂的程序后，显然最后进行胚胎移植的机会和移植的胚胎数目都受到严重的限制，因而成功率很低。控制性超排卵(conlrolled ovarian hyperstimulation, COH)，指应用促排卵药物在可控制范围内使多个卵泡同步发育成熟，获得多个卵细胞，得到多个可供移植的胚胎，提高临床妊娠率，是辅助生殖技术(ART)的关键。针对排卵障碍性疾病，如多囊卵巢综合征、未破裂卵泡黄素化综合征等，在应用促排卵治疗前，必须明确不排卵的原因、输卵管情况并除外男性因素，从而明确不育的原因。对先天性卵巢缺如、绝经后及卵巢早衰的患者，促排卵治疗无效。

超促排卵的不良反应主要有卵巢过度刺激综合征(OHSS)、多胎妊娠等。而多胎妊娠则易导致流产、早产等孕产期并发症，对母婴不利。

一、卵巢激素类药物

诱发排卵中使用的卵巢类激素主要包括雌激素和孕激素。雌激素是由 18 个碳原子组成的甾体激素。改变天然雌激素的化学结构。如置换不同长度的侧链可产生作用更强的人工合成的雌激素。体内的雌激素有三种：即雌二醇(estradiol, E_2)、雌酮(estrone, E_1)和雌三醇(estriol, E_3)。在体内前两者可互相转换. 而后者是前两者的不可逆的代谢产物。它们的活性强度约为 100：10：1。

雌激素有广泛的生物学作用，它的靶器官涉及机体多个系统的许多器官，包括生殖系统、心血管系统、神经系统、泌尿系统、骨骼、皮肤、代谢等。对于生殖系统而言，雌激素起主导性的作用。

雌激素通过正、负反馈机制影响下丘脑的功能，通过负反馈影响垂体的功能。雌激素在下丘脑-垂体-卵巢轴的活动中起关键的作用。此外，雌激素可调节卵母细胞胞浆的成熟，促进颗粒细胞的增殖与分化，诱导卵泡细胞的促性腺激素受体的产生，使卵泡对促性腺激素产生适当的反应。可见，雌激素对于卵泡的生长、发育和排卵是非常重要的。在诱发排卵中使用雌激素，正是利用雌激素的这些特征。例如在一些功能性的下丘脑性不排卵患者中可以使用低剂量雌激素与孕激素的序贯周期疗法，模拟月经生理周期，使下丘脑-垂体-卵巢轴得到暂时的抑制，然后停药，利用抑制解除后的回跳反应，使下丘脑-垂体-卵巢轴的周期性活动恢复，从而诱发排卵。在卵泡晚期加用少量的雌激素，可以促进颗粒细胞的增殖与分化，提高卵泡细胞的促性腺激素受体的水平，强化排卵前雌激素的正反馈作用，有利于正常排卵的发生，特别是在使用有弱抗雌激素作用的氯米芬进行促排卵的时候，对排卵功能有所帮助。此外，这也可以对抗氯米芬对宫颈黏液的影响。

在促排卵中使用雌激素，建议使用天然的雌激素制剂，如戊酸雌二醇或 17-β 雌二醇。孕激素是中 21 个碳原子组成的甾体激素。在促排卵中使用孕激素，有加强对下丘脑-垂体-卵巢轴的负反馈抑制和补充或加强黄体的功能的作用。多用于黄体的支持。在任何有可能妊娠的周期如需要使用黄体酮，均建议使用天然的黄体酮。

二、多巴胺受体激动剂

(一) 溴隐亭

溴隐亭(bromocryptine，BR)是一种半合成的类多肽碱麦角生物碱衍生物，是非特异的多巴胺增效剂，可以兴奋垂体催乳素细胞膜上多巴胺 D2 受体，也可间接兴奋下丘脑的 DA 受体而增加 PIF 的释放，从而有效地抑制催乳素的分泌。对功能性或肿瘤所引起的 PRL 水平升高，溴隐亭均能抑制。因此，溴隐亭对于由于高催乳素引起的不排卵有良好的疗效。

溴隐亭的药理作用包括：①抑制垂体催乳素细胞分泌 PRL；②激动中枢神经系通的新纹状体中的多巴胺受体，降低多巴胺在体内的转化；③抑制生长激素的释放。

口服的溴隐亭使用剂量为 2.5～12.5mg/d，一般从小剂量开始，逐渐加量，每天三次。服药过程中也定期复查血 PRL 水平，并据此调整药物剂量。该药阴道给药也同样有效，能全部经阴道吸收，并可避免肝脏的首过作用，还可减少不良反应。

淡隐亭常见的不良反应为胃肠道不适和恶心，可出现于 30% 的患者，剂量大时可出现胃纳减少与胃痛，用药时间长者有的出现便秘，为 9.23%。剂量较大时有的患者可出现眩晕、体位性低血压、头痛等，个别高剂量的使用者可能出现幻觉、精神运动性兴奋、心率紊乱或小腿痉挛甚至血管收缩、高血压、脑血管意外或心肌梗死等。

文献报道，对于高催乳素血症，月经恢复率平均可达 95%，恢复排卵率平均 73%。对于垂体微腺瘤(肿瘤直径<10mm)，溴隐亭治疗 1 周后血清 PRL。可下降 50% 以上，其妊娠率明显高于手术组。对于垂体巨腺瘤(腺瘤的体积>10mm)，可根据情况使用药物或手术治疗，有主张对于垂体 PRL。微腺瘤或大腺瘤而无视野缺损的患者以溴隐亭作为首选的药物治疗方法，即使手术后也可根据情况再用溴隐亭。

新型的溴隐亭长效注射剂(Parlodel LAR)可克服口服造成的胃肠道不良反应。Parlodel LAR 注射第一天即可使血 PRL 迅速下降，降 PRL 的作用维持达 28 天，达到迅速及长时间抑制 PRL 水平的效果。Parlodel LAR 适用于有明显胃肠道反应的患者及较大腺瘤的患者。用法为每 28 天注射一次 50～100mg，起始剂量为 50mg，首剂给药后两周重复使用一次。其副作用相同于口服溴隐亭，但口服用药轻。副作用随着注射次数的增加逐渐减少，因此长效溴隐亭用于治疗催乳素大腺瘤是一种安全有效的基本治疗方法。可长期控制肿瘤的生长并使瘤体缩小，副作用较少，用药方便。

现有资料认为溴隐亭在妊娠期的使用未发现有致畸作用，但一般建议一旦妊娠确立后应停止使用。但值得强调的是对妊娠妇女在撤药期应严密监控，如在妊娠中发现垂体肿瘤生长的证据，必要时可重新使用溴隐亭。

(二)诺果宁(Norprolac)

又称 Quinagolide 或 CV205-502，由 SANDOS 制造，其药物成分是盐酸 8 氢苄喹啉。诺果宁是一种消旋新型非麦角类长效多巴胺激动剂。与溴隐亭相比，其副作用少，可能是因为诺果宁是选择性 D2 受体激动剂，而溴隐亭兴奋多巴胺 D2 及 D1 受体和肾上腺素能及血清素受体系统。而且诺果宁对 PRL 的抑制作用则比溴隐亭强 35 倍以上，半衰期长达 17 小时。此外，诺果宁容易通过血脑屏障。因此。对不能耐受溴隐亭的患者，可以改用诺果宁，而且其作用维持时间长，每周只需给药一次。每日 75μg 剂量时，大多数高催乳素恤症的患者血中催乳素的水平可下降。维持量一般为 75～150μg。因此对于大腺瘤、对溴隐亭耐药或不能耐受的高催乳素血症治疗更有效。

三、非固醇类雌激素类似物

(一)氯米芬

氯米芬(clomiphene citrate, CC)是与己烯雌酚相类似的非甾体激素，国内又名氯米芬及舒经酚，国外名为 Clomid，可口服，是诱导排卵的首选药物。

1.化学和生物学特性　氯米芬化学结构上与己烯雌酚近似，兼有雌激素和抗雌激素的作用。口服后经肠道吸收进入血液循环，半衰期 5 日。和胞浆受体结合力低于雌二醇，但在靶细胞核内作用持久，在脂肪组织中并不过多贮存，所以肥胖或消瘦患者对药物的反应无异。其结构有顺式和逆式之分。目前商用制剂为顺式与逆式的混合型。两者比例为 1：1，有弱雌激素作用，但以抗雌激素作用为主。

2.作用机制　氯米芬能与内源性雌激素竞争结合雌激素受体，可能是通过竞争性结合下丘脑细胞内的雌激素受体，同时抑制补充雌激素受体而使靶细胞对雌激素不敏感。从而解除了雌激素对下丘脑的负反馈作用，下丘腑反应性释放促性腺激素释放激素(GnRH)，进而使垂体释放 FSH、LH。FSH 促使卵泡发育成熟，同时雌二醇水平上升引起正反馈作用，促进中枢释放大量 GnRH，垂体释放 LH 和 FSH 峰，诱发排卵。其发挥作用有赖于下丘脑-垂体-卵巢轴正负反馈机制的完整性，一般在黄体酮试验阳性的患者诱发排卵有效。

3.治疗对象　包括多囊性卵巢综合征；继发性的低或正常促性腺激素闭经，如下丘脑性闭经、用避孕药后闭经等患者；闭经溢乳综合征，溴隐亭无效时，可加用氯米芬；无排卵性功血，特别是青春期无排卵性功血和黄体功能不足的患者。

4.用药方法　第一次疗程从小剂量开始，于月经周期第 5 日起，50mg/d，连续 5 日。若 1～2 个周期无效，可加至每日 100mg，共 5 日。文献报道在适当的监护下，每日最大剂量可达 200mg。如为闭经，应先用黄体酮产生撤药性阴道流血，随后于出血的第 5 日起开始用药。为了提高排卵率和妊娠率，可和其他药物联合应用。

(1)氯米芬+HCG：适用于单用氯米芬后卵泡发育良好，但不能自发排卵者。一般于停用氯米芬后第 4 日起，以 B 超监测卵泡发育并观察宫颈黏液，待卵泡成熟时使用 HCG 5000IU，肌内注射 1 次。单用氯米芬无效的病例，加用 HCG 后促排卵效果提高。

(2)氯米芬+雌激素：适用于单用氯米芬后宫颈黏液少而稠者，可在卵泡中、晚期酌情加服适量的天然雌二醇(如 1～4mg/d 的戊酸雌二醇)数日。

(3)氯米芬+皮质激素：对高雄激素患者可于月经周期第 5～14 日间，每日用地塞米松 0.5mg；或自月经周期第 5 日起先用泼尼松(强的松)5mg/d,共 5 日,然后才用氯米芬。也有合并用药者,在月经周期第 2 日开始用地塞米松 0.5mg/d,周期第 5 日起用氯米芬。

(4)氯米芬+溴隐亭：适用于高催乳素血症引起的无排卵病例,经溴隐亭治疗后仍不能排卵患者。一些催乳素正常的不排卵的女性,用氯米芬无效,亦可改用联合治疗。

(5)氯米芬+HMG(或 FSH)+HCG：在超排卵中联合应用氯米芬可以降低昂贵的 HMG(或 FSH)用量,或在诱发排卵中联用 HMG(或 FSH)可改善 CC 的疗效。如使用氯米芬 50mg/d,共 5 日,然后每日肌内注射 HMG(或 FSH)75IU,待卵泡成熟时再用 HCG 诱发排卵。

5.副作用一般较轻,常见有血管舒缩性潮红(11%)、卵巢增大(14%)、腹部不适(7.4%)及少见的视物模糊、恶心、呕吐、头痛、疲乏等,停药后数天至数周可消失。并不产生永久损害。若所用剂量过大或在个别敏感的患者可出现卵巢过度刺激、卵巢增大甚至形成囊肿。但常用的 50～150mg/d 的剂量,很少会发生卵巢过度刺激。

资料显示使用 CC 后的妊娠先天异常的累积率并不超过一般人群。

有认为氯米芬本身或过度增加剂量、延长使用时间会降低子宫内膜对胚胎的接受性或增加自然流产率。

(二)他莫昔芬

其促排卵效果与氯米芬相近。主要用于月经稀发的无排卵患者和对氯米芬无反应的患者。自月经周期第 5 日起给予 10mg,每日 2 次,共 5 日,为一疗程。副作用有经量减少、粉刺、体重增加、头晕、潮热、头痛等,卵巢过度刺激征少见。排卵率 60%～80%,妊娠率 10%～56%。

四、促性腺激素

促性腺激素(gonadotropin, Gn)包括卵泡刺激素(follicle stimulating hormone, FSH)、黄体生成素(luteinizing hormone, LH)和人绒毛膜促性腺激素(human chorionic godotropin, HCG)。FSH 和 LH 由垂体产生,绝经期女性血中水平很高,尿液中含大量的 FSH 和 LH。

近几十年来,先后有从绝经妇女尿中提炼出来的促性腺激素包括人绝经后促性腺激素(human menopausal gonadotropin, HMG)、人卵泡刺激素(follicle stimulating hormone, FSH)和纯化的人卵泡刺激素以及重组人卵泡刺激素在临床广泛应用。瑞士雪兰诺公司的产品的商品名分别为 Pergonal、Metrodin、Metrodin-HP 和 Gonal F。Pergonal 每支含 FSH、LH 各 75IU, Metrodin 含 FSH 75 IU, 几乎不含 LH, 但仍含有少量尿液中的杂质蛋白质, Metrodin HP 为进一步提纯的 FSH。上述产品均为从绝经期妇女的尿液中提取后经纯化的激素。Gonal-F 是以重组基因工程技术产生的重组 FSH,它既不含 LH,也不含尿液中杂质蛋白质。绒毛膜促性腺激素(HCG)是从孕妇尿中提取的由胎盘产生的促性腺激素。

(一)生物学作用

与 FSH 的生理作用相似,在卵泡发生过程中对卵泡的募集和生长有增强的作用,刺激卵泡的生长和成熟,FSH 促进颗粒细胞内的芳香化酶的活性,使雄激素转化为雌激素,增加雌激素的水平和促进子宫内膜的增殖。可用于诱发排卵或超排卵。FSH、LH 协同作用，刺激卵泡内各种细胞的增殖和分化，刺激卵泡生长发育。LH 主要刺激卵泡膜细胞产生雄激素，后者作为芳香化酶的底物。因此，LH 协同 FSH 发挥在激素生成中的作用，并促进卵泡和卵母细胞的最后成熟、触发排卵、促进黄体的形成和维持黄体的功能。HCG 不但结构上与 LH 相似，生物学功能上也与 LH 接近，它可模仿 LH 峰刺激排卵。形成黄体后亦能促进黄体功能。

FSH、LH 的半衰期则分别为 3 小时和 1 小时。而 HCG 半衰期 5～6 小时，作用时间 23 小时。肌注 HCG 10000IU 可产生相当于自然排卵周期 LH 峰值的 20 倍，并持续数日，有助于黄体发育。

(二)适应证与禁忌证

促性腺激素起一种替代性治疗作用，适用于缺乏促性腺激素，而靶器官-性腺反应正常的患者，目前临床亦用于其他类型的患者。由于药费昂贵且有一定副作用，故应严格选择患者。主要用于下述三类病例。

1.下丘脑-垂体功能衰竭时的替代性治疗　患者血清 FSH、LH、E_2 均低于正常，而 PRL 值正常，称低促性腺激素性闭经。包括 Sheehan 综合征，垂体瘤手术后和(或)放射治疗垂体部位后、空蝶鞍综合征。

2.下丘脑垂体功能不全时的刺激性治疗　血清 FSH、LH、E_2 值正常，但不排卵，常为 I 度闭经。

3.为体外受精-胚胎移植(IVF-ET)或其他配子移植术(GIFT)做准备　血清促性腺激素正常，性腺轴调节和反馈功能正常。使用促性腺激素的目的是在卵泡的募集阶段提高外周血中的促性腺激素的水平使之超过更多的募集前阶段的卵泡进入募集的所需的阈值，从而达到多个卵泡募集的目的，同时在卵泡的发育过程中促使更多的卵泡能克服卵泡的选择机制而继续发育成为成熟卵泡，从而达到超排卵的目的，以利于回收更多的卵子，提高辅助生殖技术的成功率。

禁忌证：有些闭经或不排卵者不宜用促性腺激素治疗，如：卵巢早衰、高催乳素血症、伴有卵巢肿瘤者。至于卵巢对促性腺激素抵抗综合征，有些学者认为可先用雌激素或 GnRH 激动剂抑制内源性促性腺激素，而后再用较大剂量的 Gn 治疗，偶尔有成功排卵或受孕的病例。

用药前必须全面了解病史，作详细的体格检查(包括妇科检查)和必要的内分泌测定(包括常规检查血清 FSH、LH、PRL、E_2 等，特别是 PRL 甚为重要，因为高 PRL 者常伴有低 FSH、LH，用 Gn 治疗，不仅效果差而且增加病者痛苦和费用。

(三)使用方法与副作用

Gn 的使用较为复杂。根据不同的治疗目的以及患者的不同情况，治疗的方案有较大的变化。

极少患者可出现注射部位的局部反应、发热、关节痛等。由于 Gn 特异性的对卵巢的刺激作用，在部分对 Gn 敏感的患者特别是在使用不恰当的高剂量的情况下，可发生严重的卵巢过度刺激综合征，重度者可危及各器官、系统的功能，以下详述。文献报道使用促性腺激素后的妊娠其多胎妊娠的发生率可达 15%～53%。使用 HCG，可有局部的疼痛、头痛、困倦、精神压抑、激惹、暴躁等，极少见过敏反应。使用 HCG 是引起卵巢过度刺激综合征的重要因素。

五、促性腺激素释放激素及适用人群

促性腺激素释放激素(gonadotropic releasing hormone，GnRH)来自下丘脑正中隆突神经元，呈脉冲式分泌，可通过甘氨酸基与垂体促性腺激素细胞表面的 GnRH 受体相结合，通过腺苷酸环化酶(第二信使)和钙离子作用，促使垂体前叶的促性腺激素细胞释放 FSH 和 LH。

1971 年 Schally 最早分离出了 10 肽的 GnRH，并测定了它的氨基酸顺序。此后迅速实现了 GnRH 的人工合成。小剂量脉冲式 GnRH 可使垂体产生适量 FSH 和 LH，称为正向调节(up regulation)，临床上可用来治疗下丘脑性无排卵或闭经；GnRH 亦用于治疗多囊性卵巢综合征、Kallman 综合征、精神性厌食症等。而大剂量的或用连续 GnRH 给药可使FSH、LH 下降，此为降调节(down regulation)作用。产生降调节作用的原因是由于脱敏(desensitization)作用使受体不能和 GnRH 相结合，及尚未结合的受体数减少，垂体不能对 GnRH 发生反应，FSH、LH 分泌均减少，卵泡的发育受到抑制，出现低促性腺激素、性腺功能低下性闭经(hypogonadotropic hypogonadism amenorrhea)，又称为药物性去势(medical castration)或药物性卵巢切除(medical oophorectomy)，临床上用来治疗性激素依赖性疾病，如子宫内膜异位症、子宫肌瘤、性早熟等。

(一) 剂量和用法

目前常用的方法有两种，单次非脉冲式和脉冲式。前者使用于卵泡能自然成熟或用HMG 后卵泡成熟的病例，用 GnRH 50～100μg 肌注或静脉注射，诱发 LH 峰和排卵。脉冲式现多用微泵(automatic portable pump 或 computerized infusin pump)模仿生理状态下的下丘脑的 GnRH 脉冲式释放，静脉注射或皮下注射 GnRH，每次脉冲的剂量是 3.4～20μg，脉冲间隔 60～120min，用药后周期性排卵率达 85%～100%，妊娠率 33%～80%。

(二) 治疗监护

主要观察微泵功能和治疗反应。①由于导管埋注时间长，应严格局部消毒，预防感染；②控制微泵功能，调节好脉冲间隔和用药剂最；③按时测定 FSH、LH、E_2 值，以了解患者对治疗的反应并调整用药剂量；④超声检查卵泡发育状况，当 B 超发现主导卵泡平均直径≥18mm 时，可用 HCG 诱发排卵并指导性交时间或进行丈夫人工授精；⑤测量基础体温和孕酮值，以了解排卵情况和黄体功能。

(三) 副作用

少数病例出现 OHSS，但与 HMG-HCG 方案相比明显减少。30%用药后发生黄体功能不足，可发生局部注射处的静脉炎，甚至出现全身的败血症，必须警惕。

六、促性腺激素释放激素激动剂及拮抗剂

促性腺激素释放激素(GnRH)是由下丘脑促垂体区肽能神经元分泌的十肽激素，由神经突触末端释放后通过垂体门脉系统，刺激垂体前叶细胞分泌 FSH 和 LH。1971 年，Schally 等成功从猪的下丘脑中分离出 GnRH，再经 6 年研究才阐明其一级结构的氨基酸顺序。

下丘脑以一系列小脉冲的形式每 60～120 分钟释放一次促性腺激素释放激素，通过

门脉系统进入垂体后与垂体的促性腺激素细胞表面的 GnRH 受体结合，促进细胞分泌 LH 和 FSH。生理状态下，垂体相应的腺体细胞内常有多余的和重新合成的受体，因而保证了有足够的受体对下次促性腺激素释放激素脉冲作出反应。

GnRH 的十肽中某些部位如 1、2、3 位的氨基酸与其生物学活性有关，某些部位又与其稳定性有关，如第 5～6，6～7 和 9～10 位氨基酸链稳定性差，极易受肽链内切酶作用而裂解，因而在体内血浆半衰期仅为 2～4min。通过将不同位置的氨基酸进行置换或去除，可得到一些化学结构与 GnRH 相似的化合物，称促性腺激素释放激素类似物 (gonadotropin releasing hormone analog)，它们与自然的促性腺激素释放激素相比，或者生物学功能有所改变，或者其稳定性不同而在体内维持更长的作用时间。依据它们对垂体的促性腺激素释放激素受体的作用性质而分为 GnRH 激动剂 (GnRH agonist) 及 GnRH 拮抗剂 (GnRH antagonist)。

促性腺激素释放激素激动剂 (gonadotropin releasing hormone agonist, GnRH-a) 在天然 GnRH 十肽基础上的第 6、10 位以不同的氨基酸、酰胺取代原来氨基酸的结构，这种改变可使其在体内不易被肽链内切酶裂解，因而稳定性大大增强，半衰期延长，且与 GnRH 受体的亲和力也大为增强。从而使 GnRH 激动剂的生物学效应增加 50～200 倍。助生殖临床的有 Centrorelix 和 Ganirelix 两种商品。Centrorelix 的有效血药浓度可维持 8 小时，半衰期为 36 小时，而 Ganirelix 的有效血药浓度可维持 4 小时，半衰期为 13 小时。

GnRH 拮抗剂的作用特点是：①与垂体 GnRH 受体竞争性结合；②即时产生抑制效应，降低 Gn 和性激素水平，无开始使用时对垂体的激发现象；③它的抑制效果呈剂量依赖型；④保留垂体反应性。

七、生长激素

近年来认为卵泡生长小仅受垂体促性腺激素及卵巢类固醇影响，而且促进生长肽类 (growth-promoting peptides) 如胰岛素、生长激素 (growth hormone, GH) 及类胰岛素生长因子 (insulin-like growth factor, IGF) 对调节正常卵泡发育均有很重要作用。研究显示卵巢内存在一个生长激素释放激素 / 生长激素 / 类胰岛素生长因子 -1(GHRH/GH/IGF-1) 的轴，其活动与颗粒细胞 (GC) 的分化过程有关。颗粒细胞本身产生 IGFs，也有 IGFs 的受体 (IGFR) 和结合蛋白 (IGFBP) 的基因表达，构成完整的旁自分泌系统；实验显示外源性 GH 明显增加卵巢的 IGF-1，FSH 增加 IGFs 受体水平，而 IGF-1 协同 FSH 明显加强 GC 的细胞分化及 E_2 的产生，IGF-1 增加 FSH 诱导的细胞内、外糖蛋白的合成，使 FSH 诱导颗粒细胞的 LH 受体结合容量增加，并提高孕酮 (P) 的产量。资料提示 FSH 对卵子生成功能的调节与 IGF 系统有关，GC 对 FSH 的反应需要 GHRH-GH-IGF-1 轴的表达；因此现在认为：①IGF 有加强促性腺激素在促进卵泡发育中的关键作用；②整合 GC 和卵泡膜细胞 (TC) 在卵泡发育中的协同作用；③在主导卵泡的选择中发挥作用。总之，由 FSH 调节的卵子发生功能与 GC 的 IGF 系统直接相关。临床上也有资料显示联用 Gn 和 GH 可减少诱发排卵所需 Gn 的总量，使超排卵反应不足患者的反应性增强，而有些 GH 水平低下的患者对外源性 Gn 治疗不敏感。临床研究显示，使用 GH 或 GH 释放激素可提高外周血中的 IGF-1 的水平，协同 Gn 增加 LH 的受体水平和刺激卵巢芳香化酶的活性，从而加强外源性 Gn 的作用，改善卵巢对超排卵的反应性，或者与 HCG 协同作用，增加黄体细胞的黄体酮的产生，改善胚胎的植入过程，从而增加妊娠率。

GH 用于诱发排卵时的有效剂量及其使用时间仍在探讨之中，自 12 单位/周期至 144 单位/周期的不同剂量均见于文献报道。一般采用 1～24IU/d，隔天一次肌注，共 6 次，亦有采用每口一次，共 12 次，其疗效均无显著差异，多在卵泡期使用。

GH 在超排卵中应用的机制多认为是通过提高体内的 IG-1 的水平，间接影响卵巢的功能，而 GH 使用后，体内的 IGF-1 的水平经数天至一周的时间达到高峰水平。而强化卵巢反应性关键在于改善发生在黄体极晚期或卵泡早期的卵泡的募集，以增加卵泡的数日。据此，我们认为在超排卵中使用 GH 可能在月经前后的数天使用更为合理，经验上在部分反应不良的患者也获得一定的疗效，资料的可靠性有待总结。

然而，截至目前为止 IGF 系统在介导 FSH 或 GH 对卵巢功能调节过程中的确切地位仍有待更深入的研究，在超排卵中合用 GH 的确切疗效、合用的方式、剂量等仍然是颇有争议的问题。

八、糖皮质激素

糖皮质激素作用较广，妇科主要用于替代治疗、或用于高雄激素血症等。

(一)高雄激素血症(hyperandrogenism)

治疗时先作地塞米松试验，即地塞米松 2～4mg/d，共 3～4 日，用药后若血清睾酮值恢复正常，可用泼尼松 5～7.5mg/d，此剂量很少产生严重的副作用，亦可改善粉刺和使月经正常，但对减少毛发生长仅有 25% 的效果。

(二)高雄激素性不孕症

当用氯米芬等诱发排卵无效时。可用地塞米松 0.25mg，一周 3 次，对绝大多数患者，均可以使硫酸脱氢表雄酮趋于正常。

(三)替代性治疗

用于阿狄森病或 21 羟化酶缺乏症，糖皮质激素的替代治疗法是本症的基本疗法，常用氢化可的松 10～30mg/d、可的松 12.5～37.5mg/d 或 9α-醋酸氟氯可的松，剂量应根据尿 17 酮固醇、孕醇、血 17-羟孕酮和 DHEA-S 值调整。

九、手术治疗

目前促排卵的药物及使用药物的手段较多，促排卵治疗的效果较为肯定，极少的病例因为促排卵而需要手术治疗。通常仅在某些特定的情况下才考虑手术的手段，例如药物治疗失败的难治性多囊卵巢综合征或基于经济的原因难于承受反复的超排卵药物的费用。

(一)卵巢楔形切除术

卵巢楔形切除术始于 20 世纪初，在当时促排卵药物手段非常有限的年代，曾是治疗无排卵的重要手段。早年的文献资料总结卵巢楔形切除术后 85% 月经变规则，妊娠率高达 63%，16% 多毛消退。

(二)腹腔镜下手术

腹腔镜下的手术可采用镜下电灼多点穿刺术或激光打孔术。前者使用单极电凝发生器调至恰当的功率，电凝针垂直于卵巢表面。每个点电灼约 5 秒，穿透皮质层 3～5mm，形成的孔的直径 2～4mm，让滤泡内的液体流出。孔间距离约 1cm，依卵巢的大小电凝 4～20 个孔。手术时注意不要电灼卵巢门附近并距离卵巢系膜 1cm 以上，以免损伤系膜血管，术后影响卵巢血流。此外，应采取防止粘连措施以防术后粘连发生。激光打孔术则采用镜下激光按上述要求作孔。文献资料显示术后的妊娠率达 40%～70%。病例的选择是手术的效果的重要影响因素。

（刘强）

第三节　超促排卵的异常反应

通常在不同的周期同一患者对同一刺激方案的反应性趋于一致，但也可有一定程度的差异，在同一患者中的这种差异更多地表现伴随着年龄的增长，卵巢对促超排卵的反应性逐渐降低。但不同的患者即使在同样的促超排卵的方案下，其对药物的反应程度可以有很大的差异。卵巢这种对外源件促性腺激素反应性的差异的真正机制还不很明确，可能与卵巢的储备能力、卵巢组织、细胞的促性腺激素受体含量和卵巢局部的旁/自分泌活动的程度的差异有关。

促超排卵的异常反应主要表现为反应过度如卵巢过度刺激征和反应不良。

一、卵巢过度反应与卵巢过度刺激征

促超排卵的目标的本身是使卵巢获得一种超出生理水平的反应，但这种反应是在可控制或可调控的范围内，虽然对"过度"的"度"很难给以确切的定义，但当这种反应超出了可调控的范围，并且因此而影响患者的健康时，就可认为这种反应是过度的。虽然事实上反应良好的患者可获得更多的卵子和可供移植的胚胎而有较高的成功率，然而过度的反应却可能因为严重的全身状况的改变或者过高的雌激素水平和黄体期过高的雌激素/黄体酮比例而损害胚胎植入。

对卵巢过度反应的危害认识不足、为追求卵泡的数目而企图募集大量的卵泡、轻易使用强刺激方案，或者基于治疗以外的其他原因，在卵巢出现过强的反应时仍不放弃治疗，继续进行卵巢的刺激，是导致卵巢过度刺激的重要原因。此外，PCOS 患者有发生卵巢过度反应的倾向。

卵巢对促超排卵的反应过度到一定程度后可表现为一系列的典型的症状和体征，即卵巢过度刺激征。

二、反应不良

与卵巢的反应过度相反，反应不良(poor response, low response)表现为卵巢在超排卵下不能获得理想的超排卵效果。日前仍未有统一和确切的诊断反应不足的标准，反应不足的判断一般参考以下的指标：①激素水平：患者在常规方案的超排卵治疗下，血清 E_2 峰值水平仍<1835pmol/L(500pg/ml)；②卵泡数目：患者在常规方案的超排卵治

疗下,发育至成熟阶段的卵泡数目或直径>14mm的卵泡数目或回收的卵子的数目<3个;③外源性 Gn 的剂量:在单个超排卵周期中使用的 Gn 超出一定的范围(如 25～45 安瓿)。文献中有的以单一指标作为划分患者的标准。其中激素水平是重要的指标,在某些情况下还有鉴别诊断的作用。例如在个别严重的多囊卵巢综合征患者,超排卵治疗时成熟的卵泡数目可能很少,使用 Gn 时间长而总量大,但此种情况其 E_2 水平不低,卵巢内也有多量的小卵泡,不可误认为反应不足而贸然增加刺激强度,最后导致 OHSS 的发生。

反应不足的患者由于发育的卵泡数量少,因而回收的卵子数目、可供移植的胚胎数目也少,成功率因而降低,个别患者还可能存在卵子的质量问题。

(一)卵巢反应不足的原因

事实上,卵泡的生长发育包括卵泡的募集、选择和主导化等过程的确切机制尚未阐明,因而对超排卵的反应不足的机制仍然认识不足,以下一些因素可能与反应不足有关:①卵巢衰竭:卵巢功能彻底衰竭、绝经之前的一段时间卵巢内的卵细胞数目丧失速度加快,这种趋势到一定程度后,虽然仍然有规则的月经,事实上卵巢的卵子发生功能已经开始衰退,卵巢储备减少。发生在与年龄相符者称早期卵巢衰竭;发生在年轻的女性,则称为早期卵巢早衰(premature incipient ovarian failure)。绝经前期无论发生在哪个年龄,其共同的特点是卵泡早期(如月经第 3 天)的 FSH 水平升高,卵巢对超排卵的反应性降低。因此,在一些情况下,卵巢的储备功能并不一定与个体的年龄相应,因而又提出了卵巢的生物年龄(biological ovarian age)的概念。卵巢度过了最适的生物年龄,卵巢的储备相应降低,可能是反应不足的原因。然而卵巢的生物年龄的确切含义仍然是有待阐明的问题。②部分患者体内存在 Gn 抗体,令使用的 Gn 失效;③细胞上的 Gn 受体缺陷,已证实有基因突变引起的 Gn 受体结构和功能异常的个体;④原因不明的不良反应者。仍然有部分患者其基础的 FSH 水平正常,但超排卵时反应不足。

(二)处理方法

(1)增加外源性的 Gn 的剂量反应不足的患者中部分可以通过增加 Gn 的剂量得以克服,应视患者的具体情况增加剂量,实际操作上宜采取逐步加量的方法,切记盲目采用超强的刺激方案或突然大幅加量的方法,以防止判断失误而造成过度刺激。

(2)提前使用外源性 Gn 可于月经第 3 天甚至第 2 天卵泡募集的阶段使用 Gn。

(3)使用超短 GnRH-a 方案月经第 2 天开始给予短效 GnRH-a,利用 GnRH。使用早期的刺激作用(Flare up)提高体内的 Gn 水平从而增加卵泡的募集。

(4)合用生长激素(GH)或生长激素释放激素(GHRH):使用 GH 或 GHRH 可提高外周血中的 IGF-1 的水平,研究显示后者可协同 Gn 增加 LH 的受体水平和刺激卵巢芳香化酶的活性,从而加强外源性 Gn 的作用,文献报道可改善卵巢对超排卵的反应性。

(5)降低促性腺激素释放激素类似物(GnRH-a)的剂量:在基础 FSH 水平正常而反应不足的患者仅使用 50%的常规方案的 GnRH-a 剂量,可改善患者的反应性,或者使用无降调节的超排卵方案。

(6)使用外源性的雌激素或 GnRH -a 阻断内源性的 LH/FSH 的分泌,然后再使用超排卵治疗。

事实上,特别是对于那些绝经前期、卵巢储备减少的反应不足的患者,即使改变治疗方案,有时也难于获得确切的疗效。

（刘强）

第四节　GnRH 拮抗剂在控制超排卵中的应用

近年来，在体外受精与胚胎移植(IVF-ET)过程控制超排卵(controlled ovarian hyperstimulation，COH)方案中，使用促性腺激素释放激素激动剂(gonadotropin releasing hormone agonist，GnRH-a)降调节已被常规采用。使用 GnRH-a 的 COH 方案能避免过早内源性黄体生成素(LH)峰，防止卵泡过早黄素化，提高卵子的质量，增加妊娠率，但也增加了促性腺激素(Gn)的用量，延长治疗周期，未能有效地抑制卵巢过度刺激综合征(OHSS)的发生。而一种 GnRH 类似物——GnRH 拮抗剂(GnRH antagonist)，可以解决以上问题。

一、GnRH 拮抗剂的结构及作用机制

GnRH 十肽氨基酸顺序被阐明以来，给人们合成不同的 GnRH 类似物提供了可能。GnRH 激动剂是改变了天然 GnRH 的第 6 和第 10 位氨基酸，即以 D 型氨基酸取代第 6 位的甘氨酸，乙基酰胺取代第 10 位的甘酰胺，比天然 GnRH 的半衰期较长，与受体有更强的亲和力，与受体结合后有类 GnRH 作用，因而产生短暂的 Gn 水平急剧升高(flare-up)现象。但由于受体-配体复合物在胞饮作用下进入细胞内，长期使用使垂体的 GnRH 受体被耗竭，而产生去敏感效应。GnRH 拮抗剂比 GnRH 激动剂复杂得多，它不仅改变了第 6、10 位，还在第 1、2、3、5 位上有变动：如第一代制剂在第 1、2、3、6 位上有改变，第二代制剂(如 Detirelix)的改变在第 1、2、3、6、10 位，另一种制剂(Nal-Glu)则改变在第 1、2、3、5、6、10 位。第三代制剂(如 Cetrorelix)改变在第 1、2、3、6、10 位。由于它们的分子中以非天然的氨基酸残基取代原有的氨基酸，与 GnRH 受体有更高的亲和力，而竞争性占领垂体的 GnRH 受体，影响内源性 GnRH 与受体的结合，但 GnRH 拮抗剂没有类 GnRH 作用，不产生垂体去敏感效应，没有 GnRH 激动剂的 flare-up 现象。这为它在 COH 中的应用提供了有利的条件。但由于第一、二代 GnRH 拮抗剂促进组胺的分泌，有较明显的副反应，如过敏、注射部位红斑等，影响了它在临床的应用。新一代 GnRH 拮抗剂(如 Cetrorelix，Ganirelix)解决了这些问题，为它在临床的应用带来了希望。

二、GnRH 拮抗剂的作用特点

GnRH 拮抗剂的作用特点是：①与垂体 GnRH 受体竞争性结合；②即时产生抑制效应，降低 Gn 和性激素水平，无 flare-up 现象；③抑制效果呈剂量依赖型；④保留垂体反应性。在下丘脑-垂体-卵巢轴功能正常的妇女应用 GnRH 拮抗剂后，数小时内卵泡刺激素(FSH)、LH 水平即显著下降，且 LH 下降更明显，即使在 LH 水平已经升高的情况下使用 GnRH 拮抗剂，亦可使 LH 的水平显著下降。Ditkoff 等在正常妇女的自然月经周期的卵泡晚期(卵泡直径达 18mm)给予 GnRH 拮抗剂 Nal-Glu 50 μg/(kg·d)，连续 3~4d，Gn 峰均未出现，亦未排卵。停药后平均(4.1±0.6)dGn 峰出现，在 10 个周期中有 8 个周期

在平均(5.1±0.6)d后有自然排卵。提示GnRH拮抗剂对垂体抑制的可逆性。根据其与垂体GnRH受体竞争性结合的机制，以及抑制效果呈剂量依赖型的特点，因而可通过调节剂量来调节激素抑制的程度。由于这种竞争结合机制，保留了垂体的反应性，有学者用GnRH试验证明了这一点，在用GnRH拮抗剂Cetrorelix治疗的COH周期(1mg/d和3mg/d)中，于注射入绒毛膜促性腺激素(hCG)诱发排卵前3h给予25mg GnRH，发现给予GnRH后30min血LH水平较给予前30min分别增加了10IU/L(3mg组)和32.5IU/L(1mg组)，结果有显著差异。在COH周期中，Gn用人绝经期促性腺激素(HMG)或FSH，给予GnRH拮抗剂后，LH迅即显著下降，如在周期第7天单次注射5mg Cetrorelix，LH在24h内由(5.5±4.6)IU/L降至(0.2±0.1)IU/L(P<0.0002)。在以后的5d保持(0.13±0.10)IU/L低水平。FSH也在注射Cetrorelix后24h内明显降低，由(14.6±1.8)IU/L降至(13.2±2.1)IU/L(P<0.004)。雌二醇(E_2)在24h后微降，继之渐升高。孕酮(P)的水平基本无变化。而单次注射Cetrorelix 2mg或3mg后LH显著下降，FSH及E_2未见降低。也有报道在COH中用不同剂量Cetrorelix(分别用5mg/d,1mg/d,0.5mg/d,0.25mg/d)，从周期第7天连续给药至注射hCG日，第一次注射Cetrorelix后即可见LH显著降低，而FSH水平几乎不受抑制。而在无补充外源性FSH的情况下，FSH与LH一样呈剂量依赖性降低，但程度较LH小。E_2水平随卵泡的发育稳定增高。

三、GnRH拮抗剂(Cetrorelix)在COH中的应用研究

目前临床试验使用的方案分单次用药、双次用药、连续用药三种。

(一)单次用药方案

于月经周期第2天起用HMG或FSH 2支/d(150IU)，5d后根据卵巢反应和血E_2水平调节用量。周期第8天或血E_2水平达1 468 pmol/L时，也有在血E_2达183.5~734 pmol/L，最大卵泡直径达14mm时，皮下注射Cetrorelix 3mg，在最大卵泡直径达18~20mm时，注射hCG诱发排卵36~48h后取卵。在二期临床试验阶段，给予不同剂量的Cetrorelix(5mg，3mg，2mg)，研究避免过早LH峰出现的最低有效剂量，5mg或3mg单次注射均能成功地避免过早LH峰的出现，而2mg组有过早LH峰的出现，建议单次给药以3mg为宜。单次注射Cetrorelix 3mg可抑制LH峰的时间(保护期)最短96h，最长6d。单次注射的时机太晚则难免可能出现的过早LH峰；但也不能太早，因其保护期有限，在周期第8天注射比较合适，除非卵巢反应差。Olivennes等总结了三期临床试验中采用3mg单次用药方案154例，无一出现过早LH峰。其中，自注射Cetrorelix至注射hCG的间隔为1~2d的有63例、3d的59例、4d的24例、5d的5例及6d的3例。认为本方案安全、有效、简便。

(二)双次用药方案

Gn的用法同前，于周期第8天注射2mg或3mg Cetrorelix，如72h时后仍未注射hCG诱发排卵，则予第二次用药。对于单次给药后有LH升高者，加用第二次以抑制过早LH峰的出现。

(三)连续用药方案

经二期临床试验证明，Cetrorelix连续给药方案的最低有效剂量为0.25mg/d。Gn用法同前，于周期第7天开始注射Cetrorelix 0.25mg/d至注射hCG日(含该日)，可避

免过早 LH 峰。Albano 等在该方案的研究中发现第一次注射 Cetrorelix 后 9h 内血 LH 水平即显著降低，周期第 9、10 天，血 LH 升高，但仍保持低水平(分别为 2.2±0.9IU/L 和 12.6±1.7IU/L)。另外在 30 例中有 3 例在开始注射 Cetrorelix 前，血 LH 已升高 (17.3±5.5IU/L)，但 P 水平不高，在第一次注射 Cetrorelix 后 LH 水平显著下降，这些患者在开始注射 Cetrorelix 前 E_2 水平高于 LH 不高者，但不具显著性。前者的受精率显著低于后者(分别为 45.0% 和 60.6%，P=0.01)，卵裂率则相近(分别为 81.4% 和 75.5%)。在 32 例用 0.5mg/d 的患者中也有 5 例出现类似情况,这些患者的卵子受精率、卵裂率均显著低于 LH 不升高者，表明卵子的质量或成熟受到影响，但因样本数太少，尚不能定论。在另一前瞻性研究中，共 346 例患者应用本方案，平均每周期用 Gn 的时间为 10.4d，平均 Gn(HMG) 的用量为 23 支，过早 LH 峰的发生率为 0.89%，平均每周期获胚胎 2.66 个，临床继续妊娠率 25%，流产率 14%。

(四)黄体期支持

有学者采用促黄体生成素释放激素(LHRH)试验测试 HMG/GnRH 拮抗剂的 COH 周期黄体期垂体的功能，给予 LHRH 后血清 LH 立即升高，表明垂体反应性是保留的。Ditkoff 等在自然周期用 GnRH 拮抗剂也未发现黄体功能不良。但是 Albano 等曾在 6 例患者的 HMG/Cetrorelix COH 周期未予黄体期支持，结果 3 例黄体期≤12d，其中 1 例在注射 hCG 后 7d 月经来潮；3 例黄体期血 P 水平低于正常水平。表明用 GnRH 拮抗剂的 COH 周期可能发生黄体功能不良，这还有待于进一步的研究。建议用 GnRH 拮抗剂的 COH 周期应常规给予黄体期支持。

(五)在 COH 中使用 GnRH 拮抗剂与激动剂的比较

目前 COH 常规采用的 GnRH 激动剂长方案，是利用 GnRH-a 对 GnRH 受体的高亲和力和较长的半衰期，通过持续应用 GnRH-a 使垂体细胞表面可结合 GnRH 的受体减少达到降调节的目的。其特点是，最初使用 GnRH-a 后有暂时的 flare-up 效应，达到降调节需要一个较长的时期。所以在它达到抑制内源性过早 LH 峰的同时，又带来了延长用药时间、增加 Gn 用量、引起卵巢囊肿等问题。而 GnRH 拮抗剂由于不同的作用机制，能够即时降低 LH 而不产生 flare-up 现象，为其在 COH 中的应用提供了有利的条件。据临床试验数据分析，使用 GnRH 拮抗剂能达到与 GnRH-a 相似或更好的临床效果。Felberbaum 等分析了 115 例用单次用药方案与 36 例用 GnRH-a(Triptorelin) 长方案的 COH 的 IVF-ET 结果比较，两组的平均治疗时间分别为 9.4d 和 10.7d，注射 hCG 日的血 E_2 平均水平分别为 6554.6pmol/L 和 9354.8pmol/L，受精率分别为 56% 和 17.8%，植入率分别为 13.8% 和 17.8%，妊娠率分别为 18.6% 和 25%，二者差异均无显著意义。而中、重度 OHSS 的发生率则 GnRH 拮抗剂组显著低于激动剂组(分别为 3.5% 和 11.1%)，另一 GnRH 拮抗剂连续给药组 188 例与 GnRH-a(Buserelin) 长方案的 85 例对比，前者 84% 获得可移植胚胎，而后者仅有 79%，表明前者的取消率较低。临床妊娠率分别为 27% 和 33%，植入率分别为 15.3% 和 16.7%(P>0.05)。对于其中因男性不育而行胞浆内单精子注射(ICSI)的患者，两组 MII 期卵子数和受精率均相似，而前者的高质量胚胎率高于后者(分别为 45% 和 27%)。hCG 注射日的血 E_2 水平两组相近，而中、重度 OHSS 的发生率拮抗剂组(1.7%)显著低于激动剂组(6.5%)，前者全部为中度，后者有重度 1 例。hCG 已常规用于刺激卵母细胞的最后成熟和诱发排卵，但由于其半衰期较长，可诱发多发黄体和持续黄素化，认为是引起 OHSS 的原因。利用 GnRH-a 的 flare-up 效应产生的内源性 LH 和 FSH 峰来诱发排卵，可减少 OHSS 的发生，但只能用于垂体未去敏感者。使用 GnRH 拮抗剂防止过早 LH 峰，为应用 GnRH-a 的 flare-up 效应来诱发排卵提供了可能性。Olivennes 等在 5 例原发性不育患者宫腔内人工授精（IUI）的 COH 中采用 HMG/Cetrorelix 单次用药方案，当卵泡直径和血 E_2 达最佳水平时，皮下注射 0.1mg GnRH-a(Triptoreline)诱发排卵。5 例均出现 LH 峰，注射 GnRH-a 后 12d 时血 LH 由 (13.0±1.0) IU/L 升至 (56.3±40.0) IU/L，FSH 也出现相应的 (21.9±4.1) IU/L 峰值，注射 GnRH-a 后 48、72h 血 P 水平由 (1.58±0.92) nmol/L 分别升至 (12.85±6.42) nmol/L 和 (54.92±13.10) nmol/L。使用 GnRH 拮抗剂治疗再使用 GnRH-a 诱发排卵有以下优点：①同时出现的 LH 和 FSH 峰刺激卵子的最后成熟更接近生理过程；②减少未破裂卵泡黄素化的发生；③减少 OHSS；④减少注射 hCG 对于妊娠试验的影响。但还有待于大样本的随机研究来证实，同时还需研究该治疗方案在 COH 中能否获得成熟卵子，GnRH 拮抗剂对 GnRH-a 诱导的 LH 峰的幅度和持续时间、卵子成熟及黄体功能有无不良影响等。

由于 GnRH 拮抗剂与 GnRH-a 不同的作用机制，它具有 GnRH-a 所没有的优点，缩短 Gn 的用药时间和用量，减少 OHSS 的发生率，过早 LH 峰的低发生率，虽然对卵子、胚胎质量方面的研究尚有限，但其高质量胚胎获得率是令人满意的。随着第三代 GnRH 拮抗剂的临床应用研究，有可能即将应用于 COH。由于用 GnRH 时保留了垂体的功能，为在 OHSS 的高危患者中应用 GnRH-a 取代 hCG 诱发排卵提供了可能性。

（刘强）

第五节　补肾对排卵障碍的影响

中医认为肾对月经和生殖的调节是通过两方面的作用而实现的。首先是传统强调的直接作用，即肾藏精，主生殖，为月经之本，其次是近三十年的研究发现的间接调节作用，即肾可通过中枢神经系统对月经和生殖进行调节。根据《素问·阴阳应象大论》"肾主骨生髓"、《灵枢·海论》"脑为髓之海"等文献记载及现代对肾与下丘脑-垂体-卵巢轴的相关研究，认为在月经产生的机制中肾具有下丘脑一级的调节功能。卵泡发育成熟及排出是月经及女性生殖内分泌的生理基础，与中医肾主生殖及为月经之本的功能有密切关系，肾精与生殖相关，月经后期为卵泡发育的时期，此时胞宫处于精血相对空虚状态，补养精血可起到促进卵泡发育的作用，说明卵泡的发育需要以精血为物质基础。此物质基础与中医学之"肾精"同属。

一、补肾对下丘脑的影响

刘金星等将养精汤（女贞子、生地、山萸肉、紫河车粉、肉苁蓉、黄精、制首乌等）灌服雄激素所致不孕大鼠（ASR）4 周后，用荧光分光光度计测定下丘脑单胺类神经递质去甲肾上腺素（NE）、多巴胺（DA）、5-羟色胺（5-HT）、5-羟吲哚乙酸（5-HITT）含量，用放射免疫测定 β-内啡肽（β-EOP）含量。结果：NE、DA 含量养精汤组较生理盐水组显著升高

（P＜0.001、P＜0.05），5-HT、5-HITT、β-EOP 含量养精汤组较生理盐水组显著下降（P＜0.01、P＜0.05、P＜0.05），NE/DA、NE/5-HT 值养精汤较主观盐水组明显增大。结果表明：养精汤能改善 ASR 下丘脑 NE 及 DA 神经原机能，其中尤以增强 NE 神经原机能，同时降低 5-HT 神经原机能，使下丘脑 NE 神经原机能相对增强，从而促进下丘脑促性腺激素释放激素(GnRH)释放，β-EOP 的降低，以促进 GnRH 释放及正常脉冲节律恢复。孙斐等用滋肾阴的中药天癸方(生地、菟丝子、仙灵脾、补骨脂、女贞子等)水溶液浸膏灌服 ASR 后，下丘脑神经肽 Y(NPY)表达减弱，存在于 NPY 神经元上的雌激素受体(ER)数目减少，GnRH 分泌升高，明显低下的促卵泡激素(FSH)、促黄体激素(LH)升高，明显增加的血雌激素(E$_2$)、睾酮(T)、瘦素水平下降，体重减轻，认为滋肾阴药能纠正神经内分泌-代谢失调而产生减肥及促排卵的作用。

二、补肾对垂体的影响

归绥琪等对补肾药(熟附子、肉桂、仙灵脾、菟丝子、黄精、补骨脂、熟地)治疗前后的 ASR 的垂体、卵巢、肾上腺的形态学及内分泌功能进行了同步观察。结果：ASR 的腺垂体细胞浆内有"脂滴"、"粒溶"、"空泡"、"自嗜"、卵巢无排卵；肾上腺皮质网状带增生，同时 FSH、LH 明显低下；T 脱氢表雄酮(DHA)明显升高。治疗后 ASR 的形态学及内分泌功能均恢复正常。认为：补肾药是通过性腺轴，肾上腺多水平、多靶器官的调节，起到降低雄激素、促排卵作用。孙斐等用中药天癸方(生地、菟丝子、仙灵脾、补骨脂、女贞子等)水溶液浸膏灌服 ASR 后，其体重下降，明显增高的脂肪贮积指标 leptin 下降，低水平的 FSH/LH 恢复正常，生殖功能恢复，排卵出现。说明补肾中药对 ASR 的治疗可同时调节中枢(下丘脑-垂体)及外周(代谢-生殖轴)功能而促进排卵。刘金星等将养精汤灌服 ASR 四周后，结果：大鼠垂体重量显著大于生理盐水组，且临床无排卵患者低水平 FSH/LH 经养精汤治疗后，FSH/LH 明显升高，说明养精汤能增强垂体内分泌功能，促进促性腺激素的合成和释放，提高垂体促性腺激素水平。

三、补肾对卵巢的影响

(一)对卵泡局部调节因子的调节

李桂玲等研究补肾中药对 ASR 胰岛素生长因子-1(IGF-1)及胰岛素生长因子-1 受体(IGF-1R)的影响。结果：ASR 存在着血清高水平 IGF-1 及主要靶器官低水平 IGF-1R，而补肾中药对其有一定的调节作用。由此推测，补肾中药对 ASR 的促排卵可能是通过 IGF-1/IGF-1R 来实现的。研究表明：IGF-1 与胰岛素(Ins)同属胰岛素家族，其结构相似，IGF-1 与 Ins 存在交叉反应，即 IGF-1 可以通过 Ins 受体起作用，刺激各靶腺产生高水平雄激素，进而导致不孕，而 ASR 表示为 IGF-1R 水平的下降，可能是 IGF-1 对其受体的降调作用结果。

(二)对卵巢血供的调节

陆华等临床通过彩色多谱勒对部分卵泡发育障碍患者卵巢、子宫动脉 Vmin、Vmax、PI、RI 等指标测定，发现卵泡发育障碍患者存在卵巢、子宫的血供不良，服用填补肾精的养精汤(熟地、紫河车、乌贼骨、肉苁蓉等)治疗后，随着卵泡的发育成熟及生殖内分泌功能的提高，卵巢、子宫的血供得到了改善。说明卵巢的血供与卵泡发育、生殖内分泌存在相互协调和相互影响的关系。补肾益精中药具有促卵泡发育成熟的作用，并能明显改善卵巢和子宫的血供。

(三)对卵巢组织形态学的影响

魏美娟等以核仁组成区蛋白嗜银染色(AgNOR)增殖细胞核抗原(PCNA)为指标，观察补肾中药(附子、补骨脂等)水溶液对 ASR 卵巢组成区蛋白的影响。结果：补肾中药组卵巢颗粒细胞和间质细胞 AgNOR 和 PCNA 计数明显高于模型组，而与正常对照组无明显差异。提示补肾中药水溶液能够使颗粒细胞增殖、卵泡发育。李桂娴等观察中草药(柴胡、赤白芍、枸杞子、菟丝子等)促排卵而对生育期小鼠卵巢内膜的影响，结果表明无论动情前期与动情后期，中药组小鼠卵泡内膜层及颗粒层细胞和黄体细胞的胞浆内 $3-\beta-$ 羟基脱氢酶活性和脂类明显增高，认为促卵泡汤确有促进卵巢卵泡和黄体的甾体激素分泌的作用。夏蓉西等将雌性幼鼠 40 只随机分成补肾组、调冲组、补肾调冲组、生理盐水组，各组灌以相应药液后行卵巢电镜观察卵泡颗粒细胞，发现补肾组细胞质含有丰富的粗面内质网、大量线粒体的脂滴、少量滑面内质网，调冲组高尔基复合体发达，富含线粒体、粗面内质网扩张；补肾调冲组有发达的高尔基复合体，大量线粒体与核蛋白体、滑面内质网增多、含脂滴；生理盐水组未见药物组的明显变化，说明补肾调冲可使卵泡颗粒层细胞功能活跃。

(四)对卵巢重量的影响

钟雪梅等以雌性幼年大鼠为研究对象，结果表明：补肾益精、养血益气的补经合剂(覆盆子、菟丝子、枸杞子、肉苁蓉、当归、熟地、党参、黄芪)显著能增加大鼠子宫和卵巢重量，提高血清 E_2、孕激素(P)含量，使阴道上皮出现大量的角化细胞，增加大鼠卵巢的卵泡数、黄体数及卵泡直径；同时实验证明：补经合剂促卵泡发育和排卵的功能明显优于单一养血活血药(当归丸)。张月萍等对 ASR 灌服滋肾阴药(生地、女贞子、山茱萸、泽泻、茯苓、知母)后，其卵巢体积增大，囊性卵泡减少，有多个卵泡发育，证明滋肾阴药物有明显的促卵泡生长作用。

四、其他

(一)补肾对子宫 ER、孕激素受体(PR)的影响

肖东红等采用放射受体分析方法测定灌服滋阴补肾育阴灵(熟地、龟甲、山茱萸、山药、杜仲、牛膝、桑寄生等)的去卵巢小鼠子宫胞浆 ER、PR 的含量、蛋白含量、子宫重量等，结果提示，育阴灵能促进去卵巢小鼠子宫增重($P<0.01$)和子宫蛋白合成($P<0.01$)，提高胞浆 ER 和 PR 的含量等作用。说明育阴灵方具有雌激素样作用，小鼠子宫是药物作用环节之一。

(二)补肾对胰岛素和雄激素的影响

张月萍等对 ASR 灌服滋肾阴药后，ASR 卵巢增大并排卵，体外产生睾酮能力下降，糖耐量上升，血胰岛素和体重下降，提示滋肾阴药通过降低 ASR 体内胰岛素和雄激素水平而促排卵。

(三)补肾对微量元素 Zn、Cu、Fe 的影响

刘金星等将养精汤灌服 ASR4 周后，检测大鼠血清 Zn、Cu、Fe 的含量。结果：养精汤组大鼠血清 Zn、Cu、Fe 的含量较生理盐水组显著升高。认为调整和补充微量元素 Zn、

Cu、Fe 的含量,从而对人体组织器官发挥广泛的生理效应是养精汤促排卵的作用机制之一。

(四)补肾对血 β-EOP 的影响

蔡连香等采用氨基导眠能,复制雌性家兔阳虚动物模型,通过养血补肾片(覆盆子、菟丝子、枸杞子、车前子、熟地等)治疗后,降低的血 β-EOP 恢复正常,且无成熟卵泡的卵巢、菲薄的子宫内膜、指数低的阴道上皮角化细胞均恢复正常,认为:养血补肾片通过 β-EOP 调节性腺轴的功能,尤其对卵巢有促进和调节作用。

(五)补肾活血对抗透明带(ZP)抗体的影响

蔡立荣等建立了小鼠免疫性卵巢早衰动物模型,分别在免疫早期或免疫后灌服补肾活血复方(枸杞子、女贞子、知母、川芎、丹参等)后,预防组和治疗组血清 E_2 水平均比免疫组高($P<0.01$,$P<0.05$),而抗 ZP 抗体明显下降;治疗组和预防组生长滤泡和黄体数均比免疫组明显增加($P<0.01$,$P<0.05$);免疫组脾淋巴细胞呈现抗原特异性的增殖反应,明显高于对照组,而治疗组脾淋巴细胞对抗原的特异性反应降低。认为补肾活血中药复方主要通过抑制特异性免疫损伤,是卵巢内残存的少数滤泡能得以复苏,恢复部分卵巢功能,而且中药预防效果优于治疗效果。

总之,补肾对卵泡发育及排卵的研究以肾-天癸-冲任-胞宫生殖轴为中心,在中医肾主生殖理论的指导下,补肾促卵泡发育及排卵的机制从对性腺轴调节、下丘脑、垂体、卵巢血供、IGF-1 及 IGF-1R、Ins 和雄激素、子宫 ER 及 PR 等的影响均有研究。但是卵泡发育是一个复杂的调控过程,既受下丘脑垂体卵巢轴的调控,也受卵巢局部微环境特别是非固醇网络的调控。目前,补肾对卵巢局部调节因子和卵泡免疫学方面的研究较少,尚未进行肾对调控卵细胞的基因的研究。随着研究的逐步深入,将会丰富发展"肾主生殖"理论,为人类生殖医学作出贡献。

(刘强)

第六节　促排卵的中医治疗

卵泡发育成熟和排出障碍临床可表现为月经推后、月经过少、月经稀发、闭经、更年期综合征提前和不孕等。

一、实验研究

(一)对下丘脑及垂体的影响

刘金星等将养精汤(女贞子、生地、山萸肉、紫河车粉、肉苁蓉、黄精、制首乌等)灌服雄激素所致不孕大鼠(ASR)4 周后,用荧光分光光度计测定下丘脑单胺类神经递质去甲肾上腺素(NE)、多巴胺(DA)、5-羟色胺(5-HT)、5 羟吲哚乙酸(5-HITT)含量,用放射免疫法测定 β-内啡肽(β-EOP)含量。

结果:NE、DA 含量养精汤组较生理盐水组显著升高($P<0.001$、$P<0.05$),5-HT、5-HITT、β-EOP 含量养精汤组较生理盐水组显著下降($P<0.01$、$P<0.05$、$P<0.05$),

NE/DA、NE/5-HT 比值养精汤组较生理盐水组明显增大。结果表明：养精汤能改善 ASR 下丘脑 NE 及 DA 神经原机能，其中尤以增强 NE 神经原机能为主，同时降低 5-HT 神经原机能，使下丘脑 NE 神经原机能相对增强，从而促进下丘脑促性腺激素释放激素(GnRH)释放，β-EOP 的降低，以促进 GnRH 释放及正常脉冲节律恢复；大鼠垂体重量显著大于生理盐水组，且临床无排卵患者低水平促卵泡激素/促黄体激素(FSH/LH)经养精汤治疗后，FSH/LH 明显升高，说明养精汤能增强垂体内分泌功能，促进促性腺激素的合成和释放，提高垂体促性腺激素水平。孙斐等用滋肾阴的中药天癸方(生地、菟丝子、仙灵脾、补骨脂、女贞子等)水溶液浸膏灌服 ASR 后，下丘脑神经肽 Y(NPY)表达减弱，存在于 NPY 神经元上的雌激素受体(ER)数目减少，GnRH 分泌升高，明显低下的促卵泡激素(FSH)、促黄体激素(LH)升高，明显增加的血雌激素(E_2)、睾酮(T)、瘦素(leptin)水平下降，体重减轻，认为滋肾阴药能纠正神经内分泌-代谢失调而产生减肥及促排卵的作用。归绥琪等对补肾药(熟附子、肉桂、仙灵脾、菟丝子、黄精、补骨脂、熟地)治疗前后的 ASR 的垂体、卵巢、肾上腺的形态学及内分泌功能进行了同步观察。结果：ASR 的腺垂体细胞浆内有"脂滴"、"粒溶"、"空泡"、"自嗜"、卵巢无排卵；肾上腺皮质网状带增生，同时 FSH、LH 明显低下；T、脱氢表雄酮(DHA)明显升高。治疗后 ASR 的形态学及内分泌功能均恢复正常。

认为：补肾药是通过性腺轴、肾上腺多水平，多靶器官的调节，起到降低雄激素、促排卵作用。孙斐等用中药天癸方(生地、菟丝子、仙灵脾、补骨脂、女贞子等)水溶液浸膏灌服 ASR 后，其体重下降，明显增高的脂肪贮积指标 leptin 下降，低水平的 FSH/LH 恢复正常，生殖功能恢复，排卵出现。说明补肾中药对 ASR 的治疗可同时调节中枢(下丘脑-垂体)及外周(代谢-生殖轴)功能而促排卵。

(二)对卵巢的影响

1.对卵巢局部调节因子的调节　李桂玲等研究补肾中药对 ASR 胰岛素生长因子-1(IGF-1)及胰岛素生长因子-1 受体(IGF-1R)的影响。结果：ASR 存在着血清高水平 IGF-1 及主要靶器官低水平 IGF-1R，而补肾中药对其有一定的调节作用。由此推测，补肾中药对 ASR 的促排卵可能是通过 IGF-1/IGF-1R 来实现的。研究表明：IGF-1 与胰岛素(Ins)同属胰岛素家族，其结构相似，IGF-1 与 Ins 存在交叉反应，即 IGF-1 可以通过 Ins 受体起作用，刺激各靶腺产生高水平雄激素，进而导致不孕，而 ASR 表示为 IGF-1R 水平的下降，可能是 IGF-1 对其受体的降调作用结果。

2.对卵巢组织形态学的影响　魏美娟等以核仁组成区蛋白嗜银染色(AgNOR)增殖细胞核抗原(PcNA)为指标，观察补肾中药(附子、补骨脂等)水溶液对 ASR 卵巢组成区蛋白的影响。结果：补肾中药组卵巢颗粒细胞和间质细胞 AgNOR 和 PcNA 计数明显高于模型组，而与正常对照组无明显差异。提示补肾中药水溶液能够使颗粒细胞增殖、卵泡发育。李桂娴等观察中草药(柴胡、赤芍、白芍、枸杞子、菟丝子等)促排卵而对生育期小鼠卵巢的影响，结果表明无论动情前期与动情后期，中药组小鼠卵泡内膜层及颗粒层细胞和黄体细胞的胞浆内 3-β-羟基脱氢酶活性和脂类明显增高，认为促卵泡汤确有促进卵巢卵泡和黄体的甾体激素分泌的作用。

(三)其他

1.对子宫 ER、孕激素受体(PR)的影响　肖东红等采用放射受体分析方法测定灌服滋阴补肾育阴灵(熟地、龟版、山茱萸、淮山药、杜仲、牛膝、桑寄生等)的去卵巢小鼠子宫胞浆 ER、PR 的含量、蛋白含量、子宫重量等，结果提示，育阴灵能促进去卵巢小鼠子宫增重($P<0.01$)和子宫蛋白合成($P<0.01$)，有提高胞浆 ER 和 PR 的含量等作用。说明育阴灵方具有雌激素样作用，小鼠子宫是药用作用环节之一。

2.对 Ins 和雄激素的影响　张月萍等对 ASR 灌服滋肾阴药后，ASR 卵巢增大并排卵，体外产生 T 能力下降，糖耐量上升，血 Ins 和体重下降，提示滋肾阴药通过降低 ASR 体内 Ins 和雄激素水平而促排卵。

3.对微量元素 Zn、Cu、Fe 的影响

刘金星等将养精汤灌服 ASR4 周后，检测大鼠血清 Zn、Cu、Fe 的含量。结果：养精汤组大鼠血清 Zn、Cu、Fe 的含量较生理盐水组显著升高。认为补肾可调整和补充微量元素 Zn、Cu、Fe 的含量，从而对人体组织器官发挥广泛的生理效应是养精汤促排卵的作用机制之一。

4.对血 β-EOP 的影响　蔡连香等采用氨基导眠能复制雌性家兔阳虚动物模型，通过养血补肾片(覆盆子、菟丝子、枸杞子、车前子、熟地等)治疗后，降低的血 β-EOP 恢复正常，且无成熟卵泡的卵巢、菲薄的子宫内膜、指数低的阴道上皮角化细胞均恢复正常，认为：养血补肾片通过 β-EOP 调节性腺轴的功能，尤其对卵巢有促进和调节作用。

5.对抗透明带(ZP)抗体的影响　蔡立荣等建立了小鼠免疫性卵巢早衰动物模型，分别在免疫早期或免疫后灌服补肾活血复方(枸杞子、女贞子、知母、川芎、丹参等)后，预防组和治疗组血清 E_2 水平均比免疫组高($P<0.01$，$P<0.05$)，而抗 ZP 抗体明显下降；治疗组和预防组生长滤泡和黄体数均比免疫组明显增加($P<0.05$，$P<0.01$)；免疫组脾淋巴细胞呈现抗原特异性的增殖反应，明显高于对照组，而治疗组脾淋巴细胞对抗原的特异性反应降低。认为：补肾活血中药复方主要通过抑制特异性免疫损伤，使卵巢内残存的少数滤泡能得以复苏，恢复部分卵巢功能，而且中药预防效果优于治疗效果。

二、临床研究

(一)排卵障碍的中医机制研究

中医认为，肾藏精主生殖，为生殖之本，肝藏血主疏泄，为女子之先天。因此，女性生殖与肝肾功能密切相关。多数医家认为，排卵障碍多因肾虚、肝郁引起，在此基础上又可继发其他病机。

1.肾虚与肾精不足　肾藏精，为卵泡发育成熟、排卵及月经来潮提供物质基础。故肾中精气亏虚，则冲任虚衰，卵泡的发育成熟及排卵必然受到影响。俞瑾认为中医肾主生殖理论中，肾代表了脑、冲任、胞宫间功能的控制和调节。肾虚是导致无排卵不孕的基本病机。胡洪瑞、曹敬兰、马坤均认为，肾精的滋长是排卵的基础，冲任经络气血的和调是排卵的条件，肾阴阳的消长转化是排卵障碍性不孕病机的关键所在。故排卵障碍性不孕以肾虚为本，虚实夹杂。卢淑琼亦认为女性生殖功能低下所致疾病的基本病机是肾精不足，故肾虚是不孕症的重要原因，而补肾填精活血是其基本治法。肾阴、肾阳亏虚　肾中阴、阳是全身阴、阳的根本。若肾阳亏虚，命门火衰，或阴寒内滞于冲任、胞宫，均不能摄精成孕。若肾阴亏虚，精亏血少，天癸乏源，冲任亏虚，子宫干涩；或阴

虚生内热，热扰冲任、胞宫，亦不能摄精成孕。吴恩新认为凡排卵障碍，包括卵巢或垂体功能失调、雌激素水平低，多属于中医命门火衰，阳虚宫寒不孕，故治疗重在温阳。部分患者有腰酸腿软，五心烦热，午后低热，口干等阴虚症状，治宜滋阴补肾，待临床阴虚症状改善或消失后，仍以助阳为法，以激发卵巢功能恢复。刘美清认为无排卵型原发不孕，病机多为肾气不足，冲任虚寒。王幸儿认为，督为阳脉之海，任主胞胎，任督虚寒，胞宫失于温煦发育，因而不能摄精成孕。

2. 肝郁　肝藏血，为"血海"，肝血充盈，肝之余血方可纳入冲脉，使冲脉盛满，月盈应时，排卵才能正常。同时肝主疏泄，调畅气血，有助于月经的按时来潮及卵子的顺利排出。故若素性忧郁，性格内向，或七情内伤，情怀不畅；或由于婚久不孕，承受家庭、社会和自身的心理压力致令情绪低落，忧郁寡欢，气机不畅，互为因果，加重肝气郁结，以致冲任不能相资，月事不潮，排卵不畅，则不能摄精成孕。张晓春认为，肝失疏泄，阳难化阴；肝郁血滞，排卵受阻。因此，肝失疏泄，冲任气血瘀滞，阻碍卵子排出是排卵障碍性不孕症的重要病机。庞保珍等通过临床发现无排卵不孕患者均有不同程度的肝郁表现，卵子有规律地排出与肝的疏泄功能有密切关系。李玲等认为排卵功能障碍与中医"情志失调-肝郁-气血失常-冲任失调"的病理模式相吻合。

3. 综合病机　不孕症病程一般较长，常以年计，因此，其病机常涉及多个脏腑、气血阴阳失调，而多表现兼杂发病，故而许多医家认为排卵障碍是综合因素作用的结果。然因女性生殖与肝肾功能最为密切，故多数医家认为肾虚和肝郁是不孕症的病机本质，而痰湿和血瘀是最常见的继发病机。如姜向坤等总结排卵功能障碍性不孕的病机在于：肾精亏虚，卵子难以发育成熟是排卵功能障碍的根本原因；肾阳亏虚，排卵缺乏内在动力；肝气郁结，肝失疏泄，不能疏泄卵子排出；冲任气血瘀滞，阻碍卵子排出。徐祖辉、刘慧华认为，肾虚、肝郁、血瘀是排卵障碍性不孕症的三大病机。排卵功能障碍与肾肝两脏关系密切，故补肾育卵与疏肝活血是治疗排卵障碍的重要方法。彭少芳认为无排卵不孕患者以肾虚多见，但仍伴有不同程度的肝郁、痰湿表现。关新梅据临床观察，认为多数排卵功能障碍性患者均有不同程度的肾虚和血瘀症状。马坤通过 Logistic 回归和树型分析方法的研究发现，肾虚在排卵障碍性不孕的诊治中占首要地位，同时还发现血瘀也是不可忽视的。肾虚是病理机制，血瘀是病理表现。对排卵障碍性不孕来说，血瘀的根源是肾虚。毛凤仙认为，不排卵主要是气血两虚、肝经郁滞血瘀、痰凝等致病因素作用于机体，造成肾气亏损，气血不足，冲任失养或气郁、痰血互结，冲任失调，造成卵巢功能失常而不能排卵。

(二)单方治疗

陆华等临床通过彩色多谱勒对部分卵泡发育障碍患者卵巢、子宫动脉 Vmin、Vmax、PI、RI 等指标测定，发现卵泡发育障碍患者存在卵巢、子宫的血供不良，服用填补肾精的养精汤(熟地、紫河车、乌贼骨、肉苁蓉等)治疗后，随着卵泡的发育成熟及生殖内分泌功能的提高，卵巢、子宫的血供得到了改善。说明卵巢的血供与卵泡发育、生殖内分泌存在相互协调和相互影响的关系。补肾益精中药具有促卵泡发育成熟的作用，并能明显改善卵巢和子宫的血供；用养精汤治疗卵泡发育障碍性闭经、月经稀发、不孕 26 例，其治疗周期 116 个，月经来潮周期 69 个，占 59.48%；卵泡成熟周期 37 个，占 31.9%；排卵周期 21 个，占 18.10%；卵泡发育成熟率为 84.62%。钟雪梅等用补经合剂(覆盆子、菟丝子、枸杞子、肉苁蓉、当归、熟地、黄芪、党参等)治疗肾虚、血虚症的月经后期量少 38 例，总有效率 94.73%，显效率 71.05%，并选用当归丸对照，证明补经合剂促卵泡发育和排卵的功能明显优于单一的养血活血药。

（三）分期与中西医结合治疗

王瑞芳等用六味地黄系列治疗排卵障碍不孕，经后期用六味地黄丸 9g、金匮肾气丸 3g，B 超测卵泡≥18mm 时，改用六味地黄丸 6g、金匮肾气丸 9g；排卵后予金匮肾气丸 9g。若卵泡期基础体温偏高时，用知柏地黄丸代替六味地黄丸，不加服金匮肾气丸。对照组用克罗米芬治疗，结果治疗组 15 例，排卵 11 例，妊娠 9 例；对照组 14 例，排卵 9 例，妊娠 3 例。赵琳报道治疗组以中药人工周期疗法，同时配合克罗米芬及 HCG 治疗，对照组分别单独用上述中药或西药治疗，各治疗 36 例不孕(其中包括卵泡发育不良或无排卵 76 例)；结果中西医结合治疗组排卵 29 例、妊娠 28 例，中医组排卵及妊娠各 20 例，西医组排卵 15 例、妊娠 14 例。魏明久等报道治疗组先用促排卵汤，当卵泡发育至〔(18～19)±2〕mm 时，用克罗米芬及 HCG 治疗，对照组分别单独用上述中药或西药治疗，均治疗 60 例不孕，结果中西医结合治疗组排卵 53 例，妊娠 38 例，西医组排卵 36 例，妊娠 24 例，中医组排卵 28 例，妊娠 12 例。

（四）中药与针刺结合治疗

田冬珍等用中药人工周期疗法的同时，配合针刺疗法，取穴风府、气海、大赫(双)、中极、关元、三阴交(双)，治疗 29 例排卵功能失调患者(无排卵 26 例)，结果排卵率 61.9%，妊娠率 41.1%，其中子宫内膜 PR 阳性 15 例，治疗 45 周期，排卵 40 周期，受孕 10 例；PR 弱阳性 11 例，治疗 33 周期，排卵 10 周期，受孕 2 例。许慧莉等(18)用内服中药妇宁合剂，同时将中药(肉桂、小茴香、丹参、红花等)制成外用液，通过直流电导入关元、子宫(双)，治疗 30 例排卵障碍患者，对照组仅内服妇宁合剂，治疗 15 例，结果治疗组排卵率 86.7%，妊娠率 60.0%，对照组排卵率 47.7%，妊娠率 33.3%。

总之，中医对促卵泡发育及排卵的研究以肾-天癸-冲任-胞宫生殖轴为中心，以"肾主生殖"理论为指导，实验研究从对下丘脑、垂体、卵巢(局部调节因子、组织形态)、子宫 ER 及 PR、微量元素、Ins 和雄激素的影响均有研究。但是卵泡发育是一个复杂的调控过程，既受下丘脑-垂体-卵巢轴的调控，也受卵巢局部微环境特别是非固醇网络的调控。目前，中药对卵巢局部调节因子、卵泡免疫学及卵巢血供方面的研究较少，尚未进行对调控卵细胞的基因的研究。随着分子生物技术的引入，研究的逐步深入，将会丰富发展"肾主生殖"理论，为人类生殖医学作出贡献。

临床方面报道说明中医治疗排卵障碍确有疗效，但目前仍存在不足之处：①研究多数未采用随机盲法对照。②多种疗法的作用机制尚未阐明。③诊断标准、疗程、疗效判定没有统一的量化指标。

将来研究可以从以下方面入手：①研究采用随机盲法对照。②研究各种疗法的作用机制。③研究排卵障碍的疗效评价的量化指标。④筛选一定行之有效的中药，开发中药新制剂。因此有待于进一步加强临床研究，把排卵障碍的治疗提高到一个新水平。

（刘强）

第七节　辅助生育技术治疗内异症不孕

子宫内膜异位症相关不孕的病因牵涉到多个方面，治疗上也由单一方案转为多种方案综合治疗。通常来说内排卵后仍未受孕或疾病加不孕以及合并多种因素不孕患者，需考虑进行 ART 治疗。辅助生育技术从广义上包括人工授精、控制下超促排卵、体外受精胚胎移植、配子输卵管移植、合子输卵管移植等。ART 治疗子宫内膜异位症对不同的期别的具体情况采取不同的治疗。

一、促排卵加人工授精

促排卵联合宫腔内人工授精对许多不孕症是第一线的治疗方案，然而，对子宫内膜异位症是否具有相似的效能尚未明确。Deaton 等表明用克罗米芬联合宫腔内人工授精，使内异患者妊娠率提高。EL-Amrani 等对输卵管通畅的严重内异患者在腹腔镜术后分成两组，A 组术后不作进一步处理，B 组术后使用 2～3 个月 Gn-RHa 后采用促排卵联合人工受精，结果 B 组妊娠率显著高于 A 组，认为促排卵联合人工授精可有选择性地应用在输卵管通畅的严重内异患者。而 Fedele 等报道，在 6 个月内，使用促排卵联合人工授精没有提高妊娠率. 在一个回顾性研究中比较了内异症不孕症、男性因素不孕症和不明原因不孕症促排卵联合人工授精后的周期妊娠率，在内异组妊娠率为 6.5% 低于男性因素组的 11.8% 和不明原因组的巧 15.3%。同样，Singh 等发现内异患者促排卵联合人工授精周期妊娠率和活产率分别为 6.8% 和 6%，输卵管性不孕相应为 10.9% 和 7.5%，原因不明不孕分别为 13.5% 和 12.1%，表明内异促排卵联合人工授精后成功率低于管性不孕和不明原因不孕。另外一个前瞻性研究发现内异促排卵联合人工授精妊娠率为 16.3%，不明原因不孕妊娠率为 33.6%，显著低于后者。在一个 meta 分析中，Hughes 报道内异患者促排卵联合人工授精妊娠率约为其他因素不孕的一半。但最近一个前瞻性随机化研究报道对Ⅰ、Ⅱ内异期患者目前报道进行促排卵联合人工授精可将活产率从 2% 左右升高到 11%。尽管妊娠率较低，但由于促排卵联合人工授精价廉而并发症少，因此对轻度内膜异位症伴不孕患者仍作为一线助孕治疗方法。促排卵方案可选用克罗米芬+hCG 或 HMG+hCG，目前较多采用 HMG+hCG。

二、体外受精-胚胎移植(in vitro fertilization and embryo transfer，IVF-ET)

严重内异症、轻度内异症经超促排卵和人工受精未能获得妊娠或内异合并其他不孕因素需行 IVF-ET。一些作者认为内异患者在体环境对受精、早期胚胎发育等过程有害。在内异不孕患者中应用 IVF-ET 去除了这些有害因素。因此，期望内异不孕患者 IVF 结局与其他原因不孕患者相近。早期研究内异患者，尤其是中重度内异者，妊娠率较低。报道内异 IVF 结果差者，认为内异患者受精率低、着床率低。但是随着 GnRHa 的发展和经除道取卵技术的开展，近来大量的研究表明，内异相关不孕的 IVF 成功率显著提高。随着内异患者应用常规 ART 方案的成功，证据表明许多内异患者 IVF 结局与其他原因不孕相似。此外，体外受精提供了直接观察妊娠过程中一些关键过程，如配子质量评价、受精观察、早期胚胎发育的评估。随着 ART 在治疗内异相关不孕中的应用的增多，必将有助于揭示内异与不孕关系中的内在联系和一些关键问题。

Kodama 曾回顾性分析内膜异位症患者 3 年的累积妊娠率，行 IVF 组 60 例患者为62%，期待治疗组 58 名患者为 43%，在≥32 岁的内异患者中 IVF 组妊娠率为 59%，显著高于期待疗法组的 29%。在Ⅲ、Ⅳ 期内异中 IVF 和期待疗法，妊娠率有相对较大差异，前者为 52%，后者为 27%，但无统计学差异。认为 IVF 对治疗≥32 岁内异患者的预后较好，而且在重度内异症中更明显。说明 IVF 对内膜异位症相关性不孕有效。

内膜异位症分期对于 ART 妊娠结局的影响，以往认为Ⅲ、Ⅳ期患者由于低排卵和低移植苯使妊娠率降低，但随着阴道取卵技术和促排卵的降调节方法的应用，不同期别患者进行 IVF 的治疗妊娠率未见显著差异。GnRHa 在促排卵前应用，不但使内膜异位病灶减少，同时减少内源性 LH 峰干扰，卵子质量提高，从而增加妊娠率、减低流产率，提高了 IVF 的效果。目前尚无迹象表明在 IVF 前进行手术治疗可以提高妊娠率。

三、控制超排卵

随着 ART 发展，IVF 在内异治疗中有效性的证实。有关内异对超促排卵和取卵的影响存在明显的分歧，在早期研究中，应用克罗米芬和腹腔镜下取卵，近来应用 GnRHa 加 Gn 并经阴道取卵。早期报道内异 IVF 时获卵率低。在 Chillik 的研究中比较了非内异不孕患者、轻-中度内异患者和严重内异患者获卵情况，发现严重内异患者获卵率低。Oehniger 等在Ⅲ、Ⅳ期内异患者中报道了相似的结果。两个研究均认为获卵受损是由于腹腔镜下取卵困难。另有研究报道内异患者卵泡发育下降，Dlugi 等报道内异患者排卵前卵泡数显著少于输卵管积水患者。

在应用 GnRHa 加 Gn 和经阴道取卵的研究均未发现内异显著影响卵泡的发育。Dmowski 等回顾性分析了 237 个 IVF 周期，其中内异症不孕组 119 个周期和输卵管性不孕组 118 个周期，发现两组在卵泡发育或获卵方面无差异。在一个 65 个内异和 98 个管性不孕 IVF 周期的对照研究中，Bergendal 等发现两者在卵泡发育和获卵数方面无差异。一些最近研究进一步证实，在轻中度内异和严重内异患者获卵率无差异。Pal 等比较了Ⅰ、Ⅱ期 45 个周期和Ⅲ、Ⅳ期 40 个周期，发现两组卵巢超排卵的反应性、卵泡总数、成熟卵泡数相似。但也有作者发现尽管内异超排卵时卵巢反应与其他原因不孕相似，但内异患者超排卵时促性腺激素需要量增加。Azem 等比较了 58 例内异和 60 例管性不孕的超排卵结果，发现内异患者获卵数与对照组相似，内异组为 7.14±4.81，对照组为9.04±5.28，但 HMG 用量内异组为 27.9±1.8 支，对照组为 23.2±1.7 支，内异组显著高于对照组。Huang 等同样发现内异超排卵时 FSH 和 HMG 需要量较管性不孕显著增加。ALAzemi 比较了 3 个周期以上的 IVF，内异 40 例，管性不孕 80 例，初次 IVF 时患者年龄和基础 FSH 相似，管性组从第 1 至第 5 周期卵巢反应性和促性腺激素需要量相对恒定，内异组获卵数低于管性组，且随着周期增加而下降，而 FSH 量较对照组显著增加，也随周期增加而增加，认为内异患者卵巢储备随时间延续逐渐下降。

文献报道卵巢内异囊肿影响卵巢刺激的反应、获卵、受精率和着床率。不孕妇女的卵巢内异囊肿需要手术治疗，≥3cm 内异囊肿腹腔镜术后在 IVF 时卵巢反应性有争议。一些作者认为内异囊肿手术引起正常卵巢组织的丢失，在去除了囊壁同时去除了卵巢间质和卵母细胞或热凝时热损害了卵巢，从而影响卵巢对超排卵的反应。但也有认为内异手术并不影响卵巢对促性腺激素的反应性。Donnez 等研究内异囊肿汽化对 IVF 结局的影响，比较了 374 例因内异和管性不孕行 IVF 患者，其中内异囊肿手术后 85 例，187 个周期，对照管性不孕 289 例，633 个周期。发现两组促性腺激素用量、卵泡总数、≥15mm 的卵泡数、成熟卵子数、注射 HCG 日 E_2 水平无差异。在比较内异囊肿大小对卵巢反应性时，结果发现囊肿 ≥3cm 时总卵泡数为 14.4±6.2，≥15mm 卵泡数为 10.8±5.1，囊肿 ≥3cm 总卵泡数和 ≥15mm 卵泡数分别为 16.7±6.1 和 13.1±5.8 两组也无差异。作者同时对 39 例单侧内异囊肿患者进行了研究，比较手术侧卵巢和未手术对照侧卵巢反应性。发现总卵泡数手术侧为 6.8±3.7，对照侧为 8.1±4.3，≥15mm 卵泡数手术侧为 5.3±3.0，对照侧为 6.6±3.5，成熟卵子数手术侧和对照侧分别为 4.5±2.6 和 5.5±2.8，两组无差异。Canis 等比较了卵巢内异囊肿 ≥3cm，内异无卵巢囊肿和管性不孕对卵巢刺激的反应。卵巢内异囊肿 ≥3cm 组 41 例，内异无卵巢囊肿 139 例，初次 IVF 时卵泡数前者为 9.4±6.2，后者为 11.6±7.5，内异两组与管性组比无差异，比较随后两个 IVF 周期同样发现卵母细胞和胚胎数无差异，在腹腔镜手术后也无显著下降。认为内异手术不影响 IVF 时卵巢对促性腺激素的反应性，对较大的内异囊肿手术是一种有价值的治疗方法。

GnRHa 的应用，提高了卵子质量，从而增加妊娠率、减低流产率，使 IVF 结果得以改善。Ohvennes 等比较了单用促性腺激素的标准方案，应用 GnRHa 后妊娠率显著改善。有关内异患者在行体外受精胚胎移植前是否需进行药物治疗尚有不同看法。尽管内异患者在常规促性腺激素刺激方案反应与其他原因不孕患者相似，但有学者认为延长 GnRHa 的下调方案提高内异患者 IVF 的成功率。长期 GnRHa 应用进一步抑制了内异病灶，从而改善内异患者 IVF 的结局。但也有学者认为，药物治疗并不能提高妊娠率，故主张进入 IVF-ET 前不需进行药物治疗。当第一次 IVRET 失败时，可进行三个周期药物治疗，再进入新的 IVF-ET 周期。Dicker 报道 GnRHa 应用 6 个月后，在与单独应用促性腺激素比较妊娠率显著增高。Chedid 等研究应用 3 个月和 3 周 GnRHa 下调方案，报告应用 GnRHa 后获卵数明显增加，妊娠率有改善，但未达统计学差异。Nakamura 等在对常规治疗无效的不同期别内异症中比较了 GnRHa 抑制 60 天的超长方案和在的黄体中期下调的长方案，发现超长方案妊娠率 67%，长方案 27%。Marcus 等同样报道应用较长时间 GnRHa 后妊娠率显著提高。认为在超排卵前延长 GnRH 耳的应用抑制了卵巢功能，从而克服了内异所致的一些不孕因素。目前对内异患者超排卵方案尚不统一，一般认为超长方案可能更有利。很明显对内异患者来说进行前瞻性随机研究理想的卵巢刺激方案是十分必要的，尤其是 Gn-RH 拮抗剂在超排卵方案中的引入更增加了这种必要性。现阶段对内异患者超排卵方案选择时，只能根据患者的意愿应用不同时间的 GnRHa。

四、体外受精和早期胚胎发育

内异对受精和体外胚胎发育影响尚无明确答案，尚不明了何种程度内异在 IVF 影响卵子受精过程。一些研究报道内异患者受精率显著下降，一个较早期研究发现内异、不明原因不孕、管性不孕的受精率分别为 33%、63% 和 68%，另一个报道认为内异的存在使受精显著受损。近来，Bergendal 等报道内异和管性不孕受精率分别为 60% 和 78%，其他研究发现内异Ⅲ、Ⅳ 期受精率显著低于Ⅰ、Ⅱ期内异患者。一些研究认为在 IVPET

中着床率低与卵子质量改变有关。卵子质量可能是卵泡发育异常的结果，内异患者 EZ 峰值较低和主卵泡直径较小，卵泡期延长，内异患者 LH 水平也较低，LH 分泌受损，表明垂体一卵巢功能紊乱是内异相关的不孕的原因之一。最近体外研究显示，内异患者颗粒细胞芳香化活性和孕激素生成受损。这些功能改变可能导致了卵子质量下降和随后的胚胎形态改变。Pelhcer 等测定了 24 例内异患者血清和卵泡液街体水平，其中 I、II 期 5 例，III、IV 期 19 例，26 例管性不孕作对照。结果发现各组血清 E_2、P、T 和 A 或 E_2/P、EZ/T、EZ/A 取卵日无差异。卵泡液中内异组 P 水平显著增加，T 下降，E_2/P 下降 EZ/T 显著升高。且孕酮累积和内异症的严重程度有关。认为孕酮水平的上升改变了卵泡环境，影响卵子质量。颗粒细胞培养发现，严重内异组基础和 hCG 刺激的孕酮分泌增加。有作者从轻微内异患者行 IVF 获得的颗粒细胞，芳香化酶活性下降，培养 3 小时孕酮分泌能力受损害，表明卵泡功能受损害，导致卵子微小损害继而影响胚胎质量，使内异患者的着床率低于正常妇女。

有认为内异患者血清抑制受精率和早期胚胎形成，抑制效应随期别增加而增高。有作者采取 10 例正常妇女，28 例内异不孕患者腹腔镜治疗前后血清，发现内异患者血清抑制受精。内异血清组受精率 51%，对照组 81%，内异组和对照组胚胎发育率分别为 46% 和 79%；且内异血清抑制效应随着期别增加而增加。腹腔镜（手术）激光治疗后受精率和胚胎发育改善，分别为 56% 和 58%。鉴于内异患者血清可能影响受精率，因此主张在取卵时充分清洗后再取出卵一冠丘复合物，以去除抽吸液。因腹腔液和卵泡液的污染对精、卵均有毒性作用，影响内异患者受精率，处理精液、授精、培养过程中，必须避免与患者的血液或分泌物接触。

至于早期胚胎发育，报道内异患者较少胚胎在 48 小时达到 4 细胞期，72 小时卵裂球数较少，卵裂率下降，发育停止胚胎数增加。在比较内异和管性不孕或不明原因不孕时，Brizck 等回顾性分析了录像记录的 235 个胚胎，发现在内异组胚胎发育形态学异常，胚胎的核、浆变形率显著增加。

但一些较大样本研究没有发现内异患者受精和早期胚胎发育受损。Dmowski 等分析 237 个周期，没有发现受精率和早期卵裂率在内异或管性不孕患者中存在差异。另一个病例对照研究同样比较内异和管性不孕，没有发现受精受损或早期胚胎质量下降。在比较内异期别对受精和早期胚胎时，Inoue 等发现 I 至 IV 期 309 例患者受精率和胚胎质量有差异。Bergendal 发现尽管内异受精受损，但卵裂率和胚胎形态评分与管性组无差异。

大多数最近研究表明即使内异对受精和早期胚胎发育有损害也是轻微，对最终 IVF 结局无影响，妊娠率与其他原因不孕组相似。可能是对内异不孕患者改善了卵巢刺激方案或卵子回收技术，从而可受精卵子数增加因而受精损害显得无意义。由于获卵数增加使受精能力轻微下降也可获得足够的胚胎。卵子的缺陷很可能存在于卵子的胞浆内，尚不能肯定 ICSI 在内异患者卵子受精中的价值。体外囊胚培养的发展，使发育潜能差的胚胎被去除，允许最适合的胚胎被移植，或许可提高胚胎种植率。

五、着床、妊娠和流产

当只有少数几个优质胚胎可以移植的情况下，活产率取决于种植率和低流产率。然而，由于移植了多个胚胎，低着床率并不必定导致低妊娠率。尽管一些研究报道内异着床率低，但大多数表明内异患者妊娠率没有相应下降。一些报道认为内异 IVF 妊娠率和对照相似，而另一些报道认为内异 IVF 结局与疾病程度有关，严重内异妊娠率下降，流产率增加。

有文献回顾性分析因输卵管不孕和内异症不孕 IVF 各 96 周期的结果，发现周期妊娠率分别为 34.4% 与 12.5%；每次移植妊娠率为 37.3% 与 15.1%，种植率为 13.4% 与 5.8%。Matson 和 Yovich 表明管性和 I 至 IV 期内异妊娠率分别为 15%、15%、14%、6% 和 2%。Azem 等比较了严重内异和管性不孕 IVF 的结局，发现严重内异每次移植的妊娠率和活产率分别为 10.6% 和 6.7%，显著低于管性组的 22.4% 和 16.6%。内异症患者 IVF 的成功率明显低于管性不孕患者。Arici 等在 248 个 IVF 周期的病例对照研究中发现内异着床率为 3.9%，显著低于管性的 8.1% 和不明原因的 7.2%，妊娠率也呈下降趋势，内异组为 14.8% 低于管性组的 25.7% 和不明原因组的 23.3%，尽管未达统计学意义。几个较大的研究表明内异不同期别或内异与其他疾病相比，内异 IVF 后着床率和妊娠率没有下降。MedeoVrtove 等比较了 612 个 I、II 期内异 IVF 周期和 7339 个管性不孕周期，两组妊娠率相似，认为在轻症内异患者中 IVF 的效能与管性不孕患者相似。Geber 等报道了在 140 个周期中内异、管性、男性因素和不明原因的妊娠率分别为 40%、45%、39% 和 48%。另一个报道为 28% 和 30%。一些比较内异期别报道不管病变程度，妊娠率相似。Dmowski 等研究发现内异妊娠率为 29%，非内异患者妊娠率为 25%，在内异组妊娠率在不同疾病期别和活动性中无差异。Pal 等分析了 85 个 IVF 周期，内异分别为 I、II 期和 III、IV 期，尽管 III、IV 期着床率低，临床妊娠率两组相似。有研究认为部分内异患者存在自身抗体，这些抗体可能对卵子和胚胎发生负作用，影响胚胎着床。Olivennes 等发现 50 例内异患者中 10 例存在自身抗体，在使用可的松后，10 例中有 8 例妊娠。Dmowski 等研究发现在内异妊娠率在不同疾病期别和活动性中无差异，但与是否存在自身抗体有关，自身抗体阴性的内异患者癫率为 45.7%，显著高于自身抗体阳性者的 22.9%。

有学者用赠卵的方法进行研究，将同样的卵子赠送给内异不育患者（第一组，55 例）和无内异症不育患者（第二组，184 例）两组的妊娠率分别为 28% 和 27%，着床率为 12% 和 13%，并无差异，认为内异症对生殖的不良影响与子宫内膜无关。另一项研究采用同一赠卵者给两组患者：第一组经腹腔镜诊断为 III、IV 期内异症，58 例，第二组无内异症，33 例，其他因素均类似，两组的妊娠率、着床率和流产率均相似，活产率分别为 28.0% 和 27.2%。认为重度内异症对子宫内膜环境无负面作用。另一项赠卵研究中将不育症患者分 3 组：第一组为赠卵者和受者均无内异症；第二组为赠卵者有内异症，受者无；第三组为受者有内异症，赠者无，其他条件相同。妊娠结局：周期妊娠率分别为 61.4%（27/44）、28.6%（4/14）和 60%（12/20），着床率分别为 20.1%（36/179）、6.6%（4/59）和 20.8%（10/77），流产率分别为 7.4%（2/27）1/4 和 8.3%（1/12）。

Simon 等报道内异患者着床率和妊娠率低于管性患者，他们分析了来自内异或非内异赠卵的结果。当卵子来自非内异患者时，内异或非内异受体着床率和妊娠率相似，然而当卵子来自内异患者时妊娠率显著降低，不管受体是否存在内异。另一个 239 赠卵周期研究报道，不管内异程度，受体是否存在内异，对着床率和妊娠率无影响。这些资料表明内异相关的着床损害源自于卵子或早期胚胎，而不是内膜本身。

少许研究表明内异 IVF 后妊娠丢失率增加，Oehninger 等注意到Ⅲ、Ⅳ期内异患者流产率高于病变较轻者。Yanushpoloky 等报道，随着卵子产生减少和胚胎质量差，在取卵同时穿刺内异流产率增加。然而另一个研究比较了内异囊肿穿刺与其他内异，卵子产生、胚胎质量、妊娠率和流产率无差异，而且大多数研究报道与内异相关的妊娠丢失率没有增加。

六、内异与其他 ART

有关于内异对 GIFT 影响的资料很少，Guzick 等一个回顾性病例对照研究中表明内异或非内异 GIFT 妊娠率为32%和47%，另一个分析内异 GIFT 结果发现卵子产生下降，在严重内异者卵子产生减少，妊娠率在不同期别和其他病因之间差异显著，一些早期研究，Yovich 和 Matson 报道，严重内异 GIFT 妊娠率高于 IVF，另一个研究发现无差异。许多 IVF 中心关于内异 GIFT 和 IVF 没有前瞻性随机化比较。目前内异对 IVF 成功率的影响尚缺乏证据，更何况评价内异对更创伤性的 GIFT 的作用。由于主要缺陷似发生于卵子水平继而其产生的胚胎，反复 IVF 失败的内异症患者可考虑赠卵。

七、手术和 ART

正如早期研究表明，手术对内异患者生育的作用是有争议的，而且没有前瞻性，随机化的研究手术对 ART 结局的影响。Pagidas 等就第二次手术与 IVF 对治疗组、对照组的内膜异位症相关不孕作回顾性分析，发现二次手术后9个月的累计妊娠率24.4%，而进行二个周期 IVF 的妊娠率却达到69.6%，认为如果首次手术后妊娠失败应考虑 IVF 治疗。在没有更好的资料情况下，无法得出先期手术对 ART 的作用。总之，有关内异导致卵泡发育和卵子细胞质量下降、内异与卵子受精损害相关、内异相关着床率损害可能是内异患者 IVF 失败的原因，早期胚胎发育在内异患者中受损尚有争议。尽管内异 ART 过程有某些特殊，大多数内异治疗方案与管性或原因不明相同。除了延长的 GnRHa 降调，内异与常规 ART 方案并无显著改变。直至有大样前瞻性本随机化研究才能回答内异理想的降调期限、体外成熟或操作的应用、自身抗体和免疫抑制剂作用及其他有争议的问题。目前内异患者将继续接受与其他不孕患者相同的治疗方案。不管对何种原因不孕的妇女来说，ART 是一个巨大的进步。

（赵玉）

第八节　先天性子宫畸形不孕患者行辅助生殖技术助孕

女性生殖道畸形以子宫发育畸形患者居多，是较常见的影响女性生殖健康的病因之一。外文文献报道在普通人群中子宫畸形的发生率为 5.5%，在不孕患者中占 8%。随着生活节奏的加快、环境的影响、饮食结构改变及医疗技术的提高，子宫发育异常所占的比例不断上升。多数子宫畸形患者可正常妊娠及分娩，但合并不孕因素的子宫畸形患者需辅助生育治疗。对于子宫畸形患者，国内、外均有研究表明，子宫畸形合并不孕患者行辅助生殖技术(ART)治疗的助孕结局较子宫正常的不孕症患者差。因此，对于子宫畸形的早期诊断和临床处理应予重视，加之其妊娠的整个过程中异常状况出现的几率增加，甚至威胁母婴生命，因此如何降低不良妊娠结局的发生，提高成功妊娠率，逐渐引起关注，但目前尚未达成一致。

一、子宫畸形的发生学

女性子宫约在胚胎第 8～16 周形成，历经三个阶段：形成、融合和纵隔的吸收。若纵隔的吸收受阻，可导致纵膈子宫的发生。具体机制不详，目前认为可能的原因有：细胞凋亡学说，Lee 等人采用免疫组化、单克隆抗体分析女性胎儿不同时期 Miillerian 管组织，发现参与调控细胞凋亡的 Bcl-2 蛋白也存在于该组织中，并提出子宫纵隔组织吸收与细胞凋亡有关。Bcl-2 蛋白有抑制细胞凋亡的作用并参与细胞的增殖分化。研究发现 Bcl-2 蛋白存在于 18～20 周前的胎儿子宫纵隔组织中，20 周后检测不出 Bcl-2 蛋白。与正常子宫形成过程中纵隔吸收时间相一致。因此，细胞凋亡蛋白 Bcl-2 的异常表达可能导致纵隔子宫的发生；女性生殖道畸形与中肾管发育异常有一定的联系，有研究报道子宫畸形常合并有泌尿系统畸形；遗传因素、Miillerian 管及 Wolffian 管发育过程中基因表达异常可引起发病，如 HOXA10 基因中罕见的 DNA 序列变异可能会导致女性内部生殖器的发育异常，WNT4 基因诱导体腔上皮内陷，同时抑制睾酮合成，在子宫和卵巢的发育中起重要作用；其他因素如地理人文、社会经济等。根据子宫发育的胚胎学起源，ESHRE/ESGE(The European Society of Human Reproduction and Embryology and the European Society for Gynaecological Endoscopy) 分类标准将子宫畸形分为 U0～U6 七大类，即：U0 正常子宫，U1 畸形子宫，U2 纵隔子宫，U3 双角子宫，U4 单角子宫，U5 发育不全，U6 未分类型。

二、子宫畸形对女性生育能力的影响部分

子宫畸形患者可顺利生育，影响到生殖结局的子宫畸形，主要临床表现为反复流产、产科并发症及不孕，并且生殖结局受影响的程度因子宫畸形的类型而异。原发不孕发生率较高的是始基子宫、幼稚子宫、先天性无阴道，流产发生率由高到低依次为纵隔子宫(100.0%)、双角子宫、单角子宫、双子宫，成功分娩的几率由高到低依次为双子宫(33.3%)、单角子宫、双角子宫。一篇 Meta 分析比较了先天性子宫畸形、行宫腔镜子宫纵隔切除的子宫畸形以及正常子宫女性三者生殖产科结局，研究表明先天性子宫畸形的妊娠率降低，流产率增高，早产率、先露异常、低体重儿和围生期死亡率在先天性子宫畸形中显著增加；和未矫正的先天性子宫畸形相比，行宫腔镜子宫纵隔切除可降低自然流产的发生，先天性子宫畸形可能对妊娠结局有着不利的影响，宫腔镜切除子宫纵隔可降低自然流产率。

三、子宫畸形的矫治

可顺利生育且无临床症状的子宫畸形患者可不予处理；对于子宫发育不良患者可行性激素补充治疗；影响妊娠结局的子宫畸形可行手术矫正。有研究表明行子宫纵隔切除术后子宫纵隔患者妊娠率显著增加；经腹子宫成形术可改善双角子宫患者生育能力；残角子宫切除术改善妊娠结局效果不详。因手术矫正子宫畸形可引起盆腔或宫腔粘连，增加患者不孕风险，因此考虑到不是所有的子宫畸形均致患者不孕，所以在行子宫矫正手术前应先除外其他不孕因素。目前较常采用宫腔镜下子宫纵隔切除术，在一般情况下，通过手术来纠正生殖器畸形取决于异常的类型。大多数畸形通常可以经阴道或者宫腔镜解决，但通常也需要腹腔镜或开腹手术。目前对子宫畸形处理的共识为：无临床表现的子宫畸形患者，一般不予处理；发生复发性流产的畸形子宫患者，在排除其他致流产因素后，可行子宫矫正术，畸形子宫矫正手术可有效改善妊娠结局。

四、子宫畸形合并不孕行 ART 助孕结局

单纯性子宫畸形不是 ART 适应证，部分合并不孕因素者需 ART 治疗。

（一）发育不全

发育不全可能涉及到生殖道的任何部分。输卵管发育不良的患者普遍伴有子宫发育异常，使得 ART 的妊娠结局变得不确定。目前仍不清楚先天性子宫发育不全对妊娠结局的影响。MRKH(Mayer-Rokitansky-Kuester-Hauser) 综合征为苗勒氏管不发育或发育不良，通常被称为先天性无阴道，在出生女婴中其发病率为 1/4000～1/10000，阴道成形术是其主要治疗方式。MRKH 常合并子宫缺如，其输卵管和卵巢可正常。通过 ART 与代孕，可使 MRKH 患者拥有遗传学上的子代。但因代孕技术可引起社会家庭的不稳定，我国现禁止代孕技术，不过子宫移植可为这些女性带来曙光。在瑞典，一位 35 岁无子宫的 MRKH 患者已通过子宫移植及 ART 助孕方式成功足月分娩，该报道同时证明子宫即使是来自已绝经的供体，活体子宫移植仍是可行的。

（二）弓形子宫

目前认为弓形子宫患者无需处理，因其行 ART 妊娠结局与子宫正常患者无差异。Jayaprakasan 等对 1402 例行 ART 助孕的不孕患者行三维超声检查，其中 13.3% 的患者存在子宫发育异常，弓形子宫居多，占 11.8%，但弓形子宫并不会使 ART 助孕患者孕早期流产的风险增加。但 Grim-bizis 等则认为，弓形子宫使孕中期流产的几率增加，且易发生胎位异常，其病理生理学机制仍然不清楚。Giacomucci 等报道，弓形子宫矫形术后抱婴率较术前明显增加，可达 55.6%。因此，对于合并有反复流产或原发不孕的弓形子宫患者，除外其他致病因素后可行宫腔镜矫形手术改善妊娠结局。

（三）单角子宫

单角子宫指仅一侧副中肾管发育，另一侧副中肾管发育不良所致，部分单角子宫患者合并泌尿道异常、肾脏异常常见。约 65% 的单角子宫合并残角子宫，若与单角子宫腔不相通的残角子宫腔内存在正常的子宫内膜，易引起经血滞留，导致经期不适，子宫内膜异位症，严重者可致不孕。Grimbizis 等认为，妊娠结局最差的子宫畸形类型为单角子宫和双子宫。单纯单角子宫通常不需手术，若合并残角子宫，建议患者于妊娠前行手术切除有功能的残角及该侧附件，可减轻痛经症状、降低异位妊娠的发生、减少或预防因月经血倒流所引起的子宫内膜异位症。对于与宫腔相通的残角及实体残角是否手术切除尚未达成一致，目前尚不清楚切除残角子宫后妊娠结局能否得到明显改善。有研究认为，残角有内膜者无论其是否与宫腔相通，都会增加不良妊娠的风险，若与宫腔相通

的残角子宫妊娠，对孕妇带来风险极大，需行残角子宫切除术。因此，子宫畸形患者在 ART 前需要准确了解子宫畸形类型，并对宫腔容积进行评估，必要时行手术治疗。Pados 等认为，腹腔镜下将单角子宫腔不相通的残角子宫切除后妊娠应视为高危妊娠，做好孕期检测至关重要。

（四）双角子宫、双子宫

1.双角子宫 双角子宫是由于 Müllerian 管未完全融合引起。目前认为双角子宫一般不予处理，对于复发性流产、早产等排除其他原因者，可行手术治疗。Sugiura-Ogasawara 等认为，双角子宫矫形术后可使早产率及低出生体重儿发生率下降，但累计活产率无明显改善。

2.双子宫 双子宫是由于 Müllerian 管完全没有融合引起，临床表现为双子宫体与双子宫颈。双子宫通常无需手术，因其生殖结局相对良好。较正常子宫患者仅早产率略有升高。若因宫颈发育异常而导致该侧生殖通道梗阻时，建议行腹腔镜手术切除该侧子宫。同样对于排除了染色体、免疫、甲状腺功能异常等因素的复发性流产、早产者，可进行手术矫治。双子宫矫治手术具有一定的难度，术后能否改善生殖结局不详，且术后有发生宫颈机能不全、宫颈管狭窄等并发症的风险。

3.双角子宫+双子宫 有研究示行辅助助孕时双角+双子宫组流产率最高，且发生时间较晚，多为 8～14 周，发生胎膜早破的时间较早，有反复流产病史的患者 ART 助孕结局差。其原因可能为：妊娠状态下的畸形子宫易出现宫腔内压力不均衡，进而引起不协调的宫缩发生；双子宫中任一宫腔妊娠，均易使胚胎生长受限；未妊娠的宫腔内膜出现蜕膜变性出血，同样可引起妊娠的宫腔发生宫缩进而致流产。因此，双角子宫和双子宫患者在行辅助助孕前，对优势宫腔的容积进行充分评估是有必要的。针对容积较小的优势宫腔，且存在反复流产、胎膜早破等病史者需考虑行子宫整形术，在 ART 治疗中限制胚胎移植数量，以降低早产率。

（五）纵隔子宫

纵隔子宫的发生是由于子宫纵隔吸收阶段受阻导致，所以纵隔子宫外形无异常。以 ES-HRE/ESGE 分类标准可分为：U2-a 不全性纵隔子宫和 U2-b 完全性纵隔子宫。纵隔子宫患者常伴有多种不良生殖结局。临床最常见的为反复流产，具体原因未明。相关因素：纵隔破坏了子宫正常的宫腔形态，使得宫腔容积变小；纵隔子宫内膜超微结构异常及其引起的功能异常；纵隔组织中平滑肌、纤维组织以及血管数量的构成比异常；纵隔组织可引起子宫收缩不协调等。有纵隔子宫并不孕患者行宫腔镜下纵隔切除后，术后抱婴率 45%，有反复流产病史的纵隔子宫患者行宫腔镜下纵隔切除术后流产率下降，由 88% 降至 14%，足月活产率提高，由 3% 增至 80%。宫腔镜下切除纵隔后可明显改善妊娠结局。研究发现行宫腔镜下子宫纵隔切除术后再行 ART 治疗的纵隔子宫患者，其妊娠结局较未行手术前得到显著改善，即使是小的子宫纵隔切除术后再行 ART 自然流产率也显著降低。相对鞍形子宫和双子宫，不全纵隔子宫患者切除纵隔术后临床妊娠率更高，因此在行 ART 治疗前应先行 HRUS。目前认为，有复发性流产病史或年龄在 35 岁以上不明原因不孕者，计划行 ART 助孕的子宫纵隔患者，需要行宫腔镜下子宫纵隔切除术以改善妊娠结局。术后允许妊娠的时间宫腔镜下子宫纵隔切除术较开腹手术明显缩短。

（六）T 形子宫

多数患者是因未出生时在宫内受己烯雌酚暴露的影响。2011 年，Fernandez 等提出 T 形子宫可因后天因素形成，例如宫腔粘连综合征。Giacomucci 等报道，存在复发性流产病史的子宫畸形患者中，T 形子宫矫形术后抱婴率最高，可达 66.7%。国内也有相关报道，患者行 T 形子宫矫形术后均成功分娩获得活婴。可能与子宫矫形术后宫腔容积得以扩大，子宫内膜血流得到改善，进而改善胚胎的生长发育环境和妊娠结局。对于原因未明的反复流产及 ART 反复失败者可以选择行 TCUI。子宫发育异常患者和正常人群行 ART 后的多胎率差异无统计学意义，但是子宫畸形患者的分娩孕周减少、活婴体质量降低、早产率升高。因此，畸形子宫合并不孕患者行 ART 治疗时应严格控制移植胚胎数量，降低多胎妊娠的发生率，进而降低流产、早产的风险，改善妊娠结局。但是，有研究认为先天性子宫畸形除早产外无严重临床表现可承受双胎妊娠。子宫畸形患者妊娠后需放松心情、减少活动，加强孕期保健及分娩时监护，从而降低产科并发症，有助于获得好的妊娠结局，Chifan 认为先天性子宫畸形患者可合并有宫颈机能不全，应于妊娠 16～20 周之间通过连续的超声检查患者的宫颈状态，必要时可行预防性宫颈环扎或有临床症状时的紧急宫颈环扎。对于 ART 前子宫畸形的处理尚未达成共识：有学者认为，子宫畸形患者应除外其他不孕因素后行矫正手术治疗，再行 ART 治疗时其着床率、妊娠率、活产率都将升高。也有学者认为，宫腔粘连是子宫纵隔切除术后风险之一，因此，需要对各类畸形子宫矫形术的适应证进行细致的研究和探讨。总之，针对子宫畸形患者这一特殊群体，孕前充分评估，孕中积极检测保胎是必不可少的。

（赵玉）

第二十三章　超排卵的监测

第一节　监测卵泡的目的和意义

超排卵的监测是超排卵周期中，以卵巢内卵泡的形态或功能改变为基础，采用一定的技术方法，跟踪了解卵泡的数目及其生长发育的动态，从而对卵泡的发育情况、成熟程度和功能状态作出判断并为超排卵并发症的预防提供必要的参考信息。在超排卵治疗时，卵巢对超排的反应性、卵泡的生长情况以及各自的成熟程度等均是重要的信息，对指导进一步治疗措施的实施具有重要作用。系统有效的监测技术的建立以及有关方面经验的积累，对提高辅助生殖技术的效果是不容忽视的。理论和长期的临床实践均说明，在超排卵周期中，用以诱发卵泡及其内的卵细胞最后成熟的 HCG 给予时间的正确掌握，是一个重要的问题，适时的 HCG 给予，才可能有良好的排卵或适时的取卵机会。然而，由于个体的差异等原因，在监测的手段相对有限的情况下，适时的 HCG 使用仍较难恰当地掌握。因此，我们认为监测的过程应较好地解决以下一些问题并达到相应的目的。

一、了解患者的解剖和功能状态的基础情况

对患者实施任何治疗措施之前必须进行检查，包括一些与监测有关的内容如激素的基础水平、盆腔结构上的特点(如卵巢的位置于超声显像监测或取卵是否有利)等。广义地理解，它还包括对不孕患者某些病理状况的诊断，例如多囊卵巢综合征患者，如其激素水平和卵巢声像有病理性的改变，提示应选择合适的治疗方案。再如个别患者可有一侧或双侧的卵巢囊肿，如治疗前未能发现，必将影响卵泡发育的局部环境，也影响以后的观察。可在治疗周期前一周期的黄体中期(约于下次月经前的 7～10 天)进行一次盆腔超声扫描，如发现直径 1.5cm 以上的卵巢内液性暗区，可于促性腺激素释放激素类似物给药的一周给予穿刺引流。

二、卵巢对外源性促性腺激素的反应性

由于年龄、种族、遗传、营养等个体差异，不同的不孕患者对外源性促性腺激素的反应性不同，其程度可以从使用外源性促性腺激素后无明显增强的反应(仍然为单个优势卵泡发育)至数十个卵泡一起发育以至发生严重的卵巢过度刺激综合征。在卵泡早期即见多量小卵泡出现。伴随卵泡早、中期生长速度的相对缓慢，常提示过多卵泡发育或过度刺激的可能，如果同时有血清雌激素浓度迅速增高或其绝对值处于与卵泡大小不相一致的一个明显高值，更加提示卵巢对外源性促性腺激素反应过度的可能。相反，使用促性腺激素多天后卵巢声像仍毫无改变，或伴有血清中雌激素浓度上升不明显，则提示对所使用剂量反应欠佳的可能，但应注意，个别患者特别是在使用长效 GnRH 激动刹对垂体进行降调节的患者，其卵泡生长速度可能较慢，可增加促性腺激素的剂量或放宽两次观测的间隔。若结合血清 E_2 水平进行分析更有帮助。

三、卵泡的生长发育情况

卵泡的生长发育情况一方面是卵巢对外源性促性腺激素反应性的指标，另一方面又是指导治疗的重要信息，例如促性腺激素剂量的调整、下次监测时间或 HCG 注射时间的决定等。一般来说，卵泡生长速度稍快者不作剂量调整，但过慢者可考虑适当加量，稍快者加大观测密度，适当提前开始 LH 的检测和 HCG 的使用时间。除此以外，卵泡的生长发育情况，尚在一定程度上反映超越了选择阶段而继续发育的卵泡簇的质量，有的作者认为，卵泡的生长发育过程有不同的表现形式，它与 IVF-ET 的成功率有关。当继续发育的卵泡簇其生长发育相互间存一种同步化倾向时，表现为不同的卵泡间发育速度、大小相对一致，则所回收的卵子整体质量较好，受精率较高。可以推测，当同步化较好时，卵泡大小趋于一致，注射 HCG 时，多数卵泡处于成熟状态。而同步化差时.优势卵泡成熟，下一级别的则仍未达成熟阶段，其质量必受影响，如通过取卵后的孵台时间进行调整，势必使操作复杂化，间接影响质量。如侧重于等候下一级别的卵泡成熟，则易诱发内源性的 LH 峰，也构成对质量的影响，但是，如在使用有效的垂体降调节抑制内源性 LH 峰的产生的基础上遇此情况，为求获得较多的成熟卵子，仍然可以适当推迟注射 HCG 的时间以期望更多的卵泡发育成熟。

四、使用 HCG 时机的正确选择

可以认为，监测最重要的目的之一就是寻找一个恰当的使用 HCG 的时间。自引入 GnRHa 对垂体进行降调节后，对此点的重视程度有减轻的倾向。但是，由于 GnRHa 对垂体的抑制并不是完全充分的，实践上也有患者在严格执行用药剂量、时间和方法的情况下，仍然发生内源性的 LH 峰。因此，应该综合各种监测所得的信息，致力于寻找恰当的使用 HCG 的时间。

（刘强）

第二节　超声显像在监测中的地位与作用

一、实时反应卵泡发育的形态学变化

在整个月经周期中随时可以进行卵泡发育的监测，通过监测卵泡的增长、数量及形态变化等，推断排卵时间、评价卵巢功能及预测卵母细胞质量等。

二、监测的重要手段

目前多数采用阴道超声监测手段。阴道超声具有直观性好、重复性强、便于连续观察、不需充盈膀胱、分辨率高、无损伤性等特点，不仅能够更直接地监测到卵泡的生长、破裂、排卵过程及子宫内膜的厚度，还可以更为清晰地观察卵巢、子宫及盆腔中的病变。

三、取卵时间的确定

通过超声连续观察卵泡发育，根据最大径线卵泡、数量、形态等，同时间接了解血中 E_2 水平，可以确定注射 HCG 和取卵的时间。

超声监测卵泡大小是判断卵泡发育及卵母细胞是否成熟的重要指标。通过超声动态监测卵泡发育情况，同时结合性激素检查的情况，可以判断卵泡成熟的时机和预测排卵时间，并且可以确定注射 HCG 和取卵的时间。超声监测还可以预测患者对超排卵的反应性，月经周期第 3 天进行 B 超检查，了解基础状态下的卵泡数，以决定长、短周期的超排卵方案，并可以预测该患者是否有 OHSS 的倾向。

超声监测排卵可用腹部探头或阴道探头。在辅助生殖技术中，阴道超声的应用更为广泛，已取代了腹部超声。阴道 B 超不仅能够直接监测到卵泡的生长、破裂、排卵过程及子宫内膜的厚度.还可以观察卵巢、子宫及盆腔中的病变。阴道超声具有直观性好、重复性强、便于连续观察、不需充盈膀胱、分辨率高、无损伤性等特点。对超排卵的监测指导治疗及不孕症的治疗有重要意义。

四、卵泡发育的监测

(一)排卵前的卵泡变化

排卵前卵泡处于排卵前期的优势化卵泡与其他卵泡大不相同，优势化卵泡具有丰富的毛细血管网，而且血管的通透性也较强。卵泡的毛细血管化也是优势化的一种表现。用阴道多普勒超声可以清晰的分辨出优势化卵泡周围的血流。

(二)排卵

排卵是一系列复杂变化积累到一定时机，由一次突然而急剧的 LH 峰诱发，引起优势化卵泡破裂、卵泡液流出和卵子从卵泡中排出的过程。随后，卵泡的其他细胞就会发生功能和形态的变化，从而形成黄体。用超声或腹腔镜来观察排卵必须是动态的过程，因此对排卵的监测，需要从卵泡刚开始生长时就开始，根据卵泡生长的规律，定期观察卵泡发育，才能真正得出卵泡是否能够正常发育，是否能够正常排卵的结论。

对于月经周期是 28 天的女性来说，排卵多发生在月经第 14 天。采用实时超声可以观察到排卵的全过程，平均大约持续 10 分钟，最短可至 1 分钟，最长可达 20 分钟。卵泡从卵巢表面破出的位置马上在腹腔镜下就能看到，而且在今后的 7 天内仍然可以发现。至下次月经来临黄体在超声下也一直能够观察到。

已排卵的超声表现：①成熟卵泡骤然消失。成熟卵泡其直径可达 20mm 左右突向卵巢表面，卵泡内可见卵丘光点；②成熟卵泡明显缩小且卵泡内回声增强。卵泡直径缩小超过 5mm，卵泡内光点多，此为排卵后卵泡内血液积聚，形成早期黄体的表现；③子宫直肠陷凹出现液体积聚。

(三)排卵异常

1.卵泡发育不良　卵泡生长缓慢或未见卵泡发育，或两侧卵巢内仅见直径＜5mm 的小圆形无回声区，监测过程中不见卵泡逐渐增大。卵泡较早停止发育，卵泡壁厚且不规则，形成卵泡闭锁。

2.无优势卵泡形成　无一卵泡直径＞15mm，且常有形态欠规则、张力低等表现。一般认为卵泡直径必须超过 17mm，其排出的卵母细胞才有受孕的可能，否则排出的是未成熟卵子，子宫内膜缺乏"三线"征。

3. 未破裂卵泡黄素化综合征 优势卵泡形成后卵泡持续增大，达到排卵前卵泡直径时，卵泡不能破裂，即不能排卵，卵子在卵泡腔中老化，失去受精的能力。卵泡的包膜增厚或界限模糊，囊内渐变为不均匀低回声，常常呈网格状；但是也有**囊壁薄**，张力大，内部呈典型的无回声区。

(四)自然周期的卵泡监测

1. 卵泡早期 阴道超声能分辨出直径至 2～3mm 的卵泡，为液性无回声区。测量卵泡径线的方法有两种，一种是测量卵泡的最大径线；另一种是在纵横两个切面图上分别测量卵泡的长、宽和厚径，求其平均值为其径线。在月经周期的前半期中，由于 FSH 的作用，卵巢内可有一批卵泡发育。卵巢内卵泡数个，一般每侧不超过 10 个，直径在 5mm 以下，边界模糊，增长缓慢，无优势卵泡，卵巢体积无改变。子宫内膜薄，多数为强回声。

2. 卵泡中期 卵巢内卵泡逐渐增大，张力加大，圆形或椭圆形，一般认为直径大于 10mm 即可能发育成优势卵泡。根据月经周期长短，于月经第 8～10 天开始监测，视卵泡生长速度确定监测频率。一般卵泡的生长速度为每日 1～2 mm。子宫内膜逐渐增厚，并逐渐分型。

3. 卵泡晚期及排卵前 卵泡生长速度加快，B 超可看到的卵泡最大直径范围可达 17～22mm，外形饱满呈圆形或椭圆形，内壁薄而清晰，透声好或可见内壁卵丘形成的高回声。LH 排卵峰影响下卵泡膜血管高度增生，细胞组织水肿，超声影像可呈低回声晕。若颗粒细胞层与卵泡膜分离，则卵泡内壁呈锯齿状。采用彩色多普勒还能测到卵泡壁上新生血管和血流增速。上述超声特点具有预测排卵的价值。卵泡位置移向卵巢表面，一侧无卵巢组织覆盖，并向外突出；子宫内膜厚度于排卵前后增长到最高值，边缘呈细线状强回声，低回声区中央有一条强回声线通过(宫腔线)形成三条平行的强回声线，即"三线"征，一般来说这种回声的内膜最适合胚胎着床。

4. 排卵的超声征象 卵泡完全消失；卵泡明显缩小，内壁塌陷，内有少量散在细小光点的低回声，卵泡液排空需 1～45 分钟；子宫直肠窝内可见少量液性暗区。

5. 排卵后 卵泡壁破裂时卵泡液缓慢流出，一般表现为囊壁略呈不规则的皱缩，内含散在稀疏的小光点。也可无明显征象。此后，可逐渐形成黄体。受孕酮的影响，子宫内膜的"三线"征消失，内膜回声变强。

(五)超排卵周期中卵泡监测

超声监测应用于超排卵中，对监测治疗效果、确定 HCG 的注射时间及防止卵巢过度刺激，均有重要价值。超声监测能够给出有关卵泡数目和大小的详细信息，结合血清雌激素测定，通常能够在促排卵周期中很好的监测卵泡的生长状况。

1. CC/HCG 一般在月经第 3～5 天用药，连用 5 天，停药 3～4 天开始监测。如有优势卵泡则继续监测，1～2 天一次，至卵泡达 18～20mm 时，给予 HCG；如无优势卵泡，则加用 HMG，之后继续监测同上。

2. HMG/HCG 在开始 HMG 治疗前对盆腔进行一次超声检查，了解子宫和双侧卵巢的轮廓、大小、结构以及卵泡生长的基本情况。一般在月经第 5 天用药，连用 5 天，第 6 天开始监测，此时卵泡直径达 8～10mm，卵泡的生长数目比正常周期的卵泡数目多，呈圆形薄壁小囊，相互推挤，并在药物的作用下卵泡相继出现，因此其体积相差较大。常在一个卵巢内出现两个以上的主导卵泡。根据卵泡的生长速度及卵泡数目增加或减少用药量，并于卵泡直径≥17mm时，给予HCG注射；如出现卵泡过多，有发生OHSS倾向，则停止用药。据文献报道，主导卵泡在排卵前第3天平均径线为14.3mm，第2天为17.8mm，第1天为20.5mm，排卵当日为22.3mm，与正常自然周期的优势卵泡径线相仿。当1~2个优势卵泡径线达17~20mm，卵泡腔内出现稀疏小光点时，是HCG给药的合适时间。一般在HCG给药后30~36小时发生排卵。精确掌握HCG给药时间十分重要，过早给予会导致卵子不成熟，延迟给药者可能造成卵子过熟、老化和排卵困难。

在HMG治疗中，如HMG药量不足，可出现卵泡生长缓慢或停止生长。因此，在逐日超声监测中，卵泡径线值增长缓慢或不增长，应注意调整HMG的剂量。如调整HMG剂量后卵泡生长仍未见有进展，则应放弃这些卵泡的监测，而注意开始发育的新卵泡的生长。因为发育不良的卵泡往往达不到排卵的要求，却增加了HMG的总剂量。但发现卵泡数目发育过多或生长快，应注意控制HMG剂量并慎用HCG。在给药后，结合临床表现和实验室检验，密切进行超声检查，避免发生OHSS。

3.GnRHa/Gn/HCG 应用GnRHa降调后，卵泡早期超声的标准为：卵泡直径≤5mm，子宫内膜厚度≤5mm，达到这个标准，就可以用促性腺激素(Gn)，余同HMG。①如果卵泡径线值增长缓慢或不增长，结合E_2值，考虑减少GnRHa的量或者停用。②卵泡数目发育过多或生长快，当30%的卵泡大于15mm或3个卵泡大于17mm时，可以单用GnRHa，不用Gn，维持2~3天(即所谓coasting)，避免OHSS的发生。③如果子宫内膜过薄，可以加用阿司匹林、外源性雌激素，如戊酸雌二醇和17β-雌二醇。

（刘强）

第三节　相关激素测定在监测中的作用

一、测定雌二醇的重要性

(一)周期性变化

一般在LH峰前6天(4~11天)开始上升。随卵泡发育，E_2以每天1.3~1.4倍的对数级递增，于排卵前24~36小时达峰值。排卵后，E_2迅速下降，3天降到最低值，约为峰值的50%；数天后黄体形成，E_2再度上升形成第二峰。

(二)测定意义

连续测定血E_2可发现卵泡早期呈低水平，卵泡晚期逐渐上升。在LH峰前夕，E_2可达732~1464pmol/L(200~400pg/ml)。促排卵周期可达4026pmol/L(1100pg/ml)或更高。E_2水平与卵泡大小(>1.0cm)和卵泡数量呈正相关。随着卵泡生长，外周血E_2的水平不断升高。在自然周期中，E_2水平与优势卵泡的生长率相关，而在超排卵周期中，不仅受最大卵泡直径影响，而且与所有卵泡数量和卵泡液体积相关。如E_2总水平过高或上升过快，应注意卵巢的过度反应。

(三)超排卵中应用作用

在超排卵周期中，应用降调后卵泡早期的E_2值应≤146pmol/L(40pg/ml)。根据降调

节 E_2 水平，指导促性腺激素的启动剂量，用药 5 天后，开始监测 E_2 和卵泡发育。E_2 水平增加，每日不超过前 1 天的 1/3 量，卵泡直径每日增加 1～2mm，说明促性腺激素的用量恰当；若 E_2 水平每日成倍增加，应该减量，甚至停药，以免发生 OHSS；如发现 E_2 水平增长缓慢，卵泡发育速度亦慢时，应增加促性腺激素的量。

二、LH 的监测意义

(一)周期变化

卵泡早期 LH 波动在 0～10U/L，黄体期较卵泡期低，排卵前有一峰性分泌(LH surge)。LH 峰的上升支陡峭，升高幅度大，为排卵前变化最为明显的激素。当 LH 开始升高较基础值增加 1 倍时称起始峰，从开始升高到达峰顶(Peak)约 16 小时。峰值(40～200u/L)为基值 8 倍以上。达峰顶后缓慢下降。

(二)LH 峰与排卵的关系

确定 LH 起始峰及达峰顶的时间可预测排卵。

1.血 LH　在排卵前，连续测定血 LH 值并确定 LH 上升的起始点，这是预告排卵最准确的标志。世界卫生组织(WHO)许多研究中心认为，LH 统计学模型表明，90％的妇女排卵发生在激素浓度两次明显升高后 16～48 小时，在高峰前 3 小时到高峰后 36 小时。

2.尿 LH　因其无创伤和方便的特点被越来越多地使用。尿 LH 峰比血 LH 峰迟出现 6～7 小时。若每隔 3 小时收集尿标本做测定，则避免了血 LH 波动造成的误差。近年来采用 LH 酶联免疫标记法(ELISA)显示定性检测尿 LH 峰，方便、快速，已广泛用于家庭自测。该法虽为定性，但连续留尿，可根据指示剂颜色深浅变化了解 LH 峰起落及达峰顶时间的全部情况。另外，采用 LH 试纸法测定 LH 峰也简便、易行，其方法为当 B 超监测卵泡发育至 15mm 时，每 4 小时留尿 1 次。测试时将箭头所指的一端浸入尿液 30 秒后取出，待干燥后观察试纸中段是否出现一条或两条红线，根据所附色标上色带的结果来判断有无峰值。一般于尿 LH 峰后 24～48 小时内发生排卵。但在测试过程中应有严格的判断标准，否则假阳性率较高，最好结合阴道 B 超来监测排卵。

(三)超排卵中的应用意义

应用 GnRH 降调后，卵泡早期的 LH<5IU/L，如果过高或过低(LH≤1.5IU/L)，都不要急于用促性腺激素，可以等待一段时间，使 LH 水平在理想范围内再使用促性腺激素。在应用 GnRHa 降调节及高纯度 FSH 的同时，部分患者出现了垂体过度抑制，体内 LH 水平过低以致雌激素合成障碍，导致超排中患者反应不良，妊娠结局差。这些研究使人们从在超排方案中尽量消除 LH 到重新重视并评价 LH 在卵泡发育中的作用，并认识到循环 LH 浓度过低对 IVF 结果有损害效应。在体内需有一定水平的 LH 值，恰当的 LH 水平才能维持正常的卵泡生长和发育，特别是中晚期卵泡的发育。对由于使用 GnRHa 后过度抑制导致超排卵治疗中反应不良的患者，加用含 LH 的制剂是有益的。促进卵泡发育的最佳 LH 水平仍是值得探讨的问题。

三、FSH(卵泡刺激素)对卵巢功能的评估

(一)对药物的反应性

用于评估卵巢功能及药物对卵巢的反应性。

(二)早期测定意义

在超排卵中,应用 GnRHa 降调节后,卵泡早期的 FSH<10IU/L。在卵泡早期月经 1~3 天测定血清 FSH 水平,当 FSH≥15IU/L 时,提示卵巢功能下降,超排卵过程中反应差;有时 FSH 水平虽未达到 15IU/L,但由于 FSH/LH 比值增大,超过 2~3 倍时超排卵的结果也会出现低反应或无反应。

四、孕激素测定价值

(一)周期变化

卵泡期孕酮水平低,波动小;排卵前 LH 峰时,孕酮开始上升形成小峰;排卵后黄体形成,孕酮分泌量迅速增加,于 LH 峰后的 6~8 天达高峰,以后逐渐下降。

(二)测定意义

排卵前的孕酮上升与测到 LH 峰具有同样意义,具有预测排卵的价值。注射 HCG 前若发现孕酮上升,LH 上升,预示有 LH 峰过早出现,应提早取卵。

（刘强）

第四节　子宫内膜组织学检查

一、内膜周期性改变意义

子宫内膜是孕卵着床的部位,与不育密切相关。在雌激素影响下,子宫内膜呈增生期改变,在雌、孕激素的影响下呈分泌期改变。孕激素对子宫内膜的影响只有在增殖期的基础上才能使内膜变为分泌期,有足量的孕激素才能使子宫内膜达分泌晚期。

二、内膜活检的目的

(一)目的

子宫内膜活检的目的是了解有无排卵及分泌期的程度,有无器质性病变等。

(二)诊刮的时间与判断

取内膜时间需根据检查目的。如了解有无排卵及黄体功能,可在经前 1~2 天行诊断性刮宫取子宫内膜。如果病理检查结果为晚期分泌期,间质有蜕膜样变者为黄体功能良好,一般是有正常排卵的表现;如所检内膜与周期内膜结果差异两天以上者属黄体功能不足;如为增生期则无黄体功能。如为除外器质性病变,则随时可取子宫内膜组织检查。

(三)选择性应用宫腔镜

一般异常子宫出血,疑宫腔粘连,原因不明的不孕,子宫造影异常,复发性流产、超声检查提示宫腔、颈管占位或形态异常等、反复 IVF-ET 失败、诊刮有异常发现等,均可以做宫腔镜了解情况。

（刘强）

第五节 其他监测手段

一、基础体温

基础体温(BBT)是指睡眠6～8小时后,起床活动前用体温计测试舌下体温,是机体在最基础状态下的体温,反映机体在静息状态下的能量代谢水平。因而称为基础体温。测定5分钟,每日记录体温值。随月经周期不同时期雌、孕激素分泌量的不同,基础体温呈周期性的变化。在月经期及卵泡期基础体温较低,排卵后因卵巢有黄体形成,产生的孕酮作用于下丘脑体温中枢,使体温上升0.3～0.5℃,持续到经前1～2日或月经第一日体温又下降至原来水平。正常排卵妇女,体显升高应持续12～14日。

BBT的临床意义及评价:①监测排卵:月经周期所测得的BBT曲线,后半期的体温较前半期高出0.3～0.5℃,则称为双相型体温曲线,表明后半期有黄体形成并分泌孕激素。双相型体温多数是有排卵的证据。但在某些月经周期中,优势卵泡发育成熟后并未发生排卵,颗粒细胞却发生黄体化分泌孕激素,使出现双相型曲线,此情况称为未破裂卵泡黄体化综合征(LUFS)。所以,测BBT的同时结合B超监测卵泡是鉴别是否排卵的最有效的方法。如果为单相型体温曲线,则表明此月经周期中缺乏孕激素的影响,即无黄体形成。因此,单相型的BBT可以肯定是无排卵月经周期。②监测排卵时机:典型的双相型体温曲线说明此次月经周期中可能有排卵,排卵可发生在最低体温日前、最低体温日、体温上升日均有可能,以最低体温日向高温相转变时最多见。可见通过BBT监测排卵无法准确得知排卵的具体时间。基础体温测定法主要是回顾性的,难以作为人工授精的时机选择依据。

测量BBT应注意的事项:①每晚睡前将体温计水银柱甩至36℃以下,置于伸手可及的地方。次日清晨醒后,在开口说话和无其他任何肢体活动的情况下即刻取体温表放于舌下,闭口5分钟,每天测体温的时间最好固定不变。②感冒、腹泻等任何疾病及失眠、性生活等会影响体温,应在体温表上注明。③某些药物如激素类药也会影响基础体温的变化。④有夜班的患者无法在清晨测体温时,可改在白天熟睡4～6小时后补测,并在记录上予以注明,以供分析时参考。⑤BBT测定应以2个或2个周期以上连续监测为宜,以便分析排卵时参考。

二、宫颈黏液

宫颈黏液是宫颈腺体的分泌物,受卵巢性激素的影响发生理化性质的周期性变化。排卵时期宫颈黏液的分泌量增多,清亮,透明,其拉丝可长达10cm以上;细胞成分(上皮细胞)少或者无;黏液涂片后干燥,镜下观察可见典型的羊齿状结晶。排卵之后宫颈黏液性质很快改变,黏液量变少,浓稠,拉丝减少至1cm左右,有细胞,羊齿状结晶不典型或消失。另外,排卵期由于雌激素的作用,宫颈口发生扩张,直径可达3mm;排卵后,孕激素的作用使宫口闭合。应用Inslel评分法(见表23-1)可更客观地评价自然周期宫颈黏液。

表23-1 Inslel评分法

指标	0	1	2	3
黏液量	较少	少	中	多
拉丝度	<1cm	>4cm	>8m	>10cm
结晶型	椭圆体	Ⅰ型	Ⅱ型	Ⅲ型
颜色	灰黄色	淡黄	半透明	透明
宫颈口	关闭	关闭	部分开大	开大

宫颈黏液评分的临床意义：0~3分，功能不全；4~7分，功能不良；8~10分，功能良好；10~12分，功能优秀。

当 E_2 不断上升达高峰时，CM 评分一般>9分，最高 cM 评分值与 LH 峰同步，故 cM 评分>9分可作为预告排卵的信号。排卵当日 CM 评分可下降30%，排卵后24小时，CM 评分急剧下降。宫颈评分>9分者表示卵泡即将成熟，评分越高卵泡越接近成熟排卵，人工授精成功率也越高。

三、阴道脱落细胞

阴道脱落细胞主要来源于阴道上段及宫颈阴道部的上皮，分为表层、中层和底层，细胞由底层至中层再至表层逐渐成熟，与卵巢分泌的激素密切相关，故亦呈周期性变化。正常月经周期中.如连续观察阴道脱落细胞涂片，能了解雌激素水平，可推测卵巢的排卵功能，是一种简便、经芋的辅助方法，但有时阴道涂片结果受炎症影响。排卵期阴道涂片的特点是嗜伊红、致密核的表呈细胞比例增高，细胞平坦、肥大、排列分散，涂片背景清洁，白细胞少；排卵后阴道涂片出现多数呈网状而胞质嗜碱的上皮细胞，细胞有皱褶，排列成堆，白细胞增多，背景不洁。

四、选择性应用腹腔镜

(1)排卵前卵泡：位于卵巢表面，直径最大(>14mm)、新生血管最为丰富的卵泡。

(2)排卵孔排卵后最初的3~4天见暗红色血体，表面可见一个1~2mm的排卵孔，为排卵的直接证据。

（刘强）

第二十四章 受精与胚胎发育

第一节 受精的概念

人类和高等动物的精子和卵子都不具有独自发育成新个体的能力，只有当它们融合后，形成的合子细胞(zygote)才具有这种潜能。成熟的精子与次级卵母细胞相互作用并结合为受精卵的过程称为受精(fertilization)。

受精是有性生殖的基本特征，它标志着新生命的伊始，是有性生物个体发育的起点。受精使合子细胞中的遗传性物质恢复至于其亲代个体相同的双倍体数，使种族的遗传性得以稳定；同时，又使子代获得更多的遗传性状和遗传变异，从而保证了生物物种的多样性以及增强了生物对环境变化的适应能力。

受精是一个非常复杂和严格有序的生理过程，涉及到精子获能、精卵相互识别、精子的顶体反应、精卵质膜的融合、卵母细胞的激活、雌雄原核的形成等一系列步骤。它不仅涉及到生殖医学诸多重大问题，而且与当今人类生育控制、不孕不育的诊断和治疗息息相关。因此历来受到生殖生物学家们的关注，也是生殖医学中十分活跃的领域。

（赵玉）

第二节 受精的过程

一、受精的部位

在体内自然受精中精子和卵子在输卵管壶腹部内受精，而在 IVF 中受精过程在培养皿中进行，自然受精中卵子周围有一些精子，在 IVF 中为了获得理想的受精结局，每个卵子周围的精子多达 50000～100000 条。对于 IVF 中为什么需要这么多的精子，可能与体外环境中培养液与正常生理调节存在一定的差异有关，也可能与体外受精中卵丘细胞团较大、较硬，精子难于穿透有关。

二、精子穿透的条件与过程

(一)精子获能

精子在离开睾丸和生殖道后，并不能立即与卵母细胞发生受精。精子必须在雌性生殖道内经历一段成熟过程，才能获得受精能力，这个过程称为获能(Capacitation)。在自然情况下，精子获能是在女性生殖道内进行的，自宫颈开始，经历子宫和输卵管，最后完成于输卵管壶腹部。

(二)精卵之间的相互识别

356

精子与卵母细胞在输卵管壶腹部相遇。首先精子附着于卵母细胞，并且与卵母细胞发生特异性识别。精子表面糖蛋白和卵透明带(ZP)糖蛋白的糖基互补性或匹配是构成精卵特异识别的分子基础。在习惯上，将能与精子结合的 ZP 糖蛋白叫做精子受体，而将能够与 ZP 糖蛋白结合的精子糖蛋白称为卵结合蛋白。不同动物的 ZP 组成存在很大差别，猪糖和蛋白的比例为 29% 和 71%，小鼠则分别为 70% 和 30%。多数哺乳动物 ZP 由三类糖蛋白构成，即 ZP_1、ZP_2 和 ZP_3，在猪则有四种糖蛋白，其中 ZP_2 和 ZP_3 被认为是 ZP_1 部分降解或分子内二硫键被还原的产物。在空间结构上，三类糖蛋白是经过硫酸化的 ZP_2 和 ZP_3 构成异构二聚体，内有 ZP_1 交叉连接而成。在功能上，ZP_3 被认为是第一精子受体，与顶体完整的精子结合，可诱发顶体反应(Acrosome Reaction, AR)；ZP_2 是第二精子受体，与发生 AR 的精子结合，阻止多精受精。在 ZP 糖蛋白中，糖基成分是构成精卵特异性识别的分子基础，小鼠 ZP_2 和 ZP_3 中的糖基是以 O(丝氨酸/苏氨酸)-寡糖和 N(天冬氨酸)-寡糖的形式存在。O-寡糖末端的 α-半乳糖决定了小鼠精卵识别的特异性。不同动物的精子识别不同的 O-寡糖。蛋白成分在 O-寡糖的构成中起重要作用，能诱导精子与 ZP_3 结合。

在精子的质膜和顶体内膜上的卵结合蛋白富含甘露醇、半乳糖和葡萄糖苷等。识别 ZP_3 的卵结合蛋白大多存在于精子头部质膜上，其中大多数在 AR 过程中丢失，只有少数残留于赤道板或头部后区。识别 ZP_2 的卵结合蛋白位于顶体内外膜和赤道段质膜上。小鼠的卵结合蛋白有：①β-1,4-半乳糖转移酶。②分子量为 95kD 的蛋白，称为 P95，具有酪氨酸激酶活性。③凝集素样分子量为 56kD 的蛋白，称为 SP56。这三种卵结合蛋白中，每一种只能与顶体完整的精子结合，特异性的识别 ZP_3，β-1,4-半乳糖转移酶和 SP56 特异性的识别 ZP_3 中的 O$^-$寡糖残基。精子与 ZP_3 识别的同时，诱发 AR 发生，AR 后的精子其顶体内膜与 ZP_2 结合，这一结合由一种精子蛋白酶(可能是顶体酶)所介导，因为结合过程可被丝氨酸蛋白酶抑制剂所阻断。已知与精卵识别有关的精子特异性结合蛋白有 SP10、SP17、FA-1 和 PH20。

在带下受精的机制研究中发现，在透明带内表面也存在精子受体，AR 后的精子与卵质膜相结合。将精子与 ZP 的识别称为一级识别，与卵质膜的识别称为二级识别。近几年来研究发现，一些男性不育患者的精子缺乏卵结合蛋白；同样，某些女性不孕患者缺失精子受体，造成精卵互不识别，导致男女不孕不育的发生。

(三)顶体反应(AR)

顶体是由膜包围的溶酶体样的细胞器。它位于精子头部前端核的上方和质膜下方。由顶体酶和赤道组成。在精子发生过程，精子细胞变态转变为精子的过程中形成顶体。它含有多种酶，如透明质酸酶、顶体蛋白酶、β-N-乙酰氨基葡萄糖苷酶、酸性磷酸酶、芳基神经酰胺酶、芳基硫酸酯酶 A、胶原酶样多肽酶、磷脂酶、β-葡萄糖苷酶等 30 多种水解酶类，统称为顶体酶系。其中顶体蛋白酶和透明质酸酶是广泛研究并已阐明其特性的两种顶体酶类。透明质酸酶是一种糖蛋白(PH-20)，人精子顶体中的透明质酸酶降解透明质酸，分散和解聚卵母细胞周围的颗粒细胞及其膜外基质，有助于精子穿透并达到透明带。在精子和卵母细胞的孵育中，加入透明质酸酶抑制剂，精子就不能穿透放射冠。顶体蛋白酶是一种丝氨酸蛋白酶，也是一种糖蛋白。在人精子内，该酶主要位于顶体前区，以无活性的酶原形式存在于可溶性的顶体基质中。顶体反应时，在 Ca^{2+} 的作用下，无活性的酶原转换为活性的酶类形式。当精子与透明带表面的特异糖蛋白受体黏附而结合时，被激活的顶体蛋白酶消化透明带形成孔隙，在精子尾部有力的拍击运动下，精子沿着孔隙通过透明带，达到透明带和卵细胞之间的卵周间隙(Perivifelline Space)。

当获能的精子进入卵丘细胞及其细胞外基质并与卵 ZP 结合时被激活，其头部发生顶体反应。AR 是一个 Ca^{2+} 依赖的过程，当精子获能时，其质膜流动性和渗透性增强，引起 Ca^{2+} 内流，触发 AR。精子发生 AR 的形态基础是精子质膜首先与其下面紧连的顶体外膜出现多点融合，形成膜性囊泡和通道，顶体内多种水解酶沿通道释放出来，支持精子穿过卵 ZP。自从 Barros 等于 1967 年首先发现仓鼠和家兔中存在这种膜的囊泡化以来，一些研究也证实了 Barros 等的发现，而且人及其哺乳动物也有类似现象。近几年来，一些研究者发现，某些男性不育患者，其精子顶体缺如，因而不能与卵母细胞受精。然而陈大元等人(1992)认为，AR 时精子质膜并不参与顶体膜性囊泡化，而是双层顶体外膜多点自我融合而成。沙家豪在 1993 年研究小鼠精子 AR 时也发现，小鼠精子在 AR 时形成双层单位膜的囊泡。由于小鼠精子质膜有 ConA 受体，而顶体外膜没有 ConA 受体，因此他应用胶体金-ConA 分子探针研究小鼠 AR，进一步发现双层单位膜囊泡的内层有胶体金颗粒，表现为精子质膜、双层单位膜囊泡的外层和单层单位膜囊泡无胶体金颗粒，表明为顶体外膜。结果提示，小鼠精子在发生顶体反应时，精子质膜和顶体外膜没有发生融合，而是顶体外膜包裹精子质膜形成双层单位膜囊泡。总之，AR 至少具有两种生理功能，一是精子穿过卵 ZP；二是使精子赤道板后部质膜与卵膜融合。

精子 AR 是受精的前提，只有发生 AR 的精子，才能与卵母细胞受精。那么激发精子发生 AR 的天然激发因子是什么？一般认为卵母细胞 ZP_3 和由卵丘细胞分泌和捕获的孕酮(P_4)是激发获能精子发生 AR 的生理性因子。自 1979 年 Saling 等以及 1980 年 Bleil 和 Massarman 报道了小鼠 ZP 可引起获能小鼠精子发生 AR 以来，可溶性 ZP 蛋白可激发获能精子 AR，已在许多动物包括大鼠、仓鼠、家兔、牛、猪、羊、猴及人所证实。1990 年，Meizel 等发现滤泡液中的 P_4 可促进人获能精子胞外 Ca^{2+} 内流，引起 AR。1992 年，袁玉英等从卵丘细胞及其胞外基质中也分离到高浓度 P_4，也可促进仓鼠及人精子 AR。那么，在 AR 过程中，这两种 AR 天然激动剂是如何发生作用的？1994 年，Roldan 等发现，当获能小鼠精子首先与 P_4 作用，然后以 ZP 处理，则 AR 率明显高于两者相加或相反顺序处理者。由此可见，P_4 与 ZP 两者在激发精子 AR 时，存在一定的顺序关系，P_4 起着一种"启动"作用。Tesarik 等人于 1993 年发现，孕酮能够通过精子质膜上的孕酮受体而引起 Ca^{2+} 内流。哺乳类动物卵细胞周围的卵丘细胞能分泌高浓度($10\,\mu mol/L$)孕酮，孕酮能刺激细胞外 Ca^{2+} 内流，使精子胞浆内 Ca^{2+} 浓度升高，从而激发 AR，因此认为孕酮是卵母细胞透明带 ZP_3 之外诱导精子 AR 的另一个生理性因子。石其贤等人于 1997 年对豚鼠精子 AR 的研究结果证实了这一作用，孕酮对豚鼠精子 AR 具有很强的诱导作用；并且进一步发现精子质膜上存在两类孕酮受体，一类是 GABA 样受体复合物的 Cl^- 通道，另一类是依赖细胞外 Cl^- 的 Ca^{2+} 通道，孕酮的作用是诱导两类通道开放。

在哺乳动物精子 AR 中，离子通道起着重要的作用。研究发现，在哺乳动物 AR 所需的 Ca^{2+} 内流过程中，主要是 T 型 Ca^{2+} 道的作用。已知电压依赖的 Ca^{2+} 通道是由一个相关的基因家族所编码的异多聚膜蛋白，其中 α 亚单位包括穿孔蛋白和电压感受器蛋白。在哺乳动物中，有六个 α 亚单位基因，分别称为 α1A、α1B、α1C、α1D、α1E 和 α1S。

应用 PT-PCR 对纯化的粗线期精母细胞、圆形精子细胞和胞质残余体检测发现：从粗线期精母细胞至圆形精子细胞 α 1E 表达增加两倍，而至精子细胞浓缩时 α 1E 表达又增加两倍；同时在圆形精子细胞和胞质残余体中还有少量的 α 1A 基因表达。应用膜片钳技术对粗线期精母细胞的 Ca^{2+} 通道从 -80mV 的静息电位被激活来检测 -70mV 至 -40mV 的电流发现：这些 Ca^{2+} 流是短暂而且快速的，去极化水平极低，并表现出 T 型 Ca^{2+} 通道的活性和失活的运动学特性。低浓度的硝基苯吡啶和 Ni^{2+} 能阻断 T 型 Ca^{2+} 流，进而阻断 ZP_3 引发的 AR。同样，在大鼠生精细胞中也发现了失活性的低阈 Ca^{2+} 通道电流。实验中没有发现高电压激活和无失活性的 L 型 Ca^{2+} 通道的存在。哺乳动物的精子离开睾丸后，需要在含有多种离子成分的环境中成熟才具有受精能力，因此 T 型 Ca^{2+} 通道可以对抗在精子成熟过程中的环境改变。小鼠生精细胞的 T 型 Ca^{2+} 流是低阈值、快速失活并在 -90mV 至 -40mV 范围中保持稳定的失活状态。在小鼠精子的静息膜电位(-40mV)下，有相当多数量的生精细胞 T 型 Ca^{2+} 通道处于失活状态。精子获能后，由于 K^+ 通透性升高而引起膜电位超极化至 -55mV，引起精子 T 型 Ca^{2+} 通道的激活。

关于 AR 的分子机制，目前尚未完全阐明，但已有不少理论来解释 AR 的分子机制。如 Gordon(1975 年) 的 Ca^{2+}-ATP 酶激活说、Meizel(1978 年) 的磷脂酶激活说和 Yanagimachi(1981 年) 的 Ca^{2+} 通道激活说等等。上述学说对认识 AR 的分子机制无疑起着积极的推动作用，但由于历史条件的限制，某些假说也存在一些不足之处。因为精子 AR 过程相似于体细胞的胞吐作用，1990 年一些研究者将体细胞的信号转导机制引入精子 AR 的研究。1993 年，Kopt 等人提出精子 AR 的信息传递系统调控的分子机制，认为卵细胞透明带上的 ZP_3 能刺激精子的 Ca^{2+} 内流，精子膜的 GTP-结合蛋白(Gi-蛋白)和蛋白酪氨酸激酶(PTK)也可介导 Ca^{2+} 的内流。小鼠 ZP_3 与精子膜的 ZP 受体(Rzp)结合，形成 Rzp 复合物。

Rzp 具有两种作用类型：一种是激活 Gi～蛋白的作用；另一种是激活 PTK 活性的作用。而二者作用的下游信号系统是磷酸酯酶 C(Phospholipase C，PLC)，与受体相连的 Gi-蛋白激活 PLCβ，与受体相连的 PTK 激活 PLCγ，PLC 同工酶均裂解磷脂酰肌醇二磷酸(Phosphatidylinositol Diphosphate，PIP2)，形成二酰基甘油(Dlacylglycerol，DAG)和肌醇三磷酸(Inositol Triphosphate，IP_3)。Kopt 等人认为，IP_3 通过释放胞浆内储存 Ca^{2+}，增加胞浆内 Ca^{2+} 的浓度；DAG 激活 Ca^{2+} 依赖的蛋白激酶 C(PKC)，PKC 引起蛋白磷酸化。一部分 IP_3 被甲基化形成 IP_4，IP_4 通过调节电压依赖 Ca^{2+} 通道的开放，导致大量细胞外 Ca^{2+} 内流，这些 Ca^{2+} 能直接作用于膜磷脂引起膜融合。Gi～蛋白也能激活磷脂酶 A_2(PLA_2)和磷脂酶 D(PLD)的活性，PLA_2 裂解磷脂酰胆碱(Phosphatidyl Choline，PC)形成溶血磷脂酰胆碱(Lysophosphatidyl Choline，LC)和花生四烯酸(Arachidonic Acid，AA)，这两种物质均是高强度的融原物质。PLD 裂解 PC 形成胆碱和磷脂酸(Phosphatidic Acid，PA)，这两种物质也是高强度的融原物质。Ca^{2+} 本身也是一种融原物质，能够中和膜的负电荷，引起膜磷脂的构变。

1996 年，Saling 等人发现，在小鼠精子质膜上有一个 95kD 蛋白，该蛋白具有 Rzp 的特性，能与 ZP_3 特异结合而启动精子的 AR，并具有酪氨酸激酶的活性，称之为透明带受体激酶(Zona Receptor Kinase，ZRK)。目前，在人类精子上也发现了与 ZP_3 结合而启动 AR 和具有酪氨酸激酶活性的 ZRK。ZRK 的一级结构含有与信号蛋白结合的 SH_2 区域，用特异的酪氨酸激酶抑制剂能阻断 ZRK 的酪氨酸磷酸化和 AR 的发生。ZRK 与 ZP$_3$ 结合时，酪氨酸激酶被激活而使酪氨酸磷酸化，这进一步作用于磷脂酶 C(Phospholipase Cγ，PLCγ)和磷脂酰肌醇激酶(Phosphatidylinositol 3-Kinase, PI3K)。PLCγ 和 PI3K 位于精子的胞浆中，在 ZRK 的作用下，两者通过使酪氨酸磷酸化来发挥作用。

在精子与 ZP$_3$ 结合的过程中，精子被刺激发生 AR，顶体内容物暴露，特别是顶体蛋白酶原和透明质酸酶参与了第二次与透明带的黏附，此时透明带上的结合配体是 ZP$_2$。由此可认为 ZP$_2$ 是精子的第二受体，参与后阶段精卵反应，以维持精子在穿越透明带期间精卵的密切接触。

三、精卵质膜融合

当精子穿过透明带进入卵周间隙时，精子与卵细胞相遇。流动的精子质膜与卵细胞膜接触，精子尾部的摆动就明显减慢，当接触 15~25 秒钟以后，精子的运动能力完全丧失，随之精子头部与卵细胞膜相黏，整个精子立即融入卵细胞浆中。除真兽亚纲动物外，其他动物发生 AR 的精子，其顶体内膜最先与卵膜融合，而真兽亚纲类动物是覆盖于赤道部的质膜最先与卵膜融合，精子头部后区域和尾部随后被融合进入卵中，而暴露出顶体内膜的头部前区域，被类似细胞吞噬的方式吞入卵细胞中。

在通常情况下，顶体内膜是最早与卵膜接触之处，然后是赤道部质膜和顶体后区质膜。扫描电镜观察发现，精子头部质膜包括顶体内膜黏附于卵细胞的微绒毛。在卵细胞的表面有大量的微绒毛，但减数分裂的纺锤体区域的表面，卵细胞膜完全平滑或出现一个大的胞浆突起，在此处很难发生精卵融合。尽管精子与微绒毛发生接触，但难以表明微绒毛就是精卵融合的基础。当去透明带的仓鼠卵与 AR 的精子受精时，如果孵育液为酸性(pH 6)，精子能牢固地与卵细胞膜附着，但不发生受精。镜检这些精子显示，精子赤道部的质膜与一个平整无微绒毛的卵细胞膜紧密接触，当将这些接触的精子和卵细胞置于 pH>7.0 的正常孵育液中，精子立刻与卵细胞融合并进入卵细胞中，因此精子有能力与无微绒毛的卵细胞融合。精子难以同卵细胞减数分裂的纺锤体表面质膜融合，可能是因为缺乏与精子接触的受体而不是缺乏微绒毛。

精卵融合的一个明显迹象是精子尾部的运动突然变慢，这不仅发生在哺乳类动物，而且也发生在无脊椎动物如海胆。在海胆和哺乳类，精子尾部的制动发生在精卵融合开始后的几秒钟，随后精子尾部完整地融入卵细胞中。精子线粒体进入卵细胞时，是有复制能力的，但立即退化，仅有少量精子线粒体 DNA 可能幸存。小鼠约 10^{-5} 精子线粒体 DNA(mtDNA)存留并传递给子代，其生物学意义目前尚不明了。尾部的其他结构如外周致密纤维和轴丝也被分解。在少数种属，如田鼠和中国仓鼠，受精后尾部成分被排出卵细胞。

在生理条件下，仅一个精子与卵细胞膜融合。在体外，特别是当卵细胞被除去透明带，并与高浓度的精子受精时，能发生多精受精。在仓鼠和猪，最多可能有 60~80 个精子与一个卵细胞融合，但大数量的精子融合可能导致卵细胞崩解。

AR 是精卵融合所必需的先决条件，顶体完整的精子无论获能状态怎样，都不能与卵细胞膜相融合。在体外，顶体完整的精子能够与去透明带的卵细胞膜牢固黏附，精子头部的所有区域，包括赤道部有足够的机会与卵细胞膜接触，然而决不发生融合。另一方面，顶体反应的精子可立即与卵膜结合并发生融合。这些观察提示，精子赤道段的质膜在与卵细胞充分的融合中担负着极为重要的作用。用金霉素荧光染料(CTC)染获能的顶体完整的小鼠精子，在其赤道段可见明亮的荧光染色。当精子发生 AR 后，赤道段 CTC 荧光染色丢失，提示在 AR 时，该区域的质膜发生改变。赤道段成为融原性的机制目前尚不清楚，在 AR 时，顶体的内容物释放有可能改变了赤道板的质膜。

Takano 等人(1989 年)发现，顶体蛋白酶抑制剂能阻断在 AR 的精子赤道板成为融原性。有趣的是，抑制剂不能阻断已发生 AR 精子的融合，顶体蛋白酶能激活在赤道部的潜在融合蛋白(Putative Fusion Protein)或除去空间电荷障碍。推测完整精子的赤道板在 AR 中改变的步骤为：①精子赤道板质膜有潜在融合蛋白。②获能时精子质膜上的大分子物质被除去。③AR 发生之前的瞬间，顶体帽质膜在透明带作用或自发发生剧烈的变化。④这些变化允许质膜与顶体外膜融合，同样的变化也发生在赤道部的质膜，但赤道部并不与顶体外膜融合，因为膜间桥(Intermembrane Bridges)稳定了赤道部的顶体外膜。AR 中释放的顶体酶可激活质膜上的潜在融合蛋白。⑤带有激活的融合蛋白的精子质膜与卵细胞膜融合。⑥此时的赤道部可能囊泡化或丢失，导致精子的融合能力丧失。

目前认为，精子和卵细胞的黏附和融合是由于精子的 ADAMs 和卵细胞的整合蛋白(Integrin)结合所引起的，与病毒膜融合蛋白一样，精子 ADAMs 也暴露和重新分布其融合蛋白，而与卵膜发生作用。

ADAMs 是一个含有反整合蛋白和金属蛋白酶结构域的膜蛋白家族(Proteins Containing A Disintegrin and Metalloprotease Domain, ADAMs)，在精卵的融合中起着非常重要的作用。ADAMs 成分从 N 端到 C 端，在前导域后为调节金属蛋白酶区的信号序列。在下游，所有的 ADAMs 都含有金属蛋白酶区、反整合蛋白区、半胱氨酸富含区、EGF 的重复序列、跨膜结构区和各种长度的跨膜蛋白胞内小区，因此 ADAMs 具有水解蛋白质、黏着细胞、融合细胞和传递信号的功能。在精子，首先被鉴别出的两个 ADAMs 成分是 $ADAMs_1$ 和 $ADAMs_2$，即受精素(Fertilin) α、β。受精素 α、β 在早期生精细胞中合成，约 100kD，在生精过程中被蛋白酶水解切除前导域和金属蛋白酶区，转变成为成熟形式。在豚鼠和牛的成熟精子中，受精素 α、β 作为抗 SDS 的异二聚体形式存在。应用抑制肽研究豚鼠和小鼠的结果显示，反整合蛋白区特别是受精素 β 的反整合蛋白环在精卵黏着中起重要的作用。受精素 α 在精卵融合中具有一定的作用，因为：①受精素 α 的亚单位中含有一个融合蛋白的候选成分。②受精素 α、β 复合体具有和某些病毒融合蛋白相同的特点。③合成的豚鼠受精素 α 样亚单位黏着于细胞膜并引起人工合成的脂质融合。④ADAMs 的另一成分——溶解素 α，能促进肌细胞的融合。

最近在生精细胞中的 RNA 和蛋白水平上，发现其他 ADAMs 的成分，包括 $ADAM_{3~6}$ 和 $ADAMs_{14}$，这些 ADAMs 成分在精子发生和精卵结合中所起的作用还需进一步研究。已知 AR 后 $ADAMs_3$ 在精子膜表面增加，推测该成分也与精卵融合相关。

不像精子质膜，卵细胞膜在受精前就获得可融性。在仓鼠的初级卵母细胞被卵泡细胞包裹和开始生长时，其质膜已成为可融性。随着卵母细胞的不断生长，其可融性也在不断增大，在成熟期其可融性达到最大。受精素中反整合蛋白环的多肽类似物能抑制精卵黏着，该现象表明整合蛋白是卵细胞表面的受精素 β 的反整合蛋白复合受体。所有的哺乳动物卵细胞膜上均有整合蛋白，包括人、小鼠、仓鼠等，小鼠的卵细胞表面的整合蛋白是α6β1和αvβ3。运用抗 α 亚单位和抗 β 亚单位的单克隆抗体的抑制作用及精子更易于黏附于表达α6β1的体细胞上，不易黏附于无 α6和β1表达的体细胞上的特性，可揭示整合蛋白α6β1与精子结合和融合的作用。目前已获得了受精素β和整合蛋白α6作用的进一步证据，并认为整合蛋白α6是精子受精素的受体。

四、卵母细胞的激活

精子与卵母细胞的识别或结合，引起精子 AR，进而穿透卵母细胞。此时卵母细胞被激活，并发生一些形态和生物化学的改变。如静息期的卵母细胞(处于第二次减数分裂中期)被激活，恢复卵母细胞的减数分裂并完成第二次减数分裂，放出第二极体；皮层颗粒发生胞吐反应，从而阻止多精入卵；蛋白质合成和 DNA 转录被启动。当第一个精子与卵母细胞穿透并发生融合时，卵母细胞质膜发生超极化，仓鼠卵母细胞在受精前的静息膜电位为-20mV 至-25mV，超极化时迅速下降到-40mV，同时表现出一系列周期为 40～120 秒的 Ca^{2+} 振荡，这种 Ca^{2+} 振荡可维持 2h。卵母细胞超极化可能是由于 Ca^{2+} 升高激活 K^+ 流动所致。然而小鼠卵母细胞在人工激活和受精过程中 Ca^{2+} 振荡却不同于仓鼠，从受精到第一个 Ca^{2+} 振荡之间的时间和第一波的持续时间均较长，分别为 45～90 分钟。生物化学研究表明，哺乳动物的卵母细胞激活是一个经 G 蛋白介导，由 IP_3 和 DAG 参与的信号传递过程。将 IP_3 注入卵母细胞，可引起卵母细胞内 Ca^{2+} 释放、皮层颗粒胞吐以及 ZP 发生改变(ZP 反应)；注入 Gi 蛋白激活剂 GTP-α-S 可同时抑制 GTP-α-S 和精子激发的 Ca^{2+} 振荡。注入 GTP-α-S 比注入 IP_3 具有相对较长的激发 Ca^{2+} 振荡的时间间隔，表明 G 蛋白诱发卵母细胞 Ca^{2+} 振荡是通过 IP_3 来实现的。G 蛋白介导的另一途径为 DAG，DAG 可能激活 PKC 而诱发皮质反应，但必须有 IP_3 和 Ca^{2+} 的协同作用。

细胞内 Ca^{2+} 的释放无疑在卵母细胞激活过程中起重要作用，但细胞外 Ca^{2+} 对周期性 Ca^{2+} 振荡也至关重要。每一个 Ca^{2+} 振荡的产生可依赖于胞内 Ca^{2+} 的释放，持续细胞外 Ca^{2+} 内流则是对细胞内 Ca^{2+} 的补充。Miyazaki(1993 年)认为，G 蛋白介导的卵母细胞激活过程可能有两种途径：①IP_3 产生并诱发胞内 Ca^{2+} 释放。②Ca^{2+} 通透性的升高以维持周期性 Ca^{2+} 振荡。

哺乳类的卵细胞激活的明显特征是皮质颗粒的释放和再次的减数分裂。受精前的卵细胞处在第二次减数分裂的中期，在精卵融合后，完成第二次减数分裂，导致染色体数减少，形成卵原核，而精子核解聚形成精原核。在精卵融合后数小时，精原核和卵原核均开始 DNA 的合成。完全发育的精原核和卵原核在受精卵中央靠近，各自的核膜崩解，染色体混合，然后开始有丝分裂(卵裂)。染色体的混合被认为是受精结束和胚胎发育的开始。

在许多无脊椎动物和非哺乳类脊椎动物，精卵融合的过程和第一次卵裂开始仅需要几小时或更短的时间。但在哺乳类，尽管在雌性体内发生受精时体温高达 30～40℃，此过程通常需要 12 小时或更长。原因可能与在卵母细胞发生时贮存在卵浆中母系 mRNA(mmRNA)不同的特性有关，如海胆可能已经转录了卵裂过程中具有重要作用的 mmRNA，包括细胞周期蛋白(Cyclin)，对胚胎有丝分裂具有调节作用。虽然哺乳类也有 mmRNA，但卵裂和早期发育对转录抑制剂(如 α-amanatin)较为敏感，此外哺乳类 mRNA 重新转录(de nove mRNA Transcription)和 mRNA 的翻译可能使卵裂时间延迟。

1981 年，Miyazaki 等报道仓鼠和小鼠卵细胞与精子融合后发生一系列的间隙性膜超极化和 Ca^{2+} 浓度升高，这是卵细胞激活的基础。卵细胞膜超极化是由于 Ca^{2+} 升高而增大质膜 K^+ 的导电性。卵细胞激活时 Ca^{2+} 浓度增大有两种可能的机制：第一，潜在的精子配体与卵细胞受体结合触发一系列的反应而导致 Ca^{2+} 释放，磷脂酶 C(Phospholipase C) 被 Gi 蛋白或蛋白酪氨酸激酶(PTK)所激活。第二，在精卵融合时，精子进入卵细胞而带入一个可溶性因子启动一系列反应。

每一次间隙性 Ca^{2+} 浓度升高是由于肌醇三磷酸(IP_3)诱导 Ca^{2+} 从细胞内钙库中释放，但持续反复的间隙性 Ca^{2+} 浓度升高需要外源钙。Miyazaki 等人(1993 年)假设精卵融合引起卵细胞膜一个持续性 Ca^{2+} 渗透，也持续产生 IP_3。外界进入卵细胞的 Ca^{2+} 填补前面出空的钙库和使 IP_3 受体敏感，导致下次当 Ca^{2+} 库中 Ca^{2+} 达到一定浓度时的 IP_3 诱导 Ca^{2+} 释放。Ca^{2+} 的注入与 Ca^{2+} 的释放相关，Ca^{2+} 注入的内流通路可能是 Ca^{2+} 通道被 IP_3 或 IP_4 出空的 Ca^{2+} 库所激活。

海胆卵细胞的皮质颗粒直径大约 $1\mu m$，在卵细胞成熟时颗粒由 Golgi 复合体装配后，转运到卵细胞的周边。成熟的皮质颗粒中含有硫酸黏多糖、透明蛋白、丝氨酸蛋白酶和过氧化酶等，电镜下可见一层卵黄薄膜，其成分与哺乳类 ZP 相似。在卵细胞人工授精时，精子在几秒之内就能到达卵黄膜，AR 可发生在膜上，也可发生包裹的膜的凝胶衣内。当顶体膜的离子通道嵌入卵细胞膜时，卵细胞膜很快(0.1～1 秒)发生去极化(-70mV 至 +10mV)。膜去极化能阻止其余的精子与其融合，直到皮质颗粒被完全胞吐时为止，此过程称之为快速(初级)阻断多精入卵，该阻断作用是暂时性的。

皮质颗粒胞吐是从距精卵融合几微米处开始的，并迅速扩展到整个卵细胞膜，并可持续到 1 分钟之久。部分的颗粒蛋白质保留在卵细胞膜上形成透明蛋白层，另一些颗粒内容物则渗入到凝胶衣中。颗粒内的蛋白酶促进颗粒内容物膨胀，以增大卵膜的厚度，并从卵膜中除去精卵结合的受体，在精卵融合的最初 15 分钟里，颗粒中过氧化酶以卵细胞产生的 H_2O_2 作为裂解产物，通过交联卵膜蛋白上的酪氨酸残基使卵膜变硬，这过程称之为慢速(次级)阻断多精入卵，该阻断作用是永久性的。H_2O_2 对精子具有毒性，此外，还能硬化卵膜，这可能提供了一个额外的阻断多精入卵的作用。虽然透明蛋白层在正常受精过程中没有功能，但受精卵表面的透明蛋白层也具有阻断精卵融合的作用。

五、雄原核的形成和雌雄原核的融合

当精子进入到卵细胞中，精子核最先发生的明显变化是核膜的分解。精子除其后区外，没有核孔，核膜首先在精子赤道段分解，并向精子前端和后区扩展。在精子核解聚之前，其核质先与卵浆混合。不同种属精子核解聚的速度不同，仓鼠精子大约在精卵融合后 20 分钟，其核中部就发生明显的解聚，并在 40 分钟内完成解聚。导致精子解聚和精原核形成的卵浆没有种属差异，人精子核能在仓鼠卵、蛙卵和蛙卵提取物中解聚并形成精原核，一些体细胞的胞浆也能诱导精子核解聚和其 DNA 合成，但效率较低。蛙的精子与许多脊椎动物精子一样，其核蛋白中没有交联的-S-S-键，当精子进入卵细胞中，仅 5 分钟内，精子的鱼精蛋白即被组蛋白替代，这个替代是由于 DNA 和核质蛋白(Nucleoplasmin)分子间竞争鱼精蛋白而完成的。核质蛋白是核基质中十分丰富的蛋白质，当卵母细胞核膜分解时核质蛋白被大量释放到卵浆中。在精子进入成熟卵细胞之前，精子 DNA 被鱼精蛋白紧密包裹，当精子核进入核质蛋白丰富的卵胞浆时，核质蛋白与鱼精蛋白具有强烈的亲和性，而使鱼精蛋白脱离 DNA，游离的 DNA 与卵胞浆中丰富的组蛋白结合。核质蛋白与鱼精蛋白的结合没有种属特异性。

真兽亚纲类不同于其他种属，精子核鱼精蛋白中的-S～S-必须先被还原，然后鱼精蛋白才能被组蛋白所替代。-S-S-的还原是在还原型谷胱甘肽(GSH)的作用下完成的，在成熟的卵胞浆中含有丰富的 GSH。精子核在未成熟的卵母细胞的卵胞浆中不能解聚，这是由于核质蛋白的缺乏。在初级卵母细胞期 GSH 的浓度较高(4～6mmol/L)，仅稍低于成熟的卵细胞(8～10mmol/L)，而且在初级卵母细胞中，精子的鱼精蛋白-S-S-能在 30 分钟内被还原。

精子核的解聚发生在正常受精中的卵激活期，但这并不意味着卵激活是精子核解聚的先决条件，因为将精子核小心地显微注入仓鼠卵细胞中，仓鼠卵细胞没有激活，但精子核发生解聚。

在所有的真核细胞中，细胞的分裂周期受控于两种细胞周期调节蛋白：cdc2 蛋白激活酶和细胞周期蛋白(Cyclin)。前者分子量为 34kD，一直存在于细胞浆中，后者分子量为 45～65kD，在细胞分裂的不同时相，其浓度不同。在 G_1 期时，细胞周期蛋白被合成，并与 cdc2 结合形成 cdc2-细胞周期蛋白复合物或分裂中期促动因子(Metaphase Prompting Factor，MPF)。当 cdc2 中 15 位的酪氨酸残基(Y15)去磷酸化和 161 位的苏氨酸残基(T161)磷酸化后，MPF 被激活。激活的 MPF 作用于核膜崩解，而促使细胞进入 M 期。当细胞周期蛋白降解，MPF 失去活性，细胞进入到下一个周期的 G1 期。

成熟的未受精的卵细胞长时间的停留在中期Ⅱ，其机制不明。推测是：①一种细胞静息因子(Cytostatic Factor，CSF)或 C-MOS 原癌基因产物(C-MOS Protoncogene Product，P39mos)稳定了 MPF，直接或间接通过其对微管的作用，维持一个高浓度 MPF。②CSF 的去活性引起 MPF 的降解，使得卵细胞逃逸分裂中期。

精子核在卵细胞中解聚不需要卵激活，然而解聚的精子核转变成为精原核则需要卵激活。当中期Ⅰ的小鼠未成熟卵受精和培养时，其卵细胞能到达中期Ⅱ，但不能再继续发育；同时，卵细胞中的精子核发生肿胀，然后浓缩成一个小的染色质团块或类似染色体样的结构。同样，人类中期Ⅰ的未成熟的卵细胞在体外受精后，也发生上述现象。直接绕过原核阶段的变化称之为早熟的染色体浓缩(Premature Chromosome Condensation，PCC)。成熟的卵细胞在含有微管抑制剂(如秋水仙酰胺，Colcemid)的培养液中受精时，精子也发生 PCC，精子核解聚，然后又浓缩，除非去除抑制剂，否则精子和卵细胞的核均不能发育成为原核。微管抑制剂似乎是通过其对中期纺锤体的作用维持高浓度的 MPF 而阻碍原核的形成。

在正常的受精过程中，DNA 的合成几乎与精原核的形成同步进行。小鼠 DNA 的合成始于受精后的第 8 小时，此时原核有明显的核仁，合成过程持续 8 小时，这是胚胎发生的一个对辐射最敏感的时期。DNA 合成的时间很大程度上受控于卵细胞的因子，仓鼠精子核在仓鼠卵细胞中 DNA 合成的时间是在受精后的 3～8 小时，人的精子核在仓鼠的卵细胞中 DNA 合成的时间也在 3～8 小时，但人精子在人卵细胞中 DNA 合成的时间是在受精后的 12 小时。最先合成的蛋白质中，有些存在的时间很短，很快就消失，有些启动有丝分裂的蛋白质持续存在于原核阶段直至卵裂。

第三节　胚胎发育

一、发育过程

(一)卵裂的定义及意义

受精完成后，最初的人胚胎有丝分裂增殖是在输卵管内进行的。此时胚胎细胞数以指数方式增长，而胚胎仍包裹在卵母细胞透明带内，总体积没有发生改变，实际是受精卵连续迅速进行细胞分裂，将卵分隔为许多小细胞的过程，该过程称为卵裂。卵裂后的细胞称为卵裂球，卵裂有利于胚胎在狭小的输卵管腔中移动。卵裂的意义主要有3个方面：①核质和卵质理化性质发生改变，卵裂早期核浆比例较低，卵裂末期比例增大，接近一般体细胞。②卵裂可使体积大于成体细胞数十倍的受精卵恢复至成体细胞水平。③卵裂形成大量的小细胞，便于以后进行组织分化和器官发生，塑造复杂的有机体。

4~8细胞期卵裂胚胎分裂增殖所需的蛋白和mRNA主要由受精前卵母细胞所储存，能量代谢以利用丙酮酸为主。卵裂球相互间无连结，各具发育成单独个体的潜能，临床上着床前胚胎遗传学诊断(PGD)主要在此期施行。卵裂胚胎发育至8细胞期后，能量代谢方式转向以利用葡萄糖为主，增殖开始需要多种氨基酸等的营养支持，卵裂球之间出现相互连结。16个细胞后卵裂球形成桑葚样胚胎，故称为桑葚胚。

(二)卵裂的过程

现经人工授精和体外培养的大量工作，结合体内观察，现已基本明确了人卵裂的速率和卵裂规律。卵受精后24小时，在第二极体对侧，细胞表面出现一个"V"字形凹陷，受精卵横径加长呈哑铃形。约30小时后，受精卵分裂成大小不均等的两个子细胞，即一个大卵裂球和一个小卵裂球。大卵裂球首先在长轴中部出现缩窄，分裂形成了三卵裂球期。约40小时后，小卵裂球也分裂，形成了四卵裂球期。50小时左右达八卵裂球期。在受精72小时后，胚胎已有16个卵裂球，外形似桑葚，称桑葚胚。到第4天时，已有64个卵裂球，此时小卵裂球排列在胚胎外周，大卵裂球位于中央，为一直径200μm左右的实性胚胎。整个胚胎相当于卵母细胞大小，外包被透明带。受精后第5天，胚胎由100多个卵裂球构成，其内部出现腔隙，逐渐形成囊胚。由此可见，人的卵裂周期为10小时左右。

(三)卵裂的机制

卵裂的机制主要是卵裂球的有丝分裂器(染色体、微管和中心粒)与表层胞质变化的过程。

卵裂包括核分裂(Karyokinesis)和胞质分裂(Cytokinesis)两个独立并行的过程。在卵裂中期形成的有丝分裂器包括染色体、微管和中心粒，主要完成核分裂。经复制过的双亲染色体排列在赤道平面上，由于微管的着丝点端不断发生去组装，从而牵引姐妹染色单体向两极移动。染色体到达两极后，核膜片段包围两组染色体形成完整的核膜，染色体开始解螺旋成染色质分散在核基质中。胞质分裂是在核分裂的同时进行复杂的蛋白质合成。由于形成卵裂沟的位点受有丝分裂器的诱导以及卵裂球表层胞质的作用，在将要形成卵裂沟处，Ca^{2+}的含量增加，有些物质在质膜上浓缩，表层加厚，出现了由微丝组成的收缩环。由于微丝的收缩，使表面出现了卵裂沟。在收缩环围成的胞质中心，有由残余微管和致密物质组成的中体，收缩环逐渐靠近中体，使两个卵裂球完全分开。由于类脂和蛋白质的重复单位组装，于是形成了包围卵裂球的新质膜。

有人认为，分裂机制的部位存在于卵裂球的表面。其有关的理论有三种：第一种是极性伸展理论(Polar Extension Theory)，认为由于卵裂球极性区的活跃生长和扩展而分段，并在赤道表面向内深陷成沟。第二种是极性松弛理论(Polar Relaxation Theory)，认为分节段的出现，是由于卵裂球极性区表面的松弛，中央部分呈活跃的收缩，从而形成沟。第三种是收缩环理论(Contractile Ring Theory)，认为卵裂球之所以分裂是由于赤道区存在一个收缩物质带。这三种理论都认为卵裂是由于卵裂球表面物理和化学特性变化的结果，而后两种理论认为，在沟形成之前，细胞表面和皮层胞质进行了收缩。后来电镜研究证实，在卵裂沟底部，电子致密度高且有微丝带，从而支持这一观点。

（四）卵裂的异常

1. 不规则卵裂及细胞碎片的出现　在卵裂时期出现不整齐的卵裂球或细胞碎片表示胚胎的异常发育或培养条件不适宜。不规则卵裂可能来自闭锁卵泡的卵细胞，也可能是培养液中 pH 值、渗透压、湿度和温度等剧变所引起。卵裂球之间出现少数小碎片，对胚胎影响不大，如果碎片大而多，则属发育不良，不能进行胚胎移植。

2. 多精受精及其卵裂　一般情况下，人卵母细胞受精为单精受精。在人工授精的实验中，时常见到多精受精，尤其是在使用 HMG/HCG 诱发排卵时更为常见。多精受精很可能与卵细胞成熟度有关。未成熟卵细胞的皮质颗粒较少，受精时皮质反应较弱，不能使透明带发生变性，因此不能阻止其他精子进入卵周隙和卵内。另外，在卵母细胞采集过程中，如果透明带受损，也可能导致多精受精。

两个以上的精子与一个卵母细胞受精，导致三倍体的形成，其卵裂速度极快，卵裂不规则，卵裂球染色体结构与分布紊乱，最终引起胚胎的夭折和流产。两个精子与一个卵母细胞融合为受精卵，形成双雄性原核和一个雌性原核。其卵裂模式有三种，第一种占 62%，形成三个卵裂球，其染色体组型为不是 2 倍体也不是 3 倍体的畸形。第二种占 24%，形成 2 个卵裂球，其染色体组型为 3 倍体。第三种占 14%，形成两个卵裂球和一个小体，卵裂球的染色体组型为 2 倍体，小体很快排出。

二、囊胚形成

通常在受精后第 4 天，胚胎进入宫腔，卵裂细胞出现形态学上可辨的分化。卵裂胚胎中部卵裂球仍保留原形，而外周细胞逐渐变成扁平形，成为早期胚胎的滋养层细胞，该层细胞与取得母体营养有关。同时，随着子宫腔分泌液透过透明带进入细胞间隙，胚胎中央逐渐出现腔隙，后形成一囊腔，称为囊胚腔或胚泡腔。

受精后 4～4.5 天，随着子宫腔分泌液渗入的大量增加，囊腔不断扩大，外周滋养叶细胞进一步增多，中央的圆形细胞在分裂增殖的同时，向囊腔的一侧聚集并突向液腔，形成内细胞团，此时早期囊胚形成。受精后 5 天左右卵透明带变薄，最终透明带出现缺口，胚胎滋养叶细胞包裹着囊腔，内细胞团从此处孵出。

三、植入或着床

在受精后 6～7 天，早期囊胚的透明带消失，囊胚体积迅速增大，从而形成晚期囊胚，并在子宫肌收缩波作用下，囊胚定位于子宫后壁上部。孵出囊胚内细胞团一侧的滋养细胞黏着于子宫内膜细胞，双方微绒毛相互交错，表面抗原相互识别，细胞彼此黏附融合。黏附融合后发生子宫基质细胞增大，胞浆出现丰富糖原和脂肪，子宫内膜细胞转化为蜕膜细胞。受精后第 7 天，滋养细胞分泌蛋白酶类物质，子宫内膜上皮局部溶解破坏，滋养细胞穿透上皮，深入肌层进行增殖，同时外层细胞相互融合转化为合体滋养层，内层细胞界线保存，称为细胞滋养层。第 8～9 天，合体滋养层深入子宫内膜中，继续侵蚀、消化和破坏子宫基质，形成众多滋养腔隙，其间充满母血。第 11～12 天，整个囊腔埋植于子宫基质中，植入口迅速被子宫内膜上皮包盖，着床过程完成。

以上可以看出，着床是以胚泡与子宫内膜黏着至胚泡完全埋入子宫内膜为止的一个连续复杂的动力生物学现象。人类的着床是一个在空间和时间上严格控制的过程，在促进滋养层侵入内膜的因子与限制侵入因子之间的任何失平衡，都会导致病理情况的发生，如绒毛膜癌、异位妊娠等。

（一）植入过程

1.黏着　随着胚泡的长大，透明带长大、变薄，不久被溶解或涨破，细胞滋养层暴露出来。首先是极端滋养层接触子宫内膜，胚泡产生的层粘连蛋白(Laminin)和子宫内膜上的受体(β～Integrin)结合，使胚泡黏附在子宫内膜上。胚泡与子宫内膜接触后，就出现了微绒毛交错现象及桥粒等细胞连接结构。

2.溶解　滋养层细胞接触子宫内膜后，迅速增殖，浅层细胞边界消失，形成合体滋养层，深层立方上皮分界明显，称细胞滋养层(Cytotrophoblast)。合体滋养层细胞分泌蛋白水解酶，溶解上皮之间的物质而形成缝隙，以利于胚泡侵入子宫内膜的基质中。

3.侵入　子宫内膜上皮从基膜上松散开来，滋养层细胞突起插入缝隙，穿过基膜进入基质。受精后第 9 天，胚泡完全侵入内膜，内膜的缺口被纤维团封闭。在植入完成时(第 12 天)，植入部位有淋巴细胞浸润和大量血管形成，以后被增生的上皮所取代。

在植入过程中和植入后，滋养层细胞迅速增殖，使滋养层增厚，并形成许多不规则的突起，称绒毛。滋养层也随之更名为绒毛膜。绒毛膜从子宫内膜摄取营养，供胚胎发育。

植入后的子宫内膜，血管更加丰富，腺体分泌更加旺盛，内膜进一步增厚，结缔组织细胞肥大并含糖原与脂滴。子宫内膜这一系列变化称蜕膜反应，此时的子宫内膜称蜕膜(Decidua)。根据蜕膜与胚胎的位置关系，可将蜕膜分为三部分：①底蜕膜：底蜕膜是胚胎植入处深部的蜕膜，它将与丛密绒毛膜构成胎盘。②包蜕膜：包蜕膜是覆盖在胚胎周围的蜕膜。③真蜕膜：真蜕膜是子宫其余部分的蜕膜。

（二）植入部位

胚泡的植入部位通常在子宫后壁的上 1/3 处或中 1/3 处。如胚泡植入发生在邻近子宫颈内口处，则形成前置胎盘，分娩时易导致大出血。如胚泡植入在子宫以外的部位，称宫外孕。宫外孕常发生在输卵管，偶见于阔韧带、肠系膜，甚至卵巢等处。宫外孕的胚胎多早期死亡，并可引起植入处的血管破裂而发生大出血。

（三）植入条件

着床必须具备 4 个条件：①胚泡的孵出。②囊胚细胞滋养细胞必须分化出合体滋养细胞。③子宫内膜蜕膜化且囊胚和子宫内膜必须同步发育并相互配合。④孕妇体内必须有足够数量的孕酮。

子宫内膜细胞转化为蜕膜细胞后，根据蜕膜与囊胚的部位关系，将蜕膜分为 3 部分：①底蜕膜：与囊胚极滋养层接触的子宫肌层之间的蜕膜，以后发育成为胎盘的母体部分。②包蜕膜：覆盖在囊胚表面的蜕膜，随囊胚发育逐渐突向宫腔。由于蜕膜高度伸展，缺乏营养而逐渐退化。约在妊娠 12 周时，因羊膜腔明显增大，使包蜕膜和真蜕膜相贴近，子宫腔消失，包蜕膜与真蜕膜逐渐融合，于分娩时这两层已无法分开。③真蜕膜：底蜕膜及包蜕膜以外覆盖子宫腔的蜕膜。

总体来讲，着床的机制目前仍不是十分清楚。需要进一步研究的是，在滋养层侵入、分化和胎盘形成过程中，这些内分泌～旁分泌分裂因子是怎样影响滋养层细胞、内膜细胞、细胞外基质及其相互作用的。

四、胚胎早期发育

（一）胎盘的初步形成

胚胎发育至 13～21 天时，为绒毛膜发育分化最旺盛的时期。绒毛膜是由滋养层内面一层被称为胚外中胚层的细胞与滋养层细胞共同组成的。在这个时期内，胎盘的主要结构～－绒毛逐渐形成。绒毛形成历经 3 个阶段：一级绒毛、二级绒毛以及三级绒毛阶段。一级绒毛指绒毛膜周围长出不规则突起的合体滋养细胞小梁，逐渐呈放射状排列，绒毛膜深部增生活跃的细胞滋养细胞也伸入进去，形成合体滋养细胞小梁的细胞中心索，这就是一级绒毛或称初级绒毛，此时初具绒毛形态。二级绒毛指初级绒毛继续增长，其细胞中心索伸展至合体滋养细胞的内层，且胚体中胚层也长入细胞中心索，形成间质中心索。三级绒毛指胚胎血管长入间质中心索。约在受精后第 3 周末，绒毛内血管形成时，建立起胎儿胎盘循环。初步形成了胎儿胎盘的雏形。

（二）三胚层期的发育

囊胚植入后，一方面滋养层增生逐渐形成胎膜和胎盘等附属结构；另一方面由细胞团增殖重排形成扁圆形的胚盘。内细胞群细胞分裂增多，在靠胚泡腔的一面形成一层整齐立方形细胞，称内胚层或称为下胚层。其余的细胞较大，呈柱状，排列规则，称外胚层或称为上胚层。外胚层与内胚层细胞紧贴，其间仅隔着一层基膜，外形像一个圆形盘子，故称为胚盘。它是胚体发生的原基。起初外胚层与细胞滋养层紧密相贴，以后在两者之间出现小裂隙，随后形成一个腔，即羊膜腔。腔顶细胞即羊膜腔紧贴滋养层面的一层扁平细胞，为羊膜上皮细胞，它是由滋养层细胞分化而来。腔底为胚盘外胚层。

内胚层周边的细胞增生向腹侧四周延伸，形成一个由单层扁平细胞围成的囊，称为初级卵黄囊。卵黄囊顶壁即胚盘的内胚层。因此，胚盘是介于羊膜腔与初级卵黄囊之间由二层细胞构成的扁平细胞板。细胞滋养层向内增生，分化成一些星状细胞和细胞间质，充满于胚泡腔内。由于这些原始中胚层出现在胚盘外方，而且不参与胚体的形成，故称胚外中胚层，至此胚泡腔消失。随后滋养层细胞又分化出一层排列疏松的细胞，分布在羊膜腔壁和初级卵黄囊周围。随着胚外中胚层的进一步增生，其间出现许多散在体腔间隙，经过融合，合成一个大腔，称为胚外体腔，并扩展包裹初级卵黄囊和绝大部分羊膜，压迫初级卵黄囊使其逐渐缩小变为次级卵黄囊。胚外体腔的出现，把胚外中胚层分成两部分：衬在滋养层内面和羊膜上皮外表面的部分称胚外中胚层壁层，为将来组成绒毛膜和羊膜的主要成分；覆盖在次级卵黄囊外表面的部分称胚外中胚层脏层，为构成卵黄囊壁的中胚层部分。随着胚外体腔的扩大，连接羊膜腔和滋养层之间的胚外中胚层也随之变狭变细，称体蒂。它是联系绒毛血管与胚体血管的唯一纽带。

囊胚发育进入第 3 周时，二胚层胚盘通过细胞增殖和形态变化，形成了三胚层和胚胎中轴，这一过程就是原肠形成，这个时期的胚胎就被称为原肠胚。原肠胚的形态形成包括两个过程：①内陷：是预定中、内胚层细胞区通过原条内卷入胚内以进行早期构建的过程。②外包：是预定外胚层细胞区随着前者的内卷过程在表面相应扩伸而包盖胚体体表的过程。

受精后第 15 天左右，胚胎外胚层正中线增厚，形成原条，头端增大成原结。它们中央均有细胞内卷形成的沟，在原条中央者称为原沟，在原结中央者称为原凹。有原条产生的细胞在外胚层和内胚层之间向外侧等方向移动，组成第三胚层-胚内中胚层。原条随胚盘后端预定中胚层细胞的内卷而后退，胚盘前端的表层细胞则相应的向中后方向移动，进行外包运动，覆盖于胚盘表面成为体表外胚层。同时，胚盘细胞后端不断增殖，向中线集中，使原条继续向后延伸，整个胚盘也向后方延长增大，由原来的圆盘形变为梨形盘状。当预定中胚层细胞卷进胚内的活动完成时，原条已退缩到胚盘的末端，接着便完全消失。

第 16 天，原结产生的细胞形成脊索突。脊索是胚胎早期纵贯胚体的中轴，是由原凹内卷进胚内去的脊索中胚层构成的细胞索。因原凹为漏斗状，因此卷进去的细胞便形成了一条中空的管突，称为脊索突。原凹逐渐深入脊索突，在第 3 周末形成脊索管，从而确定了胚胎的原始体轴。随着脊索的向后延伸，位于其背方的外胚层形成神经板，并在中轴凹陷成神经沟。沟的两侧隆起形成神经褶，当左右神经褶彼此在中线会合时就形成了神经管，神经管是脑和脊髓的原基。神经管以外的胚盘，大部分外胚层将演变为胚胎的表皮和一些器官的上皮组织。脊索和神经管发生时，神经管两侧中胚层增殖。在第 3 周末形成了体节，向骨骼、肌肉、皮肤、真皮分化。

在神经轴胚期，中胚层分化为三部分：靠中轴脊索两侧增厚部分，称为副轴中胚层；在副轴中胚层腹外方的为间介中胚层；在外侧部的称为侧板中胚层，在胚盘边缘与胚外中胚层相连接。当神经沟形成时副轴中胚层移至神经板及脊索两侧，后又分化为三部分：生肌节、生皮节和生骨节。间介中胚层的主要部分将形成生肾节，其游离部分则成为间质组织，是血管系统的发源地。位于胚盘头区两侧的侧板中胚层，移向脊索前板的头端，形成生心中胚层，为将来心脏的发源地。侧板中胚层和生心中胚层之间出现众多分散间隙，融合形成胚内体腔。中胚层因此分化为壁层和脏层。中胚层脏层和内胚层组成胚脏壁或原肠壁。胚盘的内胚层，随着胚体的发育，逐渐演变为原始消化道及其附属胎膜的卵黄囊和尿囊。总体来讲，在正常情况下，外胚层主要演化为皮肤表皮、口鼻腔的黏膜上皮、感觉器官的上皮、中枢及周围神经系统、肛门及尿生殖管道末端上皮、脑垂体前部、肾上腺髓部、胎膜中羊膜及绒毛膜的外胚层部分以及虹膜肌群等。中胚层主要演化为心脏、血管、淋巴管；血液、淋巴细胞、骨髓、脾；结缔组织；体腔膜间皮；肌肉系统；肾脏及其管道；胎膜中羊膜、绒毛膜、尿囊以及卵黄囊的一部分；生殖腺、生殖上皮及生殖管道的大部分等。内胚层主要演化为呼吸系统上皮；消化道上皮(末端部分除外)及消化腺；膀胱(除三角区以外)；阴道的一部分及前庭；尿道及其腺体；生殖细胞；胎膜中尿囊及卵黄囊的内胚层部分；甲状腺、甲状旁腺和胸腺等内分泌腺体的实质组织；覆盖咽、扁桃体、中耳腔、耳咽管、鼓膜内层及乳突气室等的上皮。

第15～17天，卵黄囊、体蒂、绒毛膜和胚胎的间质细胞聚集成团，中间出现间隙，形成管状，内衬内皮(形成原始血管、血)。管-芽生长方式扩展，相连成网。同时，内皮细胞开始生成原始血浆和血细胞。生心区的原始心管，同上方式形成。至第3周末，成对的心管已与胚体、体蒂、绒毛膜及卵黄囊血管连接，形成原始心血管系统，开始血液循环。

(三)胚胎期的发育

胚胎期起自第4周，终于第8周，其主要演变包括：胚体立体长柱形形态，体节分化，颜面形成，肢芽及感官出现。主要器官系统包括神经、循环、消化、呼吸、泄殖等器官雏形结构的建立和各种组织的分化。此阶段胚胎长度增加明显，坐高由 2mm 增至 30mm。胎膜发达，羊膜囊增大，充满羊水；卵黄囊在与胚体连结区形成卵黄囊柄；绒毛膜囊全部布满绒毛，其丛密绒毛膜参与胚胎形成。这一阶段是人体发生中最重要的时期，几乎所有主要的内外结构均在该期开始，也是受致畸因子诱发先天畸形的高风险时期。此期结束后，人体应有的器官系统均已建立，并转入胎儿期。

(赵玉)

第四节　不正常受精的结局

对于正常受精的卵子，一般在受精后 14～20h 可见 2 个原核，是为正常受精。除了双原核的合子外，成熟卵子的受精结局包括单原核、多原核和无原核。

一般情况下，人卵母细胞受精为单精受精。在人工授精的实验中，时常见到多精受精，尤其是在使用 HMG/HCG 诱发排卵时更为常见。多精受精很可能与卵细胞成熟度有关。未成熟卵细胞的皮质颗粒较少，受精时皮质反应较弱，不能使透明带发生变性，因此不能阻止其他精子进入卵周隙和卵内。另外，在卵母细胞采集过程中，如果透明带受损，也可能导致多精受精。

两个以上的精子与一个卵母细胞受精，导致三倍体的形成，其卵裂速度极快，卵裂不规则，卵裂球染色体结构与分布紊乱，最终引起胚胎的夭折和流产。两个精子与一个卵母细胞融合为受精卵，形成双雄性原核和一个雌性原核。其卵裂模式有三种，第一种占62%，形成三个卵裂球，其染色体组型为不是2倍体也不是3倍体的畸形。第二种占24%，形成2个卵裂球，其染色体组型为3倍体。第三种占14%，形成两个卵裂球和一个小体，卵裂球的染色体组型为2倍体，小体很快排出。

(赵玉)

第二十五章　人工授精

第一节　概　论

一、定义与种类

人工授精(anifieial insemination，AI)就是把丈夫的或者供精者的精子通过非性交的人工注射方法送进女性生殖道内，以期精子与卵子自然结合，达到妊娠目的一种辅助生殖技术。

(一)夫精人工授精

用丈夫精液进行的人工授精称夫精人工授精(anifieial insemination with husband semen，AIH)。

(二)供精人工授精

用他人的精液进行的人工授精称供精人工授精(anifieial insemination with donor semen，AID)。

根据是否用冷冻贮存的精液进行人工授精分为：

1.鲜精人工授精(artificial insemination with flesh semen)　是指精液离体后即进行处理，进行人工授精，仅适用于 AIH。

2.冻精人工授精(anificial insemination with frozen semen)是指精液离体后采用一种特殊的办法进行超低温冷冻保存(一般保存在-196℃液氮罐中)，当需要时，可将冷冻精液复温后进行人工授精。

二、人工授精的适应证与禁忌证

(一)夫精人工授精的适应证

1.性交困难或精液不能进入阴道者　男方或女方下生殖道有器质性或功能性异常如尿道严重下裂；严重早泄、阳痿、逆行射精症；性交时不射精者；女性性交时阴道痉挛；阴道解剖结构异常。

2.精子在女性生殖道中运行障碍者　可由功能性、器质性等原因引起，如子宫颈管狭窄、粘连，宫颈黏液少而黏稠，宫颈锥形切除术后，严重的宫颈陈旧性裂伤，子宫颈肌瘤，子宫位置异常(过度前屈或后屈)等妨碍精子的正常上行游走。

3.精液检查轻度或中度异常(至少 2 次精液检查结果)　①精子数减少，密度<20×10^6/ml，但至少>5×10^6/ml；②精液容量减少，每次射精量1~2ml；③精子活动力减弱，精子活动率<50%；④精液液化时间延长或不液化。

4.免疫性不孕夫妇一方或双方抗精子抗体阳性，性交后试验异常。

5.不明原因不孕症。

6.轻微或轻度子宫内膜异位症性不孕。

7.排卵障碍诱导排卵治疗指导性生活妊娠失败者。

8.各种原因冻存的丈夫精子，如因长期工作需要或癌症治疗等进行冷冻保存的精液。

（二）夫精人工授精的禁忌证

（1）女方有不宜妊娠或妊娠后导致疾病加重的全身性疾病，妊娠后这些疾病可能会危及患者生命安全，如严重的心脏病、肾炎、肝炎等。

（2）女方生殖器官严重发育不全或畸形。如子宫发育不全、严重的子宫畸形或子宫畸形曾反复导致流产者，应先行子宫矫形手术后方可试行人工授精。

（3）夫妇任何一方或双方患有严重的精神疾患、泌尿生殖系统急性感染、性传播疾病。

（4）任何一方具有吸毒等严重不良嗜好；任何一方接触致畸量的射线、毒物、药品并处于作用期。

（5）输卵管欠通畅。

（6）夫妇双方对人工授精尚有顾虑者、未签署知情同意书。

三、人工授精技术的规范要求

（1）实施人工授精助孕，夫妇双方必须证件齐全，双方的身份证、结婚证、计划生育服务手册。

（2）实施授精前，夫妇双方需进行健康查体及相关专科检查。

（3）实施授精前，不育夫妇必须签订《知情同意书》、《多胎妊娠减胎术同意书》、《随访知情同意书》等。

（4）实施授精机构必须及时做好不育夫妇的病历书写并按《医疗机构病历管理规定》严格管理，对每一位受者都应进行随访。

（5）人工授精必须具备完善、健全的规章制度和技术操作手册并切实付诸实施。

（6）机构必须按期对人工授精的情况进行自查，按要求向卫生行政审批部门提供必要的资料和年度报告。

四、术前必备的工作程序

（一）施行人工授精前

主管医生应向接受人工授精的患者交代以下几项内容并签署相关知情同意书。

（1）人工授精的治疗原理及适应证。

（2）人工授精的程序。

（3）实施人工授精技术后的成功率。

（4）实施人工授精后有可能的并发症。

（5）实施人工授精后接受随访的必要性。

（6）实施人工授精所需要的费用问题。

（7）对进行 AID 的夫妇，主管医生还应向其介绍供精者筛选、检查以及与患者匹配的过程。

进行人工授精助孕的夫妇还必须签署相关知同意书，《人工授精知情同意书》、《多胎妊娠减胎术同意书》、《随访知情同意书》等。

（二）男方检查项目

(1)一般情况　姓名、年龄、身高、职业等。

(2)明确男方生殖能力，排除器质性病变，常规行外生殖器检查，是否有静脉曲张等。

(3)精液检查：收采精液标本并在1小时内送化验室做精液分析。必要时要重复检查数次，并进行其他相关检查，如性激素检查等。此外，还需要进行精液中病原体检测，如淋球菌、支原体、衣原体等。

(4)身体健康状况检查，包括乙肝五项、丙肝、抗HIV、梅毒抗体、肝功、肾功、血型等。

（三）女方检查项目

(1)一般情况：姓名、年龄、身高、体重、职业、结婚年龄、不孕年限、避孕方法、时间、再婚史。

(2)月经情况：初潮年龄、月经周期、经量、经期持续天数、经期腹痛、阴道流血、分泌物量等。

(3)生育史流产、早产、死胎、难产、产后出血、人工胎盘剥离等。

(4)遗传性疾病、传染病及性病史、生育能力、性生活情况。

(5)既往不孕的检查及治疗经过，包括用促排卵药物的情况以及是否进行ART治疗。

(6)生殖器官炎症、手术史、输卵管通畅试验(输卵管通水或子宫输卵管造影，至少有一条输卵管是通畅的)。

(7)体格检查第二性征、体态、畸形情况。

(8)妇科检查：生殖器官发育情况、排除炎症和肿瘤等。

(9)各项辅助检查：基础内分泌、血细胞分析、出凝血时间、血型、肝功、肾功、血糖、乙肝五项、丙肝、抗HIV、梅毒抗体，优生项目、阴道分泌物检查等。

（赵玉）

第二节　人工授精的临床步骤

一、适应证范围授精排卵周期

（一）自然周期

自然周期人工授精妇女必须具备规则的、有排卵的月经周期，排卵通常发生在下次月经来潮前第14天左右，根据既往月经周期的长短选择监测卵泡发育的时间，一般可以从周期第10天开始适时B超，监测卵泡的生长及子宫内膜的同步增长情况。当优势卵泡直径达16～20mm时，血E_2水平达到270～300pg/ml；宫颈外口呈现瞳孔样改变；宫颈黏液典型羊齿状结晶；血或尿LH水平开始上升大于基础值的2倍以上；根据LH峰值情况选择IUI时机。

（二）药物促排卵周期

药物促排卵大大提高了人工授精的成功率，应根据卵巢功能、不孕原因、药物作用特点来选择促排卵方案。

常用的用药方案如下：

(1)氯米芬（CC）：由月经第 3 天或第 5 天起口服 50～100mg/d，每天一次，连续 5～7 天。原则上从小剂量开始，最大剂量为 200mg/d，连续 5～7 天用药，期间择期进行卵泡监测。

CC 为一种非类固醇性雌激素，它不促进正常月经周期妇女的生育，但能改善卵泡发育，使不排卵妇女受孕。

(2)HMG 每支含 FSH75U 和 LH75U 自月经第 3～5 天开始，每日肌内注射 HMG 75～100IU，连用 5～7 天 B 超监测卵泡发育调整用药。

(3)CC+HMG：自月经第 3 天开始每日口服 CC 50～100mg/d 至月经第 7 天停止。同时从月经第 5 天开始每日肌内注射 FSH 75 IU。或从月经第 8 天起开始每日肌注 FSH 75 IU。监测卵泡发育情况确定用药剂量和时间。

该方案的机制是：CC 可以轻度促进垂体促性腺激素的分泌，分泌的激素可以募集小卵泡，使用 HMG 维持这些募集来的小卵泡的生长和发育。

(4)纯化促性腺激素，FSH，月经第 3～5 天开始每日注射 FSH75 IU 连用 5～7 天，B 超监测卵泡发育调整用药，递减或递增用量。

使用 Gn 促排卵过程中，在促卵泡发育的同时，可以诱导卵泡功能细胞 LH 受体的生成，改善 LH 受体水平，当卵泡成熟时，适时使用 HCG 5000～10000IU，形成明显的 LH 峰，促使排卵。

(5)促性腺激素释放激素 GnRH，适用于下丘脑性排卵障碍或氯米芬治疗失败的内源性 GnRH 部分缺乏或完全缺乏者。采用脉冲式给药皮下注射，一般起始剂量为 5μg，脉冲间隔 90～120 小时，连续 24 小时给药，连用 15～20 天左右，视排卵情况停药。

(6)来曲唑：自月经第 3 天开始每日口服来曲唑 2.5mg/次，2 次/日，连用 5 日，停药，根据卵泡生长情况确定是否加用 HMG。其原理主要是利用其抑制雌激素的合成引起下丘脑垂体的正反馈导致体内 FSH 的释放增加而起到促排卵的作用

以上用药方案均可以在优势卵泡的平均直径≥18mm 时注射 HCG 5000～10000 IU，使卵泡达到最终的成熟和破裂，即用 HCG 诱发排卵。

药物促排卵周期，应根据卵泡发育情况调整药物用量。对发育卵泡个数多者，应注意是否有 OHSS 的可能，预防 OHSS 的发生。应仔细监测卵泡发育，观察有无多个卵泡生长，以便及早预防 OHSS 和多胎妊娠。

(三)黄素化卵泡未破裂综合征(LUFS)的促排卵治疗

黄素化卵泡未破裂综合征的诊断依据是卵巢的优势化卵泡发育成熟但不排卵，LH 峰出现后 2 天，卵泡仍继续生长，卵泡细胞出现黄素化，血孕酮水平上升，如腹腔镜检查时卵巢上未呈现排卵口和血体。目前认为，LUFS 的发生可能是神经内分泌功能失调，催乳素增加，或外源性雌激素干扰，LH 峰水平低，影响 LH 与卵巢 LH 受体结合量或卵泡细胞对 LH 反应不良，卵巢 排卵功能受影响而导致 LUFS 的发生。

针对 LUFS 患者，可以采用以下的几种方法：

1.用 Gn+HCG 方案 在使用 Gn 促排卵过程中，在促卵泡发育的同时，可以诱导卵泡功能细胞 LH 受体的生成，改善 LH 受体水平，当卵泡成熟时，适时使用 HCG5000～10000IU，

造成一个明显的 LH 峰，促使排卵。

2.使用促性腺激素释放激素激动剂(GnRHa)　诱导内源性 LH 峰使用 Gn 促排卵，理想情况只有 1～2 个主导卵泡形成，查血 E₂ 水平及 P 水平，前者已达排卵前卵泡水平，P 仍低，可使用皮下注射的 GnRHa 诱导明显的内源性的 LH 峰。

二、卵泡生长与子宫内膜的动态监测

卵泡的检测主要通过 B 超以及血清雌二醇(E_2)、黄体生成激素(LH)以及孕酮的水平。原则上，B 超检查应该和 FSH、LH 和 E_2 检查一起在月经的第二天或者第三天完成。B 超检查可以直观地观察到卵泡的个数、大小以及子宫内膜的情况。LH 的检查可以预测卵泡成熟前可能的 LH 峰。E_2 可以直接反映卵泡的成熟情况。孕酮的值可以检测到卵泡成熟前的黄素化。

一般从月经来潮第 7～8 天或超促排卵治疗 5 天后开始超声监测，当卵泡直径<10mm 者，可每 3 天监测 1 次；当卵泡直径达 10～15mm 时，可每 2 天监测 1 次；当卵泡直径>15mm，应每天监测 1 次直到排卵。每次监测时间最好一致，安排在上午 8～10 点或注射促生豫激素之前。若能系统观察宫颈评分变化，可在宫颈评分>8 分，即宫颈黏液多、稀薄、清亮溢出宫口，拉丝长度达阴道全长及宫口开张时，开始作超声波观察，多能见到较成熟的卵泡，以减少超声波监测的次数，而不致遗漏其成熟卵泡的观察。

一般卵泡直径达 18～20mm 时为成熟卵泡，但存在周期差异、个体差异、监测方法以及与用药与否有关，因此不能单纯依靠卵泡直径预测排卵。

三、人工授精时间的选择

(一)HCG 注射时间的确定依据

根据 B 超显示卵泡大小及尿 LH 检测结果，适时注射 HCG，一般优势卵泡直径达 18～20mm、尿 LH 检测显示阳性时，可以注射 HCG。排卵将发生在注射后的 24～36 小时内。

(二)人工授精时间的确定

注射 HCG 24 小时后再行宫腔内人工授精 48 小时后复查 B 超，观察有无排卵。已排卵者，可再次行宫腔内人工授精。未排卵者，可酌情追加一次 HCG，但要警惕有无发生 OHSS 的可能。

四、人工授精精液标本的收集与处理 (WHO 标准)

(一)简单的洗涤

这种简单的洗涤程序可回收最多的精子，适合于精液参数好的标本，常用宫腔内人工授精。

试剂：

1.Bww，Earle's，Ham's F-10 或人输卵管液(HTF)(已有商品化试剂)，其中 Ham's 首选添加人血清白蛋白(HsA)或血清。

2.HSA：高纯度，不含病毒、细菌、朊病毒和内毒素等。

3.HsA 的用量：50ml 培养液中添加 3.0mg HsA，1.5mg 丙酮酸钠，0.18ml 乳酸钠[60% (v/v)糖浆液]，100mg 碳酸氢钠。

4.血清的用量：46ml 培养液中添加 4ml 热火活(56℃20 分钟)的患者血清，1.5mg 丙酮酸钠，0.18ml 乳酸钠[60％(V/V)糖浆液]，100mg 碳酸氢钠。

程序：

1.允分混匀精液样本。

2.用培养液稀释精液标本(1：2)，以便精子从精液中分离。

3.将已稀释的悬液转移到多个离心管中，最好每管不超过 3ml。

4.以 300～500g 离心 5～10 分钟。

5.小心吸取并丢弃上清液。

6.加 1ml 培养液，轻柔吹打，重悬精子。

7.以 300～500g 离心 5～10 分钟。

8.小心吸取并丢弃上清液。

9.根据使用目的(如人工授精)添加适量的培养液，轻柔吹打，重悬精子沉淀团，以便测定精子的浓度和活力。

注释：可通过使用较少的离心管但增加每管的精液量来减少洗涤的次数。如果这样做，离心力和离心时间必须相应增加，例如，以 500～600g 离心 8～10 分钟，以确认精子完全沉淀成团。

(二)二次洗精法

二次洗精法是最常用的简单方法，本法可以用于精子数目正常、动力情况较好而且比较清洁的精液标本。具体的步骤如下。

1.患者的精液在 37℃下液化 30～60 分钟。

2.液化后的精液用无菌的吸管轻轻吹打混匀。

3.按照 WHO 的要求取样镜检并认真做好实验室记录。

4.按照精液与培养液 1：2～1：3(体积比)的比例加入培养液，充分混匀。

5.离心，200g×5 分钟。

6.弃上清，用等量培养液重新悬浮沉淀，充分混匀。

7.离心，200g×5 分钟。

8.弃上清，沉淀用 0.5ml 培养液悬浮。

9.取样镜检并做好记录，剩余精液置培养箱备用。

(三)上游法

人工授精中精液处理的上游法包含有一个精子上游的过程，活动精子与不动精子以及精浆中的细胞碎片自动分离，是精子自身的一种纯化，所以可以用于精液较脏的标本。相对于二次洗精法,此法最后所获得精子活动率较高且比较干净,是 IUI 中常用的方法。

具体方法如下：

1.患者的精液在 37℃下液化 30～60 分钟。

2.液化后的精液用无菌的吸管轻轻吹打混匀。

3.按照 WHO 的要求取样镜检并认真做好实验室记录。

4.按照精液与培养液 1：2～1：3(体积比)的比例加入培养液，充分混匀。

5.离心，200g 离心力，10 分钟。

6.弃上清，用手指轻弹试管底部或用吸管轻轻吹打，使沉淀松散。

7. 沿试管壁缓慢加入培养液约 0.5ml，使二者分界清楚。

8. 试管置 37℃，含 5%CO₂ 的培养箱内。

9. 30 分钟后从培养箱内取出试管，吸取上层云雾状的液体约 0.3~0.5ml 于另一小试管内，注意勿吸取试管底部的精液。

10. 取样镜检，记录处理后精子的密度、动力等情况，然后置培养箱内备用。也可以将精液标本离心两次后再上游处理，即在二次洗精法的基础上再上游处理。一般而言，若操作规范，一次离心后上游所得的精子标本在形态、动力以及受精液的清洁程度上即可满足一般要求，可以放心用于各种人工授精方式。

另外，还可以使用密度梯度离心方法，相对于单纯的洗涤和上游法，此法可以获得更多形态正常的精子。经常用的有 Per'coll 法。

整个精液的处理过程要注意在 37℃ 保温的环境中完成，动作应快速、轻柔、避免振荡精液，并且要严格无菌操作，避免污染。

对于逆行射精的患者，可先给予 5% 葡萄糖生理盐水冲洗膀胱，继而经导尿排空膀胱后，注入林格液 3ml，再嘱其射精，射精后立即解尿或导尿，此即为所要的精液标本。也有的取样方法是在取精的前一晚及取精前 1 小时，分别口服 4g NaHCO₃，射精前多饮水，排尿后立即射精，再次排尿得到精液标本。标本可置于带有 HEPES 培养液的无菌容器内。所得标本立即处理后做人工授精。

(四)非连续密度梯度法

非连续密度梯度法能良好地将精予和其他细胞及碎片分开，是分离高质量精子的最佳方法。这种方法比上游法更易丁标准化，因此结果也更稳定，常用于 IVF 和 ICSI 中的精子制备。

这种方法是将精液放置于由硅烷包被的胶体二氧化硅构成的密度梯度液的上方，在离心过程中由于密度不同而分离，另外，活动精子主动游动，穿过梯度液在管底形成一个松软的沉淀闭。用密度梯度离心法可获得部分活力很好的精子，不含碎片、白细胞、非精子细胞和退化的生精细胞。

试剂

1.BWW，Earle's，Ham's F-10 或 HTF，添加 HSA(首选)或血清。

2.HSA：高度纯化，不含病毒、细菌、朊病毒和内毒素等。

3.HSA 的用量：50ml 培养液中添加 300mg HSA，1.5mg 丙酮酸钠，0.18ml 乳酸钠[60% (v/v)糖浆液]，100mg 碳酸氢钠。

4.血清的用量：46ml 培养液中添加 4ml 热灭活(56℃ 20 分钟)的患者血清，1.5mg 丙酮酸钠，0.18ml 乳酸钠[60%(v/v)糖浆液]，100mg 碳酸氢钠。

5.等渗密度梯度液：10ml 10×浓缩培养液(有商品化产品)，加上 90ml 密度梯度液，300rag HSA，3mg 丙酮酸钠，0.37ml 乳酸钠 E60%(v/v)糖浆液]，200mg 碳酸氢钠。

6.80%(v/v)梯度液：40ml 等渗密度梯度液添加 10ml 培养液。

7.40%(v/v)梯度液：20ml 等渗密度梯度液添加 30ml 培养液。

注释：虽然这些等渗密度梯度液名义上称作 100%、80%~ 和 40%(v/v)，但实际浓度分别是 90%、72% 和 36%(v/v)。

程序

1. 存试管中制备密度梯度液，下层为 1ml 80%（v/v）、上层为 1ml 40%（v/v）的密度梯度液。

2. 充分混匀精液样本。

3. 将 1ml 精液放入密度梯度液上方，以 300～400g 离心 15～30 分钟。必要时，每份精液标本可用一个以上的试管。

4. 弃去精子沉淀团上的绝大部分上清液。

5. 用 5ml 培养液重悬精子沉淀团，轻轻吹打（有助于洗去密度梯度液），然后以 200g 离心 4～10 分钟。

6. 重复上述第 4 步和第 5 步洗涤过程。

7. 用培养液重悬精子沉淀团，轻柔吹打，检测精子的浓度和活力。

（五）精液液化不良的处理

治疗前男方可试用 SMZ 2 片，每日 2 次，口服 10 日，或红霉素 0.25g，共 10 日。同时给予糜蛋白酶 5mg，隔日 1 次，肌内注射，共 7～10 次。

手术当天，在实验室内用滴管充分吹打可以使部分精液的液化情况有所改善，有时也可在精液中加入一些药物使其液化，如加入淀粉酶（500U/ml），一般可使精液在 20～30 分钟内液化，然后按照液化精液的处理方法处理后行人工授精。对于一些密度以及动力情况均较好的不液化精液，可以使用下述的方法。

1. 患者的精液在 37℃ 下液化 30～60 分钟。

2. 按照 WHO 的要求取样镜检并认真做好实验室记录。

3. 将精液标本置于试管底部，小心沿试管壁在精液的上方加入约 2ml 的培养液，注意分层。

4. 试管置 37℃，含 5%CO_2 的培养箱内。

5. 依精子的动力情况，约 1 小时后从培养箱内取出试管，注意勿振荡。

6. 吸取上层云雾状的培养液，注意勿吸取试管底部的精液。

7. 离心，200g 离心力，10 分钟。

8. 弃上清，沉淀用 0.3～0.5ml 培养液悬浮。

9. 取样镜检，记录处理后精子的密度、动力等情况。然后置培养箱内备用。

（六）标本的收集

手淫法采集标本，精液射入一清洁无菌无毒广口的玻璃或者塑料容器内。标本容器应该保持在 20～37℃ 环境中，以避免精子射入容器后，由于大的温度变化对精子产生影响。容器上必须标记受检者姓名、编码、采集日期和时间。

精液液化期间，标本容器放置在实验台上或者孵育箱内（37℃）。

如果标本不完整，尤其是富含精子的初始部分丢失时，要在检测报告上注明。

如果标本不完整，应该在禁欲 2～7 天后重新采集标本检测。

（七）用于辅助生殖的精液无菌采集

要求标本容器、移液器吸头和混匀用的吸液管必须是无菌的。

直接上游法常用于精液参数基本正常的标本，而在严重少精子症、畸精子症或弱精子症的情况下，则选择密度梯度法更好，因为可回收到更多的活动精子。密度梯度法也可根据各个标本的具体特点来优化处理方法：可减少梯度液的总体积，以减少精子迁移的距离而最大限度地回收活动精子，而对于黏滞性高的标本可增加离心时间。推荐的培养液为含有蛋白和缓冲成分的平衡盐溶液，这种溶液适合于精子的处理。对辅助生殖技术而言，如卵胞浆内单精了注射(ICSI)、体外受精(IVF)、人工授精(AIH)、配子输卵管移植(GIFT)等，所用的人血清白蛋白必须高度纯化，且无病毒、细菌和朊病毒等的污染。

（八）冷冻精子的应用

精子冷冻保存用于配偶进行夫精人工授精(AIH)、IUI、IVF 或 ICSI。可能用到的情况有。

严重少精子症或精液中间歇存在活动精子(以备 ICSI)；不育症的非持续性治疗，例如生殖管道梗阻的手术治疗，或下丘脑-垂体性腺功能减退的促性腺激素治疗；需要以特殊方式采集精液，例如脊髓损伤的患者辅助射精、逆行射精收集尿液中精子，或从生殖管道中手术取精；辅助生殖治疗当天不能提供新鲜精液的患者。

为保存生育力或治疗不育症，应储存可进行 10 次以上授精的足量正常标本以确保有一个好机会建立妊娠。对于异常精液，一直没有证据表明多次采集标本合并用于 AIH 是有益的。因为每枚卵母细胞的 ICSI 仅需要一个精子，因此任何活精子的冷冻保存都是有价值的。

一般两种方法：使用程控冷冻仪冷却和冷冻精液和精液的人工降温和冷冻。

冷冻精液的解冻

1.应用之前，从液氮罐或液氮蒸气罐中取出所需数量的麦管，放在棉纸或支架上复温到室温(大约需要 6 分钟)，冷冻小瓶的复温时间更长(10～20 分钟)。

2.存 10 分钟之内，用无菌剪剪去麦管末端，连接授精装置，或排出管内液体检测解冻后的精于活力。

3.如果用快速冷冻程序，用快速复温的效果可能更好。

4.用小量连续稀释方式去除冷冻保护剂，以避免高渗透压状态，可能改善妊娠结果。

五、黄体功能的支持与随访

（一）黄体支持

1.HCG　促进内源性黄体功能的加强。优点是简便、有效，但也有明显不足，使用时间长，影响妊娠试验结果；发生 OHSS 的风险增加。

2.黄体酮　根据患者原始疾病和排卵情况确定使用黄体酮的剂量，可以每日肌注 20～40mg，连用 15 天；除了针剂外，也可采用黄体酮栓剂或口服制剂。

3.HCG 和黄体酮联合应用。

（二）随访

人工授精后 15 天进行血清 HCG 检测，确定是否妊娠。2～3 周后阴道 B 超检查确定是否为临床妊娠，看到妊娠囊者确定为临床妊娠，否则为生化妊娠，同时还应该排除有无异位妊娠的情况。进行 B 超检查时还应注意妊娠囊的数目。对于妊娠者，进行后续的随访和产前保健检查，直至分娩。

六、并发症的处理

自然周期人工授精的并发症较少，用药促排卵周期的并发症主要有以下几种。

(1)卵巢过度刺激综合征(OHSS)：严重 OHSS 发生率约为 1%，可通过 B 超监测卵泡发育与测定 E₂水平进行监测，并针对病者年龄、体重及卵巢基础状况调整用药剂量。年轻患者以及多囊卵巢患者发生 OHSS 的危险性较高，在使用 GnRHa 的周期尤应注意。

(2)异常妊娠异常妊娠包括多胎妊娠、异位妊娠和自然流产。在使用促性腺激素的 IUI 中，当患者年龄小于 30 岁，有多于 6 个的成熟卵泡，并且 E₂水平高于 3660pmol/L 时，尤其要小心多胎妊娠的可能性。

(3)盆腔感染：盆腔感染较少见，据 Youleh 报道，800 例 IUI 中只有 1 例发生输卵管炎。精液处理是预防此并发症的重要环节，有报道 Per'coll 法与上游法可有效减少精液中的细菌，培养液中加入青霉素和链霉素对预防感染亦可有效。另外，为了预防因人工授精而导致的感染，医务人员进行 IUI 时还应注意以下几点：患者生殖道感染的急性期不可行 IUI；在操作中应尽量避免将阴道宫颈分泌物带入宫腔；尽量减少插管次数，IUI 导管的选择上不可过硬，避免损伤患者的阴道及子宫。

(4)痉挛性下腹痛：前列腺素对子宫的刺激可引起痉挛性下腹痛，故在精液洗涤的过程中要尽量将精浆中的前列腺素除去。另外，适当控制注入宫腔内的精子悬液的量及速度，可以达到预防痉挛性下腹痛的目的。

(5)产生抗体实施 IUI 后有可能使患者体内产生抗精子抗体。

(赵玉)

第三节　人工授精的方法

一、早期穹隆注射法(阴道内人工授精 IVI)

将精液原液(AIH)直接导入阴道的后穹隆内。这种方法不需暴露子宫颈，简便、快速、干净、有效，且患者容易接受。

二、宫颈周围或宫颈管内人工授精(ICI)

宫颈内人工授精(ICI)

AID 大多采用这种授精方式。ICI 也可用于部分 AIH 中，解决阳痿、早泄、精液不液化和生殖道畸形如尿道下裂等男性不育问题。操作中采用圆头 9 号针头、tom 管或微量灌进器的塑料头(或注射器)。将精液慢慢注入宫颈上端，注射后嘱受精者的臀抬高 15～30 分钟后再起床。这种方法，精液有时间接触子宫颈口，可以保护一部分精子免受阴道酸性环境的破坏。

三、加用宫帽人工授精

以 0.5ml 精液用钝头导管注入子宫颈管，剩余精液盛于一塑料宫颈帽内，将其牢牢套在子宫颈上，患者从床上起来也没有精液漏出，全部精液标本能与宫颈黏液接触，平卧维持 6～8 小时，此时期内精子受到保护，不受酸性的阴道环境的伤害。宫颈帽有一连着的线易于拉动取出。另外，宫颈帽对精液量少或少精子者也有用，全部射精液或分段收集精液的前半部分，也可放入子宫颈帽内，使精液标本在一个保护性环境中，可与宫颈黏液充分发生有效作用。

四、宫腔内人工授精(IUI)

将洗涤后的丈夫的精液，经导管缓慢注入妻子的子宫腔内，这种方法能使更多的精子进入子宫腔而不受宫颈黏液的阻挠，避开了宫颈及其黏液的各种影响，包括物理、机械的和化学、免疫的，而使有足够数目的众多精子更好的完成受精。适用于少精症、弱精症、高密度畸精症、宫颈性不孕和免疫性不孕。每次受精的前向运动精子数在 10×10^9 以上。相对而言，IUI 是一种比较简单、廉价和有效的方法，并且没有侵入性。

IUI 操作步骤：

(1)患者取膀胱截石位，0.2%的碘伏棉球消毒外阴，放置窥器，消毒阴道及宫颈。

(2)暴露宫颈，将导管自宫颈口沿宫腔方向缓慢插入，至宫颈内口上方约 1cm 处。

(3)以移植管缓慢抽吸已经处理好的精子液 0.3～0.5ml(先抽吸空气 0.2ml)。

(4)退出导管内芯，将移植管经导管置入宫腔中(移植管超出导管一定长度)。缓慢推注精子液。

(5)将导管及移植管一起退出宫腔。子宫后位者取臀高仰卧位，子宫前位者臀高俯卧位，保持上述体位 1 小时。

实施宫腔操作的过程中，手术医师一定要小心、轻柔，避免损伤子宫内膜，否则容易引起子宫痉挛以及子宫出血，这样不仅容易造成感染，而且也会反过来影响到精子在女性生殖道内的存活时间。

五、输卵管内人工授精(ITI)

基本同 IUI，只是移植管要插入一侧输卵管内。此法术前必需做子宫输卵管造影，了解输卵管的情况，并且插向有优势卵泡发育的一侧。ITI 因技术问题临床应用不广。

六、腹腔内人工授精

(一)指征与方法

腹腔内人工授精(IPI)指征为原因不明性不孕、宫颈性不孕或男方生育力低等因素。腹腔内人工授精是将处理好的精子从阴道后穹隆注入子宫直肠陷窝内，输卵管伞部将卵子和精子吸入输卵管内完成受精的过程。相对于 IUI 而言，腹腔内人工授精可以缩短精子行程并且可以利用腹腔液中高雌激素浓度的环境，有利于精子的存活和获能。理论上，治疗前除了做不育检测外，还需用腹腔镜证实盆腔器官及输卵管无异常。此法有较高的妊娠率，但有潜在的免疫反应活性化的危险。另外，此法有否增加腹腔妊娠的危险性，尚待进一步积累资料和研究。

(二)步骤及注意事项

1.术前准备

(1)男方准备：女方穿刺前 2 小时收集精液，Per'coll 法处理后再进一步用上游法处理精子。制成 0.5～1ml 精子悬液备用。

(2)女方准备术前 30 分钟肌内注射杜冷丁 50mg。排空膀胱，患者取膀胱截石位。

2.操作步骤

(1)0.2%碘伏消毒外阴,含庆大霉素的生理盐水(16万U/500ml)擦洗阴道宫颈。铺无菌单。

(2)B超监测,确定双卵巢位置、卵泡数量及大小,确定准备破卵的卵泡(每侧2～3个),注意周围大血管的分布。

(3)自阴道后穹隆或侧穹隆(避开3点、9点处)进针,在超声引导下将准备放弃的卵泡穿刺吸出[负压为12kPa(90mmHg)]。卵泡液离心取上清液待用。然后去除负压,将准备破卵的卵泡刺破(卵泡塌陷或消失,即可确定卵泡已刺破),同法处理对侧。

(4)穿刺针头退至子宫直肠陷窝处,注入已处理过的精子悬液0.5～1ml。并用离心后的卵泡液2ml冲洗穿刺针。

(5)退出穿刺针及阴道探头。检查阴道穹隆、宫颈是否有活动性出血,如为针眼处少量渗血,以干纱布压迫片刻后取出即可。

(6)授精后患者原位休息1小时。

七、卵泡内人工授精

是在B超引导下,将处理好的精子直接注入已经发育成熟的卵泡内。当卵泡直径大于18mm时,将50μl(内含2万条正常活动精子)精子悬液经阴道B超阴道穿刺直接注入成熟卵泡内进行人工授精,已有成功妊娠的报道。相对而言,卵泡内人工授精的操作技术难度较大,不利于临床推广。

(赵玉)

第四节 人工授精的临床妊娠率

人工授精的成功率与患者不孕原因、不孕年限、患者夫妇的年龄、内分泌状况、子宫内膜情况、黄体功能、患者丈夫的精液情况、人工授精的时间以及人工授精的操作情况等因素均有一定的关系。各个中心在人工授精的成功率上存在较大的差异。因为由于各地在患者选择、诊断标准、精液处理、授精时间、统计方法上存在差别,所以难以比较。

随着年龄的增加,女性的生育能力将会有所减退,这主要是因为卵子的退变,还有一部分的原因是女性内膜容受性的降低。此外,随着男性年龄的增加,他们的生育能力也将会随之降低。再者,不孕的年限越长,人工授精后受孕的可能性越小。男方精子的动力情况以及正常形态的精子数是影响男性生育能力的最重要的两个方面。

女方年龄小、输卵管通畅、无排卵障碍、无中或重度子宫内膜异位症并且男方无严重不育因素的夫妇成功率较高。

治疗的周期数越多,成功的概率也就越大。中途放弃治疗是人工授精最终失败的一个重要原因。对此,医生要向患者进行耐心的解释,争取患者的配合,至少行4～6个周期以后,若仍不成功,要重新检查和考虑女方潜在的不孕因素,采取适当的措施改用其他方法给予助孕，如 IVF-ET 或 GIFT 技术。

（赵玉）

第五节　人工授精可能发生的并发症

一、卵巢过度刺激症

自然周期人工授精的并发症较少，用药促排卵周期的并发症主要是卵巢过度刺激综合征(OHSS)：严重 OHSS 发生率约为 1%，可通过 B 超监测卵泡发育与测定 E_2 水平进行监测，并针对病者年龄、体重及卵巢基础状况调整用药剂量。年轻患者以及多囊卵巢患者发生 OHSS 的危险性较高，在使用 GnRHa 的周期尤应注意。

二、异常妊娠的结局

异常妊娠异常妊娠包括多胎妊娠、异位妊娠和自然流产。在使用促性腺激素的 IUI 中，当患者年龄小于 30 岁，有多于 6 个的成熟卵泡，并且 E_2 水平高于 3660pmol/L 时，尤其要小心多胎妊娠的可能性。

三、盆腔感染

盆腔感染较少见，据 Youleh 报道，800 例 IUI 中只有 1 例发生输卵管炎。精液处理是预防此并发症的重要环节，有报道 Per'coll 法与上游法可有效减少精液中的细菌，培养液中加入青霉素和链霉素对预防感染亦可有效。另外，为了预防因人工授精而导致的感染，医务人员进行 IUI 时还应注意以下几点：患者生殖道感染的急性期不可行 IUI；在操作中应尽量避免将阴道宫颈分泌物带入宫腔；尽量减少插管次数，IUI 导管的选择上不可过硬，避免损伤患者的阴道及子宫。

四、出血与损伤

人工授精过程的出血一般有一下几种情况：宫颈糜烂，擦洗阴道及宫颈时出血；置管时宫颈或宫腔内出血；卵泡穿刺后人工授精在穿刺过程中出现出血等。

损伤：宫颈糜烂触血阳性，擦洗或置管过程中损伤宫颈或宫腔内膜等；卵泡穿刺过程中阴道侧壁穿刺损伤及穿刺径线上的组织损伤等。

五、疾病的传染

由于精液可被多种病原体污染，故人工授精可能传播疾病的病原体主要有：人类免疫缺陷病毒(HIV)、淋球菌、乙肝病毒(HBV)、巨细胞病毒(CMV)、沙眼衣原体，此外，还有单纯疱疹病毒、人乳头瘤病毒、支原体、滴虫等。上述病原体均可能通过人工授精过程传播，从而导致相关疾病的传染和发病。

六、其他

（一）痉挛性下腹痛

前列腺素对子宫的刺激可引起痉挛性下腹痛，故在精液洗涤的过程中要尽量将精浆中的前列腺素除去。另外，适当控制注入宫腔内的精子悬液的量及速度，可以达到预防痉挛性下腹痛的目的。

（二）产生抗体

实施 IUI 后有可能使患者体内产生抗精子抗体。

（赵玉）

第六节　供精人工授精

一、定义及相关法规

供精人工授精(artifieial insemination by donor，AID)是用捐精者的精液进行人工授精均方法，对某些男性不育症的夫妇来说，是一种不可缺少的治疗方法，也可用于男性携带有遗传性病的夫妇。AID 与 AIH 比较，AID 禁忌证、女方必备的条件、人工授精方法、AID 周朝的准备(自然月经周期或促排卵月经周期)以及并发症相同，主要是适应证不同，而且存在某些伦理、法律等问题，在我国 AID 所用精液必须从中华人民共知国卫生部批准的精子库获得。

二、适应证

(1)男方精液严重异常，不可能使女方受孕，如无精症、严重的少精、精及畸形精子症等。

(2)男方和(或)家族中有不宜生育的遗传性疾病。

(3)男方患不能矫治的射精障碍，无论其原因为创伤、手术、药物或精神异常造成者，输精管结扎复通失败者。

(4)女方为 Rh 阴性血型且已被 Rh 因子致敏，而男方为 Rh 阳性，不能得到存活的后代。

(5)在应用生殖辅助技术，如体外受精、胚胎移植，以及输卵管内配子移植或输卵管内合子移植过程中，发现明显的男方原因导致失败，如不受精、明显的少精及畸形精子症，男方免疫性不育行卵细胞内精子注射失败者。

(6)单身女子要求生育，目前在我国尚属禁止之列，不符合我国人口与计划生育以及人类辅助生殖技术规范条例。

三、女方必备的条件

(1)输卵管通畅：人工授精前需要进行子宫输卵管通液、子宫输卵管造影或宫腔镜、腹腔镜等检查，至少一侧输卵管通畅。

(2)子宫及宫颈发育正常或虽有异常但不影响人工授精的操作和胎儿的孕育。

(3)卵巢功能正常：自然周期或促排卵药物治疗后 B 超监测发现有直径≥18mm 的卵

泡发育。

四、供精者的条件

选择合适的供精者是确保 AID 成功和所生子女健康的关键步骤，一般要求供精者体格健壮，容貌端庄，智力较高，并通过详细的询问既往病史、家族史、遗传病史、体格检查、特殊化验，对身心疾病、遗传性疾病和传染病，尤其是性传播性疾病进行筛查，避免和减少出生缺陷，防止传染病和性传播性疾病的蔓延。

（一）精液质量

取精前 1 周禁欲，精液质量必须达到世界卫生组织的最低正常标准：精液排出后 30～60 分钟内液化，容积为 2～6ml，密度 $>50×10^9/ml$，精子活动率 $>60\%$，快速前向运动精子(a) $>25\%$ 或前向运动精子(a+b) $\geqslant 50\%$，正常形态精子 $>60\%$，pH7.7～8.1，常规细菌培养无致病菌生长。

（二）传染病及性病传播筛查

每个供精者必须作血清学检查，进行康氏反应、乙肝抗原抗体、丙肝抗体检查，衣原体、支原体、巨细胞病毒，尤其是性传播性疾病，如艾滋病、淋病等检测，由于人免疫缺陷病毒(human immunodeficiency virus, HIV)初次感染后有 6 个月的潜伏期，在此时检测可能出现假阴性，使用新鲜精液有感染 H1V 的危险性，所有冷冻精液都要在 6 个月后复查 H1V 检查，阴性方可供临床使用，禁用新鲜精液行 AID。

（三）供精者排除标准

(1)年龄超过 45 岁。随着年龄增加，精液质量下降，染色体畸形率增加。因此我国规定供精者的年龄为 22～45 岁之间。

(2)与行人工授精的妇女有亲缘关系。

(3)性病患者及其他传染病，如肝炎、结核、淋病、生殖器疱疹、尖锐湿疣、梅毒、HIV 等。

(4)有生殖系统疾患者，如睾丸炎、附睾炎、前列腺炎、尿道炎、隐睾、腹股沟疝手术史等。

(5)有嗜酒、嗜烟、吸毒史等不良嗜好。有较长时间的毒物和放射线接触史。

(6)严重的全身性疾病，如癌症、糖尿病、癫痫、心脏病等家族史。

(7)遗传病史：家族三代成员中有出生缺陷、先天性畸形或遗传病史，染色体检查异常者。

五、供精者人工授精技术与优生的制度

(1)AID 只能从持有卫生部批准证书的人类精子库获得精源。

(2)实施 AID 的机构，必须向人类精子库反馈妊娠、子代以及受者使用冷冻精液后是否出现性传播疾病的临床信息等情况，记录档案应永久保存。

(3)严格控制每一位供精者的冷冻精液，最多只能使 5 名妇女受孕。

(4)除司法机关出具公函或相关当事人具有充分理由同意查阅外，其他任何单位和个人一律谢绝查阅供、受精者双方的档案；确因工作需要及其他特殊原因非得查阅档案时，则必须经授精机构负责人批准，并隐去供、受者双方的社会身份资料。

第七节　影响人工授精技术成功的因素

随着社会压力的增加、人与人之间性关系的复杂化，不孕症的患病率在逐年上升，求医问药，在所有的传统治疗都失败的情形下，许多的家庭为之解体，此时辅助生殖技术应运而生，并蓬勃发展，解决了大部分不孕症患者的生育问题，挽救了大量濒临破裂的家庭，为众多的不孕症患者带来了幸福。人工授精是其中的一种辅助生殖技术。人工授精技术在男性不育及某些女性不孕的治疗中起着重要作用，每位适合做人工授精技术的患者都希望能尽快成功妊娠，但往往事与愿违，目前人工授精技术成功率多在15%～25%之间。

一、年龄对人工授精妊娠率的影响

当年龄超过30岁者，妊娠率逐渐减低，超过35岁者，易发生胎儿畸形。在夫精人工授精中，患者夫妇双方的年龄对妊娠都有很大的影响，随着年龄的增长，精子和卵子的质量都呈下降趋势，卵子质量的下降可能与卵子染色体异常的产生增多、卵子的线粒体数量减少，卵胞浆 ATP 含量下降和卵子的细胞凋亡改变增加有关；随着年龄的增加，子宫内膜在形态上和功能上发生一系列的改变而影响胚胎的着床。而精子质量的下降，直接影响受精过程，导致受精失败。在供精人工授精过程中，因供精者经过筛选，精子的质量基本得到保证，但女方的年龄影响因素同样存在。

二、病因对人工授精妊娠率的影响

在男性不孕中，如果同时伴有女方不孕因素存在，那人工授精的妊娠率会大大降低，如男性精液异常，经过精液的优化处理，精子质量得到提高，如果女方若存在宫颈因素则妊娠率会更低，还有一些女性同时存在多囊卵巢综合征、子宫内膜异位症、盆腔炎等，虽经过医生治疗，多少都会影响妊娠率。

三、不孕的年限对人工授精妊娠率的影响

不孕的年限越长，人工授精的成功率越低，这可能与患者的心情、情绪有关。长时间的不孕，使患者的压力更大，而患者紧张情绪可能影响下丘脑-垂体-卵巢轴的调节，造成排卵的紊乱，或影响胚胎的着床。同时这部分患者中，可能有一些不孕的其他病因未完全查出，故而影响妊娠率。

四、授精时机对人工授精妊娠率的影响

人工授精技术授精时机的掌握是人工授精成功的关键，医生通过对患者基础体温的测定，宫颈黏液的评分，B超卵泡大小的监测和子宫内膜厚度的测量、血、尿中的雌激素和促黄体生成素的含量等来把握女方排卵的时间，授精的时间选在排卵前 48 小时内

至排卵后 12 小时内最容易成功。

五、人工授精的周期数对妊娠率的影响

国内外专家总结：成功的授精平均治疗期需 3.5 周(3～5.1 个周期)，仅当患者接受 3 次以上治疗时，成功率由 17％增至 33％，从而总结出人工授精治疗至少需进行 3 次。当随着人工授精的周期数的累积，妊娠成功率也会随之增加。

六、子宫内膜厚度对妊娠率的影响

子宫内膜厚度＞10mm，雌素化好，利于胚胎着床。有研究显示子宫内膜厚度＞14mm 或＜7mm 无妊娠发生。子宫内膜厚度在 7～10mm 之间，随着内膜厚度的增加其妊娠率增加。

七、精液对供精人工授精妊娠率的影响

新鲜精液比冷冻精液的人工授精妊娠率高，但存在感染某些疾病的危险性，目前认为供精人工授精以冷冻精液为宜，因为在精液冷冻的过程中，本身就使自身经受一次选择，许多发育差的精子因经受不住超低温的变化而死亡，而健康的精子却可保留下来，这种精子复苏后，可使质量提高，有利于优生。

明白了以上影响因素，加深了对人工授精技术的了解，有利于患者配合医生治疗，提高人工授精技术的成功率，医患双方一起努力，才能使患者尽早获得一个健康的孩子。

(赵玉)

第二十六章　配子移植技术

第一节　概　述

配子移植技术系将男性精子和女性卵子从体内取出，经适当的体外处理后，将精卵配子移植入女性体内的一类助孕技术。可经腹部和经阴道两种途径；根据移植部位为腹腔内、输卵管和子宫腔内三种不同部位，分别称为配子腹腔内移植(POST)、配子输卵管内移植(GIFT)及配子宫腔内移植(GIUT)。GIFT 适于至少一侧输卵管通畅的不孕症患者。传统的 GIFT 需经腹部小切口或腹腔镜下移植，为有创伤性操作，且受麻醉及 CO_2 气腹的影响。而经阴配子输卵管内移植(TV-GIFT)则无上述不足。GIUT 只经阴道途径，其特点是技术简便，适于双侧输卵管梗阻或缺失及功能丧失者。

（赵玉）

第二节　配子输卵管内移植技术

一、配子输卵管移植的可行性

配子输卵管移植(gamete introfallopian transfer, GIFT)系将男女生殖细胞取出，并经适当的体外处理后，将精卵配子移植入输卵管，使其在输卵管内完成受精和早期孕卵发育，然后，进入子宫腔着床、进一步发育。由于输卵管是卵子受精及孕卵早期发育的生理场所，其蠕动可使早期胚胎适时地进入同步发育的子宫腔内。故该技术较符合正常生理妊娠过程，临床妊娠率较高(20%～40%)。又由于 GIFT 省却了 IVF 体外授精、培养的精细过程。操作较简便，因而得到广泛应用。GIFT 的技术过程包括超促排卵→取卵及取精液→卵及精液的体外处理→配子移植→黄体期支持等 5 个步骤，其中配子移植过程可经腹部和经阴道两种途径完成。因此，又有经腹配子输卵管内移植和经阴配子输卵管内移植之分。GIFT 是继 IVF 发展起来的一类助孕技术。1984 年，Aseh 等报道了首例腹腔镜下 GIFT 获得临床妊娠，我国张丽珠等于 1989 年报道了国内首例 GIFT(开腹)获得成功。1988 年，Bustiilo 等采用 Jansen-Anderson 导管行经阴配子输卵管移植获得成功，我国首例 TV-GIFT 婴儿于 1997 年诞生。

二、经腹配子输卵管内移植

多数在腹腔镜下进行，也可行腹部小切口，直视下以无创钳提起输卵管伞，将配子液注入输卵管壶腹部。

（一）适应证与禁忌证

388

1.适应证　原因不明不孕、子宫内膜异位症、男性因素、多次人工授精失败、轻度盆腔粘连、宫颈解剖异常、免疫因素、卵巢功能早衰。

2.禁忌证　双侧输卵管梗阻、严重的盆腔粘连及腹腔镜操作的所有禁忌证。

(二)操作步骤

1.患者准备及超促排卵与监测同常规 IVF-ET。

2.取卵。

(1)经腹取卵：GIFT 以往多是在腹腔镜下或经腹小切口取卵后,再由原腹腔镜人口处或下腹小切口进入腹腔完成配子移植过程。现多经阴道超声引导取卵后,再行腹腔镜操作或下腹小切口进行配子移植。

(2)经阴取卵(经阴道B超穿刺取卵)：简便易行,且卵母细胞不受麻醉和 CO_2 的影响,还便于掌握卵母细胞前培养和配子移植的时间。同常规 IVF-ET。

3.实验室技术步骤

(1)精液处理：通常在行手术前要全面了解男方精液的情况。如：精液量、活动精子数目、活动精子/非活动精子的比率、是否有抗体凝集等现象、脓细胞和杂质情况。手术当日,取卵前 2 小时在无菌条件下通过手淫法留取精液,根据精液质量决定精液洗涤的方式。如果精液标本中快速向前活动精子数目中等偏多($>35\times10^6$/ml)时,可以使用一般的分层上游法;如果精液标本显示活动率较低,向前运动精子少,杂质多和(或)细胞多,存在抗精子抗体时,就要选择非连续性密度梯度离心法。

常用精子培养洗涤液：含 10% 血清的 Hams F-10,Earles 平衡盐溶液,人类输卵管液(HTF),无血清培养基(Sperm Rinse-20)。通常待精液 30 分钟左右液化后,用过夜平衡的精子培养液洗涤精液,不能液化的精液可以用无菌巴斯德滴管反复吹打,直至液化。

1)标准上游法：取 2ml 培养液加入一次性无菌试管内,然后在培养液下层缓缓加入 1.5ml 精液,注意不要搅乱液体交界面,盖紧试管盖,置于室温下上游 2 小时,需要时可以将精液分到几个试管内分别上游。将上层云雾状液体收集到一个圆锥形试管内,200×g 离心 5 分钟,弃上清液,将底部沉淀用 2ml 液体重新混匀,再次离心,弃上清,再用 1ml 培养液重新悬浮,评价标本的精子数量和动力,通 CO_2 置于室温放置,使用前稀释至所需浓度。

精子上游的时间根据精液质量而定,如果上游时间过长,可能畸形精子也会游到上层,影响获得的精子质量。

2)离心上游法：这种方法适合将精液收集到培养液中的情况,尤其适于较黏稠和精子数目少的标本。①将精液与培养液混匀离心,根据精液的量确定所需加入的培养液量,通常精液加入的量不宜超过所需。②小心去掉上清,再加入 0.75ml 培养液,勿混匀。③使精子上游,如果精子动力差,可以将试管斜放。较好的精液标本只需 10 分钟就足够了,而动力差的标本则需 1 小时。④小心将上层液体吸至另一无菌离心管。⑤离心后用培养液悬浮,通 CO_2 后置于室温备用。

这种方法的缺点在于,与有缺陷精子和白细胞共同离心时,将有动力的精子暴露于低氧环境中,未经选择的精子在离心时产生较高的反应氧核素,而离心前优选过的精子产生的较少。

3)改良上游法：①取四支无菌小试管,各加入 0.5ml 过夜平衡的精子洗涤液。②用无菌巴斯德滴管吸取精液沿试管壁缓缓加到精子洗涤液底部，保证分层。③将试管置于5%CO_2培养箱中。④精子上游1小时后，吸取上层云雾状的精子液放入另一无菌离心管中，200g离心10分钟。⑤弃上清，留少许上清液将沉淀打匀后，上面加入受精液0.5ml，放入培养箱。⑥静置30分钟后，备授精用。（同IVF精液洗涤）。

4）Percoll密度梯度离心法：制备90%Percoll 2ml置试管底，然后沿管壁缓慢加入45%Percoll 2ml在其上层，最后加入精液标本2ml，用600g离心20分钟，细胞、碎片、不活动的精子、异常精子积聚于最上层，最下层沉淀中则包含有正常活动的精子，将沉淀吸出再用1ml培养液悬浮，再次200g离心5分钟，去除残留Percoll，沉淀再用0.5ml培养液悬浮作授精用。

5）非连续性浮力密度梯度离心法：1996年，Pereoll在ART中应用逐渐撤退，用于精子准备的浮力密度梯度工具箱已经可以在市面上获得。这些产品主要是以包被的二氧化硅颗粒或者高纯度的阿拉伯半乳聚糖（arabinogalactan）为基础，这种方法的优点是保护精子免受离心损伤。无论选择哪一种产品均应遵循产品的使用说明，但也要适合精液的特点，要考虑到体积、离心的速度和离心时间的长短。一般离心时间过长，会使有动力和无动力精子的收集率增加，因为正常有动力的精子只是受到精液中微粒的阻挡，长时间旋转它们也会到达底部。如果离心速度过快，虽然提高了有动力精子的收集率，但也同时增加了低密度颗粒的收集。因此，如果离心速度过快，时间就应该缩短。精液中的碎片、圆细胞和头部畸形的异常精子，由于密度低，不会到达底部。较大体积的梯度液会增加过滤功能，但降低了精液收集率。三层微量梯度法增加了过滤能力，提高了严重少精症标本的精子收集率。大量的碎片可以破坏梯度，使得不能充分过滤，因此碎片较多的标本宜分成较小体积分别离心分离。对于精子密度正常但动力较差的畸形精子标本，也适宜选择微量梯度离心。具体方法参考IVF精液准备。

6）矿物油下沉淀法：适于精子数量少和精子动力差的精液标本，能有效除去碎片，但需要的时间较长。方法是用大量的培养液与精液标本混匀稀释后离心洗涤两遍，或者用恰当的浮力密度梯度离心法将精子洗涤后，重新用少量的培养液悬浮沉淀，尽量保持最终有活力的精子密度不太低，用最后的精子悬浮液在较小的培养皿上做一个大的液滴，上面覆盖矿物油，放入干燥器，通5%CO_2。在室温下放置3～24小时，沉淀的时间依细胞、碎片和有活动力精子的量而定，较长时间的沉淀常能更有效地减少碎片和细胞，但也会减少液滴上层活动精子的数量。用吸管小心吸走上层有动力的精子，在解剖镜下用拉细的吸管吸走精子，避免混入碎片会更好。

精液洗涤的方法很多，选择任何一种方法都要根据患者精液的情况而定，没有既定的方案。优选后的精子液调浓度为$(10～30) \times 10^9/L$，置于CO_2培养箱备用。

（2）卵子处理：将手术穿刺得到的卵泡液倒入无菌培养皿中，在解剖显微镜下找到卵母细胞-卵冠丘复合物（OCCCs）并分级，选择成熟的卵母细胞移植。

4.配子移植的实验室技术

（1）将制备好的精液，培养液和两个35mm的培养皿预热。

（2）选择的优质卵子放在培养皿中用少量的培养液洗涤。

（3）在一个培养皿中加入精子悬浮液和洗涤过的卵子。

（4）将输卵管配子移植管与1ml一次性无菌注射器紧密连接，先用培养液冲洗移植管两次(也可不冲),然后用移植管依次吸入 25μl 精液(含 10 万个活动良好的精子),5μl 空气,25μl 培养液中含有 2～3 个卵母细胞,5μl 空气,10μl 精子液。经阴道或腹腔镜行输卵管内移植。移植后的移植管要在解剖显微镜下仔细检查,看是否有卵子遗留在管内。

(5)剩余的卵子可以用于体外授精,对于有男性因素不孕的患者可以检测精卵是否能够结合,得到的胚胎可以冷冻以备下周期使用。另外,也可将卵子直接冷冻保存。

5.临床移植技术　常规 GIFT 一般是经腹腔镜移植,也可以经过经腹小切口进行。

腹腔镜下 GIFT 腹部穿刺分四点、三点及两点法三种方法。

(1)四点法:①下腹两侧穿刺放置抓钳:除在脐孔下缘皮肤切开约 1cm 穿刺外,分别于左右侧下腹髂前上棘水平稍向上,腹直肌外置入直径 5mm 穿刺器,抽出穿刺芯,放入无齿抓钳,固定输卵管伞部系膜,提起输卵管,暴露输卵管口。②下腹正中穿刺放置移植管:耻骨联合上 2～3 横指、腹正中线插入直径 2mm 套针,抽出套芯,置入移植管如(Cook cant 导管),导管顶端有刻度(cm)标记,一般由伞部开口进入 2～2.5cm,恰好位于输卵管壶腹部。以带尖头芯的细金属或聚乙烯导管穿透腹壁进入腹腔,退出尖头芯,换以钝头芯;然后轻柔地将导管由输卵管开口插入壶腹部末端约 1.5～2cm,退出钝头芯;同时将已吸有精、卵配子液(含 3～5 个卵母细胞)注入。③注入配子液:通过(Cook cant 导管将含 10% 患者血清的 Ham's F10 液充满每侧输卵管管腔,然后吸取 25μl 精子液、5μl 空气、2μl 含 2～3 个卵母细胞之液体、5μl 空气及 25μl 精子液,慢慢将配子液注入输卵管(约 1 分钟),停留 30 秒。最后慢慢退出移植管,在显微镜下检验是否有卵残留,若有则重新注入。

(2)三点法:①下腹正中穿刺放置抓钳:除在脐孔下缘小切口穿刺外,在腹中线耻骨联合上二横指,插入直径 5mm 穿刺器,抽出针芯,置入抓钳,固定输卵管。②下腹正中穿刺放置移植管:在正中线脐耻间插入直径 2mm 的套针,取出针芯,插入移植管。③同四点法。

(3)两点法:①在脐孔下插入直径 7mm 的套针和套管,通过套针放入直径 5mm、有操作通道的腹腔镜,吸净子宫直肠凹的游离血液。内径为 13G、长 3cm 金属导管置入腹腔镜操作通道的橡胶密封垫处,以防 GIFT 导管直接接触橡胶。②第二穿刺点位于耻骨联台上,直视下插入直径 5mm 的套针和套管,通过该套针放入无创钳提起输卵管伞。将 GIFT 导管吸取配子液(同上),通过腹腔镜操作通道将金属导管插入输卵管壶腹部 4cm。③同上。

两点法较前两种方法简单、损伤小、局麻或局麻加静脉麻醉即可,但需要直径小、有操作通道的腹腔镜。三点法较四点法手术时间缩短。

对于输卵管伞粘连或输卵管开口闭锁者,可先行粘连分离或输卵管造口后,再插入导管及移植管进行移植。

一般只移植一侧输卵管,避免在进行对侧操作时因牵拉、拨动或不顺利而影响已移植好的一侧。亦有主张双侧均移植者。有研究比较两种方法的妊娠结果无显著差异。

6.移植完毕,轻轻撤出所有器械,尽量放出腹腔内的气体。在脐孔下缘及 5mm 穿刺处用 1 号丝线缝合 1 针,3 天拆线。插入移植管之穿刺点不必缝合,局部消毒后用邦迪创可贴敷贴创口。

无腹腔镜操作条件者，也可行腹部小切口，直视下以无创钳提起输卵管伞，将配子液注入输卵管壶腹部。

7. 术后管理　全麻及腰麻的患者需住院观察 3～4 天，肠蠕动恢复、生命体征稳定后方可出院。局麻者术后观察 1～2 小时，患者能行走、进食流质及生命体征稳定 1 小时后可以回家。

黄体期支持及妊娠的确立同常规 IVF-ET。

三、经阴配子输卵管移植

常规 GIFT 的主要不足是需在腹腔镜下或开腹时进行，属侵袭性操作，使其应用受到限制。经阴配子输卵管内移植(transvaginal-GIFT，TV-GIFT)亦称经宫颈配子输卵管内移植(transcervical-GIFT，TC-GIFT)、非手术配子输卵管内移植(non-surgical intrafallopian transfer)，是通过阴道→宫颈→子宫→子宫输卵管开口，逆行向输卵管插入特制的导管，即逆行性输卵管插管(retrograde tube cannulation)，将精卵配子注入输卵管。既具常规 GIFT 接近生理状态的优点，又系非侵袭性操作，可以"盲插"，也可以在超声引导下进行，还可经宫腔镜完成。

(一)TV-GIFT 的适应证和禁忌证

1. 适应证　基本同常规 GIFT，还适于不宜行腹腔镜操作者。如：过度肥胖、输卵管远端严重粘连及阻塞者。

2. 禁忌证　双侧输卵管缺如或近端阻塞，子宫腔形态异常及子宫过度倾、屈、偏斜者。

(二)操作步骤

1. 患者准备、超促排卵及取卵、取精液、标本处理同前。

2. 移植

(1)"盲插"或 B 超引导下逆行输卵管插管配子移植

1)置导管：患者取膀胱截石位，生理盐水棉球擦洗外阴，铺无菌洞单，放置窥器，拭净阴道、宫颈外口的血和黏液，将导管经宫颈置入宫腔(导管标记指向逆插入的输卵管侧)，导管末端多可自然达拟移植侧输卵管开口。B 超下可见子宫角部金属强回声。

2)吸取配子液：以移植管(KJIT-2000 等)或载物管(KJIT-5000 等)吸取精子液 15～20μl、卵母细胞(挑选 3～4 个最好的卵，可去除部分卵丘以减少体积)及精子液 10～20μl，精卵交界处均需隔以 5μl 气泡，总体积 45～75μl。

3)移植：将移植管置入导管，有阻力时不勉强，调整导管方向，无阻力后继续，直至达规定的刻度，此时移植管末端可达输卵管内 3～4cm。缓慢注入配子混液(KJIT-5 000 需拔除移植管内的金属导丝接以载物管)，注射时间至少 50～60 秒。超声下可见输卵管间质部有气、液体流。注毕停留 2～3 分钟。

4)检验：连导管一起拔出移植管，显微镜下检验是否有卵残留，移植管末端是否有折痕，是否出血。

若一侧移植失败，则换行另一侧。

输卵管插管成功的判断标准：①外导管自然弯向移植侧，不向外退移。②送入移植管时无阻力，患者移植侧的下腹部可有轻微酸胀感。③注液时无阻力。④退管后检查移植管无折痕及扭曲。

上述过程中，置导管，即逆行性输卵管插管是关键，需一定的经验。Hughes 等腹腔镜下证实经阴输卵管插管的成功率为 75%（一侧或双侧）。插管时间平均 (7.2 ± 4.2) 分钟。术者感觉及超声图像提示插管成功者，均被腹腔镜检查证实。值得注意的是，该研究中仅 3 例（共 16 例）可完成双侧输卵管插管，其余 13 例对侧输卵管插管均失败。文献报道 TV-GIFT 一侧输卵管插管成功率为 93%～100%，随着导管系统的改进及术者经验的增加，插管成功率日渐升高。输卵管插管失败的原因可能是输卵管痉挛、子宫腔方向异常（极度前倾或后倾）等。山东省立医院生殖医学研究中心采用 Jansen-Anderson 输卵管导管系统（KJITS-5000）对 21 例 41 条输卵管进行选择性输卵管插管造影，先以 TV-GIFT 插管步骤盲插，然后 X 线下观察金属导丝的位置、注入造影剂，判断插管是否成功。有 9 例至少一侧（共 14 条输卵管）插管成功，按病例数计插管成功率 42.86%（9/21）。需说明的是，研究中采用的全部是经清洗、消毒后曾行 TV-GIFT 的导管，且反复多次使用，因而导管质量受到一定的影响。

(2)宫腔镜下配子输卵管内移植：患者取膀胱截石位，CO_2 膨宫。膨宫满意后放入鞘套外径 4mm 的诊断性宫腔镜（有操作孔）或普通手术性宫腔镜，外径越小越好，最好是细小的软镜。找到输卵管开口后，将特制的可弯曲内镜导管（外径 1.15mm×1.60mm）通过操纵孔道插入输卵管 2～4mm，关闭膨宫机。至少 1 分钟后将吸有配子液（60～100ml）的移植管经导管插入，缓慢注入配子液。停留数分钟后连宫腔镜一起退出宫腔。

(3)输卵管镜下配子输卵管内移植：Poreu 等（1997）报道，采用经宫颈同轴输卵管镜进行配子输卵管内移植，在输卵管镜直视下将配子送入输卵管内，25 例输卵管插管及配子移植全部成功，妊娠率 28%，无输卵管穿孔及异位妊娠发生。

3.黄体期支持及妊娠的确立　同上。

四、GIFT 的成功率及影响因素

文献报道 GIFT 移植 4 个卵的成功率是 30%，移植卵子多于 4 个则妊娠率提高，但妊娠率与移植的卵子数并不成比例，只会增加多胎妊娠率。因此，大多数国家主张移植的卵子数目不超过 4 个，多余的卵应培育成胚胎冷冻，以待下一周期移植，多余的卵即使不移植也不能浪费。GIFT 中输卵管插管增加了输卵管损伤的可能且增加了异位妊娠的发生率，虽然其异位妊娠的发生率与 IVF-ET 相似，但高于正常人群。GIFT 比 IVF-ET 有创伤性，包括腹腔镜穿刺、输卵管的处理、输卵管插管、较长的手术时间，但 TV-GIFT 减少了该类创伤。

（赵玉）

第三节　宫腔内配子移植技术

一、子宫与输卵管组织的同源性

1924 年，Estes WL 报道 27 例卵巢一子宫角移植，4 例获临床妊娠，2 例足月分娩。

说明人类在输卵管缺失或功能丧失的情况下，借助子宫可完成受孕过程。发育生物学研究亦提示：子宫与输卵管的组织发生具有同源性，均由副中肾管分化而成，二者的组织学结构和功能潜力极其相似(如黏膜上皮的周期性变化)。虽然子宫腔与输卵管的环境有一定差别，但对于一个对外界条件(光、温度、pH、渗透压等)极为敏感的卵或孕卵而言，宫腔内具备比体外培养更稳定、更利于生存的条件。因此，把子宫作为"培养箱"，将精卵配子直接移入，使之在宫腔内受精、发育及着床的设想是可行的。

二、宫腔内配子移植的临床意义

山东省立医院曾经报道 GIUT 44 例，47 个周期，不孕原因以输卵管病变为主，临床妊娠 9 例。与国外学者的不同之处在于，他们强调以"精卵隔离三滴法"抽吸精卵配子进行移植，精卵在体外不进行受精培养。GIUT 改革了经典 IVF-ET 程序中最复杂、最精细的步骤——体外受精和早期胚胎培养，因而：①最大程度上减少了外界环境和人工操作干预可能对卵子和胚胎造成的损害。②无需精细的实验室培养条件和技术。而且将配子移入宫腔远较移入输卵管简单，易于掌握，尤其适于生殖医学刚刚起步的实验室。③费用较低，易被更多的患者接受。但是，由于宫腔毕竟不是受精和早期胚胎发育的生理环境，因而 GIUT 的妊娠率较低。进一步研究的重点在于改善移植条件(如移植液成分、移植时及移植后短期内的宫腔环境等)，使之更适合精卵受精、孕卵发育及与子宫内膜的同步化，从而提高妊娠率，以发挥该技术的优势。

三、适应证和禁忌证

同常规 IVF-ET。

四、操作步骤

(1)患者准备、促排卵、取卵、取精液及标本处理和黄体期支持，同 GIFT。

(2)配子宫腔内移植：基本操作同常规 IVF-ET，只是移植的内容不同，移植管内依次抽吸：空气(30μl)-精子液(15~20μl)-空气(10μl)-卵子液(含卵子 4~6 枚，20μl)-空气(10μl)-精子液(10μl)，共计 75μl。撤出宫腔的移植管迅速在解剖显微镜下检查是否有卵子遗留管内。

(赵玉)

第四节　对配子移植的评估

配子移植，无论是 GIUT 还是 GIFT，与 IVF-ET 的不同之处在于：前者省略了体外授精、培养的步骤，一方面减少了生殖细胞在体外暴露的时间，尽量避免了可能的伤害，使胚胎能以生理途径就如子宫腔；另一方面简化了实验室操作步骤，更容易开展，且费用较低。不足之处在于：一方面不能了解移植后能否受精、受精后早期胚胎发育如何；另一方面不适用于严重的输卵管梗阻或盆腔粘连导致的不孕症。

20 世纪 80 年代中期开始应用输卵管移植技术(配子输卵管内移植和合子输卵管内移植)，由于更符合生理，很快得到广泛应用，大约在 1995 年以前，美国注册的数据显示配子输卵管内移植和合子输卵管内移植的成功率比常规 IVF-ET 高，而且差距逐年增大，1992 年配子输卵管内和合子输卵管内移植的成功率达到一个高峰，约 35%～40%，，而当时 IVF-ET 的成功率大约只有 25%。在 ICSI 之前，GIFT 还用于那些严重少、弱精的患者，据报道其妊娠率较 IVF-ET 高。在 80 年代末和 90 年代初，由于体外培养技术日臻成熟，而且商品化的接近生理条件的体外培养液的普及，IVF-ET 体外培养过程趋于简单，其成功率持续攀升。GIFT 和 ZIFT 占所有促排卵周期的 25%，而当 IVF-ET 成功率与之接近时，其所占比例急剧下降。随着 ICSI 的应用，除非由于特殊原因或宗教方面的原因使 GIFT 比其他 ART 在伦理上更容易接受外，目前 GIFT 一般不再用于治疗严重的男性不育，在原因不明不孕的治疗上也如此。ICSI 技术出现以前，认为 GIFT 在原因不明不孕的治疗方面有一定优势。目前大约只有 3% 的促排卵周期进行输卵管移植。同样，由于 IVF-ET 的普及、简化及稳定较高的成功率，GIUT 仅在个别中心偶尔进行。另一方面，IVF-ET 技术进一步发展，如 ICSI、PGD、核移植、胚胎干细胞培养等技术的发展，要求生殖实验室具有稳定而优秀的 IVF-ET 技术，也是使许多中心放弃配子移植技术的原因之一。

(赵玉)

第二十七章　内镜在不孕症中的应用

第一节　宫腔镜在不孕症中的应用

不孕的病因复杂，发病率近年来有上升趋势。对于女性而言，除了一些难以逆转的因素外，在做体外受精(IVF)之前，有很大一部分子宫或附件上存在着明显的或较小的但可以治愈的疾患。随着诊断技术的发展，包括宫腔镜在内的内镜无论是镜体本身的结构，还是膨宫液或充气方面都越来越精巧、细致、适用，检查中视野更清晰。传统的包括输卵管通液术等在内的检查手段已基本上被废弃。宫腔镜被认为是在子宫和输卵管检查中的金标准。再加上经阴道超声、超声下子宫造影(sonohysterography, SHG)、腹腔镜等辅助技术使诊断及治疗水平均有很大提高。许多专家、学者提出在不得已需要做 IVF 之前，应尽量对子宫和输卵管功能做准确的评估，有些在检查和治疗的过程中就能自然妊娠。因此近年来，国内外专家学者做了许多这方面的临床研究。

一、宫腔镜在不孕诊断中的应用

(一)宫腔镜可以观察子宫颈及宫腔的形态

在宫腔镜应用以前，不孕患者的子宫病变没有引起重视，特别是包括子宫粘连、息肉等在内的在 B 超下显影不典型的一类病变。子宫腔粘连综合征(Asherman syndrome)就是最典型的引起不孕的宫腔病变，其常见的原因是对妊娠子宫行刮宫术，刮宫后子宫粘连率为 16%，且大多数为中等粘连，有 2~3 次刮宫史者，粘连发生率分别为 14%~32%，超过 50% 的患者为较严重的粘连。临床表现包括月经量少、闭经、不孕、反复流产等。宫腔镜在诊断此类病变上有特异性。Brusco 等对 223 位不孕妇女的宫腔镜检查结果是 17 例(7.62%)有宫腔病变，其中 1 例有宫颈病变，4 例宫腔及宫颈均有病变，其余 12 例有宫腔病变。因此他建议宫腔镜在诊断不孕中应作为第一或第二位的手段。其直观、方便，患者无须住院及麻醉。检查可用小口径管，盐水膨宫。Ierviel 等也研究发现，由于阻止孕卵着床，宫腔病变可以造成不孕。这些病变包括宫腔粘连、内膜息肉、黏膜下肌瘤、子宫纵隔、内膜异位、内膜炎、子宫输卵管连接部病变及宫颈管异常，一些病变在其他检查时是难以发现的。Wang 等对 1983~1990 年间在北京协和医院就诊的不孕及习惯性流产的患者经宫腔镜检查发现，74.4% 的人有宫腔病变，其中宫腔粘连和息肉是其他检查不易发现的，也是引起不孕的宫腔病变的主要因素。Seoud 等报道了一例用宫腔镜发现先天性宫颈管憩室，患者表现为月经后的淋漓不断流血，不孕。行 IVF 后妊娠。

(二)宫腔镜可以检查和评价输卵管结构和功能

近年来，输卵管性不孕有上升趋势。这种趋势与盆腔感染上升有关，也与输卵管阻塞的诊断水平提高有关。宫腔镜下可以直视输卵管开口情况，直接插管通液，避免盲目通液的弊端，并可行 B 超监视下输卵管通液或选择性输卵管造影（hysteroscopic selective salpingography，HSS）。HSS 是对子宫输卵管造影术（hysterosalpingography，HSG）检查中发现输卵管有阻塞的患者宫腔镜下造影，适用于门诊患者。Inagaki 等应用 HSS 检查了 50 例经 HSG 筛选输卵管有一侧或两侧阻塞的门诊患者，结果发现初诊双侧阻塞的有 53.8% 为结构正常输卵管，初诊单侧阻塞的有 66.7% 为结构正常输卵管。因宫腔镜下 HSS 操作中向输卵管插入导管，故检查更客观，更适用于输卵管近端阻塞的诊断。而对于输卵管远端阻塞或输卵管积水的患者，应辅助腹腔镜检查。而在腹腔镜监视下同时检查子宫、卵巢、输卵管形态，对子宫腔及盆腔病变可作出全面的评价，特别是一些困难的宫腔镜检查可在腹腔镜监视下保障检查安全，也可同时作通液实验。

二、宫腔镜在治疗不孕方面的应用

宫腔镜手术在国外 1970 年代已经开展，我国在 1990 年代初开展宫腔镜电切手术，许多与不孕有关的子宫或输卵管病变经宫腔镜治疗后避免了开腹，直观、创伤小、手术时间短、出血少、痛苦轻、术后恢复快、住院时间短、近期合并症少及不影响卵巢功能。其安全性、有效性已被越来越多的妇产科医师瞩目或已经应用这一高新技术。

（一）宫腔镜治疗子宫性不孕的应用

1. 宫腔镜可以用于分离子宫粘连　粘连在宫腔镜下可分为三类，a. 宫颈粘连；b. 宫腔粘连；c. 宫颈和宫腔粘连。治疗方法：①先经宫腔镜定位，再用 Kelly 钳分离粘连。②B 超监视下行宫腔直视分离，是现有的最佳治疗手段，可用宫腔镜顶缘、鞘套、微剪及锐利活检钳分离。③粘连坚硬者可在 B 超及腹腔镜双重监护下分离，及时发现子宫穿孔避免对腹腔脏器的进一步损伤。④术后放置宫内节育器（IUD）或 Foley 导管，预防粘连再形成。⑤术后雌-孕激素人工周期治疗，促进内膜修复再生。⑥宫腔镜复查对其疗效和预后的估计很有价值。Capella-Allouc 等治疗了 28 例子宫腔粘连综合征患者，全麻或硬膜外麻醉，甘氨酸膨宫，扩宫后，用 9mm 单极刀沿子宫两侧纵行切开子宫肌壁深达 4mm，每侧作 2~3 个切口，宫底部横切 2~3 次，不放置 IUD，术后附加雌激素治疗，术后平均随访 31 个月（2~84 个月）。术后妊娠率为 12/28（42.8%），≤35 岁的妊娠率为 62.8%，活产率 9/28（32.1%）。有 2 例发生了胎盘粘连或植入。

2. 宫腔镜电切子宫纵隔　传统的治疗方法为经阴道或经腹切除纵隔行子宫成形术，前者具有纵隔切除不完全，后者有术后形成子宫瘢痕粘连的可能。应用宫腔镜电切，切除完全，电凝止血，术后子宫恢复佳。Jourdain 等用可弯曲的宫腔镜配合 Nd：YAG 激光电刀电切 17 例（8 例原发不孕，9 例习惯性流产）子宫纵隔，全麻，6 号扩宫器扩宫，激光能量为 80W，激光束切除深度为 5~7mm 子宫壁，在 B 超或 B 超联合腹腔镜监测下进行操作，术后不放置 IUD，术后口服避孕药 2 个月后宫腔镜复查，以后可以停止避孕。复查时宫腔均恢复正常。随访 41 个月，有 12 例妊娠，生育 10 个活胎，仍有 4 人不孕。应用宫腔镜电切效果很好，是首选方法，术后提高妊娠率，降低习惯性流产发生率。

3. 黏膜下子宫肌瘤及子宫内膜息肉切除　目前宫腔镜手术中应用的电极头有不同的规格，适用于不同的手术，原来的垂直半环型电极头适用于切割组织（包括内膜息肉）；近年来新添的水平半环状电极头适用于分割大的黏膜下肌瘤；针状电极可划开子宫内膜及浅肌层，开窗切除壁间肌瘤；汽化电极可汽化子宫内膜和小的腔内肌瘤；双极汽化电极尤适用于切除黏膜下肌瘤。在 B 超或腹腔镜监视下手术同样是不开腹、无切口、恢复快、保留了生育功能，在某些国家已出现用宫腔镜代替子宫切除的趋势。有报道合并黏膜下子宫肌瘤的不孕妇女切除肌瘤后妊娠率为 62%；合并纵隔的切除纵隔后妊娠率为 66%；行粘连分解术后妊娠率为 61%。

(二)宫腔镜治疗输卵管性不孕

宫腔镜下可插管，选择性通液或造影。可直接从子宫输卵管开口向输卵管注入药液或造影剂，引起子宫自身过度伸张增加数倍压力而不伴有疼痛，使非器质性阻塞得以再疏通。对于诊断为输卵管通而不畅或先天性输卵管迂曲过长者，应用反复输卵管插管通液往往能达到治疗效果。对疑为输卵管间质部阻塞或输卵管伞端不完全闭锁者，最好联合应用腹腔镜或 B 超下进行选择性加压通液或选择性造影，腹腔镜下还可对部分伞端有粘连者予以分离。通过上述方法观察发现间质部阻塞多为非器质性的，峡部和远端阻塞多为器质性。考虑为器质性阻塞的，有必要进行疏通术——向输卵管插入导管再疏通的同时，扩张输卵管。1995 年 FDA 发布血管造影用的导丝导管可以安全用于输卵管，为安全起见，也应在 B 超或腹腔镜监护下操作。国内有研究报道该技术可解决 70.8%的输卵管不通，近期妊娠率约 25%。Rimbach 等报道在治疗输卵管性不孕中插管成功率为 85.5%。Kamiyama 等用腹腔镜下选择性输卵管造影治疗输卵管性不孕，12m。内妊娠率为 48.6%。我国卢美松等用宫腔镜插管注药结合中药治疗输卵管阻塞性不孕 358 例，单纯宫腔镜下插管注液成功率 68.39%，配伍中药达 84.64%。Osada 等宫腔镜指示下行球囊管成形术治疗双侧输卵管阻塞不孕患者 133 例，成功率为 66.2%，33%的人妊娠。有学者先用宫腔镜观察宫腔内输卵管入口形态，行选择性输卵管造影，用输卵管镜观察管腔结构并导入球囊管，为避免输卵管穿孔，导入至距出口 3～4cm。所用末端带有充气囊的导管有三种：①经皮心脏冠脉成形术导管（外径 OD=1.5mm）。②经宫颈球囊管（OD=2.0mm）。③直线反转球囊管（一根管不充气内径 ID=0.5mm，一根管能充气 OD=3.5mm）。

(三)与其他方法的比较

对不孕妇女的子宫和输卵管的检查和治疗手段有 B 超、输卵管通液术、子宫输卵管造影术(HSG)、宫腔镜(HSC)、腹腔镜(LSC)、宫腔镜联合腹腔镜、宫腔镜联合 B 超。B 超适用于比较明显的子宫和输卵管病变。盆腔超声在检查子宫壁间病变中有特异性。与 HSG 相比，SHC 在检查子宫病变时更灵敏，特异性更强。Ierviel 等认为 HSG 适用于评价输卵管结构和功能，对宫腔病变的检查容易提供假阳性或假阴性结果。单纯的输卵管通液假阳性较多，约有 42%的通畅者经宫腔镜联合腹腔镜证实是通的，另有 20%可以看见在伞端形成包裹性液体池。一些 HSG 诊断为输卵管阻塞的病例经宫腔镜下或联合腹腔镜看到是通畅的，尤其是输卵管近端阻塞多半不是器质性的。对怀疑输卵管有问题时，单纯宫腔镜也有一定的局限性，与 HSC 或 LSC 联合诊断价值大大提高。Cicinelli 随机对比研究了 2 组怀疑有输卵管病变的共 23 人。一组用经阴道通液腹腔镜检查(THL)结合显微宫腔镜(mini-HSC)，另一组用 HSG。研究结果发现 THL 结合 mini-HSC 用的时间比 HSG 相对长，患者疼痛感比 HSG 轻得多。在对输卵管功能的评价上 THL 结合 HSC 与 HSG 有 95.5%的符合率。其中 1 例 HSG 诊断为双侧阻塞的患者，HSC 结合 HSG 发现是通的，HSG 在对子宫病变诊断中与 mini-HSC 相比差的多，THL 结合 mini-HSC 在门诊不孕患者的检查中有实用性。有文章报道采用超声子宫造影与宫腔镜联合诊断及治疗宫腔病变，超声子宫造影是宫腔内注入生理盐水做对照，用阴道超声检查盆腔及子宫。Gronlund等及 Salle 等分别对比研究了超声子宫造影与宫腔镜在诊断子宫病变中的应用，得出：经宫腔镜证实，超声子宫造影在诊断子宫病变中的灵敏性及特异性为90.9%、100%。建议用超声子宫造影检查，用宫腔镜治疗。Watrelot 等把宫腔镜检查联合盆腔镜、输卵管染色、选择性输卵管造影用于不孕症检查称为生育力检查(fertiloscopy)。即对不孕症患者一次性进行上述 3～4 种检查。局麻或服用安定镇痛药，消毒下用二根特制的带有气球的导管(也是内镜的导入通道)分别插入宫腔及直肠子宫陷凹，直肠子宫陷凹内注入 100～200ml 温生理盐水，用 2.9mm 带 30°目镜的内镜检查盆腔，观察子宫及附件情况。有输卵管异常时，经宫腔行输卵管染色，观察输卵管是否能畅，进一步行输卵管镜检查，如发现输卵管积水等异常改变，可同时行切开术。盆腔检查后行宫腔镜检查并同时作子宫内膜活检。这种方法观察全面，创伤性小，是不孕症检查的实用方法。他检查了 160 例不明原因的不孕症患者，平均操作时间是 16min。结果如下：13.1%有子宫内膜炎、1.2%有子宫内膜息肉、1 例有宫腔粘连、36.2%患有盆腔炎症性疾病(PID)、16.8%发现输卵管卵巢粘连、5%有输卵管积水、2.55%输卵管远端闭锁。

作者认为，fertiloscopy 诊断价值高、患者易于接受、一次性全面检查。建议推广大样本、多中心研究。

(四)宫腔镜

应用于 IVF 在做 IVF 之前，宫腔镜主要用于排除宫腔或宫颈病变，并能治疗，易于胚泡移植成功，防止流产发生。具体能治疗的病变同前，Noyes 报道了一例因男方不孕曾在别的医院行 IVF、胚胎移植(ET)两次未成功，经他检查后发现宫颈管中部有凸起的嵴致颈管扭曲，宫腔镜下用环型电刀头切除多余组织，并修复宫颈管使其通畅后行 IVF、ET 成功。用宫腔镜监测子宫内膜发育情况已不被提倡，因 B 超下子宫造影在这方面有同样的价值，且无创伤，受到许多学者的青睐。总之，不孕症是医学的一大难题。宫腔镜在不孕症的诊断、治疗上都有其优势。是经过专家学者无数的临床实践验证的并推广应用于临床。临床医师应熟练这一操作技术，废弃一些古老的诊断上不准确的经宫腔操作的检查方法，有条件的应选用如 fertiloscopy 等损伤少、灵敏度高、患者乐于接受的检查及治疗方法。

(赵玉)

第二节　腹腔镜在不孕症中的应用

不孕症是指凡婚后未避孕、有正常性生活、同居 2 年而未受孕者，是生育期妇女的常见病。据 1989 年资料，婚后 1 年初孕率为 87.7%，婚后 2a 的初孕率为 94.6%，不孕症分为原发不孕和继发不孕，其病因复杂，腹腔镜手术已广泛用于临床，属微创手术，因其术时出血少，无明显手术瘢痕，术后恢复快，住院时间短，逐渐为患者所接受。

一、腹腔镜下诊断标准

(1) 输卵管性因素：参照杨燕生等分类标准。

(2) 慢性盆腔炎：美国生育学会 1988 年提出的修改诊断标准。

(3) 子宫内膜异位症：美国生育学会 1985 年提出的修改诊断标准。

(4) 多囊卵巢综合征：卵巢增大，表面光滑，包膜增厚，灰白色，表面见新生血管。

(5) 盆腔结核：在脏器表面见散在黄白色粟粒样病灶、钙化灶、干酪样坏死灶等。

(6) 盆腔占位：如卵巢囊肿、泡状附件、包裹性积液等。

(7) 卵巢排卵功能不良：卵巢呈灰白色或白色、质地僵硬、皮质厚、柔性差、无排卵迹象、伴有内分泌功能障碍并无其他可解释的不孕因素，病检证实为卵巢组织闭锁卵泡。

二、方法

术前常规检查排除手术禁忌证，采用日本 Olympus 电视腹腔镜于月经干净后前半期手术，常规在腹腔镜下行美蓝通液检查输卵管通畅情况。腹腔镜下美蓝通液时通畅度的判断：通畅：宫腔推注美蓝液 20ml 无阻力或阻力小，输卵管无明显膨胀，镜下见美蓝液自伞端溢出。不通：推注美蓝液 20ml 有阻力或阻力大，输卵管明显膨大，见美蓝液积聚，伞端无美蓝液溢出。

三、治疗

(一) 慢性盆腔炎症

腹腔镜下采用松解粘连、清除积液、逆行加压通液疏通输卵管；对于伞端闭锁者，进行伞端造口；盐水冲洗，低分子右旋糖酐、地塞米松及异丙嗪留置等处理。术后应用抗生素、中药活血化瘀消肿和理疗，定期行输卵管逆行通液等综合治疗。

(二) 子宫内膜异位症

腹腔镜下采用松解粘连、清除渗液、电凝病灶、逆行加压通液疏通输卵管等方法治疗。术后口服丹那唑治疗 3 个月。

(三) 多囊卵巢综合征

腹腔镜下卵巢筛孔内凝。

(四) 卵巢排卵功能不良

多为两侧卵巢皮质厚韧和/或内分泌功能障碍所致。腹腔镜下采用卵巢内凝打孔或卵巢楔形切除术治疗，病检报告为卵泡闭锁。术后应用促排卵药物辅助治疗。

(五) 盆腔肿瘤

腹腔镜下，卵巢囊肿采用囊肿剥离，电凝病灶并缝合；泡状附件则行切除的方法治疗。合并浆膜下子宫肌瘤者在腹腔镜下行肌瘤剔除术。

四、腹腔镜检查的优越性

近年来，腹腔镜技术用于女性不孕症的诊治已在国内逐步展开。因其直观、方便，能迅速找出大部分不孕症的盆腔病因，使治疗有针对性，缩短了治愈时间。尤其对输卵管通畅性、排卵情况的诊断，以及小型子宫内膜异位症、盆腔疏松粘连、多囊卵巢的诊断和镜下手术治疗更为快速、准确可靠、且损伤小的特点。其应用价值主要表现在：第一，发现临床漏诊的盆腔疾病，全面评价盆腔情况，如慢性盆腔炎，子宫内膜异位症和盆腔结核；第二，正确评价输卵管的结构、功能及与周围组织器官的关系，结合镜下美蓝通液可直视观察输卵管判断其表面形态和通畅程度。另外，根据美蓝液膨胀的部位，也可较准确地判断输卵管的梗阻部位；第三，对女性不孕具有良好的治疗作用。

五、腹腔镜在女性不孕诊治中的应用进展

(一)腹腔镜在输卵管病变诊治中的应用进展

治疗输卵管病变的传统方法主要是经腹输卵管显微手术，但存在创伤大、术后粘连等问题，严重影响患者预后。目前，腹腔镜技术不断发展，逐渐取代了开腹手术，在腹腔镜下可行的手术主要有输卵管修复术、输卵管吻合术、输卵管插管通液术等。但在腹腔镜下行输卵管修复术前，需正确评估输卵管病变程度，若出现输卵管管壁僵硬、输卵管积水直径＞3cm、输卵管长度＜5cm等情况，需选择其他手术方式，以免影响患者术后妊娠率。腹腔镜下输卵管吻合术适用于绝育术后患者，而且腹腔镜技术的发展，提高了输卵管吻合术的手术成功率和患者术后妊娠率。目前，输卵管通畅度诊断的"金标准"是腹腔镜下通液试验，通过该试验可有效诊断输卵管阻塞情况，而且在腹腔镜下行输卵管插管通液术，可直视输卵管情况，使术野更加清晰，从而达到疏通输卵管以及治疗输卵管病变不孕的目的。

(二)腹腔镜在子宫病变诊治中的应用进展

利用腹腔镜对子宫外形进行查看，可容易鉴别出鞍状子宫、双角子宫、子宫中隔与双子宫，并能明确诊断出残角子宫。如果是双子宫、鞍状子宫与双角子宫畸形，即使切除一侧子宫仍无法改善生殖功能；如果伴发阴道纵隔或是横隔，则可根据患者实际考虑给予纵隔或阴道横隔切除术，以达到改善性生活、提高生殖能力的效果。至于残角子宫，则不能正常妊娠，且极易引起破裂大出血，确诊后应及时行腹腔镜下切除术治疗。现阶段，子宫中隔术是仅有的一种可经宫腔镜手术矫正子宫畸形的手术。在 B 超或者腹腔镜下进行子宫中隔切除术，肠管损伤、子宫穿孔等并发症的发生率较低、安全性较高。原因在于，腹腔镜可同时实现对盆腔内相关不孕症的诊治，故腹腔镜下宫腔镜子宫中隔切除术被认为是治疗子宫中隔的一种较理想方法。

(三)腹腔镜在子宫内膜异位症诊治中的应用进展

如果子宫内膜异位症患者有生育要求，临床大多采用腹腔镜保守手术治疗，并在术后给予孕激素、口服避孕药、雄激素等药物治疗。利用腹腔镜手术可实现分离输卵管与盆腔粘连、清除病灶及冲洗盆腔等操作，主要是为了促进盆腔解剖关系恢复正常，从而有利于改善盆腔的微环境，增加受孕几率。冲洗盆腔，是腹腔镜手术中的一个关键环节，必须予以重视。子宫内膜异位症合并不孕症的改善，与手术者的治疗理念也有紧密联系。手术操作者如果对受精与着床等过程有足够的理解，则能通过手术及术后辅助治疗等方法提高妊娠与分娩的可能性。如果患者的子宫内膜异位症较轻，可术后期待治疗，条件允许时可对排卵情况进行监测。若存在排卵障碍，应及时给予促排卵治疗，若 3～6 个周期之后还未受孕，可对其行宫腔内人工授精，或给予促排卵与人工授精，术后 1 年还未受孕，则要采取措施积极助孕。如果患者年龄超过 35 岁，则要积极采用助孕技术，必要时给予 VIF。对于中、重度患者，保守手术后应结合患者年龄及输卵管通畅情况给

予积极治疗，如促排卵与人工授精治疗、VIF 治疗等。对于伴发子宫腺肌症者，应于助孕前应用 GnRH-a 治疗 3~6 个月，对提高妊娠率具有促进作用。

（四）腹腔镜在多囊卵巢综合征诊治中的应用进展

多囊卵巢综合征(POCS)行腹腔镜打孔术治疗，必须满足以下条件：①体重指数(BMI)≤34；②药物促排卵效果不良(氯米芬抵抗的原因)；③游离睾酮水平高；④黄体生成素(LH)超过 10U/L。对于患者卵泡内高激素、高黄体生成素紊乱的恶性循环，腹腔镜手术可起到阻断作用，让 LH/FSH 比值接近正常值，从而有利于卵巢内卵泡正常发育机制的启动。即便打孔后无法恢复自然排卵功能，也可提高卵巢对促排卵药物的敏感性。腹腔镜手术应用于多囊卵巢综合征，未见多胎妊娠及过度刺激综合征，且妊娠后的自然流产率也显著降低。通常情况下，各侧卵巢的打孔数量 4 个为宜，直径在 0.3~0.5cm 的范围内，深度在 0.4~0.6cm。有文献报道，腹腔镜电凝打孔术治疗耐氯米芬引起的不孕症，术后 3 个月内的自发排卵率可达 87.0%，促排卵后总排卵率可达 96.2%，术后 1 年妊娠率约为 59.2%，早孕流产率约为 15.4%。上述数据表明，腹腔镜电凝打孔术具有创伤小、粘连少及疗效好的优势，已逐渐代替了卵巢楔形切除术(创伤大、粘连性强)，但在应用时应注意术后可能发生的情况，比如盆腔粘连、卵巢功能弱等，这就要求临床工作者必须严格掌握腹腔镜的手术指征及适应证，才能提高患者的妊娠率，有效改善妊娠结局。

总之，腹腔镜作为新技术，是当前不孕症诊治最有效的方法，融检查、诊断、治疗为一体，缩短了诊治时间，是一种值得推荐的临床诊治方法。

（赵玉）

第三节　宫腹腔镜联合治疗输卵管性不孕

近几年，随着医疗技术的不断进步，以及微创技术的发展，宫腹腔镜联合诊治输卵管性不孕症的技术也日益成熟。

一、输卵管性不孕

（一）输卵管性不孕的定义

输卵管具有运送精子、卵子、受精卵的作用，还是胚胎早期孵化的场所。输卵管性不孕症(TFI)是指输卵管的结构及功能的异常导致精子或受精卵运行受阻，或精卵无法结合受精等而导致不能正常受孕。目前，由于女性流产次数增多，病原微生物感染机会加大，不良生活方式及恶劣生活环境导致输卵管性不孕比例有一定的上升趋势。

（二）输卵管性不孕的因素

输卵管因素不孕其主要病因为输卵管本身的病变造成，例如各种病原微生物感染导致的的输卵管损伤，近年来很多资料研究显示性传播疾病如淋球菌，沙眼衣原体，支原体的感染可导致不孕的发生，其原因可能为感染造成了输卵管的损伤；其次生殖器官的其他疾病也可能造成输卵管性不孕，例如子宫内膜异位症；另外各种输卵管手术导致的输卵管的周围病变如附近器官手术后的粘连、肿瘤的压迫、输卵管发育不良等也是导致输卵管性不孕的原因之一。

二、腹腔镜及宫腔镜的优点及二者结合的优势

(一)宫腔镜

宫腔镜适用于对输卵管近端阻塞或输卵管管腔部分粘连及宫腔病变进行探查及治疗。随着性传播疾病、宫内感染及子宫内膜异位症(EM s)发病的增多，输卵管性不孕呈逐年增多的趋势。应用宫腔镜治疗此类输卵性不孕显示了其独特的临床疗效。Al-Jaroudi 等对72例输卵管性不孕患者行宫腔镜治疗后随访2年，术后妊娠率为31.9%。宫腔镜技术在输卵管性不孕的治疗方面，取得了迅速进展。

(二)腹腔镜

单纯的宫腔镜不能解决输卵管远端和盆腔内部的不孕因素。腹腔镜不仅可准确评价输卵管远端及腔外部病变情况，还能直视内生殖器官有无病变，了解卵巢排卵功能以及盆腔内有无炎症、粘连及内膜异位病灶等，同时还可施行粘连松解术、输卵管造口术、伞端成形术等。对于盆腔粘连，输卵管远端阻塞只有腹腔镜手术才能使其恢复正常解剖形态和功能。腹腔镜己逐渐成为现代妇科诊疗不可缺少的微创技术，对不孕症的病因诊断有非常重要意义。Dubisson JB 报道可以在腹腔镜下解除输卵管的积水，提高妊娠率。Kudaiberdieva 等对 50 例输卵管性不孕患者行腹腔镜手术后随访 1 年，术后妊娠率为28%。

(三)宫腹腔镜联合

对于输卵管性不孕的患者，宫、腹腔镜联合应用实现了两种微创手术的优势互补，能够快速、准确诊断输卵管病变情况，并能行复通术，术后输卵管恢复通畅明显升高。腹腔镜具有视野开阔，盆腔内几乎没有盲点，可清楚的了解盆腔各脏器间的解剖关系及粘连的严重程度。宫腔镜可发现宫腔粘连，子宫内膜息肉，子宫纵隔等，并可同时治疗和避免并发症。有文献报道二镜联合治疗输卵管性不孕，输卵管复通率及妊娠率大大提高，宫内妊娠率高达 47%。宫腹腔镜联合手术提高了诊断与治疗的有效性。

三、腹腔镜联合治疗输卵管性不孕的研究进展

早在工 980 年 GUMMING 等人就开始了宫腹腔镜联合检查的技术应用。近十年来，宫腔镜及腹腔镜技术迅猛发展，2005 年广东省佛山市第一人民医院李光仪等人通过病例研究认为宫腹腔镜联合行输卵管全程插管再通术具有疗效好，成功率高，损伤小等特点，是目前治疗输卵管阻塞的较好方法。2010 年韩玉斌等人通过病例对照研究进一步支持了此观点。他们对 160 例输卵管不孕的患者随机分为宫腔镜组和宫腹腔镜组，通过对比两组的输卵管通畅率及术后宫内妊娠率，得出结论较单纯宫腔镜治疗相比，在腹腔镜监视下宫腔镜输卵管插管通液术具有更大的优势。本研究中部分单纯宫腔镜治疗后再行宫腹腔镜联合插管，有 50% 的患者获得成功。这表明宫腹腔镜联合输卵管插管通液治疗效果更佳。

2011 年王大华将 78 例输卵管不孕进行对照研究，通过对宫腹腔镜联合手术组及单纯宫腔镜下插管通液治疗组的治疗效果进行比较，显示联合手术术后输卵管通畅率及正

常受孕率较单纯宫腔镜下输卵管通液治疗均明显提高。并且宫腹腔镜联合治疗对输卵管的自然弯曲的恢复效果较好。此次选择宫腹腔镜联合起来对输卵管性不孕症治疗，能够发挥出现更好的治疗效果，且对于输卵管近、远端的阻塞、闭锁及因盆腔炎引起的输卵管周围粘连也能起到很好的处理作用。

2013年有学者报道了67例输卵管不孕患者的病例对照研究，结果显示宫腹腔镜联合组的输卵管再通率及宫内妊娠率均显著高于宫腔镜组，在此项研究中，宫腹腔镜联合组患者在手术中的出血量与手术时间明显少于宫腔镜组。充分说明了宫腹腔镜联合使用的效果。

近年来微创技术不断普及，宫腹腔镜治疗输卵管性不孕具有创伤小、恢复快等特点。宫腔镜对宫角部、输卵管间质部因各种原因导致的输卵管病变可明确诊断并进行治疗，但是，对于远端病变以及盆腔内情沉则无法做出客观评价。而宫腹腔镜联合应用则在宫腔镜了解宫内及近端输卵管情况的同时再借助腹腔镜直接观察腹盆腔情况，对输卵管腔、输卵管外观及其与邻近器官相互关系有了更全面的了解，因此可以对患者做出更全面、更客观的评估及更准确的治疗。总的来说，对于不同病变的患者采用合适的治疗方法，会取得更好的治疗效果。对于近端病变的患者，可能单纯的宫腔镜治疗就可取得较好的治疗效果，但是对于远端病变的患者，可能采用宫腹腔镜联合的治疗方法效果更佳。

（赵玉）

第二十八章　心理因素与不孕不育

第一节　不孕不育患者抑郁焦虑情绪影响因素

据世界卫生组织统计，不孕不育症的发病率达 10%～15%，并呈上升趋势。我国不孕不育症平均发病率为 12.5%～15%。WHO 已宣布不孕不育与心血管、肿瘤成为 21 世纪影响人类生活和健康的三大主要疾病。随着 2016 年我国二孩政策的全面实施，二胎成了当下热门话题，但对于不孕不育患者，二胎却成了奢望，更易产生心理问题，研究表明，不孕与不育患者较正常育龄男女主要表现为明显的抑郁与焦虑。

一、人口学特征

(一)年龄

无论男女，不孕不育患者抑郁的发病均与年龄相关。国内外对不孕妇女研究显示，随着妇女年龄增长，抑郁倾向增加。这可能是由于患者年龄增大，妊娠概率下降，而女性一生中的妊娠时间有限，因此对自己的生育能力更加担心，加之长时间的负面情绪累积，更加重患者的抑郁与焦虑。而不育男性可能与对配偶妊娠机会减少的担心、疾病能否治愈的信心下降继而出现心理疲劳相关。

(二)文化程度、家庭来源地和经济状况

既往对不孕不育患者的研究认为，患者受教育程度越低，焦虑得分越高。单因素分析结果示，较城市患者，家庭来源为农村的患者焦虑与抑郁水平更高，同时家庭收入与患者抑郁水平呈负相关，低家庭收入患者抑郁得分较高家庭收入者得分高。这可能与来源于农村的患者家庭收入低，对不孕治疗的医疗费用过分担心有关，且农村患者大多文化程度较低，不善于通过多种渠道获取相关知识，导致对不孕不育缺乏正确全面的认识，从而受到歧视感更强，产生的心理压力也更大。

二、疾病相关因素

(一)既往抑郁病史

旧金山州立大学最新研究，共历时 18 个月，包括在第 4、10 个月和第 18 个月的随访，结果在未能成功受孕的 174 例女性患者和 144 例男性伴侣中，39.1%的女性和 15.3%的男性符合重度抑郁症的诊断，进一步控制抑郁基线水平、焦虑基线水平、伴侣的支持水平等其他风险因素后，发现在不孕不育症治疗期间，既往重度抑郁病史是不孕不育症患者抑郁症的最佳预测因子，说明对既往重度抑郁症病史风险因素进行定期评估对患者的治疗意义重大。

(二)病因方

研究认为病因方不同，不孕不育家庭中男性成员的焦虑抑郁水平不同。男方原因组、女方原因组和双方原因组抑郁自评量表(Self-rating depression scale, SDS)和焦虑

自评量表(Self-ratinganxietyscale,SAS)得分分别为(F=5.07，P=0.002、0.04)和 (F=4.72，P=0.003、0.042)，表明由男方因素导致不孕不育症的家庭中男性焦虑、抑郁程度要显著高于单纯女方和双方因素所致的男性患者。可能与男性患者受社会和家庭的压力与负罪羞耻心理较大有关。王笑红等的研究也认为病因方为男方较双方原因所致的不孕不育家庭中，男性患者承受的精神压力更大。可见，对于病因为男方的不孕不育家庭，在进行不育症治疗的同时，更要重视患者的心理状况，给予积极的心理干预，尽可能减轻其心理负担。

(三)不孕不育类型

Alhassan等认为不孕症类型与抑郁有显著相关性，原发性不孕患者的抑郁评分更高。而陈璿名认为，原发性不孕组虽较继发性不孕组抑郁、焦虑评分高，但二者之间抑郁(t=0.862，P=0.390)和焦虑(t=0.444，P=0.658)得分并无显著差异。对不育患者的研究却发现，原发不育组较继发不育组SAS(t=3.18，P<0.01)和SDS(t=2.98，P<0.01)得分均明显升高，提示原发性不育患者抑郁与焦虑更严重，进一步与正常对照组比，继发不育组男性的焦虑抑郁得分仍有明显升高。

(四)不孕不育症治疗情况

接受辅助生殖技术治疗次数与患者的焦虑显著相关(P<0.05)，且不孕症治疗过程复杂、治疗时间长、治愈率低的特点会使焦虑增加。瑞典一项横断面研究发现，此前接受体外受精的妇女抑郁症风险增加(P=0.017)，女性仍没有孩子增加抑郁(P=0.009)和焦虑风险(P=0.017)，已经接受试管受精 20～23 年治疗的女性大多数有良好的心理，而仍没有子女或不孕治疗失败后无配偶的女性成为弱势群体。经历过一次生殖技术治疗失败的患者 HADS-A 得分显著高于未治疗者(P=0.003)，两次治疗失败的患者 HADS-D 得分升高(P=0.019)，不孕不育治疗失败后增加患者抑郁和焦虑情绪。因此，临床医生应了解患者过往的治疗情况，如治疗的次数、持续时间和治疗效果等，重视不孕不育症治疗失败后对患者潜在的心理影响。

三、心理因素

(一)生育观念和生育压力

国内研究认为，不孕患者因传统生育观念的影响，易受到来自社会舆论、家人亲朋的压力，比普通人有较高的抑郁、焦虑情绪，生育观念越强，对焦虑(t=8.105，P<0.01)和抑郁(t=9.004，P<0.01)影响越大。土耳其一项研究发现，患者受丈夫家庭方的生育压力影响使其心理症状更严重，来源于丈夫家庭方的生育压力为不孕患者焦虑水平的有效预测因素。而积极的心理干预不仅减轻患者的抑郁、焦虑，促进整体健康、改善家庭关系、提高生活质量，且可有效提高妊娠率。

(二)心理灵活性和自我同情感

心理灵活性是指有意识的个体充分接触当下，并在个人价值方向的指导下坚持或改变行为。个体不把精力用在回避痛苦等消极记忆、情绪或感受上。有学者认为，心理灵活性和自我同情为不孕不育患者抑郁的保护因素，还发现女性在面对不孕问题时较男性更缺乏自信心。可见自我情绪调节对维持不孕不育患者心理健康的重要性。患者对自我不能生育的自责和羞愧耻辱感可使抑郁与焦虑加重，而积极的个人价值观可帮助减轻抑郁焦虑程度。

四、社会环境因素

(一) 婚姻与家庭关系

婚姻是家庭的基础,中国传统观念认为孩子是维系夫妻双方的纽带,不孕不育症家庭,面对不能生育的事实,往往会影响夫妻感情,对患者造成负性心理。既往研究表明不孕不育症患者婚姻失调现象较多,婚姻调试情况良好者仅占 51.3%。中重度功能障碍家庭组的症状自评量表(SymptomChecklist90,SCL-90)总分明显高于功能良好组(P<0.001),家庭功能障碍是导致不孕妇女心理应激、产生焦虑抑郁心理的因素。Verhaak 等认为对婚姻不满意是不孕治疗失败后发展为焦虑、抑郁的风险因素。

(二) 社会支持水平

研究表明,社会支持水平与负性情绪呈负相关(β=-0.21,P<0.01),消极应对方式与社会支持水平呈直接负相关(β=-0.21,P<0.01)而与焦虑抑郁水平呈正相关(β=0.21,P<0.01),应对方式对不孕女性的负性情绪有直接效应和间接效应;社会支持作为中间变量调节应对方式与负性情绪的关系,运用积极应对减少消极应对既可直接减轻患者的负性情感体验,又可通过提高患者的社会支持降低患者不良心理应激。Erdem 等研究同样说明,抑郁症状随女性获得社会支持的增加而减少。

五、生物因素

不孕不育患者抑郁焦虑水平与体内多种生物水平有关。国内对接受体外受精或胞浆内精子注射治疗的不孕患者研究发现,治疗前患者血清类固醇浓度与焦虑得分呈明显正相关,治疗成功患者的血清与卵泡液中的皮质醇和去甲肾上腺素浓度较低,表明这些生物标记物可能与心理压力有关,并会影响患者的临床妊娠率。瑞典研究发现,在整个生理周期,患者体内的催乳素和皮质醇均明显升高,未成功受孕者与已怀孕妇女体内雌二醇和孕酮水平有明显差异。可见,心理压力可通过影响下丘脑-垂体-肾上腺轴和卵巢轴,甚至交感神经系统,从而影响体内多种生物水平,而有些物质是成功受孕所必需。

六、其他

(一) 吸烟

对吸烟与不吸烟的不育患者研究表明,吸烟者抑制自评量表和焦虑自评量表得分都显著高于不吸烟者。Spearman 相关系数分析示吸烟时间与抑制自评量表、焦虑自评量表得分呈显著正相关。吸烟不仅对精子活力有负面影响,并与抑郁和焦虑相关。临床医生不仅要重视吸烟对患者躯体疾病的影响,也要根据患者吸烟的时间评估其心理状态,对有心理障碍的患者给予及时的心理干预。

(二) 肥胖

Rodino 等对不孕妇女体重指数与心理健康关系研究发现,高体重指数的不孕妇女较正常或超重女性虽无明显的抑郁、焦虑,但肥胖患者易出现暴食、低自尊和过多关注体型等问题。相较之,肥胖不育组强迫因子、人际关系敏感度、抑郁和焦虑得分均高于常模(P<0.05),体重指数与 SCL-90 的强迫症状、抑郁、焦虑症状呈正相关(P<0.05)。

可见肥胖对男性患者抑郁、焦虑的影响相对更明显。但在不孕不育症治疗过程中，无论男女患者，都需重视肥胖对患者心理状态影响，并需患者积极配合，适当进行体育锻炼，合理控制体重指数。

(三)性别差异

研究表明，女性具有更高的强迫症状、恐惧和低自尊心，所承受的心理压力远大于男性，更易产生心理应激致抑郁、焦虑。但也有研究认为，临床治疗中，女性心理压力较小，男性更显著。男女的应对方式与抑郁、焦虑评分有明显差异，男性患者在合理化、逃避、自责因子方面高于女性，女性患者则在求助因子方面高于男性。另有研究发现，不孕妇女的主要危险因素是人际关系较敏感($OR=16.42$，$P=0.0001$)、抑郁($OR=17.18$，$P=0.0070$)、焦虑症状($OR=42.67$，$P=0.0010$)和精神病性($OR=48.93$，$P=0.0024$)，而不育男性主要危险因素为较多的躯体化症状($OR=12.47$，$P=0.0046$)和焦虑($OR=91.47$，$P=0.0001$)。可见，男女患者不仅对疾病的应对方式不同，心理压力水平也具有差异，因此，临床医生可根据患者的性别评估抑郁与焦虑程度，制订针对不同性别患者的个性化诊疗。

总之，心理状态与不孕不育间有着复杂的联系，人口学特征、疾病相关因素、心理因素、社会环境、生物因素等都可使患者产生心理应激，出现心理问题，表现为不同程度的抑郁、焦虑，且不孕不育患者发生抑郁、焦虑水平具有性别差异，影响因素不同，男性和女性患者产生心理压力的水平也不同。但国内外对于不孕与不育患者在面对不能生育时所表现出心理方面的异质性问题并无统一定论，对不同因素影响下患者所表现出抑郁与焦虑程度的性别差异研究较少，有待进一步研究。我国目前尚缺乏对不孕不育患者科学化、规范化、系统化的心理干预体系，未来应加强对生殖医学、精神卫生医学和心理学的跨学科合作，遵循"生物-心理-社会"三位一体的医学模式，积极构建以"患者为本"的心理干预体系。

(赵玉)

第二节　不孕不育患者的心理干预方法

近来来辅助生殖技术(ART)发展十分迅速，其衍生技术包括常规体外受精-胚胎移植(IVF-ET)、单精子卵胞浆内注射-胚胎移植(ICSI-ET)、胚胎植入前遗传学诊断、配子/胚胎冷冻、配子体外成熟及核移植与胞浆移植等，圆了广大不孕夫妇的梦想。2012年7月，欧洲人类生殖与胚胎学学会在第28届年会上宣布全球的试管婴儿已经超过500万。为不断提高IVF-ET成功率，临床工作者不断探索和优化辅助生殖技术，而在对不孕不育患者诊治过程中不知不觉忽视了患者的求子经历给他们带来的情绪变化，如内疚、负罪感、自卑及焦虑等负面情绪。对这些患者的心理研究及心理干预的研究越来越多，本文对不孕不育患者的心理特点、压力与不孕相互影响的可能机制及心理干预方法进行综述，旨在提高医护人员对不孕患者心理状况的关注，以期获得更加融洽的医患合作关系，提高试管助孕临床妊娠率。

一、不孕不育患者的情绪特点

(一)内疚与负罪感

在一些国家的传统文化中，女性通过巩固和加强家庭地位的唯一方式是成为母亲；受传宗接代观念的影响，不孕女性往往遭受亲人的议论，尤其是自身因素为主要不孕原因的患者，内心会有强烈的内疚及负罪感。

(二)焦虑和抑郁

漫长的求子路使不孕女性面对来自家庭及社会的种种压力。有调查显示 81.3% 的不孕患者认为主要的压力源是亲人对他们不孕的谈论。"没有孩子"这种情绪上的负担无异于创伤性事件，面对家人时的负罪感，与配偶的婚姻危机，社交活动中感受到耻辱，这些都给不孕患者带来精神上痛苦。Oh1 等认为抑郁和焦虑是不孕患者常见的心理应激负性情感反应。不孕患者最终将生育希望寄予辅助生殖技术，初次面对繁杂的治疗、多种促排卵药的使用以及频繁的检查使得她们紧张。随着治疗的深入，她们又开始担忧卵泡发育情况、获卵数以及胚胎质量；对采卵及移植手术的焦虑，对妊娠结局的翘首期待，整个治疗过程中在不安期待，害怕失败，又希望一次成功，这些都会加重心理负担。由不孕引起的焦虑和抑郁类似于癌症、艾滋病等严重疾病引起的焦虑或抑郁，不孕影响着许多夫妇，给他们身心、社交、经济等多方面带来影响。

(三)孤独感

不孕患者长期在"没有孩子"这个事件的持续刺激下，可能会出现人际关系敏感、敌对、偏执等人格特征，并对生活中其他活动兴趣降低，社交发生障碍，人际关系紧张或淡漠，挫折感、孤独感增加。

二、影响不孕不育患者心理状况的主要因素

(一)复杂与漫长的诊疗过程

不孕症是指有正常性生活，未采取任何避孕措施 1 年未孕者。不孕夫妇在尝试自然妊娠失败后，转而求助于辅助生殖技术，男女双方的多项辅助检查以及昂贵的医疗花费给患者带来一系列生理及心理压力。不孕不育夫妇中断治疗的原因有三个：获得成功妊娠、经济困难或者预期治疗效果很差。在一项研究中，多达 6 个 IVF 周期是免费的，但每个患者的平均周期数只有 3.1，不管是否获得妊娠，主要退出原因是治疗过程中承受太大压力，说明心理压力才是促使患者放弃治疗的首要因素而非经济原因。

(二)年龄、经济、受教育程度及不孕年限

年龄大的患者成功率较年轻患者低，她们期望值越高，心理压力也越大，年龄与抑郁的发生呈正相关。家庭经济好的患者，即使一次失败，也有能力尝试多个周期，累积妊娠率相对增加；受教育程度高的不孕患者，心理调节能力强，信息资源较广，心理压力相对小，Bunting 等认为患者所获知的关于不孕不育的信息量及其准确性是影响不孕症患者心理主要因素之一。有研究发现不孕女性的抑郁水平是正常妇女的两倍高，而且，较病史少于 1 年或多于 6 年的患者来说，有 2～3 年不孕病史的患者抑郁水平是最高的。之所以会有这种现象，或许是因为患者最初对妊娠结局的期望会阻止抑郁情绪的产生，然而随着治疗时间的延长及失败可能会增加抑郁症状。而对于有 6 年以上病史的患

者已逐渐接受事实，抑郁症状会减轻。

（三）社会支持水平

不能生育对女性来说是痛苦的，在一些不发达的地区不孕女性甚至会遭到家人的指责和埋怨，无疑增加了她们的心理压力。所以她们更需要来自家庭及朋友的理解、关心和支持，Lund 等研究发现社会支持水平与患者不良心理应激如抑郁、焦虑等呈负相关，Barnes 等的研究也表明，家庭亲密度高意味着家庭成员之间情感联系较强，能够降低不孕症患者的抑郁水平，减少不良心理应激对妊娠的影响。人是生物-心理-社会的复合体，不孕症的繁杂诊疗过程给患者带来心理压力，心理压力也会影响助孕结局，两者相互作用。心理因素如抑郁、焦虑等负性情绪与妊娠几率降低有关；一项前瞻性研究对 151 名女性在 IVF 前进行心理评估，其中 66% 的患者初次接受 IVF，他们在初诊及治疗过程中完成一连串问卷，然后评估治疗周期数、获卵数、移植胚胎数、胚胎质量、临床妊娠率以及妊娠结局。发现压力的基线水平与获卵数、受精率、妊娠率、活产率以及出生体重显著相关。最近的一篇 Meta 分析表明情绪抑郁对助孕治疗成功与否至关重要。因此，心理干预也应运而生。一项荟萃分析分析了 39 个研究，显示心理干预可提高妊娠率（95%CI：$1.48\sim2.73$，$P<0.001$，$P=0.009$），接受了心理干预的患者妊娠率是对照组的两倍。心理干预在减少焦虑（95%CI：$0.32\sim0.73$，$P<0.001$，$P<0.001$）和改善抑郁症状的确是有效的（95%CI：$0.41\sim1.06P<0.001$，$P<0.001$）。心理因素如何影响妊娠结局，其中介机制需进一步研究。有研究认为子宫内微环境如氧化应激及炎症会影响妊娠，而心理压力会促进这种影响。Cwikel 等报道心理压力会导致心脏和皮质醇的变化。心理压力通过神经内分泌途径影响生物功能。一项研究显示，接受 5 个疗程身心干预的患者心理压力及自然杀伤细胞活动显著减少，然而对照组没有明显变化。逐渐发展起来的心理神经免疫学领域给了不孕生物机制一些解释。下丘脑-垂体-肾上腺轴（HPA）及下丘脑-垂体-性腺轴（HPG）两条主要的神经内分泌通路参与调节心理因素对生殖系统的影响。下丘脑分泌促肾上腺激素释放激素（CRH），CRH 刺激垂体分泌促肾上腺皮质激素，进而刺激肾上腺皮质分泌皮质醇。而交感-肾上腺-髓质轴分泌压力应激产物如去甲肾上腺素及肾上腺素。CRH 诱发脑垂体分泌类吗啡样神经肽（POMC），抑制下丘脑对性腺的调控，皮质醇也会抑制性腺。CRH 诱导分泌的皮质醇和多肽类干扰促性腺激素的活性，导致性类固醇激素减少，解释了 HPA 轴对 HPG 轴的抑制效应。IVF/ICSI 助孕成功的女性在取卵时血清及卵泡液中的去甲肾上腺素和皮质醇均较低，这表明去甲肾上腺素和皮质醇可能是心理应激和 IVF/ICSI 结局之间复杂关系的重要因素，动态监测皮质醇水平可以更好预测 IVF 结局。心理压力还影响肿瘤坏死因子（TNF）和 NK 细胞的活动，TNF 诱导卵巢细胞凋亡，对生殖腺造成一定影响。而且，高水平的 NK 细胞活动已被证实与复发性流产、原发性不孕有关。有研究表明 NK 细胞活动降低与临床上运用心理干预以减少患者压力使不孕妇女妊娠有关。

三、心理干预方法

许多文献报导心理干预能减轻不孕患者在接受治疗过程中的抑郁、焦虑等不良情绪，改善身心健康，提高生活质量。目前心理干预方法多种，根据干预人群规模大小可分为个体干预及团体干预。很多研究运用的干预方法是认知行为疗法和身心干预，其他的干预方法如压力管理方法、催眠疗法、艺术疗法、表达性写作以及各种心理辅导，还有各种干预方法混合运用。

(一)认知行为疗法

认知行为疗法(cognitive behavior therapy，CBT)，它是根据认知过程影响行为和情感这一理论假设，通过认知及行为技术来改变患者不良认知的一类心理疗法的总称。认知行为治疗包括识别消极的想法，帮助参与者区分恐惧和现实，改变他们的认知结构；行为技巧包括体育活动、肌肉放松训练、均衡饮食等。Oei 等研究认为无意识的消极想法参与抑郁的产生和维持，认知干预的第一目标是消极想法，因其可间接引起抑郁，其次是转变消极状态，换之为积极的想法。目前，多数研究认为团体干预更加有效，主要是因为：第一，团体干预总体时间较长；第二，团体干预使参与者聚在一起，减少孤独感，增加积极影响。有研究显示在 IVF 或 ICSI 之前给予团体心理干预可以增加助孕成功几率。

(二)支持性心理治疗

不孕不育患者在接受治疗之前及过程中获知的信息及准确度会影响患者的心理状态。医护人员耐心回答患者的疑问，向患者详细介绍治疗过程，并提供关于辅助生殖技术有关内容(通过宣传册、多媒体等多种形式来展现)，有利于患者理解不孕症及治疗方法，减少焦虑与恐惧。另外，配偶是有效的心理支持来源。有学者通过组建夫妻支持小组，在治疗过程中采用团体认知疗法帮助参与者处理情绪问题，正确认知不孕问题，发现女性的焦虑明显减少，男性也变得更加乐观。基于快捷的互联网平台，患者常在一些网络论坛上分享个人的治疗经历，但有研究发现那些依赖网络而排斥其他社交形式来获得心理支持的患者的焦虑水平较获得多样化心理支持的患者更高。个人或团体心理支持都需要人力和物力，且需要在特定的地点，而不孕患者随诊也有特定的时间要求，这对许多患者来说可能不切实际。这就使网络成为较有前景的干预方法，虽然运用网络显著减少了临床不孕患者的痛苦与焦虑，但也需谨慎网络误区。

(三)其他干预方法

有研究认为电话咨询也可以使患者获得专业信息，但需要大量人力及时间，在心理学方面并不能取代面对面的咨询。另外，也有研究将绘画作为患者在治疗过程中表达情绪的一种方法，这种艺术疗法是一种花费不高，不涉及药物的方法，可减少不孕患者的抑郁症状。压力管理方法也是一种有效的干预方法，但建议在治疗前、中、后均为患者提供相应方法，使患者学会管理情绪，有利于治疗的成功。

四、存在的问题及展望

虽然医护人员意识到不孕患者心理状态会影响助孕结局，但临床医生更加注重药物治疗疗效，且对心理学知识掌握欠缺，繁忙的临床诊疗工作使他们忽略了患者的心理状况。而且目前并没有专门针对不孕患者的心理咨询专家。且患者通常也会否认自身有心理问题，并对心理干预这种辅助治疗方法存在误解，认为参与了心理治疗会被周围人认为"精神异常"。由于缺乏针对性心理咨询，使得许多研究通常都使用心理调查问卷来评估患者心理状况，尽管简便，但这种自评方法可能不真实地反应患者真实的心理状态，因为患者可能会假装心态良好。因此，为得到更可靠的心理评估结果，最好是心理专家面对面对患者进行心理评估。所以应提倡严格的心理评估方法，包括在治疗的哪一阶段进行干预，在不同的阶段施予不同的干预措施对助孕结局会产生何种影响，以及通过测定哪一种生物指标来评估心理状态，以便更好的研究神经-免疫-内分泌通路与心理及不孕的关系。不孕症虽不是致命的疾病，但是给患者带来一系列心理问题，这些心理问题又能加重内分泌功能失调，进而影响患者的排卵率、妊娠率和流产率，导致不孕的恶性循环，还可能破坏患者婚姻、家庭及社会关系。因此，临床医师除了个体化用药之外，还应致力于开展健康教育，加强不孕不育知识宣教，开展心理咨询，改善患者的心理，建立信任、和谐的医患关系。

（赵玉）